정통 환단빛선도경전

(正統 桓檀빛仙道經典)

정통 환단빛선도경전

등록 제377-2021-000031호
초판 1쇄 발행 2021년 10월 1일

지은이 桓道哲人
펴낸이 桓道哲人

편집 강인영, 안영인, 장지연
교정 강인영
디자인 장지연
삽화 이상미

펴낸곳 환단빛선도출판사
주소 경기도 수원시 팔달구 세지로419(2층)
전화 031-252-5266
팩스 031-252-5266
이메일 kes1204@daum.net

ISBN 979-11-974140-1-5(13510)
값 50,000원

인쇄 상지사ENB (031-955-3636)
ⓒ 桓道哲人 2021 Printed in Korea

잘못된 책은 구입하신 곳에서 바꾸어 드립니다.
이 책의 전부 또는 일부 내용을 재사용하려면 사전에 저작권자와 펴낸곳의 동의를 받아야 합니다.

정통 환단빛선도경전

(正統 桓檀빛仙道經典)

-건강(健康)을 지키는 환전 숨 고르기(桓田調息)-

桓道哲人

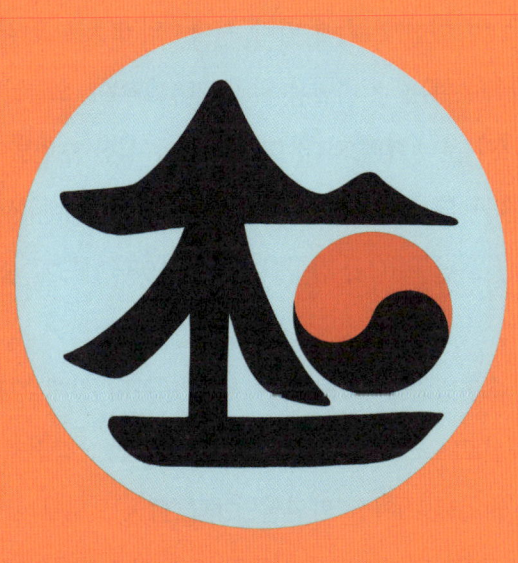

환단빛선도출판사

머리말

　사람이라면 누구나 세상에 태어나 살아가면서 치열(熾烈)한 생존 경쟁(生存競爭)을 하게 된다. 따라서 가장(家長)은 가정을 원만하게 이끌어 나가며 가족의 행복을 지키기 위해서 무엇보다도 먼저 몸과 정신이 건강해야 한다.

　이러한 연유로 요즈음 시중에는 수많은 건강법들이 개발·보급되고 있다. 그 가운데 환단빛선도(桓檀빛仙道)는 하늘과 교감(交感)하기 위하여 하환전(下桓田)까지 깊게 숨을 고르는 건강법으로서 민족 고유의 전래 심신 수련법이다. 하지만 환단빛선도는 시대(時代)의 변천(變遷)에 따라 사대주의(事大主義)와 미신타파(迷信打破) 등 우여곡절(迂餘曲折)을 거치면서 암암리(暗暗裡)에 오늘날까지 어렵게 전수(傳受)되어 왔다. 거의 은닉(隱匿)되다시피 하던 이 심신 수련법이 현대 사회(現代社會)에 널리 알려지게 된 동기(動機, motive)는 봉우 권태훈 선생님의 선도 사상(仙道思想)을 표현한 소설《던(丹, 김정빈 지)》이 1984년도에 출판되어 널리 읽힌 후부터로 보인다.

　이 빛선도(仙道) 수련법의 근원(根源)은 우리 민족의 삼대 경전(三大經典)인 천부경(天符經)·삼일신고(三一神誥)와 성경팔계(聖經八戒·참전계參佺戒)로서 우리 민족의 선도 조종(仙道祖宗)이신 환인철인(桓仁哲人)으로부터 시작된다. 상고시대(上古時代)인 약 구천이백여 년 전 아득히 오랜 옛적부터 전(傳)해 내려온 위대한 문화유산(文化遺産)이다. 그에 대한 수련 방법이 문자가 발명되기 전부터 구전

(口傳)되며 후대(後代)에 전해져 중국 등 동양의 여러 나라에서 그를 바탕으로 동양 철학(東洋哲學)이 발전·향상되었다.

일부에서는 천부경 등의 삼대 경전에 세부적인 선도 수련 방법에 대한 기록(記錄)이 없으므로 우리 조상(祖上)의 전래 수련법이라고 당당하게 주장할 수 없다는 설도 있으나, 그것은 경전(經典)의 내용(內容)과 그 당시의 수련 방법을 헤아리지 못한 데서 비롯된 말일 뿐이다. 그 당시의 수련 방법은 오로지 숨을 깊게 들이쉬고 부드럽게 내쉬는 단순한 형태였기 때문이다. 그러므로 급격히 변하는 사회 환경과 더불어 나날이 변화·발전하는 선도 수련법이 국제적(國際的)으로 그 타당성을 입증(立證)하기 위해서는 마냥 바라만 보고 있을 수만은 없는 것이다. 그러므로 그 실행에 관한 경(經)의 집필 소임을 필자에게 맡긴 것으로 생각된다. 이것이 천명(天命)이 아니고 그 무엇이겠는가?

그러나 선도의 종주국(宗主國)에 대한 근원을 입증하는 것은 결국 정부와 국민이 힘을 합해 이뤄나가야 할 사명(使命)이다. 국가적 차원에서 지적 재산(知的財産)을 보전(保全)하는 한편, 국민의 궁금증을 해소할 수 있도록 국가 기구를 만들어 국내외의 기록들을 발굴(發掘)하여 상고시대의 자료를 찾아 정리, 정돈하는 일이 선행되어야 한다. 그리하여 우리 민족이 환국(桓國: 환하게 온 누리를 밝히는 하느님의 나라)과 신시배달국(神市倍達國), 그리고 단군조선(檀君朝鮮)의 정통 후예(正統後裔)임을 입증하고, 선도(仙道)의 종주국(宗主國)임을 천하에 알려야 할 것이다.

이는 선도 종주국이 곧 동양 문화(東洋文化) 주체사상(主體思想)이 시원(始原)이라는 의미를 지녔기 때문이다. 따라서 국가 선도 연구소를 만들어 그 실체(實體)를 현실적(現實的), 논리적(論理的), 과학적(科學的)으로 정리, 정돈(整理整頓)하여 모든 국민과 세계인 모두에게 널리 알리는 데에 힘을 모아야 한다. 현재 그 목적은 조금씩 다를 수 있겠으나 미국, 중국, 일본, 호주 등 다른 나라에서는 선도(仙道)의 근원(根源)이라 할 수 있는 기(氣)를 연구하는 연구소를 설치하여 활발한 연구 활동을 펼치고 있다고 한다. 그러나 우리나라는 선도 종주국(仙道 宗主國)이라는 사실이 속속 밝혀지고 있음에도 지금까지 국가 선도 연구소 하나 없다는 사실이 안타깝기 그지없다. 선대(先代)의 도인(道人)들께서 전하는 말씀에 따르면, 선도 수련은 단순히 건강을 보전(保全)하는 데 그치는 것이 아니라 지적 능력(知的能力)을 향상시키는 데에도 도움이 되어 석학(碩學)이 많이 나올 수 있다고 하니 국가의 장래(將來)를 위한 인재 개발(人才開發)을 위해서도 필요한 사항이라 하지 않을 수 없다.

빛선도 수련에 관한 고증(考證)으로는 천부경 등 경전을 예로 들 수 있을 것이다. 상고시대부터 전해 내려오고 있는 천부경 등의 경전도 4000여 년간 구전(口傳)되다가 문자 문화(文字文化)가 발전하게 됨에 따라 녹도문자(鹿圖紋字: 사슴 발자국 문자), 전각문(篆刻紋: 바위 등에 새겨서 나타낸 무늬)에 이어서 한문(漢文)으로 전해질 수 있었다.

그 수련법에 대해 전해지는 선도서들이 모두 한문으로 전래(傳來)되고 있어 그 내용을 이해하기 어려운 면도 있지만, 더욱이 주역(周易)의 괘(卦)와 효(爻) 등의 철학적인 논리(論理)를 사용하여 은유적(隱喩的)·비유적(比喩的)으로 표현하였으므로 현대인들이 헤아리기가 쉽지 않은 실정이다.

그러나 필자는 수련 경험을 통해 그 내용들이 어려운 철학적 사고(哲學的思考)를 필요로 하거나 고도(高度)의 기법(技法)을 필요로 하는 난해한 것이 아닌 단순한 원리(原理)일 수도 있겠다는 생각을 하게 되었다. 문자가 만들어지기 전부터 오랜 세월(歲月)을 구전(口傳)되어 내려온 것이기 때문이다. 더욱 쉽게 효과를 높이는 수련 방법을 세상에 널리 알리기 위해 환단빛선도(桓檀빛仙道)의 내용을 정리하고 쉬운 용어로 변경하였으며, 그 어원(語原)이나 역사적(歷史的) 사실을 남녀노소 누구나 쉬이 이해하고 습득할 수 있도록 원어(原語)나 원문(原文)을 덧붙이는 작업을 병행하였다. 또한 그러면서도 전래 경로(傳來經路)와 수련 요령을 깊이 탐구(探究)해 정통성(正統性)을 최대한 반영하고자 노력하였다.

필자 또한 우리나라 선도인(仙道人)의 한 사람으로서 평소 한 가지 아쉽게 생각하는 점이 있다. 선계(仙界)는 경영성(經營性)보다 도(道)를 펼친다는 측면에서 어떤 심오(深奧)한 정신적(精神的) 질서, 즉 사도(師道)가 우선시돼야 하는 것이 아닌가 하는 생각이 들기 때문이다. 작금의 자본주의 경쟁 사회의 환경으로는 어쩔 수 없는 현상일 수도 있겠다.

그러나 그런 근엄(謹嚴)한 질서가 유지되어야만 비로소 최대의 학습 효과(學習效果)가 드러날 것이다. 재세이화 홍익인간(在世理化 弘益人間) 정신에 입각한 정신문화(精神文化)가 보편화(普遍化)되어 다수의 현인(賢人)이 배출될 것이며, 사람을 바라만 보아도 마음을 읽을 수 있는 특이 공능(特異功能)과 같은 높은 차원의 선도적(仙道的) 효과도 많이 나타날 것이기 때문이다. 현빈(玄牝)이나 현묘(玄妙), 치병 효과(治病效果), 출신(出神) 등과 같은 증험 현상(證驗現狀)을 많은 선도인이 체험(體驗)하게 됨으로써 선도(仙道)의 대중화·일상화(日常化)가 이루어진다면 건전(健全)하고 현명(賢明)한 사회를 만들어 갈 수 있을 것이다.

결론적으로 필자는 선도(仙道)의 경영성(經營性)보다는 대중화를 위한 노력이 주를 이루어야 한다고 생각한다. 그것이 우리 민족이 아시아는 물론 전 세계를 행복으로 이끄는 선구적(先驅的) 역할(役割)을 맡길 바라는 선조들의 홍익인간 정신(弘益人間精神)과 일맥상통하는 일이기 때문이다. 처음부터 이에 대한 지식을 가지고 있었던 것은 아니다. 스스로의 지식이 부족한 것을 알기에 각종 선도 서적을 읽고, 그 뿌리를 더듬었으며 부지(不知)했던 상고사(上古史)와 주역(周易) 등 동양 철학과 관련된 도서(圖書) 읽기를 게을리하지 않았다. 또한 거의 매일같이 지극정성(至極精誠)으로 수련에 진력(盡力)하여 약 7년 만에 일반직으로 득도(得道)라고 말하는 무위자연(無爲自然)의 무식(無息)에 들어 대환주(大桓周)로 성통공완(性

通功完)하였다. 이때부터 9년을 더 면벽(面壁) 수련하면 높은 신선(上仙)이 될 수가 있다고 한다. 그렇게 천사(天師)님의 도움으로 득도(得道)하였지만, 필자는 인간(人間)의 기준으로 생각했을 때 이 세상에 머무를 시간이 얼마 남지 않았기에 빛선도를 세상에 널리 알리는 데에 남은 삶을 투자하리라 각오하고 무모하고도 험한 그 길을 택하여 전력(全力)을 다하였다. 우리 민족의 번영(繁榮)과 조국의 미래를 밝히는 데에 보탬이 되고자 선택한 일이었다. 아무쪼록 이 원고(原稿)가 완성되어 세상의 빛을 볼 수 있기를 바란다.

　고희(古稀)를 바라보는 시기부터 컴퓨터 앞에 앉아 긴 원고를 쓰는 것은 도(道)를 닦는 정성보다 더욱 어려운 일이었지만 오로지 빛선도 발전을 위하겠다는 일념으로 저작(著作)을 이어나갈 수 있었다. 컴퓨터 앞에 앉으면 성령(聖靈)의 계시(啓示)를 받은 듯 작업이 진행되었기에 다행스러웠다. 개인의 역량으로는 어렵고 힘든 일이었지만 결과적으로 빛선도의 생활화(生活化)와 대중화를 이루는 데에 도움을 줄 수 있다면 그것으로 그 역할(役割)을 다했다는 생각이다. 특히 많은 청소년이 빛선도를 익혀 건강하고 현명하게 자랄 수 있다면 삼제시대[三帝時代: 환인(桓因), 환웅(桓雄), 환검(桓儉)시대]의 화려했던 영화(榮華)를 이어갈 수 있을 것으로 믿어 의심치 않는다. 이는 국가에 훌륭한 지도자가 정선(精選)되는 것으로 귀결될 것이다. 다수의 사람이 빛선도 수련을 통해 도(道)를 깨우침으로써 세상을 바르게 보게 될 것이고, 그것은 필경 기만술(欺瞞術)에 현혹되지 않고 올바른 지도자를 가려낼 수 있는 눈이 되어줄 것이기 때문이다.

　이 책에 기술된 빛선도 수련법은 필자가 수련을 통해 얻은 영감(靈感, inspiraition)과 수련 체험을 통해 얻은 결과를 정리해 체계화시킨 것이다. 고대의 선조라 말씀하시는 천사(天師: 하늘에서 온 지도 선사(指導仙師))님께서 평소(平素)와 같이 현상적(現像的)으로 나타나 필자가 걸어가야 하는 길을 지도해주시고, 초출신(初出神)을 이루고 난 후에도 '다 되었다. 이제 배운 바를 잘 정리하여 대중(大衆)에게 널리 알리라'고 권고하시며 추후 전개 상황과 적응 방법을 알려주셨다. 그 뜻을 받들어 환인철인(桓仁哲人) 조종(祖宗)님의 정신을 이어받기로 했다. 그리고 그러한 노력들이 환국시대(桓國時代)와 신시시대(神市時代= 배달국 최초의 개천 시기開天時期), 단군성조시대(檀君聖朝時代)의 번성기(繁盛期)를 다물(多勿= 복본復本, 모두 무르다. 되찾는다.)하고자 하는 꿈을 실현하는 초석(礎石)이 되리라는 생각을 감히 해본다. 선도(仙道)가 융성(隆盛)할 때는 국력이 부강(富強)하고, 선도가 쇠퇴(衰退)할 때는 나라가 빈약(貧弱)해진다는 것은 우리의 고대사부터 자명(自明)한 사실이기 때문이다.

그러므로 필자는 오직 이 한 권으로 남녀노소 누구나가 수련법을 쉽고 간편하게 익혀서 생활화할 수 있기를 바라는 간절한 마음을 가져본다. 이 경전이 천부경(天符經)·삼일신고(三一神誥)·성경팔계(聖經八戒·참전계參佺戒)를 잇는 제4경으로써, 빛선도에 대한 궁금증을 풀어주는 읽을거리이자 선도를 체험하고 쉽게 실천할 수 있는 길잡이가 되었으면 하는 희망(希望)을 가지고 이 험난(險難)한 길을 개척해 나가고자 한다. 그리고 이미 선도(仙道)를 수련하고 있는 사람들에게는 진빛선도(眞빛仙道)의 궁극(窮極)의 경지(境地)를 견주어 볼 수 있는 진경(眞經)으로 활용(活用)되기를 바라는 마음이다.

 - 글쓴이 桓道哲人 -

※ 환(桓): 본경(本經)을 집필하면서 환(桓)이란 용어의 쓰임이 하느님의 나라가 환국(桓國)이며 환(桓)은 나무(神木) 아래서 몸속의 빛(日·光·陽)으로 음양(陰陽)을 닦아 상철(上哲)이 된 환인철인(桓仁哲人)과 환인(桓因)·환웅·단군천황(桓雄·檀君天皇)께서 태양과 같이 온 누리를 환하게 밝히는 하느님의 뜻으로 불리었던 것이므로 본경(本經)을 집필하면서 쓰인 '환(桓)'이라는 용어는 하느님의 나라를 뜻하는 환국(桓國)의 '환'에서 비롯된 것이다. 이 고(稿)에서는 원래의 어원대로 '환'이라 해석하였다.

범 례

1. 빛선도 수련(仙道修煉)에 관한 경전(經典)인 이 책은 저자인 환도철인(桓道哲人)이 천사(天師)의 가르침을 바탕으로 수련 체험(修煉體驗)을 합하여 기록(記錄)하였다.

2. 공식 명칭(名稱)은 '정통 환단빛선도 경전(正統 桓檀빛仙道 經典)'이며, 약칭(略稱)은 '환(桓)빛선도(仙道)', '환도(桓道)·빛선도'이다.

3. 이 책은 한글만 읽어도 그 내용을 완전히 이해할 수 있도록 편성하였다. 다만 용어(用語), 이론(理論) 혹은 증험 사례(證驗 事例)에 대하여 학술적(學術的)인 이해(理解)를 돕고, 또 그 유래 등에 관한 궁금증을 해소하도록 고대 선현(先賢)이신 철인, 성인, 진인, 도사, 도인, 조사(哲人, 聖人, 眞人, 道士, 道人, 祖師)님들의 가르침을 해역(解譯)하여 ""로 인용(引用)하였다. 그리고 그 원문(原文)과 번역(飜譯)을 괄호로 부기(附記)하였으며 문장 중에 쓰이는 어려운 용어는 먼저 풀어서 내용을 설명하고 단어를 후기하여 청소년들의 이해를 도왔다.

4. 성경팔계(聖經八戒, 참전계參佺戒, 366사) 각 사(事)의 주어(主語)는 〈 〉로 표기하고 그 내용을 약술(略述)하였다.

5. 이 책은 환선도철학(桓仙道哲學)의 오묘(奧妙)한 표현(表現)을 일상적(日常的)인 용어(用語)로 풀어서 대중화(大衆化)하고자 노력하였다.

6. 원전(元典)의 내용을 인용하는 데 있어 그 해역은 빛선도 이론에 부합(符合)하도록 해석하였다.

7. 원문(元文)에 없는 주어(主語), 술어(述語), 수식어(修飾語)는 ( ) 안에 삽입(揷入)하여 보충하였다.

8. 녹도문(鹿圖紋)이나 전각문(篆刻紋) 등 상형 문자(象形文字)는 그것을 해역(解譯)하는 학자(學者)에 따라 그 의미가 조금씩 달라지므로 도학에 맞춰 임의로 용어를 견주어 해역하였다. 논리나 용어의 도학적(道學的) 의미(意味)를 모르거나 유학적으로 바꾸어 해역하는 경우, 무위(無爲) 등 도(道)의 현묘(玄妙)한 증험(證驗)이 없어서 그 용어를 깊이 이해하지 못하고 단순하게 사전적으로 해석하는 등의 경우가 포함된다.

9. 모든 문자(文字)는 시대의 변천(變遷)과 상황(狀況)에 따라 문자의 표현(表現)이 다양(多樣)하게 변모(變貌)하였으나, 그 쓰임(用)은 같다.
   예) 마음: 심心, 신神, 신信, 의意, 사思, 념念, 칠정七情, 칠규七竅 등

10. 자주 쓰이는 핵심 용어(核心用語)는 우리 민족의 경전인 천부경·삼일신고·성경팔계 등 상고사(上古史)에 수록된 빛선도 관련 용어를 인용하였다. 독자가 쉽게 이해할 수 있도록 가능한 한 현재 우리가 일상적으로 사용하고 있는 우리말 용어로 바꾸어 표기하고 원문을 실었다.

11. 주서(註書)는 단어 앞에 01)로 일련번호를 표기하여 설명하였다.

12. 이 책에서 여러 단어를 조합하여 명사로 사용하는 빛선도 용어는 띄어쓰기 하지 않았다.

13. 이 책은 전문 용어가 많이 사용되기 때문에 한 번 읽어서는 이해(理解)하기가 어렵다. 빛선도 용어가 일상 용어와 달리 생소할 뿐만 아니라 같은 내용도 다양하게 표현하여 복잡하고 혼란스럽기 때문이다. 더욱이 형이상학적(形而上學的)인 현상(실제로는 글로 표현할 수가 없는 신神이나 영靈의 경지)을 글로 표현하였으므로 당연히 난해(難解)하게 느껴질 것이다. 그러나 수련을 지속하면서 한 단계씩 깨달음을 거쳐 끝내 도(道)의 이치(理致)를 알게 되면, 자연히 모든 논리를 깨우칠 수 있도록 그 어원(語源)을 밝히고자 노력하였다.

차 례

머리말   4
범례(凡例)   10

Ⅰ. 환단빛선도(桓檀빛仙道)의 맥(脈)   20

1. 빛선도 유래(仙道 由來)   20
2. 빛선도 관련 예언록(豫言錄)   29
3. 선(仙)의 세계(世界)는 과연 존재하는가?   36
4. 빛선도 개념(仙道 槪念)   41
   가. 도(道)란 무엇인가?   41
   나. 기(氣)란 무엇인가?   46
   다. 빛선도에 대하여   48
   라. 빛선도 수련 요소   50
5. 빛선도 수련과 질병(疾病)의 관계   52
6. 빛선도(桓仙道) 수련 관련 용어 해설   61
   가. 용어 비교   61
   나. 용어 풀이   63
7. 역경(易經)과 음양오행(陰陽五行)의 기(氣)   97
   가. 오행(五行)의 성질(性質)과 작용(作用)   101
   나. 오행(五行)의 상생 관계(相生關係)   102

8. 경락 이론 요약(經絡理論 要約) — 109

    가. 인체의 경락(經絡) 및 경맥 순환(經脈循環) 경로 — 111

    나. 기경팔맥(奇經八脈) — 115

    다. 15락맥(絡脈)의 명칭 및 순행 경로(循行經路) — 117

    라. 경락(經絡)의 유주(流注) — 120

    마. 십이경맥(經脈, 正經)의 음양경분류(陰陽經分類) — 120

    바. 경락맥(經絡脈)과 빛선도의 관계 — 121

9. 수련(修煉)에 임하는 자세(姿勢) — 122

II. 환단빛선도(桓檀빛仙道) 총론(總論) — 122

1. 환단빛선도 정의 — 135

2. 환단빛선도(桓檀빛仙道) 수련 목적 — 151

3. 환단빛선도 수련 이념(修煉理念) — 152

    가. 빛선도 철학(仙道哲學) 10계명(誡命) — 152

    나. 정신 이념(精神理念) — 154

4. 기(氣)의 활용 — 163

5. 빛선도 수련 시 알아야 할 사항 — 166

    가. 칠정육음(七情六陰)과 오욕(五慾) — 166

    나. 주화입마(走火入魔) — 168

    다. 미리 알아 두어야 할 사항 — 170

6. 수련 중에 나타나는 현상(現狀)과 대처 요령　　172

7. 환단빛선도(桓檀빛仙道) 개요(槪要)　　173

    가. 체질 및 질병 증상별 숨 고르기 요령　　173

    나. 수련 기본자세 (修煉 基本姿勢)　　174

8. 환단빛선도(桓檀빛仙道) 원리(原理)　　197

    가. 도(道)의 근원(根原)　　197

    나. 성경팔계(聖經八戒) 요약(要約)　　200

    다. 환전(桓田)이란?　　231

    라. 삼환전(三桓田)·삼환궁(三桓宮)　　232

    마. 성·명·정(性命精)　　235

    바. 빛돌이 종류(神周, 種類)　　245

    사. 환주열후(桓周熱候)　　248

9. 빛선도 프로그램 구성　　248

    가. 활공(活功)　　248

    나. 정공(靜功)　　249

    다. 강련(强煉)　　249

Ⅲ. 환단빛선도 수련 과정(修煉過程)　　252

1. 총설(總說)　　252

    가. 활공(活功)　　255

    나. 정공(靜功)　　255

2. 빛돌이 개념(神周 概念)   262

    가. 회주 요령(回周要領)   265

    나. 환주 요령(桓周要領)   283

Ⅳ. 기본 수련 과정(基本修煉 科程)   298

1. 활공(活功)   298

    가. 일반 순련(一般順煉)   300

    나. 일반 순련 기본형(一般順煉基本形)   303

    다. 일반 순련형(一般順煉形)   304

    라. 일반 강련형(一般強煉形)   318

2. 숨 고르기(調息)   333

Ⅴ. 청소년 수련 과정   336

1. 총론(總論)   336

2. 수련 요령(修煉要領)   339

    가. 숨 고르기(調息) 요령   344

    나. 숨 고르기 예시   345

    다. 신(神)을 지키는 요령   345

라. 동작　　　　　　　　　　　　　　　　　　　　346

　　　마. 수련 자세　　　　　　　　　　　　　　　　　346

　3. 청소년 순련(靑少年順煉)　　　　　　　　　　　　346

　　　가. 청소년 순련 기본형(順煉基本形)　　　　　　347

　　　나. 청소년 순련형(靑少年順煉形)　　　　　　　　347

　4. 청소년 무련(武煉)　　　　　　　　　　　　　　　357

Ⅵ. 정공(靜功) 수련(修煉)　　　　　　　　　　　　382

　1. 정 다스리기(精理成)　　　　　　　　　　　　　　384

　　　가. 정 다스리기(精理成) 1단계　　　　　　　　　389

　　　나. 정 다스리기(精理成) 2단계　　　　　　　　　391

　　　다. 정 다스리기(精理成) 3단계　　　　　　　　　393

　2. 명 불리기(명단성命煅成)　　　　　　　　　　　　395

　　　가. 명 불리기(命煅成) 1단계　　　　　　　　　　398

　　　나. 명 불리기(命煅成) 2단계　　　　　　　　　　401

　　　다. 명 불리기(命煅成) 3단계　　　　　　　　　　403

　3. 성 기르기(성양성性養成)　　　　　　　　　　　　406

　　　가. 성 기르기(性養成) 1단계　　　　　　　　　　411

　　　나. 성 기르기(性養成) 2단계　　　　　　　　　　416

　　　다. 성 기르기(性養成) 3단계　　　　　　　　　　419

4. 연성환허(煉性還虛) — 438
가. 개요(概要) — 438
나. 수련 요령 — 466

5. 연허성통(煉虛性通) — 472

Ⅶ. 결론(結論)

결론(結論) — 486

별첨 — 488
색인 목록(索引目錄) — 501
편집 후기 — 520
[부록] 참고문헌(參考文獻) — 523

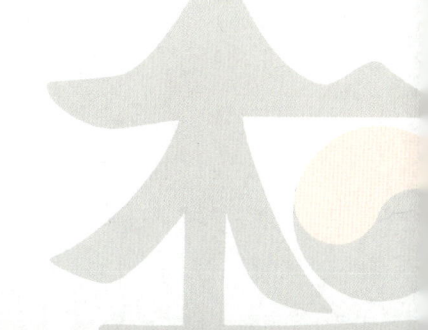

I.

환단빛선도(桓檀빛仙道)의 맥(脈)

Ⅰ. 환단빛선도(桓檀빛仙道)의 맥(脈)

1. 빛선도 유래(仙道 由來)

　선도 수련(仙道修煉)이 언제부터 시작되었는지는 명확히 알 수 없으나 후세에 알려진 근원(根源)은 상고시대(上古時代)의 우리 민족 전래(傳來)의 경전인 천부경(天符經)[1]을 비롯하여 삼일신고(三一神誥)[2], 성경팔계(聖經八戒·참전계參佺戒)[3], 상고사(上古史) 등에서 찾을 수 있다.

　천부경은 천체(天體)의 생성운행(生成運行)과 하느님 숭배 사상(天神崇拜思想) 그리고 천(天)·지(地)·인(人) 삼극일체원리(三極一體原理)의 환도(桓道)를 밝히고, 삼일신고는 그 환도(桓道)를 닦아서 성통공완(性通功完), 즉 참 본성(眞本性)을 깨달아 자아 완성(自我完成)으로 도(道)에 이르는 실천 강령(實踐綱領)을 담고 있다.

---

1) 천부경(天符經): 천(天)·지(地)·인(人) 삼극일체(三極一體)의 환도(桓道)와 천지 만물의 창조 변화 완성의 원리를 밝힌 81자로 된 우리 민족 최초의 경전(經典)이다. 이는 환인천황시대에 9,200여 년 전부터 구전(口傳)되어 왔으며, 6,000년 전에 신시배달국 환웅천황시대에 신지(神誌) 현덕(赫德)의 녹도 문자(鹿圖紋字)로 전해졌고, 이어서 환검(단군)천황(桓儉天皇)시대인 약 4400년 전에 전서(篆書)로 빗돌에 새긴 것을 신라의 고운 최치원(崔致遠) 선생님께서 한문으로 번역하여 「고운 선생 문집」에 수록하여 전하였으며, 1916년 인경 계연수 선생님께서 묘향산 석벽에서 천부경을 발견하고 해석하여 전해지게 되었다. 「환단고기桓檀古記」, 「태백일사太白逸史」, 「소도경전본훈蘇塗經典本訓」 그리고 고려 말기의 충신 농은(農隱) 민안부(閔安富 생몰년 미상)선생 유집 등에 수록되어 있다.

2) 삼일신고(三一神誥): 일신강충(一神降衷), 성통광명(性通光明), 재세이화(在世理化), 홍익인간(弘益人間)의 원리를 밝힌 신지(神誌) 현덕(赫德)의 녹도 문자(鹿圖紋字)로 전해진 총 366자의 경전으로서 천부경과 더불어 환인천황(桓因天皇)시대부터 전해오는 우리 민족의 3대 경전 중의 하나이다. 「환단고기桓檀古記」, 「태백일사太白逸史」, 「소도경전본훈蘇塗經典本訓」 등.

3) 성경팔계(聖經八戒·참전계參佺戒): 성경팔계는 하느님의 말씀 8계율 366사로서 천부경, 삼일신고와 함께 상고시대의 우리 민족 3대 경전의 하나로서 환웅천황(桓雄天皇BC 3987)시대부터 실재하였음을 입증하는 문헌과 자료는 수없이 많으나 원본은 전해지지 않고, '고구려 제9대 고국천왕 시대의 국상 을파소께서 백운산에 들어가 하늘에 기도하고 천서(天書)를 얻으니 이를 참전계(參佺戒)라 한다'라고 한 것이 전해지고 있다. 옛적에는 천부경 등의 삼대 경전이 우리 민족의 지주 정신(支柱精神)이었다. 「환단고기桓檀古記」, 「태백일사太白逸史」, 「소도경전본훈蘇塗經典本訓」

성경팔계(聖經八戒)는 고대 신시배달국시대(神市倍達國時代)에 환웅천황(桓雄天皇 BC3897~BC3803)[4]께서 5사(五事: 곡穀·명命·형刑·병병·선악善惡)와 8계(八戒: 성誠·신信·애愛·제濟·화禍·복福·보報·응應)로 백성들을 가르치신 바, 신지(神誌: 벼슬 이름) 혁덕(赫德: 사람 이름)께서 천황의 명을 받아 366가지의 진리(眞理)를 기록한 것인데, 이는 녹도(鹿圖)의 글을 발명하여 기록되었다.

성경팔계(聖經八戒)는 환도(桓道)를 닦아 이루는 실천 덕목(實踐德目)과 이 세상을 참되게 살도록 하는 진리(眞理)로서 삶의 지혜(智慧)를 담고 있다. 하지만 현재 전해지고 있는 것은 원본(原本)이 아닌 고구려의 국상 을파소(乙巴素)[5]께서 백운산에서 하늘에 기도하고 받으신 천서(天書)이다. 이를 참전계(參佺戒)라고 하는데, '도(道)를 닦아 진성(眞性)을 이루어 신선(神仙)이 되는 계율(戒律)'이라는 뜻을 지녔다. 이렇듯 고구려는 다물(多勿)의 정신을 국가 이념(國家理念)으로 삼아 민족정신(民族精神)을 통합(統合)하여 국가(國家)를 부흥(復興)시키고자 노력하였다.

성경팔계에서는 하늘의 도인 환도(桓道, 天道)를 이루기 위해서는 학문 공부(學文工夫)[6]와 빛선도수련(仙道修煉)을 통해 깨달음에 이르러야 한다고 말한다. 재세이화(在世理化: 세상에 존재하는 동안 백성(百姓)을 교화(敎化)해 깨우치게 하다)의 이치(理致)에 맞도록 다스려야 홍익인간(弘益人間), 즉 널리 인간을 이롭게 한다는 이념을 실현할 수 있다는 것이다.

또 '환웅천황(桓雄天皇)부터 5대(代)를 전해 태우의(太虞儀) 환웅 임금님이 계셨으니 사람들에게 가르치시기를 〈반듯이 묵념(默念)하여 마음을 맑게 하고, 숨 고르

---

4) 환웅천황(桓雄天皇 BC 3897~3803): 삼국유사(三國遺事), 환단고기(桓檀古記)에 의하면 환인천황(桓因天皇)으로부터 천부인(天符印) 세 개를 받아 세상을 다스리는 데 필요한 3,000명의 무리를 이끌고 태백산(太白山) 신단수(神壇樹) 아래서 신시개천(神市開天)의 배달국(倍達國)을 세운 황제(皇帝)님이시다.

5) 을파소(乙巴素 ?~서기 203): 고구려 고국천왕(9대) 13년에 국상(國相)이 되어 산상왕(10대) 때까지 재임하였으며, 압록곡 사람으로 유리왕 때의 재상 을소(乙素)의 손자(孫子)이다.

6) 학문 공부(學文工夫): 천부경과 삼일신고·성경팔계 및 도학(道學)과 환역(桓易: 주나라를 거치며 주역周易으로 변함) 등의 공부다.

기로 정을 보존하는 조식보정(調息保精)⁷⁾ 하라〉고 하셨다. 이것이야말로 장생구시(長生久視: 오래 삶)이다. (자환웅천황오전이自桓雄天皇五傳而, 유태우의환웅교인필사묵념청심有太虞儀桓雄敎人必使黙念淸心, 조식보정시내調息保精是乃, 장생구시長生久視)'라고도 쓰여 있다.

조식보정은 코로 숨을 조절하여 정(精)을 보전함으로써 불로장생(不老長生)하는 선도(仙道) 수련법이며, 성경팔계에 기록되어 있다는 것은 고대부터 조식보정을 실행해 왔음을 입증한다. 이 태우의 환웅천황님의 12번째 아드님이 바로 태호복희황제(太皥伏羲皇帝)님이다.

조선시대 중기 사람 조여적⁸⁾ 선생님께서 지으신 청학집(靑鶴集)에는 천부경과 삼일신고에 기록되어 상고시대(上古時代), 환인철인(桓仁哲人)⁹⁾ 때부터 전해 내려오는 '신밝도(신선도神仙道)'에 대한 이야기가 기술되어 있다. 우리 민족 조상의 나라인 환국(桓國: 12국, 九桓族 또는 九夷)은 3301년 동안 7대에 걸쳐 남북 5만 리, 동서 2만 리의 광역(廣域)을 지배하며 신선도를 전(傳)하였고, 초대의 환인천황(桓因天皇)이신¹⁰⁾ 안파견(安巴堅: 옛말로 아버지)께서는 성통공완(性通功完)을 이루고 온 누리에 이로움을 베풀어 구이족(九夷族) 스스로 돌아와 환국을 따랐다고 한다.

또 신선도는 환웅(桓雄)께서 3,000명의 무리를 이끌고 태백산(太白山) 신단수(神壇樹) 아래서 신시배달국(神市倍達國 BC 3897~2333)을 개국한 뒤 초대 왕인 환웅천황(桓雄天皇, 거발환居發桓)부터 1567년 동안 18대의 천황을 거쳤고,

---

7) 조식보정(調息保精): 숨 고르기로 정(精)을 보존(保存)하는 선도 수련법.

8) 조여적(趙汝籍, 미상): 호는 청학산인(靑鶴山人)이며, 조선 명종(明宗 1545~1567) 시대의 진인으로서, 선조~인조 사이의 우리나라 12 선인들의 행적을 기록한 선가서(仙家書)인 청학집(靑鶴集)을 지으셨다.

9) 환인철인(桓仁哲人): 동방선파(東方仙派)의 조종(祖宗)으로 우리 민족 최초의 황제이신 환인천황(桓因天皇 BC 7197)의 아버지임. 단군신화에는 환인천황(桓仁天皇)으로 불리었음. (桓檀古記, 청학집 등)

10) 환인천황(桓因天皇 BC 7197~3897): 환국의 첫째 대 황제님으로 94년을 제위하셨으며, 안파견(安巴堅, 아버지)이라 불렸다. (삼신오제본기 등)

배달국의 마지막 천황이신 환웅거불단(桓雄居弗檀) 천황의 아드님 환검(桓儉)께서 단군황조시대(檀君皇朝時代 BC 2333~238)를 열어 2096년간 전(傳)하였으며, 부여(夫餘)의 천왕랑(天王郞), 고구려의 조의선인(皂衣仙人, 선인랑仙人郞), 신라의 화랑도(花郞徒), 백제의 수사(修士) 등 우리 민족의 맥을 통해 지속적으로 계승된 심신 수련법이다.

결국 선도 문화(仙道文化)는 우리 민족의 조상인 동이족·배달민족(東夷族·倍達民族)이 발전시켜온 것이다. 발해국 반안군왕(渤海國 盤安郡王) 대야발(大野勃, 대조영의 동생)이 지은 단기고사(檀奇古史)에는 단군왕검(檀君王儉)[11]께서 삼일신고(三一神誥)를 천하에 널리 알리시고, 366사(事)의 신정(神政)을 정성으로 훈교(訓敎)하여 그 교화(敎化)를 받은 백성들이 10월 3일(BC3897)에 환검(桓儉)을 임금으로 추대하니 그가 제1세 단제(檀帝: 단군황제)라는 내용이 담겨 있다. 고구려국 본기(本紀)에는 을파소의 후예인 을밀선인(乙密仙人)[12]의 행적이 '대(臺, 제단祭壇)에 기거하시며 하늘에 제사 지내시고 수련함을 임무(任務)로 삼았으며, 선인(仙人)의 수련은 참전계(參佺戒)를 법으로 삼아 건강하고 영광이었다(을밀선인상거대乙密仙人甞居臺, 전이제천수련위무개전이제천수련위무개專以祭天修鍊爲務盖, 선인수련지법위참전계仙人修鍊之法爲參佺戒, 건명상영建名相榮)'라는 내용으로 기록되어 있다.

따라서 순수한 환단빛선도의 전래 경로를 두 가지로 나눌 수 있겠다. 첫째, 상고사(上古史)에 의한 홍익인간(弘益人間)의 정신을 이어받은 정통 빛선도의 맥(脈)이다. 이는 백두산 계보(系譜)와 합쳐서 주로 북방에서 전승되었는데, 환인철인(桓仁哲人)을 조종(祖宗)으로 환인시대(桓因時代) → 환웅시대(桓雄時代) → 단군

---

11) 단군왕검(檀君王儉, BC2333~2240): 제1세 단군왕검조(第一世檀君王儉朝). 단기고사(檀奇古史)

12) 을밀선인(乙密仙人): 고구려 유리왕 때의 재상 을소(乙素)와 고국천왕 때 재상 을파소의 후손으로 평양의 을밀대를 세웠다고 하며, 제22대 안장제(安藏帝 519~ 531) 때 뽑히어 조의(皂衣)가 되어 나라에 공을 세우셨다. (태백일사太白逸史, 고구려국본기高句麗國本紀)

시대(檀君時代) → 북부여 → 고구려 → 발해 → 고려 등 대륙사관(大陸史觀)의 정통으로 이어졌다. 두 번째로는 삼성기전(三聖紀全), 단군세기(檀君世紀), 규원사화(揆園史話)[13], 청학집으로 전해지는 경로이다. 환인철인(桓仁哲人) → 환인(桓因) → 환웅(桓雄) → 광성자(廣成子)[14] → 자부 선생(紫府先生)[15] → 단군왕검(檀君王儉) → 명유(明由)[16] → 문박씨(文朴氏)[17] → 영랑(永郎)[18] → 보덕(寶德)[19] → 담시선인(昙始仙人)[20] → 물계자(勿稽子)[21] → 대세·구칠(大世·仇柒)[22] → 최치원(崔致遠)[23] → 곽여(郭輿)[24] → 최당(崔讜)[25] → 한유한(韓惟漢)[26] 등으로 이어지는 인물 중심의

---

13) 규원사화(揆園史話): 조선 숙종 원년(1675), 북애(北崖)라는 호를 가진 사람이 저술한 상고사서로서, 저자가 참고한 책은 고려 말의 이명(李茗)이 지은 《진역유기 震域遺記》이며, 이 책은 고려 초에 발해 유민이 쓴 《조대기 朝代記》를 토대로 한 것이라고 한다. 《조대기》가 실재했던 고기임이 세조실록을 통해서 확인되고 있다. (桓檀古記, 규원사화)

14) 광성자(廣成子): 자부 선생을 가르치신 철인(哲人, 진인眞人)으로 공동산(崆峒山) 석실(石室) 속에 살았는데 황제(黃帝)가 몸을 다스리는 요체를 묻자 당신의 몸을 수고롭게 하지 말고, 당신의 정신을 요동하지 말며, 당신의 생각을 악착스럽게 하지 않으면 곧 장수할 수 있다고 하였다. (청학집)

15) 자부 선생(紫府先生, 哲人): 태백산·백두산 신선, 제14대 환웅치우천황(桓雄蚩尤天皇, BC2706)시대의 철인이시며, 포박자에 「황제 헌원께서 청구에 이르러 풍산(백두산)을 지날 때 자부 선생을 뵙고 삼황내문을 전수하여 만신을 부렸다. (석유황제석有黃帝 동도청구東到青邱 과풍산過風山 견자부선생見紫府先生 수 삼황내문受 三皇內文 이각소만신以刻召萬神)」는 기록이 있다. *풍산(風山)= '밝산'은 한밝산(태백산, 장백산, 불함산, 백두산 등)이라는 것은 나라 안팎의 여러 책에서 밝혀짐. (배달·동이는 동아 문화의 발상지)

16) 명유(明由): 우리나라 고대의 선인(仙人). (청학집)

17) 문박씨(文朴氏 미상): 상고시대의 선인. (청학집)

18) 영랑(永郎, 향미산인向彌山人): 신라 사선(四仙) 중 한 사람. 지금의 영랑호(永郎湖)·영랑봉(永郎峯) 등의 이름이 이에서 비롯되었다 함. (청학집)

19) 보덕(寶德): 마한(馬韓) 때 신녀(神女). (청학집)

20) 담시 선인(昙始仙人): 가락국(駕洛國) 거등왕(居登王) 때 선인. (청학집)

21) 물계자(勿稽子): 서기 초기 신라 내물왕 때의 지사(志士). 전쟁(戰爭)에 참가하여 공을 세웠으나 알아주지 않자, 입산수도(入山修道)하였다고 전해짐. (청학집, 삼국유사)

22) 대세·구칠(大世·仇柒): 신라 진평왕(579~632) 때 은사(隱士: 은둔 선비). (청학집)

23) 최치원(崔致遠): 신라 시대의 학자·문장가. 《금체시(今體詩)》 등 많은 시집이 있다. (한국학중앙연구원)

24) 곽여(郭輿): 고려 예종 때의 은사(隱士). (청학집)

25) 최당(崔讜): 고려 말기의 문인. (청학집)

26) 한유한(韓惟漢): 고려 때의 은사(隱士). (청학집)

선파(仙派)가 있다. 이를 홍익인간 이념(弘益人間理念)의 북방선파(北方仙派)와 영랑계의 남방선파(南方仙派)로 분류하기도 하는데, 그중《청학집》은 남방선파로 본다. 그리고 신라의 최승우, 자혜 스님 등이 종리권(鍾離權)[27] 조사(祖師)의 지도(指導)를 받았다는 기록도 전해진다. 이 책에서 서술하는 환단빛선도는 북방선파의 정통을 이어가고자 한다.

1911년 일제 치하 때 인경 계연수(仁卿 桂延壽)[28] 선생님께서 편찬하신 상고사서(上古史書)인《환단고기(桓檀古記)》[29] '마한세가(馬韓世家)' 상편(上篇)의 내용을 보면 '자부선생(紫府先生)께서 칠회제신(七回祭神)[30]의 책력(冊曆)을 만드시고 삼황내문(三皇內文)[31]을 천폐(天陛, 천황)께 진상(進上)하시니, 천황께서 칭찬하시고, 삼청궁(三淸宮)을 세워 거주(居住)하게 하시니, 공공(共工)[32], 창힐(倉頡)[33], 헌원(軒轅: 후에 황제 헌원), 대효(大撓)[34]의 무리가 모두 여기서 배웠다'라고 적혀 있다.

---

27) 종리권(鍾離權): 중국 태생, 성은 종리(鍾離)이고, 이름은 권(權)이다. 동한(東漢: 후한 서기 25~220) 시기의 무장(武將)으로 도교 전진도(全眞道)의 조사(祖師)이다. 전진북종(全眞北宗)의 2대 조사(祖師)이다. (중국 인물 사전)

28) 계연수(桂延壽): 조선 고종(高宗) 말기의 학자이며,《환단고기》를 편찬하셨다.

29) 환단고기(桓檀古記): 인경(仁卿) 계연수(桂延壽) 선생님께서 신시개천(神市開天) 5808년, 광무(光武) 15년(1911년) 광개절태백유도의천(廣開節太白遺徒宜川) 계연수 인경서우(仁卿書于) 묘향산(妙香山) 단굴암(檀窟庵)에서 지어 편찬하신 상고사서. 펴낸 이 미상(광개절태백유도의천계연수인경서우묘향산의 단굴암光開太白遺徒宜川桂延壽仁卿書于妙香山之檀窟庵)

30) 칠회제신(七回祭神)의 책력(冊曆): 고대(古代) 은(殷)나라의 천신(天神)께 제사(祭祀) 지내는 일정(日程)과 절차(節次)와 방법(方法)을 기록한 책인 것으로 보고 있다.

31) 삼황내문(三皇內文): 진단백민국(震檀白民國)의 특유한 선경(仙經)으로 천황문(天皇文: 신선과 우주론), 지황문(地皇文: 부국 안민富國安民), 인황문(人皇文: 강병전승强兵戰勝의 술과 천지음양 만물 조화의 원리)이며, 신령(神靈)을 부르는 주술(呪術)과 신경(仙經)임. (조신도교사 등)
※ 우리나라의 옛 이름: 진震, 단檀, 진단백민국(震檀白民國), 진환眞桓, 진단眞丹, 震旦, 진한(辰韓, 秦韓), 발해(渤海, 동단東丹) 등이다. (桓檀古記)

32) 공공(共工): 요(堯)임금 때 치수(治水)의 관리, 순(舜)임금 때 백공(百工)의 관(官), 한대(漢代) 소부(小府)의 관(官)을 지냄. (桓檀古記)

33) 창힐(倉頡): 문자(文字)의 조상이라 알려진 중국사의 전설적인 인물 황제(黃帝)의 신하로서 새 발자국을 보고 문자를 지었다고 전해짐. (桓檀古記)

34) 대효(大撓): 미상

황제 헌원(黃帝軒轅)[35]께서 지으신 《음부경(陰符經)》에 쓰인 용어(用語)와 그 논리(論理)를 보면 삼일신고가 그 근원임을 미루어 짐작할 수 있다. 또 갈홍(葛弘)[36] 도사께서 쓰신 《포박자(抱朴子)》[37]에는 중국 기공(氣功)의 조종(祖宗)으로 일컬어지고 있는 우리 민족(동이족)에 대한 기록이 있다. '옛날에 황제 헌원이 있었는데, 동쪽 청구에 이르러 풍산을 지나다가 자부 선생님을 뵙고 삼황내문(三皇內文)을 받아(受) 만신(萬神)을 불러 꾸짖었다(석유황제昔遊黃帝, 동도청구東到靑丘, 과풍산過風山, 견자부선생見紫府先生, 수삼황내문受三皇內文, 이핵소만신以劾召萬神 - 갈홍葛洪 포박자抱朴子)'는 내용이 바로 그것이다. 또 중국 동한(中國 東漢) 환제(桓帝 AD147~167)시대의 위백양(魏伯陽)[38] 선인께서 저술한 선도 경전인 《참동계(參同契)》[39]에 연원(淵源)은 송대(宋代)의 증조(曾慥)께서 편찬하신 도추(道樞)의 참동계 하편(參同契下篇, 정통도장正統道藏, 태현부太玄部, 미자호美字號, 도추道樞 34권)을 보면 알 수 있다. '운아자(雲牙子, 위백양의 호) 선인께서 장백산(長白山=백두산)을 여행할 때, 진인(眞人, 철인哲人)이 전하는 연홍(鉛汞, 음양陰陽)의 이치(理致)에 대한 말을 듣고, 용호(龍虎)[40]의 기틀에 대한 십팔장(十八章)의 대도(大道)의 말씀을 저서로 완수하였다(운아자유우장백산雲牙子遊于長白山, 이진인고이연홍지리而眞人告以鉛汞之理, 용호지기언龍虎之機焉, 수저서십유팔장遂著書十

---

35) 황제 헌원(黃帝軒轅 BC 2692~2592): 황제(黃帝)는 제호(帝號)요, 헌원 황제와 신농은 모두 중국의 사기(史記)에는 삼황오제가 이름과 나라만 다를 뿐 모두 같은 성씨라 하였다. 신농 역시 환웅 씨로부터 갈라져 나간 동이족임을 알았으니 그 뿌리를 같이한다고 하였다. (桓檀古記)

36) 갈홍(葛洪): 중국 진(晉)나라의 도사이며 저서로《포박자》가 있다. (중국 인물 사전)

37) 포박자(抱朴子): 갈홍 도사님의 호(號)이며, 저서(著書)임.

38) 위백양(魏伯陽): 중국 태생으로《참동계》를 저술하였다.

39) 참동계(參同契): 동한(東漢 서기 25~220년)시대의 진인 위백양(魏伯陽) 선인께서 지으신 책으로 주역(周易)·황노(黃老: 황제黃帝와 노자老子)·노화(爐火: 연단煉丹으로 불로장생)의 셋을 함께한 책이라 하여 참동계라 하였다고 한다. (참동계천유)

40) 용호(龍虎): 용(龍)은 양(陽)으로 이(離==)에서 비롯되고, 이(離)는 화(火)이다. 용·호(龍·虎)는 원신(元神, 元性)과 원정(元精)으로 쓰인다. (용호비결)

有八章, 언대도야言大道也)'라고 전해지기 때문이다.

또 그 맥을 거슬러 오르다 보면 선도 문화는 2021년 현재 환기(桓紀)로 9218년 전부터 면면히 이어 전해져 내려온 우리 민족의 심신 수련법이다. 지금 국내·외에서 선도 문화(仙道文化)라 통칭할 수 있는, 선도 수련법을 응용하는 환역·주역 철학(桓易·周易哲學)[41]이나 사상 의학(四象醫學) 등의 고대 철학(古代哲學), 의술(醫術)들은 구전(口傳)되어 오다가 문자(文字)가 발명(發明)되면서 오늘날까지 상세히 전해져 내려왔음을 미루어 짐작할 수 있다.

결국 국내·외의 기록으로 살펴볼 때, 선도 문화는 우리 민족(동이 민족東夷民族)의 고유문화임이 분명하므로 모두가 자부심(自負心)을 가지고 빛선도를 육성·발전시키는 데 앞장서야 할 것이다. 누구나 선도에 입문하여 수련하노라면 빛선도를 넓게 펼쳐야 한다는 천부(天賦)의 명(命), 즉 하늘이 내리는 사명(使命) 같은 것을 느끼게 된다. 필자도 이에 부응하고자 스스로 지식(知識)이 짧음(일천一淺)을 알고 있으면서도 그 명(命)에 따라 부단한 노력을 기울였다. 우리 민족 선도의 뿌리를 찾아서 널리 알리고자 삼대 경전인 천부경·삼일신고·성경팔계를 근원(根源)으로 그 실천철학(實踐哲學)이자 사경(四經)이라고 할 수 있는 환단빛선도경전(桓檀빛仙道經典)을 감히 문자로 기록하여 내놓고자 하는 것이다.

지식이 부족하다는 것은 사람이 태어난 후에 국가(國家)의 제도 교육(制度敎育)을 받지 못한 것으로 이는 후천(後天)의 인조 지식(人造知識)이 부족한 것이다. 삶의 질(質)을 높이기 위해 만들어진 인조 지식(人造知識)을 정립(定立)하여 제도화(制度化)한 제도 지식이 부족한 필자의 경우는 선조님으로부터 물려받아 대뇌(大腦)에 잠재하고 있는 선천(先天)의 지식이 발현(發現)했기 때문에 부족한 제도

---

[41] 환역(桓易)·주역(周易): 태호 복희 황제가 하도(河圖)의 용마 등에 그려진 점무늬에서 영감을 받아 창안한 8괘와 낙하(洛河)의 거북 등에 있는 무늬의 낙서(洛書)를 보고 문왕은 8괘를 바꾸어 64괘를 지었다고 한다. 그리고 공자의 십익(十翼)으로 구성되었다. 또한, 환역은 환국(桓國)의 역이라는 뜻이고, 주역은 주나라의 역이라는 뜻이다. (桓檀古記, 주역 등)

지식을 채우는 데에 도움이 되었을 것으로 본다. 이 선천의 지식(知識)은 누구나 가지고 있지만 수련하지 않고는 대부분 그 사실을 알지(認知) 못해 안타까울 따름이다. 사실 현대 사회에서 제도 지식(制度知識)은 살아가는 데 절대적으로 필요한 요건이다. 반면, 생활 철학(生活哲學)인 천부경으로부터 파생된 선도학(仙道學)·역학(易學) 등의 모든 자연 지식(自然知識)은 자연(自然)의 현상(現象)과 활동(活動) 등의 섭리(攝理)를 인간(人間)의 삶에 활용하는 것이라고 할 수 있다. 이는 우리 민족의 정신문화(文化)이자 생활 문화(生活文化)로 세계 문화(世界文化)를 이끌어왔지만, 제도 지식에 밀리고 흘러간 역사(歷史)에 묻혀 반쪽짜리 지식으로 살아가게 된 것이다.

하지만 빛선도 수련으로 몸 안에 진기(眞氣)가 차오르면 자연스럽게 선천의 지식(先天之知識)인 자연·지식(自然知識)이 함께 저절로 발현(發現)될 것이다. 이러한 현상이 바로 삼일신고(三一神誥)의 성통공완(性通功完)이요, 불도(佛道)의 자성본불(自性本佛)이니, 끝에 선도(仙道)의 수심연성(修心煉性)을 이루면 성(性)을 깨우쳐 철인(哲人)·성인(聖人)·진인(眞人)이 되는 것이다.

세상의 이치(理致)를 밝히는 학문(學文)이 곧 철학(哲學)이다. 그러니 어찌 책을 읽고 단어와 문장을 외우고 익히는 것만으로 학문(學問)을 다 이루었다고 할 수 있겠는가? 이 글을 집필하면서 동이 민족(東夷民族, 桓族)의 후예(後裔)로서 그동안 선조님들의 위대한 문화유산(文化遺産)을 소홀(疏忽)히 하고 등한(等閑)시한 것 같아 내내 아쉬움을 금(禁)할 수가 없었다. 지금부터라도 성통공완(性通功完)의 도(道)를 이루어 세계 최초(世界最初)로 글을 만드시고 지식(知識)을 창조(創造)하여 만백성(萬百姓)을 교화(教化)하는 등 세계 문화(世界文化)를 이끌어 오신 선조님들의 위대한 업적(業績)을 높이 평가(評價)해야 할 것이다.

우리 민족이 세계 문화를 이끌 수 있었던 것은 바로 이 선도의 원형인 신밝도(神仙道)를 닦아서 성통공완(性通功完)[42]을 이룬 성인(聖人)이 있었기 때문이다. 그

---

42) 성통공완(性通功完): 성통(性通)은 도(道)를 이루어 하늘 문(桓門)이자, 지혜(智慧)의 문(門)인 환지문(桓智門)을 열어 진

러므로 우리는 세계 문화를 빛낸 선조님의 민족정신(民族精神)을 이어서 그 뜻을 넓게 펼쳐야 할 당위성(當爲性)이 있다.

2. 빛선도 관련 예언록(豫言錄)

국내·외의 예언록(豫言錄)은 다양한 종류가 알려졌지만, 여기서는 음부경과 남사고(南師古)[43] 선생님께서 지으신 《격암유록(格菴遺錄)》을 중심으로 몇 가지의 예언록을 소개하고자 한다.

가. 음부경(陰符經)의 단계별 예언 법칙(豫言法則)

제1단계 : 하늘이 살기를 발하면 별이 이동해 자리가 바뀐다. - 천발살기 이성역숙(天發殺機 移星易宿)

제2단계 : 땅이 살기를 발하면 용(龍)과 뱀(蛇)이 땅에서 기어 나온다. - 지발살기 용사기륙(地發殺機 龍蛇起陸)

제3단계 : 인간이 살기를 발하면 서로 반복하여 하늘과 땅이 뒤집힌다. - 인발살기 천지반복(人發殺機 天地反覆)

제4단계 : 하늘과 인간이 함께 발하면 만 가지 변화를 일으켜 기틀(기기基機)을 정한다. - 천인합발 만변정기(天人合發 萬變定基)

대환주(眞人桓周)에 들어 싱출신(上出神)을 하면 싱통공완을 이루어 높은 철인(上哲, 성인聖人, 신인 능)이 되는 것이다. 이처럼 성(性)을 통(通)하는 것은 깨달음을 이르지만, 이성적이거나 학문 등 지식의 깨달음이 아니라 사유(思惟)나 마음의 뿌리인 근원을 깨닫는 것으로서 형이상의 현상을 말한다.

43) 남사고(南師古): 이조시대(李朝時代, 1500년대) 역학 풍수학자이며, 문집으로《격암일고(格庵逸稿)》가 있다.

이는 먼저 하늘의 변화가 있고, 그다음에 땅이 변화하며, 그 뒤에 인간이 변화하고 마지막으로 하늘과 인간이 하나가 되는 진인(眞人, 철인哲人)이 출현하여 새로운 질서를 정립(定立)한다는 뜻이다. 이 예언의 근원은 천부경(天符經)의 삼극일체원리(三極一體原理)와 그 맥을 같이 한다.

나. 예언록에 등장하는 '십승론(十勝論)'이란?

십승론(十勝論)은 새로운 시대를 열어갈 새로운 인물인 '신진인(新眞人)', 즉 새로운 철인(哲人)이 출현한다는 예언이다. 이는 정감록 등 각종 예언록(豫言錄)에 등장하며 남사고 선생님께서 지으신 격암유록 계룡론(鷄龍論)에 '천지를 화합하여 운(運)이 일어나는 시목(柿木)이 나타나고 그 아래서 선도를 닦아 십승(十勝)으로 양신(陽神·양백兩白: 건乾·이離)을 이룬 진인(眞人)이 출현한다(천지합운天地合運 출시목出柿木궁을양백십승출弓乙兩白十勝出)'라고 드러나 있다. 시목(柿木)[44]이란 신목 아래서 선도를 닦아 빛돌이로 음양(陰陽)을 화합하여 도(道)를 이루게 하는 성(聖)스러운 나무를 말한다. 환인(桓因)·환웅(桓雄)의 '환' 자(桓字)에 포함되어 있는 나무(木)가 바로 시목(柿木)을 뜻한다. 이 신령(神靈)한 나무는 상고시대(上古時代)에 환인철인(桓仁哲人)과 환인천황(桓因天皇)을, 신시배달국(神市倍達國)시대에 환웅천황(桓雄天皇)을, 단군성조시대(檀君聖朝時代)에 단군환검(檀君桓儉)을 배출하는 등 수많은 철인을 성인으로 만들었다.

신시배달국 제1세 환웅황제(桓雄皇帝)께서 세상에 내려오신 뒤 나무 아래서 수도(修道)하여 도(道)를 터득(攄得)한 나무를 신단목(神壇木)이라고 지칭하였다. 그

---

44) 시목(柿木): 신령(神靈)한 나무인 신목(神木)으로 그 아래서 도(道)를 닦아 천지 음양(天地陰陽)을 화합하여 도(道)를 이루게 하는 나무다. 이 시목(柿木)은 환인(桓因) 환자(桓字)의 형상을 풀면 나무 아래서 빛(日)을 돌리는 환주(桓周)로 음양을 화합하여 도(道)를 이루어 세상을 밝히는 것과 상통하는 것이다. 신시배달국 제1세 환웅천황께서 득도(得道)하신 나무를 신단목(神壇木)이라 하였다.

리고 궁을(弓乙)은 하늘과 땅, 양반에 대한 평민, 평민과 농민, 일반인에 대한 도(道)를 닦은 선도인 등의 뜻으로 쓰인 것으로 보인다. 여기서는 선도인으로 해석하였다. 또 십승론(十勝論)의 양백삼풍십승경해(兩白三豊十勝更解)라는 문장에서 양백(兩白)은 선천 8괘(先天八卦)의 건(乾)과 후천 8괘(後天八卦) 이(離)의 두양(二陽=白)을, 삼풍(三豊)은 세 가지의 풍성한 삼진(三眞: 진성眞性·진명眞命·진정眞精)을 뜻하기에 결국 삼풍을 품(성통공완을 이룬)은 십승(十勝)인 진인(眞人, 哲人)이 다시금 출현하여 십승론(十勝論)을 다시 밝힌다는 뜻을 갖는다고 볼 수 있다.

'황인복재생야 천리십승(黃人腹在生也天理十勝)'이란 도(道)를 닦아 배 속에 음양이 화합하여 황극(黃極)[45]이 생겨난 사람이 십승(十勝)을 이룬 사람, 즉 진인(眞人, 哲人)이라는 뜻이다. 빛선도를 닦아 도(道)를 터득(攄得)하여 환전(桓田)에 양신(陽神, 황극黃極)의 도태(道胎)를 이루어 출신(出神)함으로써 성통공완(性通功完)을 이루면 철인(哲人)이 되고, 그 철인은 모든 악(惡)을 물리치고 승리할 수 있다는 뜻을 지닌 것으로도 해석된다. 이 철인(哲人)이 거처(居處)하는 곳이 바로 수도(修道)하는 선도인(仙道人)들이 모여 사는 곳으로 해석(解釋)되는 십승지(十勝地)이며, 도읍지(都邑地)가 되는 것이다.

'음(陰)이 물러가고 양(陽)이 온다'는 것은 곧 지기(地氣)가 물러나고 하늘(天)의 운세(運勢)가 몰려온다는 뜻으로, '황극(黃極)의 선도(仙道)가 세상을 명랑하게 하고, 땅을 보지 않고 하늘을 보는 이치로 살아가야 한다.'라는 뜻으로 볼 수 있다. (양래음퇴천래지거陽來陰退天來地去, 황극선도명랑세黃極仙道明朗世, 지운퇴거천운래地運退去天運來, 불고지리천고생不顧地理天顧生)

---

45) 황극(黃極): 주역에서는 이익을 얻는 자(者)로 쓰이지만, 여기서는 선도로 음양을 화합하여 환전(桓田)의 중앙인 황극에 이르는 성통공완을 이루어 도(道)를 완성하는 것을 말한다. 또 하늘의 주재자(主宰者)로도 쓰인다.

다. 남사고 예언

동풍에 기(氣: 음양)를 화합(和合)하여 진인이 출현하신다.
(화기동풍和氣東風[46], 진인출眞人出)

라. 새삼오(賽三五)

'서구(西區)의 기운이 동방(東邦)으로 오면 세상을 구하는 진인(眞人, 철인)은 하늘에서 태어나 시목(柿木) 아래서(득도得道하여) 말세의 성군으로 화(化)하실 것이다. 인간으로 화한 성군이신 천인(天人)이 나타나 지도자가 되어 미리 지구의 백성을 구하신다.'(서기동래구세진인西氣東來救世眞人, 천생화시말세성군天生化柿末世聖君, 천인출예민구지天人出豫民救地)

마. 새사일(賽四一)

'열방(列邦)의 모든 사람이 입을 다무니 병진년(화룡·火龍, 2036년), 정사년(적사赤巳, 2037년)의 일이다. 대륙 동방의 바다와 닿는 한반도(韓半島)에 천하(天下) 일기(一氣)가 뭉쳐(혼원일기(混元一氣)를 이룬) 진인(眞人)이 다시 태어나 (세상을) 새롭게 한다.' (열방제인列邦諸人, 함구무언緘口無言, 화룡적사火龍赤巳, 대륙동방해우반도大陸東邦海于半島, 천하일기재생신天下一氣再生新)

※ 화룡적사(火龍赤巳): 화룡은 병진년(丙辰년), 적사는 정사년(丁巳年)이다.

---

46) 동풍(東風): 동(東)은 오행으로 목(木), 이를 시간으로 환산하면 갑을(甲乙)로 아침 5~7시 사이다. 이는 동양의 부흥을 뜻한다. (격암유록)

바. 노스트라다무스[47]의 예언

"아무리 기다려도 다시 유럽에 나타나는 일은 없다. 그것은 아시아로부터 나타나리라. 동맹의 하나가 위대한 헤르메스에서 생긴다. 그는 동양의 모든 왕을 넘으리라!"

※ 헤르메스: 다른 신들에게 전령관(傳令官), 사자(使者) 역할을 하는 신(神)

사. 타고르[48]의 예언

"일찍이 아시아의 황금시대에 빛나던 등불의 하나인 코리아, 그 등불 다시 한번 켜지는 날에 너는 동방의 밝은 빛이 되리라! 진실의 깊음 속에서 말씀이 솟아나는 곳, 내 마음의 조국이여 깨어나소서! 깨어나소서!"

아. 격암유록 도부신인(挑符神人)

"세상 사람들은 진인이 출현할 때 비웃고 조롱(弄)하지만, 최후의 승리는 진인(眞人= 궁궁弓弓= 弓乙人)이다.(세인조소기롱世人嘲笑譏弄, 최후승리궁궁最後勝利弓弓)"

위의 예언 내용들을 종합하여 살펴보면, 그 뜻은 우리나라의 역사 및 삼대 경전(三大經典)과 밀접한 관계가 있다. 환국(桓國: 하느님의 나라)[49]의 후예(後裔)인 우

---

47) 노스트라다무스(1503.12.14.~1566.7.2): 프랑스의 의사 겸 점성가로 본명은 미셸 드 노스트르담이다.

48) 라빈드라나드 타고르(Rabindra nath Tagore, 1861.5.7.~1941.8.7): 인도의 시인으로 1913년에 노벨 문학상을 받았다.

49) 환국(桓國 BC7197~3897): 환국은 7대 3,301년(혹은 삼만 년 이상) 이상을 존속했다고 전해지지만, 오래되어 잘 알 수 없다고 하였으며, 환(桓)은 예로부터 하늘, 하느님, 일신(一神)을 칭(稱)하는 우리말로 한→ 하늘→ 하느→ 환(桓)으로 변하였다고 한다. (桓檀古記) 또 상고진인(上古眞人)이신 환인철인(桓仁哲人)의 환자(桓字)로서 본경(本經)을 집필하면서 그 용어의 쓰임이 하늘을 섬기는 나라가 환국이며, 환(桓)이라는 글자의 모양을 볼 때 환(桓)은 나무(신단목神壇木)

리 민족은 세계적으로 유일하게 하느님의 자손인 천손(天孫)으로 불려왔다. 환기(桓記)로 약 9200여 년 전부터 전해지고 있는 우리 민족의 경전인 천부경과 삼일신고, 성경팔계(聖經八戒, 참전계, 366事)의 민족정신(民族精神)을 되살려 신시배달국(神市倍達國)의 건국(建國=개천(開天) 이래 그 원년(元年 BC3897)부터 현재까지 민족의 흥망성쇠(興亡盛衰)의 시기(時期)를 마무리해야 한다.

새로운 천운(天運)이 시작되는 현시점에, 아세아대륙(亞細亞大陸)을 지배하던 환인시대(桓因時代 BC7197~BC3897)와 신시배달시대(神市倍達時代 BC3897~BC 2333) 및 단군성조시대(檀君聖朝時代 BC2333~BC238)를 거치며 인재 양성(人才養成)을 주도하던 신밝도(신선도神仙道)와 그 신밝도의 맥을 이어온 빛선도(仙道)를 전 국민(선도를 정성으로 펼치는 국민: 궁을인弓乙人)에게 널리 보급하여 생활화해야 한다. 그리하면 심신(心身)이 건강하고 정신이 바로 선 현명(賢明)한 인재(人才)가 많이 출현하게 되며, 이들 중에서 성통공완(性通功完)을 이룬 철인(哲人), 즉 새로운 성군(聖君) 지도자가 출현할 것이다.

그들이 결국 만방(萬邦)에 재세이화 홍익인간(在世理化 弘益人間)의 민족정기(民族正氣)를 펼침으로써 환인·환웅·단군시대(桓因·桓雄·檀君時代)와 같이 우리 민족을 아세아대륙(亞細亞大陸)의 부강(富强)한 주역(主役)으로 만들어 새 시대를 열어가게 된다는 뜻으로 해석된다.

그러므로 인륜(人倫)과 사회 질서와 균형(均衡)이 흐트러져 어지러운 혼돈(混沌)의 시대를 맞고 있는 오늘날의 세태(世態)를 바로 세우기 위해서는 빛선도로써 심신 수련을 통하여 민족정신을 새롭게 다져야 할 것이다. 그럼으로써 동이·배달민족(東夷·倍達民族)의 기상(氣像)을 다시 일으켜 세워야 한다는 것이다. 이 새로운

아래서 빛(日)을 달구어 음양(陰陽)을 화합(和合)하여 성인이 되신 환인철인과 환인·환웅천황·단군성조는 태양과 같이 온 누리를 밝히는 천황(天皇)으로 추앙(推仰)되었다. 그리고 석가존불(釋迦尊佛)께서도 보리수나무 아래서 득도하신 것으로 전해진다.

천운(天運)이 감도는 시기에 근세(近世) 우리나라에 선도(仙道), 선(禪), 기공(氣功) 등의 정신계발(精神啓發) 문화(文化)가 번창(繁昌)하고 있는 것은 참으로 다행스럽고 희망적인 일이다. 뿐만 아니라 앞에서 말한《격암유록(格庵遺錄)》등의 많은 예언서(豫言書)의 주재(主宰)인 진인(眞人, 哲人)은 선도(仙道)를 닦아 도(道)를 이룬 철인(哲人)이 예언(豫言)을 전(傳)하고, 철인(哲人)이 새 시대를 여는 등 선도(仙道)가 그 매개체(媒介體) 역할을 하고 있는 것을 확인할 수 있다. 더욱이 우리 언어 속에 기(氣)와 관련되는 용어(用語)가 수없이 많은 것을 보더라도 선도(仙道)가 우리 민족의 생활 문화였음을 미루어 짐작해 볼 수 있다. 그것은 예언(豫言)의 진실성(眞實性)을 확인할 수 있는 징후(徵候)라고 볼 수 있는 것이다.

앞서 말한 바와 같이 우리 민족은 선조 대대(先祖代代)로 천부경(天符經)과 삼일신고(三一神誥) 및 성경팔계(聖經八戒·참전계參佺戒)를 정신 이념(精神理念)으로 인류 문화(人類文化)를 이끌어 왔다는 역사적(歷史的)인 흔적(痕迹)이 또렷하다. 신시배달민족(神市倍達民族)은 환인시대(桓因時代)를, 단군성조시대(檀君聖朝時代)는 신시배달시대를 본받아 개천(開天)하였고, 그 뒤를 이어 고구려, 발해로 계승된 다물(多勿)의 정신(精神) 또한 마찬가지다.

그렇게 천부경(天符經)의 민족정신(民族精神)을 어떠한 환란(患亂)이 있더라도 후손들이 잊지 않고 길이 이어갈 수 있도록 산속의 석벽(石壁)에다 새기는 등 갖은 노력을 다하여 만세(萬世)를 거쳐 이어오며 백성을 교화(教化)했지만, 통일 신라 시대 이후부터는 그 정신을 소홀히 하면서 국운(國運)이 쇠(衰)하고 민족정신도 그 초점을 점차 잃어버리고 말았던 것으로 보인다. 이는 기원전 500년경부터 사람들의 지능(知能)이 발달하여 정신문화가 변화하는 과정에서 유일신(唯一神)을 받들던 마음이 상징적인 신(神)으로 화(化)하여 천신(天神)인 하느님을 등한시(等閑視)함에 따라 천궁(天宮)으로 다가가는 수단인 선도(仙道)를 밀리하게 된 데서 그 원인을 찾을 수 있다. 국민을 통합하는 지주 정신(支柱情神)이 그 감정(感情)과 의지(意志)가 약해지고 쇠퇴(衰退)하여 저마다의 이기심(利己心)으로 국론(國論)이 분열(分裂)되었고, 국가관(國家觀)이 희박(稀薄)해졌기 때문이다.

더불어 다른 나라는 없는 역사도 만들어내고 남의 역사를 가로채어 자기 나라 역사로 둔갑시키는가 하면 심지어는 신화나 전설을 역사화하기도 하는데, 우리는 세계에 흩어져 있는 역사서(歷史書) 속에 묻혀있거나 우리 민족들이 거쳐 온 사적지에서 고대사의 진실이 밝혀지고 있음에도 이를 바로 잡으려고 노력조차 하지 않는 현실이 안타까울 따름이다. 늦은 감이 없지 않으나 이제부터라도 국가적인 차원에서 면면히 이어져 내려온 고대사(古代史)를 바로잡아 위대한 민족정신을 이어나감으로써 우리 민족의 자긍심(自矜心)을 드높이려는 노력을 아끼지 말아야 할 것이다.

또 한 가지 더 느낀 점은, 지금 이 순간에도 세계의 열강들은 제6, 제7의 가공할 불(火)을 개발하는 데 진력(盡力)하고 있으므로 우리도 철인(哲人)이 나타날 때만을 기다리지 말고, 그들이 개발한 불을 피우지 못하도록 사전에 차단(遮斷)하는 방법을 찾아야 한다는 것이다. 그렇게 국권을 지키고 다른 나라로부터 무시당하지 않도록 국력을 키워나가는 것이 국가 정책(國家政策)의 급선무(急先務)가 되어야 할 것임을 감히 제언(提言)하는 바이다.

3. 선(仙)의 세계(世界)는 과연 존재하는가?

사람들은 누구나 자유롭게 살기를 원한다. 자유(自由)란 단순히 제약(制約) 없이 사는 것뿐만이 아니라 무엇인가 현실(現實)과는 격(格)이 다른 이상향(理想向, utopia)의 세상을 뜻한다. 사람들은 이러한 이상향의 세상을 찾기 위해서 끊임없이 노력하고 있다. 즉 살아 있는 동안에는 지상(地上)의 낙원(樂園)을 그리고, 죽어서는 천상(天上)의 낙원(樂園)을 열망(熱望)하고 있는 듯하다.

따라서 역사적인 기록이나 전설 등을 토대로 사라진 이상향의 고대(古代) 초문명제국(超文明帝國) 아틀란티스를 찾기 위해 노력하고 있는 것은 모두가 잘 알고 있는 사실이다. 이를 소재(素材, motive)로 서양에서는 여러 차례 영화가 만들어져 개봉되기도 하였다.

그러나 필자는 이 아틀란티스라 부르는 고대 문명 도시(古代文明都市)가 우리 선조님들의 도시(都市)일 것으로 본다. 그 이유는 상고시대(上古時代)의 문명인(文明人)은 도(道)를 깨우친 우리 선조님들밖에 없었기 때문이다. 그리고 사람들이 항상 희망으로 품고 사는 '낙원(樂園)'과 도연명(陶淵明)[50] 선생님께서 지으신 《도화원기(桃花源記)》의 '무릉도원(武陵桃源)', 영국의 소설가 제임스 힐턴께서 쓰신 소설 《잃어버린 지평선》의 상상(想像)의 도시 '샹그릴라' 등 내·외부의 권력(權力)이나 무력(武力)의 영향을 받지 않고 죄(罪)와 벌(罰) 그리고 질병이 없는 도시, 모두가 평등하고 풍요한 행복의 도시는 낙원이나 불로장생(不老長生)하는 신선(神仙) 등을 동경(憧憬)하는 것과 마찬가지다. 그리고 그러한 인간의 욕망이 종교의 목적으로 그려지기도 하였음을 알 수 있다.

그런데 이러한 사실들을 한번 돌이켜 생각해 보면 모두가 묻혀버린 오래된 과거사거나, 사람이 살아생전에는 쉬이 볼 수 없는 곳들이다. 결과적으로 사람들은 이 현실 세계에서는 보거나 실현할 수 없는 허상(虛像)을 기대(期待)하며, 환상(幻相)의 허망(虛妄)한 세계를 좇아서 헤매거나 공(功)을 들이고 있는 것일지도 모른다는 말이다. 이는 이상향(理想向)의 세계가 어쩌면 사람의 몸 밖인 하늘이나 땅 또는 물속에 있는 것이 아니라 각자 마음속에 있는 것일 수도 있다는 생각이 들게 만들기도 한다. 왜냐하면 이는 정신세계(精神世界), 이상 세계(理想世界), 사유 세계

---

50) 도연명(陶淵明): 중국 대륙의 송대 초기(300년대)의 인물로, 무릉도원을 노래한 시인이다.

(思惟世界)⁵¹⁾ 또는 자아(自我)·몰아(沒我)내지는 환상(幻相)의 세계에서 볼 수 있는 이상 현상(異常現狀)일지도 모르는 일이기 때문이다.

이처럼 빛선도 수련을 하게 되면 누구나 자신의 정신세계(精神世界)를 보고 듣고 느낄 수 있는 소위 선(仙)의 세계라 일컬어지는 형이상학적(形而上學的) 사유의 세계를 증험(證驗)할 수 있다. 여기서 말하는 사유의 세계란 사전적 개념(辭典的 槪念)의 '개념, 구성, 판단, 추리 따위를 행하는 인간의 이성적인 작용'인 정신적인 사유를 말하는 것이 아니다. 이는 도(道), 즉 성통공완(性通功完)을 이룬 무념무상(無念無想)의 무아(無我)의 정신세계(精神世界)이자 형이상학적(形而上學的)으로 나타나는 현상(現狀)이며 천계(天界)요, 선·기계(仙·氣界)요, 영적 세계(靈的世界)를 일컫는 것이다. 이는 전혀 꾸밈이 없는 무이성적(無理性的)인 완전무결(完全無缺)한 순수(純粹)의 사유 세계(思惟世界, 영적 세계)이다.

그러나 사람들이 가지는 미래(未來)에 대한 막연한 두려움 혹은 죽음이나 흉조(凶兆)에 대한 불안한 마음은 불로장생(不老長生), 윤회설(輪回說), 영생설(永生說) 등을 주장하는 종교의 교리(敎理)를 작성(作成)하는 데에 영향을 주었을 것으로 보인다. 이것은 신라시대의 고운 최치원 선생님께서 쓰신 난랑비 서문(鸞郎碑 序文)⁵²⁾에「국유현묘지도실내포함삼교(國有玄妙之道實乃包含三敎)」- '우리나라의 상고시대에는 유·불·선 삼교(三敎)를 아우르는 현묘(玄妙)한 도(道, 종교)가 있었다'라는 종교의 원형(原形)을 알 수 있는 내용과 더불어 필자가 체험한 선(仙)의 세계(선도 수련으로 나타나는 사유의 세계)를 바탕으로 유추(類推)해 본 것이다.

---

51) 사유 세계(思惟世界)·영적 세계(靈的): 이는 사전에서 이르는 개념(槪念)·구성·판단·추리 등의 사고(思考)가 아닌 도(道)를 터득해야 이르는 형이상학적(形而上學的)인 사유(思惟)의 세계로서 선학이나 종교적으로는 '하늘나라, 신선의 세계' 같은 영적 세계(靈的世界)에서 나타나는 사유(思惟)의 현상(現狀)과 같은 형이상의 철학적 개념(哲學的 槪念)이다.

52) 난랑비서문(鸞郎碑序文): 신라 제24대 진흥왕 시대 고운 최치원 선생님께서 쓰신 것으로 기록되어 있는 난랑비의 서문[단군 전비(檀君篆碑)에 전서(篆書)로 새긴 것을 한문으로 해역]에「국유현묘지도 실내포함삼교國有玄妙之道實乃包含三敎」라 하여 상고시대에는 유·불·선을 아우르는 현묘한 도(종교)가 있었다는 기록이 있다.

그리고 더불어 밝히고자 하는 것은 상고시대(上古時代) 혹은 지금까지도 일부 종교(宗敎)에서는 선도(仙道)가 종교 이념의 주체가 되기도 하고 선교 활동으로도 활용되고 있지만, 환단빛선도는 어디까지나 종교적인 관념(觀念)은 철저히 배제(排除)하고 오로지 모든 사람의 몸과 마음 그리고 정신의 건강을 찾아주는 심신수련법으로 활용하게 될 것이라는 점이다. 조선 후기의 실학자(實學者) 혜강 최한기(惠岡 崔漢綺)[53] 선생님께서는 도(道)를 빙자(憑藉)한 허상(虛想)을 좇는 현상을 외도(外道)의 학(學)으로 분류하여 췌마학(揣摩學: 상상으로 억측臆測하는 학문)과 낭유학(稂莠學: 곡식에 해로운 학문)으로 지칭하는 등 세상에 해(害)가 되는 기학(氣學)으로 보았다. 보이지 않는 것에 대한 사람들의 궁금증이나 맹목적인 기대에 대한 추측을 논리화(論理化)하여 그들을 현혹하는 종교의 교리(敎理)는 백성을 미혹하여 속이는 혹세무민(惑世誣民)하는 교리가 될 수 있기 때문이다.

따라서 영혼(靈魂)의 세계를 필요 이상으로 상상(想像)하는 것은, 어쩌면 실존하지 않는 허상(虛像)을 좇는 것일 수도 있다. 다만, 빛선도 수련 중에 우뇌(右腦)[54]에 저장되어 대대로 이어져 내려오는 오래된 기억들은 뇌에 일시적인 어떠한 환경 변화가 생김으로써 일어나는 현상이며 자기 자신의 현실적인 사유의 세계에 불과할지도 모른다. 그런데 여기서 한 가지 짚고 넘어가야 할 것은 상상(想像)과 공상(空想)과 환상(幻相) 등은 허상(虛想)이지만, 기억(記憶)은 어디까지나 지나간 현상(現像)들이고, 꿈은 미래를 미리 알려 주기도 하며, 기억이 현상(現像)되는 때도 있다는 것이다. 물론 그저 자신이 인식하지 못하는 현상(現像)이나 허상(虛像)이 나타나는 예(例)도 있다. 하지만 사람이 모름지기 항시 바른 마음으로 덕(德)을 베풀면서 질병의 고통 없이 가족과 더불어 행복을 누리며 평온(平穩)하게 살아갈

---

53) 최한기(崔漢綺, 1803~1877): 호는 혜강(惠岡)이며, 아버지는 최치현(崔致鉉)이다. 저서로는 기측체의(氣測體義 9권) 등 많은 저서가 있다. (재단 법인 민족 문화 추진회)
54) 우뇌(右腦): 사람의 우뇌에는 인류 500만 년에 해당하는 유전자 정보가 모두 들어 있다고 함. (뇌내혁명 2권)

수 있다면, 현세(現世)가 바로 천국이요, 낙원이 아니겠는가?

이러한 주장을 하는 이유는 빛선도 수련으로 자연의 천기(天氣)와 사람 몸속의 기(氣)를 융화(融和)하는 경지에 이르면 현대 의학(現代醫學)이나 일반적인 상식(常識)을 뛰어넘는 무아(無我)의 황홀경(恍惚境)을 증험하게 되기 때문이다. 그러나 삼망(三妄)에 젖어서 악(惡)하고 탁(濁)하고 박(薄)하게 살면 스스로의 마음을 구속(心的拘束)하는 것에서 벗어나지 못하고 몸과 마음이 병들어 지옥(地獄)과 같은 삶을 살아가게 될 것이다. 따라서 바른 마음으로 정성을 다하여 열성껏 빛선도를 닦음으로써 심신을 건강하게 가꾸면 누구나 죄(罪)와 벌(罰)이 없는 평화롭고 자유로운 삶 속에서 천수(天壽)를 누리는 행복을 보장받을 수 있게 될 것이다. 바른 마음이란 모든 욕심을 버리고 언제나 나 자신보다는 남을 먼저 생각하고 항상 베풀면서 살아가는 것을 말한다.

결론적으로, 선(仙)의 세계를 한마디로 표현한다면 그것은 바로 자기 자신의 무아(無我)의 사유 세계(思惟世界)일 것이라고 생각한다. 여러 가지 학설과 체험으로 견주어 볼 때, 이와 같은 빛선도 수련으로 일어나는 사유의 세계는 단순히 상상(想像)으로 나타나는 것이 아닌, 인류가 생겨난 이후 수천만 년에 걸쳐 실제로 체험한 것들이 우뇌(右腦)에 축적(蓄積)되었다가 전수되는 것, 그리고 사람들이 이루고자 하는 바람에 맞는 적절한 환경이 조성되면 그 적정(適正)에 연관되는 상황이 현상(現像)되어 나타나게 되는 것으로 보인다. 예를 들면 사람의 몸이 부양(浮揚)하여 하늘을 주유(周遊)한다든지, 물 위를 걸어 다닌다든지, 음양(陰陽)[55]이 생기는 태극(太極)에 이르고, 급기야는 그 이전의 선천일기(先天一炁)의 상태인 허·무(虛·無)의 무극(無極)으로 돌아가는 것 등이 선(仙)의 세계에서는 자연스럽게 이루어지게 되는 현상(現狀)이며 빛선도 수련을 열심히 하면 연공(煉功)에 따라 누구나

---

55) 음양(陰陽): 환역학(桓易學)에서는 태초(太初)의 무극(無極)에서 음양(陰陽)이 생겨나 태극(太極)이 되는 것으로 보았다.

증험(證驗)할 수 있는 자연적인 현상이다. 옛 선인들의 기록에는 완전한 도(道)를 이루게 되면 일반인들이 이상 현상(異常現狀)으로 생각하는 이러한 현상들을 빛선도 수련자는 누구나 체험할 수 있고, 더구나 도(道)를 완전히 이루면 현실 세계(現實世界)에서도 그 모든 행위가 가능하다고 주저함이 없이 말하고 있으며 그 내용은 각종 선도서에서 나타나고 있다.

인류가 존재하는 한, 선(善)과 악(惡)도 언제나 공존(共存)하게 된다. 최후의 한 사람만 존재하더라도 선과 악은 공존하는 것이다. 왜냐하면, 한 사람의 마음속에도 선한 마음과 악한 마음이 항상 함께 존재하고 있다가 상황에 따라서 각각의 모습으로 표출되는 것이기 때문이다. 이를 극복하기 위해서는 빛선도를 완성하여 인성(人性)을 선화(善化)시켜야만 한다. 그때서야 비로소 선(善)의 극치(極致)인 지선(至善)의 하늘마음 같은 대덕(大德)을 이루어 후덕(厚德)한 마음으로 홍익인간(弘益人間)의 정신(精神)을 펼칠 수 있게 될 것이다. 선(仙)의 세계가 자기 자신의 사유의 세계라지만 모든 사람의 마음이 선화(善化)되면 만인의 마음이 한 사람의 마음과 같게 될 것이다. 따라서 인류(人類)가 궁극적으로 바라고자 하는 '이상향의 세계'를 이룰 수가 있게 되는 것이다. 이것이 바로 빛선도를 펼쳐야 하는 주된 목적이라고 할 수 있다.

4. 빛선도 개념(仙道 槪念)

가. 도(道)란 무엇인가?

빛선도 개념을 논(論)하기 전에 먼저 도(道)가 무엇인지를 한번 짚어보고자 한다. 이 경전(經典)은 주체 개념(主體槪念)이 빛선도이며, 그 실천을 위한 선도철학서(仙

道哲學書)이므로 그 철학적 개념인 도(道)에 대해서는 개략적(槪略的)으로 살피고자 한다. 도(道)에 대한 사전(辭典)의 뜻을 살펴보면,

첫째, 사람이나 차·마(車·馬)가 다니는 길이다.

둘째, 빛선도가 지향(志向)하는 도(道)는 하늘의 도(道), 즉 환도(桓道)이다. 즉 천부경(天符經)에서 말하는 '도(道)'는 '하늘나라(天國)에 이르는 길'이다. 삼일신고(三一神誥)에서는 도(道)를 닦아 심기신(心氣身)·악탁박(惡濁薄)을 삼진(三眞)인 성·명·정(性命精)·선청후(善淸厚)로 되돌리는 길을 '삼도(三塗)'라 하였다. 그리고 심신(心身·心神)을 닦는 길을 도(道)라 이름하고, 그것은 곧 도학(道學)으로 정립(定立)된 생활 철학(生活哲學)으로 자리 잡았다.

그러므로 빛선도를 닦아 성통공완(性通功完) 하면, 도(道)를 이루어 깨우쳐 밝은 사람인 철인(哲人: 下哲, 中哲, 上哲)이 된다. 이 도(道)에 대하여 제11세 단군 도해(檀君 道奚 BC1891~1834) 천황께서 환웅천황거발환(桓雄天皇居發桓)을 기리는 제전(祭殿)을 지어 모시고 이르기를 "하늘에는 현묘하고 고요하며 큰 것이 있는데 그것은 도(道)다. 이를 널리 알려야 하는 일이 삼진(三眞, 성·명·정)을 하나(혼원일기混元一氣)로 이룸이다. 땅에는 쌓아서 크게 품은 것이 있는데, 그것은 도(道)다. 이를 널리 알리는 일은 부지런히 하나(혼원일기混元一氣, 眞性)를 이룸이다. 사람에게는 큰 지적인 능력이 있는데, 그것은 도(道)다. 이를 널리 기리는 일은 하나로 화합(성·명·정합일性命精合一, 혼원일기混元一氣)이다"라고 하셨다. (천이현묵위대기도야보원기사야진일天以玄黙爲大其道也普圓其事也眞一 지이축장위대기도야효원기사야근일地以蓄藏爲大其道也效圓其事也勤一 인이지능위대기도야택원기사야협일人以知能爲大其道也擇圓其事也協一)

셋째, 도는 인간으로서 지켜야 할 덕목(德目)이다. 공자(孔子)[56]께서 말씀하신 인

---

56) 공자(孔子, BC 551~ 479): 공자학(孔子學)의 창시자(創始者)이며, 주역의 십익(十翼)을 지은 인본위(人本位)의 철학자, 이름은 구(丘), 존칭은 부자(夫子)이다. (논어, 배달·동이는 동아 문화의 발상지)

간의 덕목(德目)인 '인의예지신(仁義禮智信)'과 같은 본분(本分)인 '상도(常道)'라 할 수 있다. 마시(馬蒔)[57] 명의(名醫)께서는 이 '도(道)'는 '대도(大道)'로서 천지 변화(天地變化)의 규율(規律)이라 하였다. 또 "도(道)는 '대도(大道)'이니 천지 만물이 모두 함께 갖추고 있다. 이 도(道)로 몸을 닦으면 그를 일러 수양(修養)의 도(道)라 한다"라고 하였다. 이 하늘의 도(桓道)는 그 도(道)를 좇는 사람마다 증험(證驗)하는 바가 조금씩 다르다. 그리고 이 도(道)는 아무리 좇고 좇아도 그 실체가 보이지 않고, 잡히지도 않으며 형체를 가늠할 수도 없으므로 현묘(玄妙)하다고 말하는 것이다.

그러므로 도(道)를 추구한다는 것은 인간이 그 실체를 찾기 위해 끊임없이 노력하는 길이라고 할 수 있다. 즉 이 도(道)의 길은 '자연(自然)의 진리(眞理)'를 탐구(探究)하여 '인간(人間)의 진리(眞理)'로 승화(昇華)시키는 일련의 수도 과정(修道課程)이다. 결과적으로는 자연(自然)의 이치(理致)가 사람의 진리(眞理)가 되는 것이며 도(道)와 진리(眞理)는 하나라는 뜻이다. 이 하나는 곧 천체(天體)요, 음(陰)과 양(陽)이 공존(共存)하는 태극(太極)이요, 음양으로 분리되기 이전의 일기(一炁, 선천일기先天一炁)는 무극(無極)이다. 이름은 여러 갈래이지만 그 본체(本體)는 원래(元來)부터 천체(天體)로서 하나이다.

노자(老子)[58]께서는 "도(道)를 도라 하는 것은 도가 아니며, 이름(名)을 이름이라 하는 것은 이름이 아니며, 이름이 없으면(무명無名) 천지의 시작이고, 이름이 있으면(유명有名) 만물(萬物)의 어머니다(도가도道可道, 비상도非常道, 명가명名可名, 비상명非常名, 무명천지지시無名天地之始, 유명만물지모有名萬物之母)"라고 하셨다. 또 "볼 수 없는 것을 이름하여 '이(夷)'라 하고(시지불견명왈이視之不見名曰夷), (소리가 희박하여) 들을 수 없는 것을 이름하여 '희(希)'라 하고, (청지불문명왈희聽

---

57) 마시(馬蒔): 명나라(明國, 1368~1644) 시대 의학가, 중국 태생으로 황제내경 소문 주서(註書)를 지었다. (명의전名醫傳)
58) 노자(老子): 중국 초(楚)나라 태생으로 성은 이(李) 씨요, 이름은 이(耳), BC 500년 이전의 공자와 같은 시대 사람으로 추정하며, 은둔(隱遁)하였다. 저서로는 《도덕경》이 있다. (도덕경)

之不聞名曰希) (아주 작아서) 잡을 수 없는 것을 이름하여 '미(微)'라 하였다(박지부득명왈미博之不得名曰微) 고로 섞여서 하나가 된다.(고혼이위일故混而爲一)"라고도 하셨는데, 이 말은 즉 무색(無色) 무성(無聲) 무형(無形)이 혼연일체(渾然一體, 혼원일기混元一氣)를 이루는 근원적(根源的)인 존재(存在)가 도(道=지之)라는 뜻이다.

또 "위가 밝지 아니하고(기상불교其上不皦), 아래가 어둡지 않으며(기하불매其下不昧), (법도法度가 끊이지 않고) 승승(繩繩)하여 이름 지을 수 없으며(승승불가명繩繩不可名), 무물(無物: 없던 것)로 되돌아가는 것(복귀어무물復歸於無物)을 무상(無狀)의 상(狀) 또는 무상(無象)의 상(象)이라 한다(시위무상지상是謂無狀之狀 무상지상無象之象). 이것이 홀황(惚恍: 황홀)이다. (시위홀황是謂惚恍) 이것을 맞이하여도 그 머리를 볼 수 없고, (영지불견기수迎之不見其首) 따라가도 그 꼬리를 보지 못한다. (수지불견기미隨之不見其尾) 옛날의 도(道)를 잡아 지금의 유(有)를 어거(御, 馭車: 거느려서 바른길로 나가게 함)한다. (집고지도執古之道, 이어금지유以御今之有) 능히 옛날의 시작을 아는 것을(능지고시能知古始) 도(道)의 기원(紀元)이라 한다(시위도기是謂道紀)"라고도 쓰여 있으며 또 "한 물(物= 道, 混元一氣)이 혼합되어 이루어져 천지보다 먼저 생겼다. 적막(寂寞)하여 텅 비었고, 독립하여 바뀌지 않고, 두루 행하여도 위태롭지 않아, 천하의 (천지 만물을 낳은) 어머니라 한다. 또 나는 그 이름을 알지 못하지만, 그 글자(字)를 도(道)라 한다. 억지로 이름하면 대(大)라고 할 수 있고, 크면(대大) 가고, 가면 멀어지고, 멀어지면, 돌아온다 (유물혼성有物混成, 선천지생先天地生, 적혜요혜寂兮寥兮, 독립불개獨立不改, 주행불태周行不殆, 가이위천하모可以爲天下母, 오부지기명吾不知其名, 자지왈도字之曰道, 강위지명왈대强爲之名曰大, 대왈서大曰逝, 서왈원逝曰遠, 원왈반遠曰反)"라고도 하시었다.

또 "사람은 땅을 본받고, 땅은 하늘을 본받고, 하늘은 도를 본받고, 도는 자연을 본받는다(인법지人法地, 지법천地法天, 천법도天法道, 도법자연道法自然)"고 하였다. 그리고 역(易)에서 이르기를 하늘의 도(道)는 음(陰)과 양(陽)의 천리(天理)를 수립하는 것이고, 땅의 도(道)는 유연함과 강직함의 묘리(妙理)를 세우는 것이며, 사람의 도(道)는 인(仁)과 의(義)를 성립(成立)시키는 것이라 하였다.

그러므로 도(道)는 천지로부터 만물에 이르기까지 모든 것이 이것에 의하지 않으면 존재할 수 없는 것이다. 다만, 노자(老子)나 황제(黃帝)는 그 도(道)의 근원(根源)을 밝혔고, 유가(儒家)[59]나 묵가(墨家)[60]는 그 말류(末流, 꼬리)를 탐구(探究)했을 뿐이다. 이는 인도(人道)는 형이하학(形而下學)이고, 환도(桓道)는 형이상학(形而上學)이라는 뜻이지만, 인도(人道)가 없으면 환도(桓道)도 소용(所用)이 없으므로 같은 선상(線上)에 공존(共存)하는 것으로써 인품(人品)을 한층 더 높이는 수도(修道)의 필요성(必要性)을 말한다.

한 가지를 덧붙인다면 도인(道人)은 산속에 은둔(隱遁)하는 사람을 지칭한다지만 진정한 으뜸 도인(상선上仙, 상철上哲 등)은 도심 속에 은거(隱居)하고 있다고 한다. 그 말은 속세(俗世)에서 권모술수(權謀術數)와 시기(猜忌), 질투(嫉妬) 그리고 모함(謀陷) 등의 모든 풍파(風波)를 무사히 극복하고 나서야 진정한 높은 도(上道)를 이룰 수 있다는 말이다. 이를 노자(老子)께서는 빛과 오염된 세상(세속世俗)이 서로 화합하는 화광동진(和光同塵, 화기광동기진和 其光同其塵)이라 하였고, 또 연허자(煉虛子)[61]께서는 화광혼속(和光混俗)[62]이라 하였다. 따라서 산속에 은둔하여 아무런 저항도 받지 않고 도(道)를 이루면 큰 도(大道)를 이룰 수가 없다는 말일 게다. 한번 새겨볼 말이다.

---

59) 유가(儒家): 공자(孔子)의 가르침을 따르는 학파.

60) 묵가(墨家): 묵자(墨子)의 겸애주의(兼愛主義)를 신봉하는 사상가.

61) 연허자(煉虛子, 미상): 선도서(仙道書)인 수도전지(修道全指)를 지음.

62) 화광혼속(和光混俗): 자신의 재덕(才德)을 드러내지 않고 속세(俗世)에서 적덕선행(積德善行)을 쌓아서 빛나는 것을 말한다. 여기서는 빛과 세속이 화합하는 것이다.

나. 기(氣)란 무엇인가?

기(氣)라는 용어를 사전에서 찾아보면,

첫째, 기운(氣運): 눈에는 보이지 않으나 오관(五官)으로 느껴지는 현상.

둘째, 기백(氣魄): 씩씩하고 굳센 기상과 진취적인 정신.

셋째, 기세(氣勢): 기운차게 뻗치는 형세.

넷째, 힘.

다섯째, 숨.

여섯째, 공기(空氣).

일곱째, 냄새.

여덟째, 바람.

아홉째, 기후(氣候).

열째, 날씨.

열한째, 자연(自然).

등으로 다양하게 표기되어 있다. 기(氣)란? 옛 선인의 말씀에 의하면 양기 지도(陽氣之道)는 하늘과 땅 사이에 가득한 기(氣)로서 수직으로 보면 해(太陽)와 달(月)이 오고 가는 것, 별의 운행, 추위와 더위가 서로 바뀌는 것, 음과 양이 서로 대신하는 것, 새로이 생기거나 없어지는 것, 충만함과 공허한 것, 왕성하게 잘 자라는 것과 못 자라는 것 등을 모두 기(氣)라 이른다. 또한 횡으로 보면 산천이 생겨나는 것 바람과 비, 서리와 이슬이 내리는 것, 풀과 나무가 왕성하거나 시드는 것, 인간과 사물이 움직이거나 멈추는 것, 성현(聖賢)과 어리석은 자가 무리로 나누어지는 것, 맑고 탁하고 순수하고 얼룩얼룩함이 한결같지 아니한 것 등은 모두 기(氣)가 그 둘 사이에 자리 잡고 있기 때문이라고 하였다.

그리고 우주(宇宙)의 질서(秩序)가 지탱하고 있는 것은 회전(回轉)의 힘이 궤도(軌道)를 유지(維持)하고 있기 때문이며, 그 궤도(軌道)를 이탈하면 흩어져 사라지게 된다. 사람도 자연(自然)의 회전 원리(回轉原理)에 따라서 시계방향으로 기(氣)가 돌아가면 모여서 생명이 보전유지(保全維持)되고, 반시계 방향(反時計方向)으로 돌리면 기(氣)가 흩어져 사라진다. 하지만 이 두 가지 반대(反對)되는 원리(原理)를 숨 고르기와 더불어 빛돌이 등 적절히 잘 운용(運用)하면 건강을 유지하며 오래도록 잘 살아갈 수 있게 되는 것이다.

 이와 같은 숨(식息)과 기(氣)를 적절하게 잘 운용하는 방법이 바로 빛선도 수련공법(仙道 修煉功法)인 것이다. 따라서 기(氣)는 우주 천체(宇宙天體)를 움직이는 방대(尨大)한 힘(用)으로서, 이를 한마디로 간단하게 정의(定義)할 수는 없겠지만, 빛선도 수련 측면에서 표현한다면 인체의 기(氣)는 사람 생명 활동(生命活動)의 기본이 되는 물질이다. 무색(無色), 무취(無臭), 무미(無味)하며, 볼 수도 없고 직접 만질 수 없지만, 수련을 통하여 사람이 감각(感覺)으로 느낄 때는 전류(電流)나 자기장(磁氣場) 또는 바람 같기도 하고, 물 같기도 하다가 빛선도 수련자의 연공(煉功)에 따라서 기(氣)가 몸 안에 쌓이면 그 감촉이 유연(柔軟)한 물질로 변한다. 그것이 몸 안의 일정 부위나 몸 전체에 차오르면 그 주위에 형성되기도 하고, 또 기(氣)의 농도가 짙어지면 고무줄같이 팽팽하며 벌꿀처럼 끈끈한 물질이 감지되기도 한다.

 사람들은 태어난 후에 살아가면서 기(氣)를 흡입(吸入)하고 기(氣)의 힘으로 생존(生存)하고 있지만, 그 기(氣)에 관심(關心)을 가지거나 인식(認識)하지 못하고, 중요시(重要視)하지도 않으며, 또 이렇게 귀한 기(氣)를 유용(有用)하게 사용할 줄도 모르고 살아가는 사람들이 대부분이다. 진기(眞氣)야말로 인체에 무궁무진(無窮無盡)한 좋은 영향을 끼치는 것이므로 이러한 기(氣)를 잘 활용(活用)하면 세상에 살아있는 동안에 심신(心身)과 정신(精神)을 건강하고 행복하게 만들어 더욱더 아름답고 지혜(智慧)로운 삶을 누릴 수 있는 것이다. 도지암(姚止庵: 미상) 선생님께서는 "생기(生氣)는 인체의 양기(陽氣)로써 끊임없이 생겨나는 생명(生命)을 생(生) 해주는 것이 기(氣)이니, 즉 양기(陽氣)이다"라 하였다.

다. 빛선도에 대하여

먼저 이 경(經)에서 언급하는 빛이란 선도(仙道)를 닦아 사람의 몸 안팎에 나타나는 빛으로서 모든 지혜(智慧)의 빛을 총칭(總稱)하는 용어(用語)로 쓰인다. 이에 반해 우리가 익히 알고 있는 빛인 '일(日)·양(陽)·광(光)'은 태양(太陽)이나 태양의 빛이 반사되는 달빛(月光)을 비롯하여 번갯불, 반딧불에 이르기까지 모든 자연 현상(自然現象)의 빛을 말한다. 하지만 이 경(經)에서는 쉽게 이해할 수 있도록 일(日), 양(陽), 광(光) 등의 자연의 빛과 성신(性神)의 빛(桓)을 혼용(混用)하기로 하였다.

본론으로 들어가자면, 빛선도(仙道)는 상고시대(上古時代)부터 면면히 전해져 내려오는 심신 수련법으로서 이는 신(神)과 의시(意視)의 빛과 몸 안에서 수련으로 일어나는 바람(후候, 기氣)으로 성·명·정(性命精)의 음양(陰陽)을 화합(和合)하는 신기쌍수(神氣雙修)의 수련이다. 각종 선도수련법에 표기(表記)된 선도(仙道)의 명칭(名稱)은 도인(導引), 정좌(靜坐), 좌선(坐仙), 와식(臥息), 토납(吐納), 취기(聚氣, 기 모으기), 신취(神聚, 신 모으기), 신수(神守), 축기(築基·蓄氣), 조식(調息), 무식(無息), 내식(內息), 진식(眞息), 태식(胎息), 정공(靜功), 기돌이(氣周), 빛돌이(신주神周), 회주(回周) 환주(桓周), 연환(煉桓), 환련(桓煉), 연기(煉氣), 운기(運氣), 행기(行氣), 내련(內煉), 내환(內桓), 활공(活功), 순련(順煉), 강련(强煉), 무련(武煉), 동공(動功), 연공(煉功), 강공(强功), 경공(硬功) 내단(內丹), 입련(立煉·참장站樁: 서서 하는 수련), 하환주(下桓周), 중환주(中桓周), 대환주(大桓周), 대주천(大周天), 소주천(小周天) 등 헤아릴 수 없이 많은 이름으로 알려져 있다. 빛선도는 한마디로 숨고르기(調息)를 통하여 사람이 얻게 되는 정기(正氣, 元氣), 즉 생명을 잘 보전하기 위하여 인위적(人爲的, 작위적作爲的)으로 노력하여 건강하게 오래 살아가는 조식보정 장생구시(調息保精 長生久視)의 수련법을 말하는 것으로, 신시배달국(神市倍達國)의 다섯 번째 대(代)의 태우의(太虞義) 환웅천황(桓雄天皇)께서 백성들에게 교화(敎化)하신 "숨을 조절(調息)하고 정(精)을 보존하여 오래 살도록 하는 것이 조식보정 장생구시(調息保精長生久視)이다"라는 내용과 일맥상통한다.

즉 빛선도는 몸 안에 정기(正氣)를 채우는 것이다. 이 정기(正氣)는 우리 민족이 대대손손(代代孫孫) 이어온 민족정기(民族正氣)이기도 하다. 이 정기를 채우려면, 몸 안의 사기(邪氣)를 몰아내야 한다. 그러므로 몸 안에 정기(正氣)를 채우고, 사기(邪氣)를 몸 밖으로 몰아내는 일련의 과정이 빛선도 수련인 것이다. 몸 안의 사기를 인위적으로 배출(排出)하는 것이 아니라 빛선도 프로그램을 익혀서 정성으로 수련하면 그 원리(原理)에 따라서 자연스럽게 몸 안에 진기(眞氣)가 채워지고, 사기(邪氣)는 의시(意視)가 이끄는 곳으로 빠져나가게 되는 것이다.

원초적(原初的)으로 보통의 인간은 음식물을 섭취하여 생명을 유지하면서 생로병사(生老病死)의 자연 현상(自然現象)을 따르게 되지만, 빛선도 수련은 그것을 통하여 질병(疾病) 없이 건강한 삶을 유지하고 오래도록 잘 살아가기, 즉 무병장수(無病長壽)를 위한 노력을 이르는 것이다. 이 장수(長壽)를 상서(尙書)[63], 서경(書經) 홍범편(洪範篇)에 오복(五福)의 첫째라 했다. 이를 위한 노력으로 초급 단계인 정 다스리기(精理成)는 정(精)을 다스려 정기(精氣)를 충만하게 하는 수련이고, 중급 단계인 명 불리기(命煅成)는 명(命)을 불려서 원기(元氣)를 보전하는 수련이며, 고급 단계인 성(性) 기르기는 마음(心)과 정신(精神)을 함께 길러서 맑게 함으로써 본성(本性)을 통(通)하게 하는 수련이다. 그리고 전문 과정(專門課程)인 연성환허(煉性還虛)는 성(性)을 연(煉, 달구어) 길러서 허(虛)로 되돌리는 환허(還虛)의 수련이다. 그리고 연허성통(煉虛性通)이란 허(虛)를 연(煉)하여 성통공완(性通功完)을 이루게 하는 수련 등 크게 다섯 단계로 나누어 사례로 연마(煉磨)하는 빛선도(仙道) 수련공법(功法)을 말한다.

결과적으로 성·명·정(性命精)의 심기신(心氣身)을 연환(煉桓)하여 무지(無知)에서

---

63) 상서(尙書, 서경書經): 한대(漢代) 이전까지는 서(書)라고 불렸으나 한대(漢代)에는 상서(尙書)라 하였으며, 송대(宋代)에 와서 서경(書經)이라 부르게 되었다. 현재는 상서와 서경을 함께 쓴다.

깨어나는 깨달음에 이르면 모든 사람이 밝은 사람(철인哲人, 성인聖人)이 되어, 바른 마음과 맑은 정신으로 세상을 이치(理致)에 맞도록 다스릴 것이고, 그리하면 다툼 없이 서로가 베풀며 이롭게 하여 건강하고 행복하게 살아갈 수 있다. 고로 빛선도 수련은 궁극적(窮極的)으로 빛을 닦아 마음을 다스려 깨달음에 이르는 일련의 과정이라고 할 수 있다. 따라서 빛선도를 정성으로 수련하면 유위(有爲)의 수련이 스스로 무위(無爲)의 수련으로 발전하여 몸과 마음이 맑고 깨끗하게 밝아지고, 큰 덕(大德)을 품게 되어 베푸는 삶을 살아갈 수 있게 되는 것이다.

라. 빛선도 수련 요소

빛선도의 수련 원리(修煉原理)는 우리 민족의 경전(經典)인 천부경(天符經)의 삼극일체 원리(三極一體原理)에서 비롯되었다.

천부경에 이르기를 하나(일신, 태초의 무극, 선천일기)의 시작은, 무(無, 虛)에서 시작하는 하나이며, (우주의 무위자연·자전·공전) 새롭게 시작하는 삼극(천·지·인, 태극·천체·음양)이지만, 그 근본(천체, 일신)은 다함이 없다. (일시무시일一始無始一, 석(신)삼극무진본析(新)三極無盡本)고 하여, 하나(무극)에서 태극(太極, 음양)으로 변하여 삼극(三極)인 천·지·인(天·地·人)으로 갈라지지만, 천체의 근본은 다함이 없다고 하였고, 또 하늘은 하나로써 일극(一極)이며, 땅을 더하여 이극이 되고, 사람을 더하여 삼극(천일일天一一, 지일이地一二, 인일삼人一三)이라고 하였다. 이 천·지·인(天地人) 셋을 합한 것이 천체(우주, 일신)로 하나(혼원 일기, 성·명·정합일)인 것이다. 또 하나가 쌓여 열 가지(만물)로 커지지만, 삼극(천·지·인, 성·명·정)으로 화(化)하는 데 다함이 없다. (일적십거一積十鉅, 무궤화삼無匱化三)즉 하나가 열 가지로 늘어나도, 그것은 천·지·인(天地人)인 삼극(三極)일 따름이다. 여기서 삼극일체(三極一體)의 원리(原理)가 비롯되는 것이다.

빛선도 수련은 몸 안에서 열후(熱候)가 일어나 스스로 경락의 기로(氣路)를 따라서 주유(周遊)하게 하는 것으로서, 이는 빛(神)과 바람(候, 氣)으로 성·명·정(性命精)의 음양(陰陽)을 화합(和合)하는 신기쌍수(神氣雙修)를 말하는 것이다. 또 삼일신고(三一神誥)의 하늘에 땅과 사람을 더하여 삼극(三: 천·지·인)이 되고, 땅(地)에 사람과 하늘을 더하여 삼극(三: 천·지·인)이 되며, 사람에 하늘과 땅을 더하여 삼극(三: 천·지·인)이 된다(천이삼지이삼인이삼天二三地二三人二三). 그리고 큰 삼극(大三極: 천·지·인, 성·명·정)의 기(氣)가 화합(和合)하여 육기(六氣: 천·지·인의 음陰·양陽)를 낳아 삼극합일(七: 三極合一, 혼원일기混元一氣, 무극無極)을 이루어 팔방구천(八方九天)의 하늘 기틀인 천기(天機)를 돌린다(大三氣合六生七八九運). 이는 일기(一氣, 天體천체) 속에 자연의 육기(六氣: 음陰·양陽·풍風·우雨·회晦·명明)가 있고, 이 육기가 운기(運氣)하여 혼원일기(混元一氣)를 이룬다는 말과 다름이 없다.

따라서 빛선도는 마음(性)과 자세와 기(氣), 그리고 숨 고르기의 삼 요소를 일컬으며, 성·명·정(性·命·精)을 마음과 기(氣)와 정(精)을 보존(保存)하는 삼 요소(三要素)를 닦아서 하나로 혼연일체(渾然一體)를 이루게 하는 것이다. 이를 연마(煉磨)하는 방법으로는 마음을 하늘마음과 같은 바른 마음으로 의시(意視)의 빛을 모아서 신체(身體)의 움직임과 숨 고르기(調息)를 연계(連繫)하여 정(精)을 보전(保全)하는 수련을 하게 된다.

몸 조절(調體)은 심신(心身)의 긴장(緊張)을 최대한으로 풀고, 코로 들이쉬는 들숨(흡식吸息)과 내쉬는 날숨(호식呼息)을 정성을 다하여 아랫배까지 깊고 부드럽게(유柔) 순조로이(순順), 또 길고(장長) 가늘게(세細) 서서히(면面) 잘 이끌어야 한다. 그리고 마음 조절(조심調心)은 바른 마음을 가꾸어 오감(五感: 시각視覺·청각聽覺·후각嗅覺·미각味覺·촉각觸覺)과 정신(精神)을 모두 고요하게 가라앉혀서 숙정(肅靜)한 상태로 기운(氣運)을 바로 세우는 것이다. 마음을 고요히 하면 만념(萬念)과 만상(萬象)이 모두 사라지고, 정(精)을 남용(濫用)하지 않고 잘 보전하여, 그 고요의 정점(頂點)인 입정(入靜, 이 정착하면 入定)을 이루어 평온(平穩)한 상태가 된다.

　마음(心·성性)과 기(氣·식息) 그리고 정(精·몸身)을 닦아서 성·명·정(性命精)을 화합하여 혼연일체(渾然一體)를 이루는 수련을 통하여 무위(無爲)의 수련으로 발전하여 자신의 육체(肉體)를 벗어나, 무아(無我)의 황홀경(怳惚境)에 이르러 태극(太極)이라 일컫는 허(虛)·무(無)의 혼원일기(混元一氣)로 돌아가게 하는 것이 바로 빛선도 수련의 원리(原理)이다. 위의 무위(無爲)에 대하여 기백 천사(岐伯天師)[64]께서는 "바로 성인은 무위(無爲)의 일(事, 무식無息)을 즐거이 고요하고 담담하게 이룬다"라고 하였고(시이성인위무위지사是以聖人爲無爲之事, 락념담지능樂恬淡之能), 장개빈(張介賓)[65] 선생님께서는 무위(無爲)를 '천지(天地)의 도(道)'라 하였다.

5. 빛선도 수련과 질병(疾病)의 관계

　지구상(地球上)의 모든 생물은 그 주어진 수명을 다 누리고 난 후에는 죽기 마련이다. 동양의학문헌(東洋醫學文獻)으로 전하여 내려오는 사람의 자연 수명(自然壽命)인 천연·천수(天年·天壽)에 관해 살펴보면 "그 천년을 마치고 백 세가 넘어서 죽는다(이진종기천연而盡終其天年, 두백세내거度百歲乃去)"라고 쓰여 있다. 또 기백천사(岐伯天師)님께서 "사람의 수명은 백 세를 누린 후에 죽는다(인지수백세이사人之壽百歲而死)"라고 말씀하신 기록도 있다. 또 다른 설(說)로는 사람의 수명(壽命)은 성장기(成長期)인 25년의 약 5배에 달하는 125년이라고도 한다. 장자

---

64) 기백 천사(岐伯天師): 상고(上古, 황제)시대의 의사이며, 황제(黃帝)가 기백 등과 토론하여 황제내경(黃帝內經) 속의 중요한 논술들은 대부분 황제께서 묻고 기백 천사께서 답하는 형식으로 쓰여 있다. (황제내경)

65) 장개빈(張介賓): 중국 명대(明代)의 이름난 의사이다.

(莊子)⁶⁶⁾께서는 이러한 생명 현상(生命現象)에 대하여 "천지는 만물의 부모다. (양 陽음陰) 합하면 형체(形體, 萬物)를 이루고, 흩어지면 원래의 (생겨나기 이전의) 시작으로 가고, 형체(몸)와 정기(精氣)가 이지러지지 않으면 능(能)히 움직이고, 정(精: 정성)에 정(精: 정기)을 더하면 하늘이 부여한 천부(天賦)의 상(相, 원래 상태)으로 되돌아간다(천지자天地者, 만물지부모야萬物之父母也, 합즉성체合則成體, 산즉성시散則成始, 형정불휴形精不虧, 시위능이是謂能移, 정이우정精而又精, 반이상천反以相天- 장자莊子 달생達生편)"고 하였다.

따라서 사람도 자연의 한 부분이므로 자연에 순응하며 살아가야 한다. 자연 환경에 적응하지 못하면 질병에 걸리게 된다. 지구의 기후는 두 부류로 나눌 수 있다. 온(溫)과 서(暑), 즉 봄과 여름은 양(陽)이고, 양(凉)과 한(寒) 즉 가을과 겨울은 음(陰)에 속한다. 사계절의 변화는 인체에 한서온양(寒暑溫凉= 춥고 덥고 따뜻하고 서늘함)으로 느껴지며, 음양(陰陽) 사시(四時= 사계절)는 만물의 시작과 끝이요, 생(生)과 사(死)의 근본(根本)이라고 한다. 또, 자연의 변화는 사람의 몸 밖에서 느끼는 풍(風)·한(寒)·조(燥)·서(暑)·온(溫)·화(火·熱)의 육기(六氣)로 나타난다. 이에 적응하지 못하면 질병이 발생할 수 있다. 한의학에서는 '사기(邪氣)'는 주로 음(陰)에서 생기지만 양(陽)에서도 생긴다고도 하였다. 양(陽)이 원인이 되는 것은 풍우한서(風雨寒暑)의 외감(外感) 이며, 음(陰)이 원인이 되는 것은 음식(飮食), 거처(居處)와 음양(陰陽), 희노(喜怒) 즉 칠정(七情)이라고 말한다.

또한, 사람의 몸 안에서 생기는 희(喜: 기쁨), 노(怒: 분노), 우(憂: 우려), 사(思: 생각), 비(悲: 슬픔), 공(恐: 공포), 경(驚: 놀람)의 칠정(七情) 중 어느 한 가지가 징도(程度)를 지나치면 몸에 병이 발생할 수 있다. 또 기뻐(喜)하면 기(氣)가 완화되고, 노(怒)하면 기(氣)가 올라가고, 우려(憂)하면 간(肝)이 상하며, 생각(思)하면 기(氣)가

---

66) 장자(莊子): 중국 태생으로 이름은 주(周), 장주(莊周)는 몽현 칠원(漆園)의 관리(官吏)를 하였고, BC 369~ BC 289시대 사람으로 알려져 있다. (장자)

응결(凝結)되고, 슬퍼(悲)하면 기(氣)가 사라지고, 무서워(恐)하면 기(氣)가 내려가고, 놀라(驚)면 기(氣)가 요동(搖動)한다고 한다.

과연 빛선도 수련으로 질병(疾病)의 치유(治癒)가 되는지는 빛선도 수련에 관심을 가진 사람들이 제일 궁금하게 여기는 사항일 것이다. 그 부분에 대하여 한번 살펴보면, 빛선도 수련은 한의학(韓醫學)과 더불어 병(病)이 생겨나기 이전(以前)에 예방하는 데에 중점(重點)을 두는 예방 의학(豫防醫學)으로 분류되고 있다. 그러나 각종 선도 수련서(修煉書)를 보면 선도 수련(仙道修煉)을 하면 무슨 병이든 그 어떤 병(病)이라도 치유(治癒)할 수 있다는 것을 원칙론(原則論)으로 하는 것을 알 수 있다. 하지만 병증(病症)이 너무 깊어 스스로 움직일 수 없는 지경(地境)에 이르렀을 때는 수련을 할 수 없으므로 빛선도가 무용지물(無用之物)이 되어 어쩔 수 없다. 필자는 수련할 수 있을 정도의 상태라면 어떠한 질환(疾患)이라 하더라도 회복(回復)이 가능할 것으로 본다. 한 번 더 되살펴 보면, 선도 수련(환전 수련桓田修煉= 환련桓煉= 수환修桓)으로 만병(萬病)이 낫는다는 데에 일반인들은 거의 모두가 의구심(疑懼心)을 가질 것이다. 이러한 의심은 아주 옛적부터 지금에 이르기까지 이어지고 있지만, 실제로 선도 수련을 하면 병이 낫는 것을 증험(證驗)할 수 있다. 아니, 그보다는 낫는다는 굳은 신념(信念)을 가지고 정성(精誠)을 들여 수련하는 사람은 결국 낫는다는 것이 더 적절한 표현일지도 모른다.

이같이 병이 낫는다는 사실은 주술(呪術)적이거나 사술(邪術)이 아니며, 미신(迷信)은 더더욱 아니다. 이것은 과학 현상(科學現象) 중에도 미개척(未開拓)의 최첨단(最尖端) 과학 현상이라고 할 수 있다. 생명이 탄생하기 위해서는 열(熱)과 운동의 작용이 필요하다고 한다. 그 예를 들면, 혼돈으로부터의 질서에[67] '달걀에서 병아리가 태어나는 것' 등 모든 생명 활동(生命活動)은 열과 운동의 결과물이라고 할 수 있다.

---

67) 혼돈으로부터의 질서: 달랑베르와의 상상적인 대화를 통하여 디드로는 일인칭으로 기계론적인 설명이 부적당함을 나타내었다.

빛선도 수련은 표면상으로는 고요하지만 그 육체의 내면에서는 들숨과 날숨, 빛돌이 등 쉼 없이 활발한 운동을 통해 기열(氣熱, 열후熱候)을 일으키는 내련(內煉)으로 내환(內桓)을 이룬다. 하환전(下桓田), 즉 아랫배에 음양(陰陽)이 화합(和合)하게 되어 여성들이 생명 현상(生命現象)을 잉태(孕胎)할 때와 같은 기열(氣熱)이 발생하고, 음양(陰陽) 기(氣)의 응집 현상(凝集現狀)이 일어나 도태(道胎)를 형성한다. 수련이 깊어질수록 기열이 점차 활성화(活性化)되고 도태 또한 성숙(成熟)되는 것이다. 이러한 현상은 환전(桓田)[68]에 기(氣)가 모이는 도태(道胎)가 생겨나 자라는 것에서 비롯된다. 숨 고르기(조식調息)와 빛돌이는 내면의 기 활동(氣活動)을 말한다. 이 수련을 통해 무아(無我)의 무식(無息, 진식眞息)으로 진성(眞性)[69]에 이르러 반복적인 출신(出神)에 적응하여 완성에 이르는 일련의 과정을 옛 선인들께서는 태아(胎兒)의 양육(養育)에 비유(比喩)했다. 삼년유포(三年乳哺: 태아를 삼 년간 젖을 먹여 키움)를 거쳐야 완전히 발육(發育)하여 상출신(上出神)을 이룰 수 있고, 그래야만 드디어 태허(太虛)로 돌아가는 환허(還虛)에 이른다는 것이다.

여기서 환허(還虛)란 생명의 잉태(孕胎) 이전의 아무것도 존재하지 않는 허(虛)·공(空)의 상태(음양이 생성되기 이전의 상태와 같은 현상)를 말한다. 환허로 되돌아

---

68) 환전(桓田): 빛선도를 닦아 몸 안에 기(氣)가 모이는 중앙으로서, 환자(桓字)는 상고시대부터 환(桓)= 환(丸)= 단(丹)으로 변화하며 전해진 용어로 이는 빛(日)이나 양(陽)·광(光) 또는 화(火)와 같은 것으로서 밝= 붉= 불 등으로 사용되었다. 이러한 환전(桓田)은 하·중·상 환전이 있으며, 하환궁(下桓宮), 중환궁(中桓宮), 상환궁(上桓宮)으로도 불린다. 일반적으로 환전이라고 말할 때는 하환전을 이른다. 이 환(桓)이라는 용어는 하느님께서 사람으로 화하거나, 도(道)를 닦아 성통공완(性通功完)을 이루어 성인(聖人)이 된 철인(哲人)을 칭하는 용어(用語)이므로 신성시(神聖視)하여 기록상으로 1만 년 전부터 철인(哲人)과 국가 및 황제의 호칭으로 사용하였다. 이 환(桓)은 태양(太陽)과 같이 온 누리를 환하게 미춘다는 뜻으로 역(易)의 선천 8괘의 건(乾)으로서 하늘이자, 후천팔괘(後天八卦) 중의 이괘(離==)로 불(火)이 된다. 이 건(乾)과 이(離)는 양(陽)으로 상환전(上桓田)이며 성신(性神)이다. 따라서 환전(桓田)은 우리말로 '빛터'라 한다.

69) 진성(眞性): 삼일신고(三一神誥) 인물(人物) 편에 진성(眞性)은 진본성으로 사람과 만물이 함께 받은 진성(眞性)이 성·명·정(性命精)이라 하였다. 본성(本性), 천성(天性), 이환(泥丸), 성신性神, 상환전上桓田, 상환궁上桓宮, 뇌뇌(腦)의 신(神)이며 침착하고 고요하여 아주 조용하고 아무것도 생각하지 않으므로, 사불의 영향으로 마음이 흔들리지 않는 정신 성대를 뜻하기도 한다. 도가(道家)에서는 진성(眞性)을 '태어나기 이전부터 있은 진본성'이라 한다. 삼일신고의 삼진(三眞)은 진정(眞精), 진명(眞命), 진성(眞性) 세 단계로서 각각 도(道)에 이른 상태를 말하기도 한다. 불도(佛道)에서는 태어나기 이전의 본성(本性)이라 하였다.

가게 하는 수련이 이루어질 때, 이러한 일련의 과정에서 발생하는 열과 운동이 바로 새로운 생명을 잉태(孕胎)하게 만드는 현묘(玄妙)한 현상이 발생한다. 없던 생명도 생겨나는데, 이미 존재(存在)하는 생명(生命)의 병(病)을 낫게 하는 것이 무슨 그리 큰 이변(異變)이라 할 수 있겠는가? 옛 선현(先賢)님들께서는 그러한 반문(反問)을 하신다. 다만 이를 실제로 증험(證驗)해 보지 못한 사람들이 의심할 따름일 뿐이다.

빛선도 수련으로 병(病)을 고치는 경우는 두 가지로 나누어 볼 수가 있는데, 첫째는 환자가 스스로 빛선도를 연마(煉磨)하여 건강을 회복함으로써 질병을 퇴치하는 방법이고, 또 다른 하나는 뛰어난 공력(功力)이 높은 선도인(仙道人)의 도움을 받아 병을 고쳐 치유(治癒)하는 방법이다. 후자의 경우는 스스로 기력을 회복할 수 없는 경우에 일시적으로 기공 치료(氣功治療)를 받는 것이라고 할 수 있으며, 기공으로 어느 정도 병세가 회복되면 자신이 스스로 수련에 정성 어린 노력을 다하여 건강을 찾아 유지하는 것이 더욱 바람직한 결과를 얻게 될 것이다. 원칙적으로 자기(自己)의 건강은 자기 자신이 지키는 것이 제일 완전한 방법이라고 생각한다. 오늘날과 같은 고도로 발달된 경제 문화 사회에서는 스스로 노력하기 전에 무엇이든지 돈으로 쉽게 해결하려는 경향이 있다. 따라서 대다수 사람이 건강과 수명 모두 돈이면 다 해결된다고 생각하고 있는 것 같다. 건강에 좋다면 풀뿌리 하나에도 수억 원의 돈을 서슴지 않고 내어놓는 것을 방송(放送)을 통해 보고 들을 수 있다. 과연 그렇게 많은 돈을 주고 산 값어치를 할 수 있을까? 한마디로 '아니다'라고 잘라서 말할 수 있다. 그것은 인간의 과시(誇示)이며 욕심(慾心)일 따름이다. 자기 자신의 건강은 그 누구도 대신하여 지켜줄 수가 없는 것이다. 심지어 절대 신(神)인 하느님도 모든 사람의 건강을 직접 지켜주지는 못하는 것이다. 제아무리 신앙심이 깊은 사람이라 할지라도 말이다. 그러므로 인간에게 빛선도를 전수(傳受)하여 스스로 심신(心身)을 닦아서 건강하고 맑은 정신으로 화목(和睦)하게 살아가도록 하신 것이다.

그러나 건강을 논(論)하기에 앞서 인류(人類)는 언젠가는 지구상에서 사라지리라는 것이 인류 과학계에서는 공공연한 사실로 받아들여지고 있다. 그 이유는 천재지변(天災地變)과 같은 불가항력적(不可抗力的)인 자연 재난(自然災難) 때문일 수도 있겠지만, 그보다는 인류에 의한 지구의 오염과 온난화 등으로 병원(病原)인 바이러스가 생길 것이고 이는 점차 진화(進化)하여 백신이 개발되기 이전에 희생되는 사람이 상대적으로 늘어날 것이며, 자연환경도 점차 나빠져 질병의 종류도 다양해질 것이기 때문이다. 또한, 과학자들이 그렇게 예상하는 데에는 우리가 사는 지구(地球)의 자원(資源)과 에너지가 영원할 수는 없는 것이기 때문인 이유도 있다.

바이러스는 나날이 진화(進化)하는 반면 인간은 생활 환경의 과학화·자동화(自動化)가 진행될수록 질병(疾病)에 대한 면역력(免疫力)이 날로 약화(弱化)하여 몸과 마음이 허약(虛弱)해질 것이기 때문이다. 따라서 인간의 자생능력(自生能力)을 높이기 위해서는 빛선도 수련으로 면역력(免疫力)을 높이는 것이 인류를 오래도록 보전·유지(保全維持)하는 길이 될 것이다. 또 한 가지 더 덧붙이자면 완전한 의술을 펼치고자 한다면 꼭 이 빛선도를 탐구하여 사람 몸속에서 일어나는 기(氣)의 흐름과 의료·기기(醫療機器)로 찾지 못하는 생명(生命)의 근원(根源)을 파악해야 할 것이다. 그리하면 좀 더 많은 질환자(疾患者)를 치유(治癒)할 수 있을 것으로 본다. 옛날 황제 시대(黃帝時代)의 기백 천사(岐伯天師), 한(漢)나라의 화타(華陀)[70], 우리나라의 허준(許浚)[71] 선생님 등 빛선도를 질병 치료(疾病治療)에 응용(應用)하여 훌륭한 의술(醫術)을 펼친 선현(先賢)님을 보더라도 알 수 있다.

빛선도 수련법은 하느님이 내려준 건강법이라고 말할 수 있다. 왜냐하면, 이 수련법은 앞에서 살펴본 바와 같이 상고시대(上古時代)부터 하늘의 운영 체계를 본

---

70) 화타(華佗?~208?): 중국 한(漢)나라 시대 의학자이다.

71) 허준(許浚): 조선 중기의 의관(醫官)이며, 왕실의 내의원인 어의(御醫)로 활약, 『동의보감(東醫寶鑑)』 등 많은 의학 서적을 남긴 조선의 대표 의학자임. (동의보감)

떠서 운용하여 온 것이기 때문이다. 그러므로 빛선도를 습득하여 정성껏 수련하는 사람은 누구나 건강하게 천수(天壽)를 누리며 살 수 있겠으나, 이를 실천하지 않으면 그 누구도 이러한 복(福)을 누릴 수가 없는 것이 자명(自明)하다.

모든 병의 원인은 관절(關節)의 약화(弱化), 장부(臟腑)의 허실(虛失) 즉 오장육부(五臟六腑)의 균형이 깨어지면서 비롯된다. 현대 의학에선 첨단 의료 기기를 발명(發明)하여 병을 진단하고 치료하고는 있지만 정작 근원(根源)을 온전히 찾지 못하여 병(病)을 사전에 예방하지 못한다. 하지만 빛선도 수련은 인체의 모든 관절을 강화하고 기혈유통(氣血流通)을 원활하게 함으로써 신진대사(新陳代謝)를 촉진하기 때문에 오장육부를 다스려 균형을 유지하고, 그 기능을 활성화하여 기(氣)와 혈액(血液) 그리고 세포(細胞)를 꾸준하게 새로이 생성(生成)하게 된다. 따라서 정기(正氣= 양기 陽氣= 원기元氣)가 충만해짐으로 만병을 퇴치하고, 치유하게 된다는 것이다.

하지만 필자는 이러한 사실에 대해 인체 관련 의학 전문 분야에서 확실한 과학적 관계를 명확하게 규명하여 지구상의 모든 사람에게 널리 알려야 한다고 생각한다. 과학적(科學的)인 의학 상식(醫學常識)을 뛰어넘는 이러한 초과학적(超科學的)인 현상이 일어나는 사실에 대하여 의구심(疑懼心)을 가지고 연구(研究)에 매진(邁進)하는 것이 인류(人類)의 또 다른 과제(課題)라고 본다. 여기에는 만인(萬人)의 건강(健康)을 책임지고 있는 의사(醫師)와 한의사(韓醫師) 등 의학계(醫學界)의 관련 인사들께서 많이 참여하여 실제로 체험해 보고 연구하여 그 실체를 널리 알려야 할 것이다.

중국에서는 오래전부터 의료 기공(醫療氣功)이라는 질병 치유(疾病治癒)를 목적으로 하는 수련법이 다양하게 많이 개발·보급되어 활용되고 있다. 이는 심신(心身)을 고요히 하여 숨 고르기에 몰입하는 입정(入靜)과 의시(意視)를 환전에 모아서 지키는 신수환전(神守桓田)이나 숨 고르기를 하거나 의념(意念)을 환전(桓田)에 집중하지 않고도 정확한 동작을 통해 질병을 치유하는 기공법으로서 이미 그 수련자가 수백만 명에 이른다고 한다.

우리나라에도 이러한 질병 치유 기공법(疾病治癒氣功法)이 많이 전수(傳受)·활용되고 있다. 하지만 필자가 오랜 시간 동안의 수련과 수련 지도의 경험으로 지득(知得)한 바에 따르면 환련(桓煉), 즉 숨 고르기(조식調息)를 수반하는 '활공(活功)'과 '정공(靜功)'이 건강을 유지하는 데에 제일 효과적이다. 그러므로 천수(天壽)를 누리며 건강한 생애(生涯)를 보내고 싶다면 스스로 가까운 수련원을 찾아서 하루 한 시간이라도 열성(熱誠)으로 꾸준히 노력하여 공력(功力)을 쌓는 것이 제일 바람직한 방법이라고 생각한다. 특히 우리나라를 비롯한 동양(東洋) 사람들은 대체로 운명론(運命論)을 많이 믿는 편이다. 그러나 대부분 사람이 살아가는 습관이나 생활 환경에 따라 천명(天命)을 다하지 못하고 죽기 마련이다. 사람이 태어날 때부터 부여받은 수명을 '천명(天命)'이라 하였다. 하지만 《황제내경(黃帝內經)》[72]에 쓰인 '천년에는 정수가 있다'라는 말을 중국의 의학자 장경악(張景岳: 경악은 장개빈의 자字) 선생님께서는 다음과 같이 해석하였다. "이른바 하늘이 정한 수명이라는 것은 사람의 힘으로는 이길 수 없다. 그러나 사람은 하늘을 이길 수도 있다." 사람이 하늘을 이길 수 있다는 말은 정성(精誠)을 다하여 선도를 수련하면 하늘이 내린 운명도 바꾸어 무병장생(無病長生)할 수도 있다는 것으로 풀이된다. 필자도 그렇게 알고 있다.

각종 선도 수련법의 저자(著者)나 전수자(傳授者)가 각각의 수련법과 음양오행(陰陽五行)의 원리(原理), 사상의학(四象醫學) 등을 선도 프로그램과 연계하여 결부시키는 것은 인체와 관련된 학설(學說)과 용어(用語)가 다양하게 정립되면서 이를

---

72) 황제내경(黃帝內經): 내경(內經)이라고도 하며, 중국에서 가장 오래된 전국시대 의학서(戰國時代 醫學書)의 하나로서 황제(黃帝 헌원軒轅, BC 2692~2592)와 천사(天師) 기백(岐伯)의 문답 형식으로 쓰였고, 《소문(素問)》과 《영추(靈樞)》 두 부문으로 나뉘어 있으며, 《소문》은 인체의 생리, 병의 원인, 병리 등 기초 의학과 양생법에 대해 쓰여 있고, 《영추》는 해부와 생리 및 경락과 침구 등에 대해 쓰여 있다.

수련 방법에 도입(導入)해 수련자들의 이해를 상세하게 도와 더욱 좋은 수련 효과를 거둘 수 있도록 하는 방편인 것으로 보인다.

어떤 경우에는 다른 수련 방법과의 차별화(差別化)를 도모(圖謀)하고자 논리(論理)를 개발한 수련법도 볼 수 있다. 하지만 필자는 의학적 상식(醫學的常識) 등 어렵고 난해(難解)한 논리(論理)를 과도(過度)하게 결부(結付)시켜 목적(目的)이 도치(倒置)되는 견강부회(牽强附會)의 우(愚)를 범(犯)하지 않기를 바라는 마음이다. 빛선도 수련은 정확한 요령을 터득하여 정성과 노력을 기울여 지속적(持續的)으로 수련해야 그 효과를 느낄 수 있기 때문이다. 자연의 순수한 기(氣)가 몸 안에 모여 사기(邪氣)를 몰아내고, 원활한 신진대사(新陳代謝)가 이루어짐으로써 세포(細胞를) 활성화하고, 더불어 혈액순환계(血液循環繼)가 순조로워지는 등 육신(六身)의 모든 기능(機能)이 정상적으로 작동하게 되면 건강을 유지할 수 있을 뿐만 아니라 원천적(源泉的)으로 병의 근원이 제거되어 만병을 물리칠 수 있다. 그러므로 모든 병(病)을 고쳐 치유(治癒)할 수 있게 된다.

그리고 몸이 맑아지며 나쁜 기(사기邪氣)가 몸에서 빠져나가는 몇 가지 실제 수련의 체험 사례를 살펴보면 수련 초기에는 방귀가 민망할 정도로 큰 소리로 뻥뻥 터지듯이 많이 나오는데, 그럴 때는 자연스럽게 나오는 대로 그냥 두는 것이 좋다. 그다음은 코피가 자주 쏟아져 나온다. 이후 수련 공력이 점차 깊어지면 수련자의 건강 상태에 따라서 혈변이 나오기도 하는데, 병의 근원(病原)이 중증일 때는 검은 혈변이 나오고 경증일 때는 선홍빛의 혈변이 나오며, 여성의 경우에는 불규칙한 하혈을 하게 된다. 그 외에 과거(過去) 병으로 수술을 받은 적이 있는 부위가 수술했을 때와 같은 통증을 느끼고 나면 부드럽게 가라앉는 등 수련자에 따라 갖가지 현상이 나타나기도 한다. 그러나 실제 병증과 다른 점은 이러한 현상이 나타날 때 몸이 가벼워지고 상쾌하다는 것이다. 이를 명현 현상(瞑眩現象)이라 한다. 몸에서 피가 나거나 통증이 느껴지면 불안하므로 병원을 찾아 진찰을 받게 되지만 아무런 병증이 발견되지 않는 경우가 많다. 그러나 병의 원인을 찾기 위해 과도하게 치중하면 없던 병도 생길 수 있으므로 주의가 필요하다.

6. 빛선도(桓仙道) 수련 관련 용어 해설

환단빛선도 수련에서 사용하는 명사격(名詞格)인 용어와 다른 선도(仙道)나 기공(氣功)에서 사용하는 용어를 비교하여 이해를 돕고자 한다. 여기서 설명하는 용어는 옛적에 여러 진인(眞人)께서 각자 주관적으로 일어나는 현상을 표현한 것이므로 표현은 달라도 그 내용은 같다. 실제 수련에는 용어가 영향을 주지 않으므로 지도자의 지도에 따라서 실시(實技) 위주로 수련에 임하면서 하나씩 여유 있게 용어를 익혀 나가는 것이 필요하다. 하지만 다른 사람을 지도하고자 하는 경우는 용어를 알아야 지도를 원활히 할 수 있을 것이다.

가. 용어 비교

- 내환(內桓) - 내단(內丹)
- 내련(內煉) - 내공(內功)
- 빛(일日·성性·신神·환桓) - 광(光)·양(陽) 등
- 빛돌이·신주(神周)·환주(桓周)·회주(回周) - 주천(周天)·운기(運氣)·기회전(氣回轉)·자오묘유(子午卯酉)·수승화강(水乘火降) 등
- 빛선도(빛仙道)·빛도(빛道)·환도(桓道)·연환(煉桓)·환련(桓煉)·정공(靜功)·활공-천도(天道)·좌공(坐功)·행기(行氣)·수도(修道)·선도(仙道)·기공(氣功) 등
- 기(氣) 모으기·취기(聚氣) - 축기(築基·蓄氣)·기침단전(氣沈丹田) 등

- 신취(神聚)·신(神) 모으기 – 의념 집중(意念集中)·정신 집중(精神集中) 등
- 신기쌍수(神氣雙修) – 성명쌍수(性命雙修)·건곤쌍수(乾坤雙修) 등
- 환전(桓田)·빛터 – 단전(丹田), 수환(修桓) – 수단(修丹)
- 신수환전(神守桓田) – 의수단전(意守丹田)
- 삼진(三眞: 진성眞性, 진명眞命, 진정眞精)·성·명·정(性命精) – 정기신(精氣神)·진기(眞氣) 등
- 쌍반좌(雙盤左) – 양반좌(兩盤坐)·결가부좌(結跏趺坐)
- 편반좌(片盤坐) – 단반좌(單盤坐)·반가부좌(半跏趺坐)
- 상환궁(上桓宮)·상환전(上桓田) – 니환궁(泥丸宮)·상단전(上丹田) 등
- 중환궁(中桓宮)·중환전(中桓田) – 중궁(中宮)
- 하환궁(下桓宮)·하환전(下桓田) – 기해궁(氣海宮)·단궁(丹宮)·하단전(下丹田) 등
- 연정화진정(煉精化眞精) – 연정화기(煉精化氣)
- 연명화진명(煉命化眞命) – 연기화신(煉氣化神)
- 연성화진성(煉性化眞性) – 연신환허(煉神還虛)
- 연성환허(煉性還虛) – 연신환허(煉神還虛)
- 연허성통(煉虛性通) – 연허합도(煉虛合道)
- 외환(外桓) – 외단(外丹), 외련(外煉) – 외공(外功)
- 의시(意視: 의意·시선視線) – 조규(祖竅)·심안(心眼)
- 입련(立煉)·입세(立勢) – 참장(站樁)·참춘(站椿)·입식(立式) 등
- 정식(停息) – 지식(止息), 기막(氣膜) – 폐기(閉氣)
- 무식(無息)·내식(內息) – 진식(眞息)·태식(胎息)·정식(定息)·폐식(閉息)
- 진하환주(眞下桓周) – 진소주천(眞小周天)·소약(小藥)
- 진중환주(眞中桓周) – 중약(中藥)
- 진대환주(眞大桓周) – 진대주천(眞大周天)

- 진성(眞性)·금환(金桓)·삼진(三眞)·성신(性神)·명신(命神)·정신(精神) – 금단(金丹), 소·중·대약 (小·中·大藥)
- 환열(桓熱) – 단열(丹熱), 열후(熱候) – 화후(火候)
- 환환(還桓) – 환단(還丹)
- 환약(桓藥) – 약물(藥物)·단약(丹藥)
- 활공(活功) – 동공(動功), 순련(順煉) – 연공(軟功)
- 강련(強煉)·무련(武煉) – 경공(硬功)·강공(強攻)
- 철인(哲人)·하철(下哲)·중철(中哲)·상철(上哲) – 진인(眞人)

나. 용어 풀이

국내·외의 선도 수련에 자주 쓰이는 핵심 용어(核心用語)들을 쉽게 풀이하여 독자의 이해를 돕고자 한다.

1) 기(氣): 우주 천체(宇宙天體)를 움직이는 방대한 힘의 원동력(에너지energy)이다. 기(氣)를 한마디로 정의할 수는 없지만 빛선도의 입장에서 표현한다면, 무색(無色)·무취(無臭)·무미(無味)한 물질로서 빛이나 느낌으로 나타나기도 하며 육안(肉眼)으로 직접 볼 수 없고, 만질 수도 없는 물질이다. 또 수련을 통하여 사람이 감각으로 느낄 때는 전류나 자기장 또는 바람 같기도 하고, 물 같기도 하다가 수련자의 공력(功力)에 따라서 유연한 물질이 몸 안이나 몸 주위에 형성되기도 하고, 고무줄같이 팽팽하고 끈끈한 물질이 감지되기도 한다. 이 기(氣)는 숨 고르기(調息)와 정신 모으기(神聚) 등 일련의 빛선도 수련으로 몸의 안팎에 모이게 된다. 기(氣)는 곧 빛이요, 이를 운용하는 것 또한 빛이다.

2) 빛(하늘·하느님·일신一神·태양太陽·주재자主宰者·성性·신神·환桓): 대뇌(大腦)의 의시(意視)로 명당(明堂) 혈을 비추어보는 시선(視線)의 빛(神)이 정착하면 둥글고 환한 빛이 섬광(閃光)으로 나타나게 되는데, 이를 성신(性神)의 빛으로 성광(性光)이라고도 한다. 신(神)은 환(桓)과 서로 통(通)한다. 이를 불도(佛道)에서는 본성(本性)의 빛(光, 陽)이라 한다. 이 '빛'이란 일(日)·양(陽)·광(光)·환(桓)·신(神)과 함께 지혜(智慧)의 빛을 모두 통칭한다. 모든 자연의 빛과 인체의 빛은 신(神)과 통(通)한다.

3) 환전(桓田): 환전은 주로 하환전을 일컫는다. 관원혈(關元穴)과 허리뼈인 요추(腰椎) 마지막 마디의 양관혈(陽關穴)을 잇는 수평선(水平線)에 회음혈에서 수직(垂直)으로 선을 그었을 때 교차(交叉)하는 지점, 즉 배꼽 밑 약 7.6센티 정도의 입체적인 중앙 지점이며 태양총신경(太陽叢神經)이 모여 있는 곳이다. 실제로는 수련자의 공력(功力)에 따라서 크게 또는 작게 느껴지기도 한다. 이 하환전(下桓田)은 정신(精神)을 지켜 바른 숨(正息)으로 양기(陽氣)를 모으는 곳인 환전(桓田)에 의시(意視)로 빛을 모아 양기(陽氣)를 쌓는 수련 공법이므로 우리말로 '빛터'라고 하며, 하·중·상의 세 환전(三桓田)으로 나뉜다. 일반적으로 환전이라 함은 하환전(下桓田)을 이른다. 그리고 신(神)을 지키는 세 관문(三關門)인 성·명·정(性命精)이다. 일반 선학(一般仙學)에서는 하환전을 명전제후(命前臍後)라 하여 명문(命門)혈 앞3 배꼽 뒤7의 지점이라 한다. 그 외 단전(丹田)·노정(爐鼎) 등 많은 이름으로 명명되며 선파(仙派)에 따라서 그 위치나 명칭이 제각각 다르다.

4) 숨(息)·숨 고르기(調息): 조식(調息)으로 숨을 고를 때에는 코를 통하여 하환전(下桓田)까지 부드럽고 깊게 들이쉬며 기(氣)를 가라앉혀서 모으고, 숨을

잠시 멈추는 정식(停息) 때에 빛돌이로 기(氣)를 배양(培養)하며, 숨을 가늘고 길게 내쉰다. 이것이 바로 숨 고르기로 향기, 썩은 기, 한기(寒氣), 열기, 우레(천둥), 습기 등을 조절하여 정기(正氣)로 바꾸어 사람의 생명을 잘 보존하기 위하여 노력하는 양생공법(養生功法)을 말한다. 이 숨 고르기는 마음이 들떠 있으면 순조롭게 수행할 수 없다. 그러므로 심신(心神)을 최대한 안정시켜야 한다. 그리고 숨 고르기와 신취(神聚)에 정성을 다하면 만념(萬念)과 만상(萬象)의 상(相)이 저절로 사라진다. 이 숨(식息)을 주자(朱子)[73])께서 소학(小學)[74])에 이르시기를 '숨은 코로 숨을 들이쉬고 내쉬는 것(식息, 비식출입자야 鼻息出入者也)'이라 하였다. 이 식(息)은 인류 최초로 약 1만 년 전부터 우리 민족의 삼일신고 인물 편을 통하여 전래되는 빛선도 용어이다.

5) 수해(髓海): 해(海)는 화합하여 모이는 곳을 뜻하며, 사람의 뇌(腦)를 골수(骨髓)가 모이는 바다라 한다.

6) 혈해(血海): 12정경(十二 正經)을 혈해(血海) 즉 피의 바다라 한다.

7) 기해(氣海): 환전(桓田)에 양기(陽氣)가 모이므로 기(氣)의 바다라고 한다.

8) 수곡지해(水穀之海): 사람의 위(胃)가 수곡(水穀)을 음식물로 섭취하여 오장육부의 기(氣)를 배양하므로 수곡의 바다라 한다.

---

73) 주자(朱子): 중국 남송의 유학자(儒學者). 이름은 희(熹), 주자는 존칭이다. 주자학을 집대성하였으며, 소학을 편찬하였다. (소학)

74) 소학(小學): 송(宋)나라 때 주자(朱子) 선생님께서 편찬하신 책. (소학)

9) 사해(四海): 사람의 수해(髓海), 혈해(血海), 기해(氣海), 수곡지해(水穀之海)가 자연의 사해(四海: 사방의 바다, 온 천하)와 상응(相應)한다고 한다.

10) 폐 호흡(肺呼吸): 폐(肺)로 숨을 쉬는 호흡을 말하며 일반 사람들의 평상적인 숨쉬기를 말한다. 이는 사람의 자연 호흡이며, 공기가 탁하면 숨이 잦아들고, 공기가 맑으면 숨이 깊어지는 등 스스로 조절할 수 있다.

11) 명당혈(明堂穴): 양미간(兩眉間)의 명당혈은 성신(性神)의 빛이 모이는 곳이기에 명당혈이라 하는 것이다. 대뇌(大腦)에 있는 신(神)을 모으는 신취(神聚)와 의시(意視)의 근원(根源)을 통하여 시선(視線)의 빛을 모으면 환한 밝은 빛이 나타나며, 모든 경락(經絡)의 혈을 통(通)하여 전신(全身)이 진기(眞氣)로 차오르게 되어 성통공완(性通功完)을 이루게 되는 중요한 혈 자리이다. 양 눈썹의 정중앙(正中央)인 미간(眉間)에 자리하고 있다. 한의학에서는 주로 인당혈(印堂穴)이라 한다.

12) 복식 호흡(腹式呼吸)·배 호흡: 사람의 배로 숨을 쉬는 것을 통틀어 배 호흡 또는 복식 호흡이라 한다.

13) 취기(聚氣)·기(氣) 모으기: 선도 수련으로 환전(桓田)에 기(氣)를 모으는 것을 말하는데, 이는 성경팔계(聖經八戒)에 나타나는 용어이다. 일반적으로 건축물을 지을 때 기초(基礎)를 다지는 축기(築基)라는 용어로 주로 사용된다. 기침단전(氣沈丹田)·축기(蓄氣) 등 많은 이름이 있다.

14) 의(意): 의의 근본(根本)은 신(神)이다. 따라서 몸 안의 태양(太陽)인 신(神)을

의시(意視)로 비추게 된다. 의식적(意識的)인 의(意)가 스스로 잦아들어 무의식(無意識, 무아無我)에 들면 무식(無息)에 동화(同和)한다. 또 뜻(意)이 두 개 이상으로 나뉘는 것을 분의(分意)라 하고 분의는 의시하지 않으며, 의시(意視)는 항상 주신취점(主神聚點)에 두어야 한다.

15) **의시(意視)**[75]: 대뇌(大腦)의 눈을 관장(管掌)하는 근원(根源)으로 시선(視線)의 뿌리라고 할 수 있는 대뇌(大腦)의 정신(精神)이나 기(氣)를 환전(桓田)의 중앙 등 신체의 어느 부분에 모으는 신취(神聚)나 취기(聚氣) 때 의식(意識)을 거두고, 마음의 눈인 의시(意視)의 시선(視線)으로 비추어 기(氣)를 신취점(神聚點)에 모으는 것을 말하며, 의(意)와 신(神)은 서로 통한다. 눈을 감거나 시선을 풀고 사물을 의시(意視)하면 마음의 눈으로 보게 되고, 시선(視線)을 모아 눈을 뜨고 보면 육안(肉眼)으로 보게 된다. 이 의시(意視)는 신취점(神聚點)을 정확하게 비춰야 한다. 또 의(意)는 체(體)이고, 시(視)는 쓰임인 용(用)이다. 따라서 의시(意視)가 신취점(神聚點)을 벗어나면 잡상(雜想)이 나타나서 시선(視線)이 흩어진다. 이는 빛선도의 중요한 수련 요령이다.

16) **분의(分意)**: 의시(意視)를 신취점(神聚點)과 빛돌이 등 두 곳 이상으로 나누어 사용하는 것을 분의(分意)라 한다. 다만 분의는 의식(意識)하지 않는다. 그러므로 분의가 이루어져도 기(氣)와 신(神)은 한뜻(一念, 一意)으로 움직여야 한다.

---

75) 의시(意視): 마음의 눈으로서 의시를 비추어 양신(陽神)의 빛이 모이는 곳은 환전(桓田)과 신취점(神聚點)이고, 의시(意視=신神)를 비출 때 나타나는 빛은 스스로 마음을 밝히는 성통(性通)의 빛이며, 지혜(智慧)의 빛으로, 오행 상으로 양(陽)의 빛이다. 이 의시를 두 곳 이상의 지점으로 나누어 쓰는 것을 분의(分意)라 하며, 의시(意視)는 항상 주신취점에 둔다.

17) 신(神): 신(神)은 빛이다. 이는 몸 안의 태양(太陽)·일신(一神)·하느님(桓)과 같은 것으로서, 의식(意識)적일 때는 정신(精神)·의(意)·념(念) 등의 건전한 마음의 작용으로 나타나는 사유(思惟)이고, 성통공완(性通功完)의 도(道)를 이루면 형이상(形而上)의 무아(無我)의 신(神)·영(靈)으로 나타나는 사유(思惟)로서 하느님의 빛인 환(桓)으로 화(化)하여 온 누리에 지혜의 빛을 밝힌다. 또 성·명·정(性命精)의 세 관문(三關門)은 신(神)을 지켜 도(道)에 이르는 삼신(三神, 삼진三眞)으로 성신(性神, 진성眞性)과 명신(命神, 진명眞命)과 정신(精神, 진정眞精)도 있다. 따라서 음(陰)을 닦아 신(神)으로 변(化)한 모든 신(神)은 양신(陽神)이며, 도(道)를 이룬 형이상의 신(神)은 신령(神靈)한 무아(無我)의 사유 세계(思惟世界)이다.

18) 신취(神聚)·신 모으기: 마음의 눈인 의시(意視)를 비추어 정신(精神)을 신취점(神聚點)에 모아서 지키는 것을 말한다. 모든 신취점(神聚點)에 의시(意視)를 모으고 숨을 고르면 신취점인 혈점(穴點)으로 기(氣)가 드나드는 것을 느낄 수 있다. 이 신취(神聚)는 성경팔계에 기록된 용어이다. 이 신(神)은 마음의 눈인 의시(意視)와 통한다. 환전(桓田)의 신(神)을 모아 지키는 방법으로, 잡념(雜念)을 버리고 정신(精神)을 마음의 눈인 의시(意視)를 통하여 의(意)를 환전에 모은다. 양기(陽氣)가 모이면 바른 마음이 되어 천심(天心)을 갖게 한다. 이 신취(神聚)는 의시(意視)로 신취점(神聚點)을 정확하게 비추지 않으면 잡상(雜想)이 나타난다. 신(神)은 일상적으로 정신(精神)이라고 표현(表現)하지만, 궁극적으로는 기(氣)가 신(神)으로 화(化)하여 출신(出神)에 이르게 되는 선(仙)의 세계에서 일어나는 형이상(形而上)의 사유(思惟)에 드는 것을 말한다. 또, 이는 성(性)을 닦는 중추(中樞)적인 근간(根幹)이다. 선학 용어(用語)로는 응신(凝神)이라 한다.

19) 도인(導引): 도(導)의 의미는 우주(宇宙)의 기(氣)를 몸 안으로 이끌어 들인다는 것으로 숨 고르기(조식調息)를 뜻하며, 인(引)은 잡아 늘인다는 것으로 인체의 굴신작용(屈伸作用)을 뜻하는 것이다. 이는 굴신과 숨 고르기를 통해 몸속의 기혈 순환(氣血循環)을 촉진하고 신진대사(新陳代謝)를 원활히 하여 진기(眞氣)를 쌓아 나쁜 기운을 배출하여 육신을 건강하게 가꾸는 일련의 선도 수련 작용을 말한다.

20) 허령(虛靈): 가린 것 없이 텅 비어 맑고 고요한 마음.

21) 편향증험(片餉證驗): 숨 고르기를 지속하면 하환전(下桓田)에 기(氣)가 모이는 공간이 생기는 것을 말한다. 이 공간이 처음 생길 때는 속이 답답할 때 트림을 한 듯, 날아갈 듯 좋은 황홀감을 느끼게 된다. 그리고 갑갑하던 숨 고르기가 구멍(竅)이 뚫린 듯이 순조롭게 잘 되기 시작한다. 편향증험은 '한 조각 점심으로 허기를 메우는 것 같은 증험을 한다'라는 뜻이다.

22) 연공(煉功): 연환(煉桓), 환련(桓煉)과 같은 의미로서 빛선도를 닦는 수련 행위이다.

23) 순련(順煉): 활공(活功)의 한 가지로 정공(靜功)을 수련하기 전에 몸과 마음을 풀어주는 수련으로서 부드러운 동작을 위주로 숨을 고르는 수련을 말한다.

24) 강련(强煉)·무련(武煉): 동작 수련(動作修煉)인 활공(活功)의 한가지로서 호흡과 동작으로 체력을 강하게 단련하는 수련이며, 같은 의미의 경기공(硬氣功)·경공(硬功)·강공(强功) 등은 무술 연마(武術鍊磨)를 목적으로 하는 수련에 많이 활용되고 있다.

25) 정공(靜功)·정련(靜煉): 심신(心身)을 고요하게 숙정(肅靜)한 상태로 행하는 수련으로 주로 우주(宇宙)의 기(氣)를 아랫배까지 깊숙이 끌어들였다가 빛돌이로 양생하여 서서히 배출함으로써 신진대사(新陳代謝)를 촉진하여 신체를 건강하게 가꾸는 내련(內煉)으로 빛선도의 중추적인 중요한 수련법이다.

26) 외련(外煉)·외환(外桓): 이 용어는 대체로 두 가지로 쓰인다. 하나는 활공(活功)·순련(順煉·연공軟功)·강련(强煉)·무련(武煉: 강공强功, 경공硬功) 그리고 태극권(太極拳)과 같은 외적으로 보이는 굴신(屈伸)과 숨 고르기를 겸하는 수련법이며, 다른 하나는 연금술(鍊金術)을 이용하여 수은, 납 등의 금석을 금으로 만드는 것과 같이 환약(丸藥)을 만들고, 이를 금단(金丹)이라 하여 복용하는 것을 말한다. 옛적에는 이러한 단약(丹藥)을 먹고 요절하는 사례가 많았다고 한다. 이에 대응되는 용어로는 조용한 정적(靜的)인 가운데 수련하는 것으로서 내련(內煉), 내공(內功), 정공(靜功) 등 많은 수련법이 있다.

27) 환련(桓煉)·연공(煉功)·연환(煉桓): 환전 수련(桓田修煉)을 말하며, 빛을 닦아 도(道)를 이루는 공력(功力)을 쌓아가는 수련법으로 원래의 뜻은 하환전(下桓田)을 달구어 마음(心·神)으로 되돌린다는 의미를 담고 있다.

28) 내련(內煉)·내환(內桓)·내공(內功): 내련은 외련(外煉)과 상대되는 용어로서 우주(宇宙)의 천기(天氣)를 몸속으로 부드럽고 깊게 들이쉬고 가늘고 길게 내쉬는 과정에서 의식적으로 몸 내부에 운동을 유발한다. 또 의시(意視)를 비추는 빛돌이(神周)를 통하여 기(氣)를 몸속에 모이게 하거나 널리 퍼지게 하는 과정에서 몸 안의 세포를 자극함으로써 활성화시키고, 사기(邪氣)를 배출(排出)하여 건강을 촉진하는 일련의 수련 과정을 말한다. 같은 의미

의 내단(內丹)이라는 용어는 청하자(靑霞子)[76] 선인께서 처음으로 사용하였다고 한다. 내련(內煉)은 환단빛선도 수련에서 사용하는 명사이다.

29) **빛선도(빛仙道)·환도(桓道)**: 숨 고르기(조식調息)와 신취(神聚) 그리고 동작(動作)으로 심신(心身, 心神)을 건강하게 가꾸는 수련 행위이다. 활공(活功)과 정공(靜功)을 연계하여 신(神)을 의시(意視)의 빛으로 환전(桓田)에 비추어 취기(聚氣)하여 기(氣)를 양생(養生)함으로써 심신(心身, 心神)의 건강을 다지는 일련의 선도 수련법이다. 이는 빛(神, 陽, 光, 日)과 바람(候, 氣)으로 성·명·정(性命精)을 화합(和合)하는 신기쌍수(神氣雙修)이며 마음과 몸을 함께 닦는 수련이다. 환단빛선도는 정 다스리기(精理成), 명 불리기(命煅成), 성 기르기(性養成)와 연성환허(煉性還虛), 연허성통(煉虛性通) 등 크게 다섯 단계가 있다.

30) **환환(還桓)**: 이미 몸을 떠났거나 잃어버린 원기(元炁, 선천의 炁)를 환련(桓煉)으로 되돌리는 수련을 말한다. 일반 선학에서는 환단(還丹)이라 한다.

31) **신기쌍수(神氣雙修)**: 성·명·정(性命精)은 신(神)과 기(氣), 즉 마음과 몸을 함께 닦는 빛선도 수련으로 성·명·정(性命精)을 화합(和合)하는 수련이며, 신(神)은 양(陽)의 성(性)과 명(命)의 양토(陽土)인 무토(戊土), 명(命)의 음토(陰土)인 기토(己土) 그리고 음(陰)의 기(氣)인 정(精)을 함께 닦는 것을 신기쌍수(神氣雙修)라 말한다. 여기서 신(神)은 마음(心)과 정신(精神)으로 양(陽)이요, 기(氣)는 생명(生命)의 원천(原泉)인 원기(元氣)로써 음(陰)이다. 이는 신

---

76) 청하자(靑霞子): 수(隨)나라 때의 유명한 선인(仙人), 내단(內丹)이라는 용어를 처음으로 사용하였다고 한다. (중국 인물 사전)

(神)과 기(氣)와 굴신(屈伸)으로 형(形)을 함께 닦는 수련을 이른다. 또 삼관(三關)은 성·명·정(性命精)의 신(神)을 지켜 삼진(三眞)에 들어 도(道)에 이른다. 다른 선도 용어로는 성명쌍수(性命雙手) 등이 있다. 성명쌍수에서 성(性)은 마음(心)으로 신(神)을 뜻하며, 명(命)은 기(氣)를 호흡과 몸의 굴신(屈身)으로 형(形)을 닦는다는 의미를 담고 있다. 또 성(性)은 본성(本性)을, 명(命)은 생명(生命)을 뜻하기도 한다.

32) **환학(桓學)**: 숨을 부드럽고 깊게 아랫배에 모았다가 가늘고 길게 서서히 내쉬는 일종의 심신 수련법과 관련되는 이론과, 수련 형식에 관하여 정립한 학문을 말한다. 본경(本經)이 환학(桓學)의 기본 이론서(基本 理論書)이다. 그리고 선학(仙學, 禪學)·단학(丹學)·기학(氣學)도 있다.

33) **삼진(三眞)·진성(眞性)**: 선조로부터 대대로 물려받은 기(炁) 즉 선천(先天)의 기(炁)로써 진성(眞性)·진명(眞命)·진정(眞精)을 총칭한다. 이는 하늘로부터 품부(稟賦)받은 진기(眞氣)로 선·청·후(善·淸·厚)를 이른다. 이 삼진(三眞)은 삼일신고에서 처음으로 쓰인 용어이며, 진성(眞性)과 성신(性神)이 함께 쓰이기도 한다. 일반 선학에서는 조기(祖炁)·원기(元炁)·홍몽(鴻濛) 등으로 불린다.

34) **무기(無機)**[77]: 무기는 무위와 더불어서 우리 민족의 상고사서(上古史書)인 단군세기 서(檀君世紀 序)에 처음으로 나타나는 용어이다. 무위(無爲)의 내식(內息)이 이루어지는 무식(無息)이 일어나려는 기미(幾微, 낌새)를 이른다.

---

[77] 무기(無機): 삼일신고(三一神誥)에서 이르는 감식촉(感息觸) 18경계(6정, 6음, 6기)의 움직임이 가라앉고 도태(道胎)가 생겨나기 시작하는 순간의 잉태(孕胎) 낌새를 무기라 한다. 이는 무위(無爲)에 들기 직전의 단계로서 무위가 일어나기 시작하는 기미(機微)를 이르는 말이다. 그러므로 사전에서 이르는 '생명이나 활력이 없다'라는 뜻이 아니다. 이 무기(無機)라는 용어는 무위(無爲)와 함께 『단군세기』 서(檀君世紀 序)에 쓰였다.

35) 무위(無爲): 무위는 무기(無機)와 더불어서 우리 민족의 상고사서(上古史書)인 단군세기 서(檀君世紀 序)에 처음으로 나타나는 용어(用語)이다. 성(性)을 닦아서 기막(氣膜)이 형성되면 그 안에서 무위(無爲)의 내식(內息)으로 무식(無息)이 이루어지고, 음(陰)과 양(陽)이 화합(和合)하여 꿈인 듯 생시(生時)인 듯, 생시가 아닌 비몽사몽(非夢似夢)과 같은 무의식(無意識)에 들어, 스스로 의념(意念)이 사라지고 무아(無我)의 무념무상(無念無想)에 들게 된다. 코나 입으로 드나드는 숨이 없이 환전(桓田)의 보호막인 기막 안에서 스스로 그러함이 이루어져 저절로 무식(無息)과 환주(桓周)가 이루어지는 현상을 무위(無爲)라 한다. 이 무식(無息)으로 성·명·정(性命精)이 혼연일체(渾然一體)를 이루는 것이 성·명·정 합일원리(性命精合一原理, 천지인 합일원리天地人合一原理)이다. 그리고 무위(無爲)는 주로 정식(停息) 수련 때 무아(無我)에 들어 스스로 이루어진다. 무위의 사전적 의미는 자연 그대로 두어 인위적인 힘을 가하지 않는다는 뜻이다.

36) 무식(無息)·내식(內息): 이는 참 숨 고르기로 무위(無爲)가 이루어지는 내식(內息)을 무식(無息)이라 하며, 이 무식(無息)은 한글로 풀이한 '휴식이 없다' 또는 '숨이 없다'라는 뜻이 아니다. 유위(有爲)의 수련이 완성되어 기막(氣膜)이 형성되면, 입이나 코로 들고 나는 숨도 사라진다. 환전(桓田)에 무식(無息)이 이루어지면 모든 뜻(意)이 스르르 사라지고, 시간에 구애(拘礙)됨이 없이 몸 안에서 스스로 참 숨 고르기와 무위환주(無爲桓周)가 이루어지며, 진기(眞氣)가 쌓인다. 이는 강건(强健)한 육체를 보존하고, 정신세계가 밝아지게 한다. 옛 선인들께서 연못에 들어가 일주일, 심지어는 몇 달을 머물다가 나오기도 하였다는 기록은 바로 무식(無息)을 이루었기 때문에 가능하였을 것으로 본다. 이 무식(無息)이라는 용어(用語)는 성경팔계 제37사에 나

오는 우리 민족 고유의 선도 용어다. 선계에서는 진식(眞息)·태식(胎息) 등 여러 이름으로 불린다.

37) **진식(眞息)·태식(胎息)·무위자연호흡(無爲自然呼吸)·정식(定息)**: 진식(眞息), 태식(胎息)은 참 숨 고르기로 본경의 무식(無息)과 같은 뜻을 가진다. 일반적으로 환전(桓田) 숨 고르기를 태식이라고 말하는 예도 있으나, 태식은 태아(胎兒)의 숨쉬기를 일컫는 용어(用語)이다. 진정한 태식은 올바른 숨 고르기(조식調息)로 고요함(靜)이 입정 상태(入靜狀態)에 들어 무위(無爲)의 숨 고르기가 일어나서 시간과 공간을 초월하는 절정(絶頂)에 이른 상태로서, 몸 밖으로 드나드는 숨이 없이 몸 안에서 스스로 그러함이 이루어지는 참 숨 고르기가 이루어지는 것을 태식(胎息)으로 보는 것을 정설(定說)이라고 할 수 있다.

38) **도태(道胎)**: 숨 고르기가 무위자연의 무식(無息)에 이르러 성(性)과 명(命), 그리고 정(精)이 상호 화합하여 발생하는 열과 운동으로 양기(陽氣)가 형성되는 현상으로서 기적태아(氣的胎兒)인 도태(道胎)를 말한다. 이 도태가 완성된 것을 도가(道家)에서는 성태(聖胎)라고 한다. 이를 청나라 시대의 유화양진인(柳華陽眞人)[78])께서는 '진리(眞理)의 태아(胎兒)'라 하였다.

39) **무위자연(無爲自然)**: 원래의 뜻은 동력이나 인위적인 힘을 쓰지 않고 자연스럽게 스스로 저절로 그렇게 되는 자연 현상(自然現象)을 말한다. 하지만 빛선도 수련에서는 정상적(正常的)으로 수련이 잘 이루어져서 몸속의 기(氣)

---

78) 유화양진인(柳華陽眞人): 청나라(淸國 1750~1780) 태생이며, 저서로는 《혜명경(慧命經)》 등이 있다.

와 자연의 기(氣)가 혼연일체(渾然一體)를 이루고, 그것으로 인해 진기(眞氣)가 차오르면 의념(意念)이 모두 사라지고 고요함이 그 끝에 이르러 스스로 무위자연의 숨인 무식(無息)과 진환주(眞桓周)가 이루어지는 현상을 말한다. 무위(無爲)라는 약칭으로 많이 쓰이고 있다.

40) **환열(桓熱)**: 숨 고르기로 일어나는 열기(熱氣)로서 처음에는 하환전에서 발생하고, 그것이 전신으로 퍼지며 몸 안을 두루 순환(循環)하게 된다.

41) **열후(熱候)**: 기후(氣候)의 열풍(熱風)과 같은 용어로 하환전(下桓田)에서 열기(熱氣)가 일어나 바람과 같은 움직임으로 몸 안의 기로(氣路)를 순환하는 것을 말하며, 환열(桓熱)이 발생하는 현상이나 그 낌새 즉 징후(徵候)를 말한다. 일반 선학에서는 화후(火候)라 한다.

42) **환주열후(桓周熱候)**: 숨 고르기(調息)와 빛돌이 수련으로 환전(桓田)이나 기로(氣路) 등 신체의 어느 부위에 열후 즉 열기(熱氣)가 일어나 바람과 같은 움직임이 몸 안의 경락을 따라서 돌게 되는 현상을 말한다. 수련이 잘 이루어지면 스스로 하환주(下桓周)에서 중환주(中桓周), 대환주(大桓周)로 발전한다. 이를 일반적으로 주천화후(周天火候)라 하며, 문(文)·무(武)·진(進)·퇴(退)의 법이 있어 잘 살펴야 한다고 전한다. 문은 부드러운 후(候, 바람), 무는 강하게 요동(搖動)이 심한 후(候)를 말한다.

43) **활공(活功)·동공(動功)**: 고요한 가운데서 수련하는 정공(靜功)·정련(靜煉)과 반대되는 개념(槪念)으로 팔다리 등 전신(全身)을 움직이며 행하는 숨 고르기와 굴신(屈伸) 및 빛돌이(神周)를 함께하는 수련을 말한다.

44) 와련(臥煉)·와공(臥功): 누워서 하는 수련을 말하며, 이 외에도 자세에 따라 앉아서 하는 좌련(坐煉), 서서 하는 입련(立煉), 그리고 동작과 함께하는 활공(活功), 걸으며 하는 행보공(行步功) 등이 있다.

45) 선천(先天)의 기(炁): 부모로부터 물려받아 태어날 때부터 품은 원기(元炁)를 말하며, 하늘로부터 부여받은 천부(天賦)의 삼진(三眞: 眞性·眞命·眞精)을 말한다.

46) 후천(後天)의 기(氣): 사람이 태어난 후 섭취하는 음식물에 의한 수곡(收穀)의 기(氣)와 환전조식(桓田調息, 정공靜功) 수련으로 얻어지는 기(氣)를 후천(後天)의 기(氣)라 한다.

47) 진기(眞氣): 진기(眞氣)는 오로지 빛선도를 닦아서 무아(無我)의 무식(無息)으로 형성(形成)되는 기(氣)를 말한다. 일반적인 기(氣)와 혼동(混同)하여 쓰는 경우가 있으나, 이는 잘못이다.

48) 기파(氣波): 선·기공가(仙·氣功家)가 기(氣)를 몸 밖으로 방출(放出)할 때 생기는 기(氣)의 파동(波動)을 말하는 것이다.

49) 방송공(放送功): 중국 상해시(上海市)의 기공 요양소에 의해 정리된 공법이다. 상해 중의학병원 외래 부의 기공 강좌에서 소개한 병(病)의 증상(症狀)과 사례를 토대로 장유교(蔣維喬)[79] 선생님께서 총괄 정리한 것이며, 주로 의념(意念)으로 기(氣)를 방송(放送)하는 공법이다. 방송공에는 삼선방송법

---

79) 장유교(蔣維喬): 중국 태생으로 중국 근대 철학사(中國近代哲學史)의 저자이다. (중국 인물 사전)

(三線放送法), 분단방송법(分段放送法), 국부방송법(局部放送法), 정체방송법[整體(全身)放送法], 도행방송법(倒行放送法) 등 다섯 종류가 있다.

50) 기문(氣門): 기문은 땀구멍을 말하며, 모공(毛孔)은 양기(陽氣)가 흩어지는 곳이라 하여 붙여진 이름이다.

51) 신수환전(神守桓田)·내수(內守): '환전(桓田)을 신(神)으로 지킨다'라는 것은 환전(桓田)에 뜻(意, 의시意視)으로 신(神)을 모아 지키면, 양기(陽氣)가 모여 번뇌를 없애는 것을 의미한다. 심신을 안정시키기 위하여 신취점(神聚點)에 신(神)을 모아 지키는 신취(神聚) 수련 공법(功法)이다. 이 환전에 뜻이 다 모이면 환한 빛이 나타나기도 한다.

52) 정식(停息)[80]: 빛선도 수련 과정에서 숨을 들이쉰 후 일시적으로 멈추는 것을 말하며, 이때 빛돌이로 기(氣)를 양생(養生)한다. 그러므로 혹자는 정식(停息)에서 모든 것이 이루어진다고 말하기도 한다. 정식은 기도(氣道)는 열어 둔 채로 코(비鼻)와 입(구口)을 닫고, 흡호(吸呼)의 길이와 관계없이 길게 하는 것이 좋다. 일반 선학에서는 지식(止息), 폐식(閉息) 등 여러 이름이 있다.

53) 수공(收功): 수련을 마친 후 마무리하는 동작으로 기(氣)를 몸 전체에 고르게 흡수시켜 균형을 유지하는 수련 방법의 한 가지이다. 빛선도에는 강련(强煉)과 무련(武煉)이 있다.

---

80) 정식(停息): 청나라(淸國) 시대(1750~1780년경으로 추정)의 고봉(高峰, 원나라의 高峰 선사가 아님)이라는 수행승(修行僧)이 익혀 문파에 전파한 수련 방법이다. 당시 선계에서는 이를 세상을 속여서 만든 방문(傍門) 즉 진리에 반하는 수작이라 하였지만, 오늘날에는 중요한 수련 공법으로 활용되고 있으며, 심지어는 정식에서 모든 것이 이루어진다는 주장도 있다.

54) 방사(放射): 선도를 닦아서 공력(功力)이 많이 쌓인 수공자(修功者)가 몸 안에 쌓인 기(氣)를 몸 밖으로 방출(放出)하여 방사(放射)되는 기파(氣波)로 환자의 병(病)을 치료하기도 한다.

55) 염력(念力): 의념을 신(神)으로 모으는 신취(神聚)로 의시(意視)의 빛을 비추어 기(氣)를 모을 때 의념(意念)에 쌓이는 힘의 능력(能力)을 말한다. 염력이 많이 쌓이면 물건을 옮기는 등의 초능력을 발휘할 수 있다.

56) 숙정(肅靜)·입정(入靜): 빛선도 수련으로 신(神)과 기(氣)가 가라앉아서 심신(心身)이 맑고 고요한 상태를 말한다.

57) 입정(入定)·정심(定心): 심신(心身)의 맑고 고요함이 완성되어 무념무상(無念無想)의 상태에서 고요(靜)가 완전히 가라앉아 정착(定着)하여 시·공간을 초월하는 무아(無我)의 무위 현상(無爲現象)이 자연적으로 일어나는 상태(狀態)를 이룬 경지(境地)를 말한다.

58) 주화(走火): 수련으로 발생한 열기(熱氣)가 경로(經路)를 이탈하여 주행(周行)하게 됨으로써 신체의 마비(痲痺) 등 이상 징후(異常徵候)가 나타나는 현상을 말한다.

59) 입마(入魔): 수련으로 발생한 열기(熱氣)가 무질서하게 상환전(上桓田, 뇌腦)에 오래 머무르게 되면 정신 이상(精神異常) 등 뇌에 이상 징후(異常徵候)가 나타나는 현상을 말한다.

60) 공법(功法): 빛선도를 닦는 데 필요한 일련의 방법과 형식, 즉 수련 공법이다. 이 공(功)이라는 용어는 삼일신고에서 처음으로 사용되었다.

61) 기감(氣感): 기(氣)를 느끼는 감각(感覺)을 이른다.

62) 자발동공(自發動功): 수련 과정에서 몸이 자발적으로 진동(震動)하는 등 몸이 저절로 움직이는 현상을 말한다.

63) 연력·공력(煉力·功力): 빛선도를 정성으로 꾸준히 노력하여 닦음으로써 얻어지는 수련 결과물이며, 빛선도를 닦아 터득한 능력이다.

64) 내기(內氣): 몸 안의 기(氣)

65) 정기(精氣)·정신(精神): 하환궁(下桓宮)과 같은 의미로 쓰이기도 하며, 하환전(下桓田)에 모이는 기(氣)를 정기(精氣)라 한다. 이를 달구어 완성하면 진정(眞精)이 되었다가 무르익으면 정신(精神)으로 변화(變化)하여 출신(出神)하게 된다.

66) 명기(命氣)·명신(命神): 중환궁(中桓宮)과 같은 의미로 쓰이며, 본경(本經)에서는 중완(中脘)혈과 그 뒤쪽의 중추(中樞)혈의 중간 시점에 모이는 기(氣)를 말하며 명기(命氣)가 진명(眞命)이 되었다가 명신(命神)으로 화(化)하면 출신(出神)하게 된다.

67) 성기(性氣)·성신(性神): 상환궁(上桓宮)과 같은 의미로 쓰이기도 하며, 상환전에 모이는 기(氣)를 성기(性氣)라 이른다. 이를 달구면 진성(眞性)을 이루었다가 성신(性神)으로 변화하여 상출신(上出神)을 이루게 되는데, 이때의 성신(性神)은 성통(性通)을 이룬 영혼(靈魂)으로 화(化)하게 되는 것이다.

68) 하환궁(下桓宮): 아랫배에 기(氣)가 모이는 하환전(下桓田)을 일컫는 별칭으로 하환궁(下桓宮)에서 이루어지는 하환주(下桓周)로 그 중앙에 기(氣)가 모이는 곳을 말한다. 이를 일반 선학에서는 기해궁(氣海宮)이라 한다.

69) 중환궁(中桓宮): 시중에 나와 있는 선도 서적을 보면 '중궁을 잘 지켜라'라는 등 중궁(中宮)이라는 단어가 많이 등장하는데, 이는 중환궁을 이르는 말이다. 이 가운데를 잘 지켜야만 도(道)를 이룰 수 있다. 선종(仙宗)에 따라서 그 표현하는 방법이나 중환궁의 위치가 조금씩 다르긴 하지만 중환궁을 지키는 것이 중요한 것은 모두 마찬가지이다. 중환궁이란, 도가에서는 황정(黃庭, 중환궁中桓宮) 또는 황정(黃鼎: 환을 달구는 솥에 비유)으로 불리는 환전(桓田)을 말한다. 이는 주역의 음양오행상(陰陽五行上)으로 중앙이 토(土)이기 때문에 토(土, 흙)의 원색(原色)인 황색(黃色)이 나타난다고 하여 붙여진 이름이다. 실제로 도(道)를 완성하면 몸통이 주황색의 빛을 발한다. 이 중환궁을 음양오행에 따라 무기토(戊己土)라고도 하는데, 이는 10간(干: ①갑甲 ②을乙 ③병丙 ④정丁 ⑤무戊 ⑥기己 ⑦경庚 ⑧신辛 ⑨임壬 ⑩계癸)의 중앙에 위치하는 무기(戊己)를 뜻하는 이름이다. 이 무기토(戊己土)는 주역의 후천 팔괘 중에 이(離)가 불(火)이요, 감(坎)은 물(水)로서 바로 불과 물인 환전(桓田)의 남(회음혈)과 북(기해혈)을 잇는 축과 관원혈(關元血)과 양관혈(陽關穴)을 잇는 동과 서를 축으로 연계(連繫)하는 원(圓)을 그

리는 빛돌이를 하면 그 중앙인 토(土) 지점에 기(氣)가 응집되어 도태(道胎)를 형성한다는 학설이다.

다만 무식(無息)에 으르면 공력에 따라 중환전, 삼환전으로 발전하며 스스로 빛돌이 궤도(軌道)를 찾아 돌게 된다. 이 각각의 무기토 중에 무(戊)는 양토(陽土)의 중앙이요, 기(己)는 음토(陰土)의 중앙이기 때문에 무기토라 칭하는 것이다. 천간(天干)의 배치상 홀수는 양(陽: 용龍)이요, 짝수는 음(陰: 호랑이 虎)이기 때문이다. 태극도(太極圖)를 그리면 양(陽), 즉 불(火)의 중앙에 음토(陰土)인 기토(己土)가 있고, 음, 즉 물(水)의 중앙에 양토(陽土)인 무토(戊土)가 있다. 이것은 바로 주역의 불(火)인 이괘(離卦☲)의 가운데 있는 음(- -)이 기토(己土)이고, 물(水)인 감괘(坎卦☵)의 가운데 있는 양(—)이 무토(戊土)이기 때문이다. 이 무기토(戊己土)의 자리가 바로 양과 음이 화합(和合)하는 곳이며 또 성(性)·명(命)·정(精)의 응집(凝集)으로 이루어지는 도태(道胎)를 잉태하는 곳이다.

따라서 엄격히 말하면 이 무기토의 중환궁(中桓宮)은 중성(中性)이다. 이를 역(易)에서는 수중금(水中金)이라 한다. 이 중환궁은 무위(無爲)의 중환주(中桓周) 때는 중완(中脘)혈과 중추혈(中樞穴) 사이를 이르고, 무위의 대환주(大桓周)의 경우는 전중혈(膻中穴)과 신도혈(神道穴)의 가운데를 칭하는 것이며, 이를 중궁(中宮)이라고 하는 선파(仙派)도 있고, 신궐혈(神闕穴: 배꼽)이라고 하는 선파도 있다. 이를 빛선도는 중환궁(中桓宮)이라 칭한다. 그리고 중환궁은 숭환선을 주로 일컫지민, 상환전(上桓田)과 하한전(下桓田, 下桓宮)의 중앙도 중환궁이다.

다만 중환주와 대환주 때 형성되는 중앙의 위치가 다르다는 것을 유의해야 한다. 이 중앙의 중환궁은 쌍토(雙土)의 무기토(戊己土)라는 양과 음의 기(氣)가 화합하여 도태(道胎)가 형성되는 것을 뜻하기도 한다. 도(道)를 이룬다는 말의 뜻은 수련 방법을 논할 때 상세히 기술할 것이다. 궁금증을 해소하기 위해 간단히 소개하자면 수련 목적을 달성하는 것을 뜻하는데, 수련이 무위자연의 법칙에 따라서 아무런 의식(意識)이 없는 무아(無我)에서 저절로 스스로 이루어지게 되는 것을 말한다. 그 이루어냄을 달성하면 자기 자신의 신(神)이 자연적인 무의식(無意識)으로 빠져들게 되므로 비록 신선(神仙)은 되지 못하더라도 오묘하고 황홀한 불로장생(不老長生)의 아름다운 삶을 유지할 수 있다. 그러나 이 도(道)를 이루기 위해서는 규율(規律)에 따라서 마음을 허(虛)하게 비우고 맑게 유지(維持)하여 지극정성(至極精誠)을 다하는 최선의 노력이 필요하다. 거기에 더해 더욱더 중요한 것은 사람이 이 세상을 살아가면서 자기 자신도 모르게 마음에 쌓인 삼망(三妄)인 악(惡)·탁(濁)·박(薄)을 모두 씻어 내리고 바른 마음을 이루어야 비로소 도(道)를 터득(攄得)하는 득도(得道)를 할 수가 있다는 것이다.

빛선도는 이러한 수련 원칙(原則)을 기본으로 하며, 정해진 규칙에 따라서 정확하게 수련함으로써 도(道)를 이루어 낼 수 있게 된다. 이 중환궁(中桓宮)은 자사(子思)께서 말씀하시는 중화(中和)의 중용(中庸)과 서로 통한다. 즉 이 중화는 중용을 이루는 과정을 말하는 것이다. 일반 선학에서는 강궁(絳宮) 또는 중궁(中宮)이라 한다.

70) **상환궁(上桓宮)**: 머리의 뇌(腦)가 있는 상환전(上桓田)을 일컫는 다른 이름이다. 일반 선학에는 상단전(上丹田), 니환궁(泥丸宮) 등 여러 이름이 있다.

71) **미려궁(尾閭宮)**: 골궁(骨窮)이라고도 하며, 사람의 꼬리뼈 부분을 말한다.

72) 빛돌이(神周): 빛돌이는 신(神, 意識, 精神)으로 의시(意視)의 빛을 돌려서 음양(陰陽)의 기(氣)를 화합(和合)하는 양생공법(養生功法)이며, 회주(回周)와 환주(桓周)의 두 종류가 있다.

73) 환주(桓周): 몸 안의 신(神)을 의시(意視)의 빛(日·氣·光·陽)으로 돌려 무아(無我)의 무식(無息)에 들어 진기(眞氣)를 양생(養生)하는 '하늘 돌이' 수련법으로 유위(有爲)에서 무위(無爲)로 발전한 '참 빛돌이'를 진환주(眞桓周)라 한다.

74) 진환주(眞桓周): 빛선도를 닦아서 무아(無我)의 내식(內息)에 드는 무식(無息)을 이루어 환주(桓周)가 스스로 저절로 이루어지는 것을 진환주(眞桓周)라 한다. 일반 선학에서는 주천(周天)이라 한다.

75) 회주(回周): 환주와 구별되는 용어로서 몸 안의 기(氣)를 양생(養生)하여 통(通)하게 하는 '빛돌이'의 일종이다. 진환주(眞桓周)가 일어나도록 보완(補完)하는 수련이다.

76) 양생법(養生法): 숨 고르기 수련으로 우주(宇宙)의 기(氣)를 몸 안에 취기(聚氣)하여 빛돌이로 유통(流通)함으로써 기(氣)를 양생(養生)하여 생명을 건강하게 잘 보존하는 불로장생법(不老長生法)이다.

77) 정기(正氣)·진기(眞氣): 기(氣), 피(혈액), 진액(津液)과 정(精)을 모두 포함하는 개념이지만, 특히 병을 방어하는 작용을 하는 '바른 기(氣)'를 정기(正氣)라 한다.

78) 천기(天氣): 우주 공간에 있는 무수한 자연(自然)의 기(氣)로서, 천체를 움직이는 물질(에너지)이며 자연(自然)의 힘이다.

79) 지기(地氣) 또는 수곡(水穀)의 기(氣): 땅에서 나는 음식물을 섭취하여 그 영양분 흡수로 얻어지는 기(氣)를 일컫는다.

80) 주기(主氣)·종기(宗氣): 음식물 섭취로 인한 영위(營衛)의 기(氣)와 흡기(吸氣)로 인한 천기(天氣)가 화합하여 생기는 기(氣)이다.

81) 삼망(三妄): 사람이 태어나 살아가면서 심·기·신(心·氣·身)에 뿌리 내리는 악(惡)·탁(濁)·박(薄)의 나쁜 기(氣)를 말한다. 우리의 경전인 삼일신고에서 처음으로 쓰인 용어다.

82) 삼진(三眞): 삼진은 태어날 때부터 품부(稟賦)받은 성(性)·명(命)·정(精)으로 성(性)은 조화(造化), 명(命)은 교화(敎化), 정(精)은 치화(治化)를 뜻한다. 우리의 경전인 삼일신고에서 처음으로 쓰인 용어이다.

83) 지감(止感): 18경계의 모든 감정을 고요하게 가라앉히는 것을 말하며, 감(感)은 느낌(감感), 기쁨(희喜), 두려움(구懼), 슬픔(애哀), 성냄(노怒), 탐냄(탐貪), 싫어함(염厭)의 6정(情)이고, 식(息)은 향기(분芬氣), 썩은 기(란㶋氣), 한기(寒氣), 열기(熱氣), 우레(진震), 습기(濕氣)로 6음(陰)이며, 촉(觸)에는 소리(성聲), 빛깔(색色), 냄새(취臭), 맛(미味), 음란(淫亂), 막힘(저抵) 등 6기(氣)가 있다.

84) **기막(氣膜)**: 유위(有爲)의 수련이 정상적으로 잘 이루어지면 하환전(下桓田)에 기(氣)를 보호하는 기막이 형성되어 일정한 공간을 형성하게 된다. 하환전의 기막 안에서 무식(無息)으로 진기(眞氣)가 양생(養生)되어 자라서 하환전과 중환전을 아우르거나 하·중·상환전을 모두 아우르

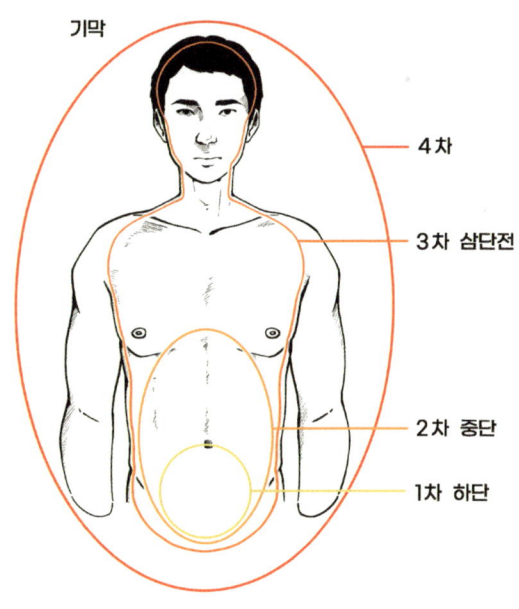

는 기막이 형성되고 그다음에는 몸 전체를 둘러싸는 기막으로 커지게 된다. 이러한 현상(現狀)은 우주의 대기권을 감싸는 오존층(ozone layer)[81]과 같은 형체 없는 기(氣)의 막(膜)이 각 환전(桓田) 또는 몸 주위에 형성되는 현상(現狀)과 같다고 할 수 있다. 이러한 기막(氣膜)이 형성되면 입과 코를 사용하지 않는 무위(無爲)의 무식(無息)이 이루어지는데, 이 기막(氣膜)에 대해서는 여러 가지 설(說)이 있다. 이는 수련이 깊어지면서 자연히 이루어지는 현상이며 실제로는 숨 쉬는 것을 잘 조절하여 기막이 형성되면 무식(無息)에 들어 성·명·정(性命精)이 혼연일체(渾然一體)를 이루고, 진기(眞氣)가 결집(結集)되어야만 비로소 그 실체를 알 수 있는 현상이다. 정렴(鄭磏)[82] 선생님께서는 이를 폐기(閉氣)라 하였다.

---

81) 오존층(ozonelayer): 지구 대기권의 성층권(成層圈)에서 많은 양의 오존이 형성되는데, 높이 26~30km 사이에 해당하는 부분으로 온도 분포가 주로 오존의 복사 성질에 의해 결정된다고 한다. (사전)

82) 정렴(鄭磏): 호는 북창(北窓)이며, 조선 중기의 선학자(仙學者)로서 천문 지리 의학 주역 등에 두루 학문이 깊었으며, 우리나라에 현존하는 선학 비결인 《용호비결》을 지으셨다.

85) 오욕(五慾): 사람의 재욕(財慾), 색욕(色慾), 식욕(食慾), 명예욕(名譽慾), 수면욕(睡眠慾)의 다섯 가지 욕망을 말한다.

86) 칠정(七情): 희(喜:기쁨)·노(怒:화냄)·우(憂:걱정)·사(思:생각)·비(悲:슬픔)·공(恐:공포)·경(驚:놀람) 등 사람의 일곱 가지 감정(感情)을 이르는 말이다. 과(過)하여 들뜨거나 모자라면 틈이 생겨서 사기(邪氣)가 스며든다. 이를 성경팔계(聖經八戒)에는 심칠규(心七竅)[83]라 하였다.

87) 토고납신(吐古納新): 몸 안에 있는 묵은 기(氣)를 토해내고(吐古) 새로운 기(氣)를 들이키는 것(納神)을 이른다.

88) 현빈일규, 현관일규(玄牝一竅, 玄關一竅): 수련을 50일 정도 열심히 하면 명치(구미혈)에서 하환전까지 기(氣)의 통로가 열리며, 숨 고르기가 수월해지는 편향증험(片餉證驗)을 느끼게 되는데, 이를 현빈일규(玄牝一竅)라 한다. 이때부터 명치에서 하환전까지 기(氣)의 통로가 뚫려서 막힘이 없이 수월한 숨 고르기가 이루어진다. 우주 태초(太初)의 일기(一炁)가 태극(太極)의 천지만물(天地萬物)로 변하는 것 등 우주의 생성 변화 현상(生成變化現狀)을 말하기도 한다. 이를 노자(老子)께서는 '곡신(谷神)은 죽지 않는다. 이것을 이름하여 현빈(玄牝)이라 한다(곡신불사谷神不死, 시위현빈是謂玄牝)'라고 하셨다. 또 이를 유(有)는 무(無)에서 나왔다고도 한다. 현(玄)은 양(陽),

---

[83] 심칠규(心七竅): 여기서 규(竅)는 입·코 등의 구멍이 아니라 마음의 일곱 가지 감정 느낌인 칠정[희(喜:기쁨), 노(怒:화냄), 우(憂:걱정), 사(思:생각,), 비(悲:슬픔), 공(恐:공포), 경(驚:놀람)]에 생기는 틈새(공간空間)를 심칠규(心七竅)라 하였다. 이는 마음의 상태에 따라서 놀라거나 크게 웃거나 오열하며 울거나 화를 내는 등 칠정 중에 어느 하나가 과(過)하여 들뜨거나 부족하면 틈이 생겨 사기(邪氣)가 스미면 성통공완(性通功完)을 이룰 수가 없다. 즉 칠규 중에 어느 하나의 기(氣)가 빠져나가면 그 자리에 구멍(규竅)이 생겨서 나쁜 기(氣)가 스며들면 병(病)이 되기도 하는 틈새를 말한다.

빈(牝)은 음(陰)이므로 유무의 관계는 태극(太極)의 관계이며, 만물이 생겨나는 생생(生生)의 기미(機微)를 담은 것을 암컷의 생식 작용(生殖作用)에 비추어 현빈(玄牝)이라 하였다. 그 현빈에 드는 현관(玄關)을 현빈(玄牝)의 문(門)이라 한다. 현빈일규는 무(無)에서 유(有), 즉 무(無)에서 세상 만물(世上萬物)이 생겨나듯이 몸 안에 기(氣)가 형성되어 기도(氣道)가 열리는 등의 논리적으로 정의할 수 없는 현묘(玄妙)한 현상이 나타나는 징후(徵候)를 말한다.

89) **금촉(禁觸)**: 소리, 빛깔, 냄새, 맛, 음란(淫亂), 신체의 부딪침 등 모든 감각(感覺)을 억제하는 것을 말한다. 이 금촉이라는 용어는 삼일신고에서 처음 사용한 우리 민족 전래의 선도 명사이다.

90) **탁기(濁氣)**: 몸 안에 모이는 나쁜 기(氣)를 말한다.

91) **사기(邪氣)**: 탁기(濁氣)·풍사(風邪)와 같은 의미로 몸속에 있는 나쁜 기(氣)를 말하며, 병(病)의 원인이 되기도 한다.

92) **음양오행(陰陽五行)**

- 음양의 기본 개념: 음양은 상대적인 개념으로 다양하게 변화하는 자연 현상(自然現象)을 말한다. 주야(晝夜), 한열(寒熱), 기혈(氣血), 암수(암컷과 수컷) 등 사물(事物)의 상대적인 개념을 말하는 것이며, 구체적인 물질을 말하는 것은 아니다. 그러므로 '음양은 이름은 있으나 형체가 없다'고 하는 것이다.

- 오행은 목·화·토·금·수(木·火·土·金·水) 다섯 가지 물질의 속성 및 '상생(相生)과 상극(相剋)'의 규율로서 자연을 인식하고 자연 현상(自然現象)을

해석하여 자연의 규율(規律)을 탐구(探究)하는 일종의 우주관적인 방법론이라고 할 수 있다. 즉 오행은 자연의 변화를 다섯 가지로 구분한 것이며, 오행의 움직임에 따라서 하늘의 기(氣)를 천간(天干)이라 하고, 땅의 상(象)을 지지(地支)라고 하며, 천간과 지지가 서로 작용하는 것을 '육십갑자(六十甲子)'라 한다.

93) 대우주(大宇宙): 자연의 우주인 천체(天體)를 일컫는다.

94) 소우주(小宇宙): 도가 사상(道家思想)으로 동양 철학(東洋哲學)과 의학(醫學)에서는 천체(天體)를 대우주(大宇宙)라 하고, 인간(人間)을 소우주(小宇宙)라 한다.

95) 환주공(桓周功): 환주는 기(氣)의 양생(養生)을 촉진(促進)하여 무위(無爲)에 이르게 하는 '빛돌이'로서 하환주(下桓周)·중환주(中桓周)·대환주(大桓周)로 나뉜다. 하환주는 정(精)을 다스려 충만하게 하는 정 다스리기(精理成)로 취기(聚氣)하는 것을 말하며, 중환주는 명(命)을 다스려 원기(元氣)를 보전하는 명 불리기(명단성命煆成)에서 일어나고, 대환주(大桓周)는 내기(內氣)가 기경팔맥(奇經八脈)을 통하여 온몸을 관통하는 것을 이른다. 이렇게 마음(心)과 몸(神, 氣)을 다스려 무위의 삼환전환주(三桓田桓周, 大桓周)를 이루어 성(性)을 맑게 하는 성 기르기(性養成)의 세 단계로 발전하며 스스로 이루어지는 것을 통틀어 환주(桓周)라 말한다. 또 유위 환주(有爲桓周)로 고요함이 정점(頂點)에 이르면 무식(無息)이 이루어져 기막(氣膜)이 형성되어 자연적으로 그 안에서 주유(周遊)하는 무위환주(無爲桓周)를 진환주(眞桓周)라 한다. 회주(回周)는 경락(經絡)을 서로 통하게 하는 것이 목적이다. 환주(桓周)

는 유위(有爲)로 시작한 환주(桓周)가 양생(養生)으로 기(氣)가 충만(充滿)해지면, 급기야는 스스로 일어나는 무위환주(無爲桓周)로 발전한다. 이를 일반 선학에서는 주천(周天)이라 한다.

96) **하환주(下桓周)**: 하환전(下桓田)에 신(神)을 모으는 지점을 축으로 반시계 방향인 북동남서동(아랫배의 하측 회음혈 → 아랫배의 좌측 → 상측 기해혈 또는 신궐혈 → 아랫배의 우측 → 회음혈)으로 원을 그리며 빛을 돌리는 수련의 일종(一種)을 말한다. 즉 반시계 방향으로 아래에서 좌로 의시(意視)의 빛을 돌리면 아랫배의 가운데(하환전下桓田의 중앙 지점, 오행상으로 무기토戊己土 지점)에 기(氣)가 모이게 하는 수련으로서 인위적(人爲的)인 유위(有爲)로 시작하여 숙련(熟煉)되면 기막(氣膜)이 생겨나 무위(無爲)에 들어 그 안에서 환주(桓周)가 저절로 이루어지는 것을 진하환주(眞下桓周)라 한다. 이 수련을 굳이 천체에 비유한다면 지구(地球)의 자전(自轉)이라 할 수 있으며, 일반 선학에서는 소주천(小周天)이라 한다.

97) **진중환주(眞中桓周)**: 이 진중환주(眞中桓周)는 진하환주로 생긴 진기(眞氣)가 자라서 하환전(下桓田)과 중환전(中桓田)을 아우르는 크기로 발전하여 기막이 확장된 상태이다. 이는 인위적으로 이루어지는 것이 아니다. 오로지 무식(無息)으로 이루어지는 무위의 진하환주가 한 단계 더 발전하여 중환전인 중완혈과 중추혈 사이에 진기(眞氣)가 쌓여 나타나는 무위(無爲)의 환주현상(桓周現狀)이다. 이를 천체로 비유한다면 지구가 달을 잡아 돌리는 것과 같은 것으로서 이를 일반 선학 용어에 비유하면 중주천(中周天)이라 할 수 있다. 이의 별칭으로 중철(中哲)·중약(中藥) 등의 여러 명칭이 있다.

98) 진대환주(眞大桓周): 오직 무위(無爲)로 스스로 발전하는 현상이다. 진하환주로 발생한 무아(無我)의 무위자연(無爲自然)의 무식(無息)이 깊어짐에 따라 기막(氣膜)이 커져서 진중환주를 거쳐 삼환전(하·중·상환전)을 모두 아우르는 무위(無爲)의 진대환주(眞大桓周)가 되는 것을 말한다. 이 진대환주(眞大桓周)가 도태(道胎)를 온양(溫養)하여 무르익으면, 도태가 완성되어 상출신(上出神)을 하여 태허(太虛)로 돌아가는 환허(還虛)를 이루게 된다. 이렇게 무위의 수련이 완성되어 성통공완(性通功完)을 이루면, 형이상(形而上)의 신령(神靈)한 사유 세계(思惟世界)에 들게 되며, 상철(上哲)·상선(上仙)·대약(大藥) 등을 이루게 되는 것이다. 이 경지(境地)의 수련을 이루면 도(道)를 완성(完成)하게 되는 것이지만, 천선(天仙)이 되기 위해서는 면벽(面壁)[84] 등 고도(高度)의 수련을 통해서 이 상태를 영원히 변하지 않도록 고정(固定)할 수 있어야 한다. 이를 천체와 비교한다면 지구가 달을 품고 태양을 도는 것이다. 꼭 기억해야 할 것은 이 진대환주(眞大桓周)도 오로지 무위의 수련으로 진하환주(眞下桓周)가 스스로 저절로 발전하여 이루어지는 현상(現狀)이라는 것이다. 이를 일반 선학에서는 수승화강(水乘火降), 자오묘유(子午卯酉) 또는 대주천(大周天)이라 한다.

99) 무위환주(無爲桓周): 이는 무위자연(無爲自然)의 무식(無息)으로 스스로 이루어지는 환주(桓周)이며, 환전(桓田) 수련으로 인하여 신체 아래쪽의 수기(水氣) 즉 찬 기운이 위로 올라가고, 위쪽의 따뜻한 기운이 아래로 내려가는 현상을 말한다. 혹자는 무위환주(無爲桓周) 속에 모든 질병(疾病)이 물러가는 이치(理致)가 숨어있다고 말하기도 한다. 무위환주에는 진하환주(眞下桓周), 진중환주(眞中桓周), 진대환주(眞大桓周)의 세 종류가 있다.

---

84) 면벽(面壁): 벽을 바라보며 음식을 먹지 않고 성(性)을 길러 진기(眞氣)로 생존하며 행하는 선(仙·禪) 수련이며, 폐관(閉關) 수련이라고도 한다.

100) **사유(思惟)**: 사유가 의식적(意識的)일 때는 정신 활동(精神活動)이고, 도(道)를 이루어 출신(出神)을 이루면 천국(天國), 선(仙)의 세계(世界), 영계(靈界) 등 형이상(形而上)의 신령(神靈)한 사유 세계(思惟世界)에 들게 된다.

101) **경락(經絡)**: 인체 내에서 기(氣)가 흐르는 통로(通路)를 경락(經絡)이라 하며, 가로로 흐르는 것을 경(經), 세로로 흐르는 것을 낙(絡)이라 한다. 경맥(經脈)에는 12가지가 있으며 이를 12정경(正經)이라 하고, 락맥(絡脈)은 15락맥이 있다.

102) **경혈(經穴)**: 12정경(正經)과 기경팔맥(奇經八脈)이 지나가는 자리에 위치하며 기(氣)가 출입하는 통로 역할(通路役割)을 한다. 한의학(韓醫學)에서는 경혈(經穴)이 막히는 울체(鬱滯)가 일어나면 병이 발생한다고 본다.

103) **맥(脈)**: 기혈(氣血)이 순환(循環)하는 통로로서 심장에 연결되며, 오장육부(五臟六腑)와 작용하여 영양분을 운반한다.

104) **기경팔맥(奇經八脈)**: 임맥(任脈) - 독맥(督脈) - 충맥(衝脈) - 대맥(帶脈) - 양유맥(陽維脈) - 음유맥(陰維脈) - 양교맥(陽蹻脈) - 음교맥(陰蹻脈)을 잇는 경맥(經脈)으로 십이경맥을 보충하는 작용을 한다.

105) **임맥(任脈)**: 기경팔맥(奇經八脈)의 하나이며 양 눈 밑의 승읍혈(承泣穴)에서 시작하여 아래턱의 승장혈(乘奬穴)을 거쳐 몸 앞쪽의 정중선(正中線)을 따라서 아래로 천돌혈(天突穴) - 전(단)중혈(膻中穴) - 구미혈(鳩尾穴) - 중완혈(中脘穴) - 신궐혈(神闕穴) - 기해혈(氣海穴) - 관원혈(關元穴) - 곡골혈(曲骨穴) - 회음혈(會陰穴)을 잇는 경맥을 말한다.

106) **독맥(督脈)**: 기경팔맥의 하나로서 장강혈(長强穴)에서 몸 뒤쪽의 정중선을 따라서 위쪽으로 양관혈(陽關穴) - 명문혈(命門穴) - 협척혈(夾脊穴) - 중추혈(中樞穴) - 신도혈(神道穴) - 포황혈(胞肓穴) - 뇌호혈(腦戶穴) - 백회혈(百會穴) - 전정혈(前頂穴) - 상성혈(上星穴) - 명당혈(明堂穴) - 은교혈(齦交穴)을 잇는 경혈을 말한다.

107) **오장육부(五臟六腑)**: 오장은 간장(肝臟)·심장(心臟)·비장(脾臟)·폐장(肺臟)·신장(腎臟)으로 성·명·정(性命精)과 혈(血) 및 혼백(魂魄)과 배합하면서 저장된다고 본다. 육부는 대장·소장·쓸개·위·삼초(三焦)·방광 등을 말하며 수곡(水穀)을 변화시켜 진액(津液)을 흐르게 한다.

108) **압기(壓氣)**: 숨을 들이쉴 때 하환전(下桓田)에서 순방향(順方向)으로 수평회주(水平回周)를 행(行)하여 기(氣)를 압축(壓縮)하는 취기(聚氣)를 말한다. 내기(內氣)의 압력(壓力)을 증가시켜 기를 압축시키는 것이다. 이는 특수한 빛선도 수련 공법으로서 본경(本經)에서 많이 활용된다.

109) **성·명·정(性命精)**[85]: 이 성·명·정(性命精)이라는 용어(用語)는 우리 민족의 조상님들에 의해서 약 1만 년 전부터 삼일신고 인물편(三一神誥 人物篇)을 통하여 전해지는(傳來) 빛선도 명사(名詞)이다. 심(心: 성性·신神)·기(氣·조식調息·명命)·신(身·정精)의 성·명·정(性命精)을 화합하는 신·기(神·氣)의 음양(陰陽)을 함께 닦는 쌍수(雙修)의 수련이다. 또 감정(感情)을 그

---

[85] 성·명·정(性命精): 삼일신고(三一神誥)에서 제일 먼저 사용된 선도 용어로서 태백일사 삼신오제본기에 대변경(大辯經)에는 이를 신(神)을 지키는 세 관문(三關門)이라 하였다. 이는 신기쌍수(神氣雙修) 수련의 원동력이다. 다른 선파에서는 성명(性命)으로 표기하였고, 그 후에는 정기신(精氣神)이라는 용어로 표기(表記)하였다. 용어는 달라도 그 뜻은 같은 것이다.

치는 지감(止感)과 접촉을 금하는 금촉(禁觸), 그리고 삼망(三妄)은 세 가지의 망령인 악(惡)·탁(濁)·박(薄)을 빛선도를 닦아서 돌이켜 하늘로부터 품부(稟賦)받은 삼진(三眞)인 성·명·정(性·命·精)의 선·청·후(善·淸·厚)로 되돌리게 하는 수련이다. 삼일신고(三一神誥)의 성·명·정(性·命·精)에 대하여 태백일사(太白逸史), 삼신오제본기(三神 五帝本紀)에서는 '대변경(大辯經)에 이르기를 신(神)을 지키는 수신(守神)으로 도(道)를 이루는 세 관문(三關門)인 삼관(三關: 성·명·정性命精)'이라 하였다. 따라서 이는 빛선도 수련의 기본적(基本的)인 핵심(核心)이 되는 용어(用語)이다. 이 세상에 글자가 발명(發明)되기 이전인 1만 년 전부터 입(口)에서 입으로 전래(傳來)된 사실을 보더라도 우리나라가 상고시대(上古時代)부터 면면히 이어진 선도(仙道)의 종주국(宗主國)임을 알 수 있으므로 선도를 소중하게 간직하여 자손만대(子孫萬代)를 이어 길이 보존하며 발전·향상시켜야 하는 그 당위성(當爲性)이 있다.

- 성(性): 마음(心)은 오감(五感)과 칠정(七情) 그리고 사유(思惟) 등의 정신활동(精神活動)을 총칭(總稱)하는 성기(性氣)이다. 성(性)과 신(神)의 의(意)가 함께하는 성신(性神)으로 변하면 빛을 환하게 밝힌다. 오행상(五行上)의 양(陽)이다.

- 명(命): 생명 활동(生命活動)의 기본·물질(基本物質)인 원기(元氣)와 숨(息)으로써 생명(生命)과 의(意)가 함께하는 명신(命神)이다. 명(命)은 오행상의 중(中, 중앙, 土)이다.

- 정(精): 사람이 태어날 때부터 선천적(先天的)으로 지니고 있는 몸(身)의 본바탕인 정기(精氣= 원기元氣)로서 오행상의 음(陰)이다.

그리고 성·명·정(性命精)은 빛선도 수련의 주체(主體)로서 각각 성(性)을 닦아서 성기(性氣)가 성신(性神)으로 변하고, 명(命)을 닦아서 명기(命氣)가 명신(命神)으로 변하며, 정(精)을 닦아서 정기(精氣)가 정신(精神)으로 변하면 출신(出神)하게 된다. 그러므로 기(氣)가 신(神)으로 변하지 않으면 출신을 이룰 수가 없는 것이다. 옛 선도서는 이러한 과정이 모두 빠져있으므로 이 경(經)에서 밝힌다. 그리고 수련으로 보충(補充)되는 후천(後天)의 기(氣)를 연환(煉桓)하여 선천의 기(先天之炁)를 보충하는 진기(眞氣)를 진성(眞性)·진명(眞命)·진정(眞精)이라 한다.

110) **취진성정(聚津成精)**: 진(津)은 생물(生物)의 몸 안이나 줄기·뿌리·열매 등의 속에서 일어나는 생명 현상(生命 現象)이 흐르는 액체(液體)인 수액·체액 등을 섭취(攝取)하여 정(精)을 이루는 것을 말한다.

111) **양신(陽神)**: 성·명·정(性命精)을 닦아서(煉桓) 양신(陽神)으로 변하면 출신(出神)을 이루게 하는 양기(陽氣)를 말한다. 영적(靈的)인 성신(性神), 명신(命神), 정신(精神) 세 종류가 있다. 여기에 나타나는 세 가지의 신(神)은 모두가 빛이며, 형이상(形而上)의 사유 개념(思惟槪念)이다.

- 정신(精神, 정精을 관장하는 영적靈的 신神): 환전(桓田)의 감괘(坎卦 ☵) 가운데의 일양(一陽, ―)이 양신(陽神)인 정신(精神)으로 변하면 출신(出神)을 이루게 된다. 이 정신(精神)은 글자는 같으나 그 뜻이 마음의 작용을 이르는 정신(精神)과는 다른 형이상(形而上)의 개념(槪念)이다.

- 명신(命神): 명은 몸의 중앙에 위치하는 중성(中性)으로, 규(圭)의 양토(陽土)인 무토(戊土)와 음토(陰土)인 기토(己土)가 함께 양신(陽神)인 명신(命神)으로 변하면 출신(出神)하게 된다.

- 성신(性神): 주역의 불(火)인 이괘(離卦, ☲)의 가운데에 있는 음(- -)이 기토(己土)이고, 물(水)인 감괘(坎卦 ☵)의 가운데 있는 양(—)이 무토(戊土)인데, 이괘(離卦, 離☲)가 양신(陽神)으로 변하여 고요가 그 끝에 이르면 건괘(乾卦, 乾☰)인 순양(順陽)으로 되돌아가 상출신(上出神)을 이루게 하는 것을 성신이라 말한다. 그러므로 이 성신(性神)은 형이상(形而上)의 개념으로 성통공완(性通功完)을 이룬 영적 개념(靈的槪念)이다.

112) **금환(金桓)**: 환전 수련(煉桓)으로 인하여 무식(無息)이 이루어지면 몸 전체에 진기(眞氣)가 차오르면서 명당혈(明堂穴)이나 환전(桓田) 등 몸 안에 환한 빛이 나타나며 상출신(上出神)을 이루게 된다. 이를 금환(金桓), 금단(金丹) 등 여러 이름으로 부른다.

금단이란 용어는 주운양(朱雲陽)[86] 조사께서 원시천존(元始天尊) 즉 최초에 금단을 이룬 때에 한 톨의 기장 알(조, 좁쌀) 같은 구슬을 맺어 얻으시니, 그를 보배롭게 여겨 금단(金丹)이라 한 것에서 유래하였다. 즉 금환(금단)이란 환전(桓田)을 닦아서 도(道)에 이르는 빛선도(빛仙道)를 말하며, 이는 환도(桓道)와도 같은 말이다. 빛선도는 무위의 진대환주(眞人桓周)로 도태(道胎)가 완성되었을 때를 금환(金桓)이라 이른다.

---

86) 주운양(朱雲陽, 주원육朱元育, 생몰 미상): 청(淸)시대(1723~1735)의 진인으로 이름은 원육(元育)이고 운양(雲陽)은 호이며, 북종 용문파의 조사(祖師)로서 위백양이 지은 《참동계》를 주역한 《참동계천유》의 저자이다. 다른 저서로는 《오진편천유(悟眞篇闡幽)》 등이 있다. (참동계천유)

113) 육신통(六神通): 여섯 가지의 신통한 능력을 말하며, 불가(佛家)에서는 이를 천안통, 천이통, 타심통, 숙명통, 신족통, 누진통이라 한다. ①천안통(天眼通): 세간(世間)의 일체의 멀고 가까운 모든 고락(苦樂), 모양과 갖가지 형(形)과 색(色= 아兒)을 말한다. 또 우주 만물을 환히 꿰뚫어 볼 수 있고, 자기와 남의 미래세에 관한 일을 내다볼 수 있는 능력이다. ②천이통(天耳通): 세간의 좋고 나쁜 모든 말과 멀고 가까운 말, 여러 나라 각 지역의 말, 나아가 짐승과 귀신의 말에 이르기까지 듣지 못할 것이 없는 능력이다. ③타심통(他心通): 남의 마음속을 꿰뚫어 볼 수 있는 능력이다. ④숙명통(宿命通): 자신의 전생을 아는 능력이다. ⑤신족통(神足通): 뜻대로 모습을 바꾸거나 마음대로 어디든지 뛰어넘을 수 있는 능력이다. ⑥누진통(漏盡通): 번뇌를 끊고 다시는 미계(迷界: 사리에 어두워 삼계三界를 헤매는 중생衆生의 미망 세계迷妄世界)에 태어나지 않음을 깨닫는 성각자(性覺者·聖覺者)의 신통력이다.

114) 태극(太極): 만물(萬物)이 생성·변화(生成變化)하는 근원(根源)을 이르는 개념(概念)으로 음(陰)과 양(陽)이 혼합(混合)하여 하나로 존재하는 상태를 말한다. 태극의 개념은 북송(北宋)시대의 주돈이(周敦頤)[87] 선생님에 의해 우주의 궁극적 존재를 근원으로 언명(言明)되었다고 한다. 또 성리학의 창시자인 그에 의해서 송나라(960~1279) 시대부터 유학(儒學)의 형이상학적(形而上學的) 사유(思惟)가 시작되었다고 한다.

115) 무극(無極): 무극은 태극(太極)이 생겨나기 이전의 선천일기(先天一炁, 태

---

87) 주돈이(周敦頤): 중국 태생이며, 본명은 돈실(敦實)이고, 성리학의 창시자이다.

허太虛)로서 그 시작한 바를 알 수 없는데 그 시작은 있고, 그 끝난 바를 알 수 없는데 태극(太極)을 낳는다고 하였다.

116) **환도철인(桓道哲人)**: 빛선도 수련(仙道修煉)으로 성통공완(性通功完)을 이루어 도(道)를 터득(攄得)한 사람을 높여서 부르는 존칭(尊稱)이다. 철인(哲人)은 삼일신고에서 사용된 용어로서 빛도를 닦아 성통공완으로 성을 깨우쳐 밝은 사람을 이른다. 그 공력(功力)에 따라 하출신(下出神)을 이루면 하철인(下哲인), 중출신(中出神)을 이루면 중철인(中哲人)이 되고, 상출신(上出神)을 이루면 상철인(上哲人)이라 높여 부르며, 육십갑자의 순서에 따라서 환도철인이 선명(仙名)을 부여하며, 육십 명을 넘으면 반복해서 부여한다.

7. 역경(易經)과 음양오행(陰陽五行)의 기(氣)

일반적인 선도 공법은 대우주의 천체(天體)를 움직이는 천기(天氣)를 선도 수련을 통하여 인체에 끌어들여 응용함으로써 건강을 유지하도록 하는 수련법이다. 따라서 환역(桓易)의 괘효사(卦爻辭)[88]와 선도(仙道)의 원리(原理)를 응용(應用)하여 주역의 음양오행(陰陽五行)을 선도 수련에 응용하는 이론(理論)이 있다.

---

88) 괘효사(卦爻辭): 효(爻)는 음(陰)-- 양(陽)—의 부호와 같이 형상화한 것이요, 음양의 효(爻)를 세 개 또는 여섯 개로 배합하여 건(乾)☰·곤(坤)☷과 같이 형상화한 것을 괘(卦) 라 하고, 효(--음 —양)와 괘(☰)와 같이 번역(變易: 변수變數, 변호變爻)하여 8을 16으로 16을 32로 32를 64괘로 조합한다. 또 3효를 배합한 건괘(乾卦)☰나 6효를 배합한 건위천(乾爲天☰: 자연 삼물自然三物의 괘로 인간이 번성한 후에는 기울어진다는 뜻)으로 만들어 풀이한 것이 괘효사(卦爻辭)이다. 괘효사는 8괘와 64괘를 모두 복희가 지었다는 설과 8괘는 복희씨가, 64괘는 문왕이 지었다는 설 등이 있다. (환·주역)

그러나 복희씨(伏戲氏)[89]의 천도 사상(天道思想)[90]에 의한 선천 팔괘(先天八卦)와 64괘로부터 발전되어 온 문왕(文王)[91]의 후천 팔괘에는 음양오행에 관한 사항이 겉으로는 나타나는 바가 없다고 한다. 그리고 문왕의 후천 팔괘를 만들고 괘효사(卦爻辭)를 지은 것은 신도 사상(神道思想)[92]에 의한 신도 설교(神道說敎)[93]를 하기 위함이었다고 하는데, 이는 당시의 사회는 신본위(神本位)의 종교적인 신도 사상시대(神道思想時代)로서 사람들이 귀신(鬼神)의 힘을 믿는 시대였기 때문이다. 문왕(文王)은 이런 괘(卦)와 상(象)을 이용하여 길흉(吉凶)을 점치려 하였으며 이것을 바로 서(筮)라고 한다. 복희씨의 천지(天地)를 중심으로 한 팔괘를 선천 팔괘(先天八卦: 건乾☰태台☱이離☲진震☳손巽☴감坎☵간艮☶곤坤☷)라 하고, 주문왕(周文王)의 팔괘를 후천팔괘(後天八卦: 이離☲손巽☴진震☳간艮☶곤坤☷태台☱건乾☰감坎☵)라 하여 선·후천팔괘(先·後天八卦)로 나뉜다.

음양오행(陰陽五行)의 상생상극(相生相剋)은 후천팔괘(後天八卦)의 원리로서 서(筮)는 비록 술수(術手)이지만 길흉회린(吉凶悔吝)[94]하는 원인(原因)으로서의 원리원칙(原理原則)에 있다고 본다. 문왕(文王)보다 약 500년 후인 공자(孔子)가 출현(出現)한 시기(時期)에는 이미 인간의 지능(知能)이 크게 발달하여 종교적인 신도 사상(神道思想)이 쇠퇴(衰退)하는 시기(時期)였으므로 인간을 중심으로 한 공자

---

89) 복희씨(伏戲氏): 상고시대 중국 대륙의 동방 구이(九夷)족 중, 풍이(風夷)족 출신이며, 신시배달국 제5대 태우의 환웅 천황(BC 3511~3418)의 12번째 막내아들로 태어나셨다. 우주 생성 변화 원리의 이치를 담은 8괘와 64괘의 괘상(卦象)을 처음 그었다. 후에 태호 복희 황제(太嘷伏羲皇帝)에 등극하셨다. (桓檀古記)

90) 천도 사상(天道思想): 복희씨의 8괘 철학시대(BC4700년경)의 천본위 사상(天本位思想) (한국 민족문화 대백과)

91) 문왕(文王): 상(商)나라 말기의 제후(諸侯)이자 주(周)나라의 문왕으로 추대되었으며(BC 1232~1135), 주역 후천 8괘를 만들었다고 한다. (중국 인물 사전)

92) 신도 사상(神道思想): 문왕의 후천 8괘와 괘효사 철학시대(BC 1232~1135)의 신본위 사상(神本位思想)을 말한다.

93) 신도 설교(神道說敎): 관(觀), 괘(卦), 십익(十翼)의 단전(彖傳)에 나오는 말.

94) 길흉회린(吉凶悔吝): 좋은 일과 나쁜 일, 근심과 걱정을 미리 아는 점(卜)은 기미[機微: 앞일에 대(對)한 다소(多少) 막연(漠然)한 예상(豫想)이나 짐작(斟酌)이 가게 하는 어떤 현상(現象)과 상태(狀態)의 낌새]에 있는데, 그 기미를 징험할 수 있는 것은 길흉과 회린일 따름이라는 것이다.

(孔子)의 인도 사상(人道思想)[95]이 출현하게 되었다고 한다. 이에 따라 공자는 문왕의 점서(占筮)의 폐단(弊端)을 배격(排擊)하고 순수하게 철학적(哲學的)인 관점(觀點)을 통(通)하여 문왕의 괘효사를 해석하였다. 공자가 지은 십익(十翼)[96] 중에 설괘전(說卦傳)의 음양오행론(陰陽五行論)은 대자연(大自然)의 존재(存在)와 그 변화(變化)의 규율(規律)에 따라서 음양오행의 기(氣)가 나타난다고 보았다. '간(艮) 괘는 하나의 완성을 말한다. 만물(萬物)은 진(震) 괘에서 나온다. 진은 동방(東方)이다.' 이 설쾌전의 문장(文章)에서는 상생상극(相生相克)에 대해서 직접적으로 표현하지 않았으나, 이를 나열하면 바로「오행상생도」(五行相生圖)의 원도(圓圖)가 된다고 한다.

우리 민족의 상고사에는 오행의 기원에 대하여 크게 다섯 가지 기원설(紀元說)[97]이 많이 사용되었다. 춘추전국시대(春秋戰國時代) 이후에 연(燕)나라와 제(齊)나라의 방사(方士)들이 지어낸 말을 이론적으로 체계화하여 전파한 사람은 추연(鄒衍, BC 350~240)과 동중서(董仲舒, BC 179~104), 유향(劉向, BC 77~76) 등으로 보고 있으며, 오행은 비주문화권(非周文化圈)에서 연원(連原)하였고, 이 비주문화권의 중심을 해안 문화의 중심인 제(齊)나라로 보고 있다. 이 제나라의 산동반도(山東半島)는 한국 고대 국가가 지배한 지역임을 감안(勘案)하면, 오행설은 한국 고대인들이 창출(創出)한 것이 된다.

또 단군세기(檀君世紀)에 의하면 단군왕검(檀君王儉)의 태자 부루(太子夫婁)가 도산(塗山)에서 우사공(虞司空)에게 오행치수법(五行治水法)을 전(傳)하였다고 하는

---

95) 인도 사상(人道思想): 공자의 십익(十翼) 철학시대(BC 551~479년경)의 사람을 본으로 하는 인본위 사상(人本位思想)이다.

96) 십익(十翼). 공자기 지었다고 하는 역(易)의 뜻을 알기 쉽게 설명한 역서(易書)로서 단전(彖傳) 상·하(上·下), 상전(象傳) 상·하, 계사전(繫辭傳) 상·하, 문언전(文言傳), 서괘전(序卦傳), 설괘전(說卦傳), 잡괘전(雜卦傳) 등 십익으로 구성되어 있다.

97) 오행의 다섯 가지 기원설: 1) 고대인의 총체적인 생산과 생활 경험에서 나왔다는 설 2) 치수(治水) 투쟁에서 발생했다는 설 3) 상(商)나라 사방(四方) 관념에서 기원했다는 설 4) 은(殷)나라 사람의 귀복(龜卜: 거북점)에서 기원한다는 설 5) 고대의 점성술에서 기원했다는 설 등이다. (국학 자료원)

데, 이는 오행의 다섯 가지 기원설 중 치수투쟁설(治水鬪爭說)과 관련지을 수 있다. 환단고기(桓檀古記)와 태백일사(太白逸史)「삼신오제본기三神五帝本紀」에는 오행설(五行說)과 유사(類似)한 오제설(五帝說)과 오령설(五靈說)이 있는데, 오행 기원설(五行紀元說) 중 다른 하나는 은(殷)나라의 사방관념(四方觀念)에서 나왔다는 설이다.

이와 같은 문헌(文獻)으로 미루어 오행(五行)은 고대 우리 민족의 생활 문화(生活文化)였음을 짐작할 수 있다. 이러한 설은 자연 현상(自然現象)을 인간(人間)들이 탐구(探究)하여 생활 지표(生活指標)로 정립(定立)한 설(說)을 시대의 흐름에 따라 발전·향상시킨 것이라고 할 수 있다.

필자는 학문(學文)의 발전과 더불어 이론(理論)이 확장되고 사람이 살아가는 데 응용(應用)하는 작용(作用: 메커니즘mechanism)을 부정하고자 하는 것은 아니다. 다만, 주역이 우리 민족의 생활 문화였다는 것에 그 무언가 아쉬움이 남는다. 이러한 설을 염두에 두든지 안 두든지 간에 빛선도를 정성껏 수련(修煉)하면 자연스럽게 무위자연 현상(無爲自然現狀)과 더불어 무식(無息)을 이루는 등 신체(身體)에 그 반응(反應)이 일어나게 되므로 굳이 자연 현상을 염두에 두고 수련할 필요는 없다. 천지자연(天地自然)은 모두 태극(太極)의 음양(陰陽)으로 이루어져 있고, 그 가운데 자연의 일부인 사람도 음양으로 이루어져 있으며, 사람의 생존을 유지하는 것도 모두 음양의 이치에 따라 움직이고 있기 때문이다. 그러므로 빛선도를 수행하는 데도 음양이 상호 교류하는 숨 고르기를 함으로써 자연스럽게 오행의 원리에 따라서 진정한 빛선도 수련을 완성할 수 있게 되는 것이다. 그러므로 오행 원리 같은 이론(理論)을 염두에 두고 수련을 하게 되면 오히려 집중력이 흩어져 수련에 방해 요인(妨害要因)이 될 수도 있다. 오행 원리(五行原理)는 그 이론대로 이해(理解)하고 수련법에 따라서 행하면 오행의 원리가 자연스레 적용될 것이다. 이에 대한 이해(理解)를 돕기 위하여 음양오행(陰陽五行)의 구조(構造)와 그 응용 현상(應用現狀)을 알아보고자 한다.

가. 오행(五行)의 성질(性質)과 작용(作用)

오행(五行)은 자연(自然)의 움직임을 다섯 가지로 구분한 것으로서, 목(木), 화(火), 토(土), 금(金), 수(水)로 분류한다.

○ 오장 [五臟]
1. 간 (肝臟)
2. 심장 (心臟)
3. 비장 (脾臟)
4. 폐 (肺)
5. 신장 (腎臟)

○ 육부 [六腑]
1. 대장 (大腸)
2. 소장 (小腸)
3. 담낭 (쓸개) (膽囊)
4. 위장 (胃臟)
5. 삼초 (三焦)
    실체는 없지만 기혈순환 촉진
6. 방광 (膀胱)

1) 목(木)은 태어나고 성장(成長)하는 생육(生育)의 힘으로서, 방위(方位)로는 동(東)쪽이고, 계절로는 봄이며, 기(氣)는 풍(風)이고, 천체(天體)로는 목성(木星)이며, 자연(自然)으로는 나무(木)이고, 신체(身體)로는 간(肝)·담(膽)이며, 속성(屬性)은 분노(憤怒)이다.

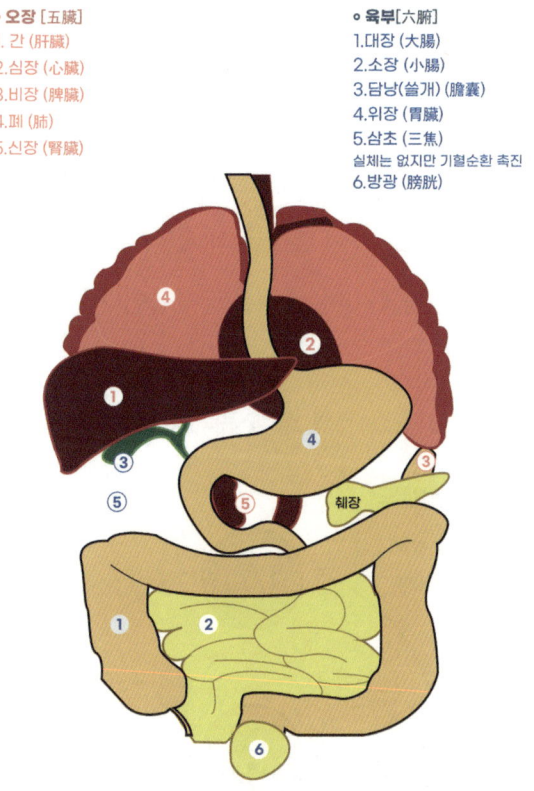

오장육부 해부도 (五臟六腑 解剖圖)

2) 화(火)는 왕성(旺盛)하게 번성(繁盛)하는 힘이고, 방위(方位)로는 남쪽이며, 계절로는 여름이고, 기(氣)는 열(熱氣)이며, 천체(天體)로는 화성(火星)이고, 자연(自然)에서는 불(火)이며, 인체(人體)에서는 심장(心臟)과 소장(小腸)이고, 속성은 기쁨과 슬픔이다.

3) 토(土)는 오행의 균형을 유지하고 조절하는 중심으로서 모든 방위와 계절이 연계되며, 기(氣)는 습(濕氣)이고, 천체(天體)로는 토성(土星)이며, 자연은 흙(土)이고, 인체(人體)로는 비장(脾腸)과 위장(胃腸)이며, 속성(屬性)은 근심·걱정이다.

4) 금(金)은 견고(堅固)하게 응고(凝固)하는 힘으로 방위는 서쪽이고, 기(氣)는 건(乾)이며, 천체로는 금성(金星)이고, 자연으로는 쇠(金)이며, 인체에서는 폐·대장이고, 속성(屬性)은 비통(悲痛)이다.

5) 수(水)는 흐르는 힘으로서 방위로는 북(北)이고, 기(氣)는 한(寒)이며, 계절로는 겨울이고, 천체로는 수성(水星)이며, 자연으로는 물이고, 신체로는 신장(腎臟)과 방광(膀胱)이며, 속성은 두려움이다.

나. 오행(五行)의 상생 관계(相生關係)

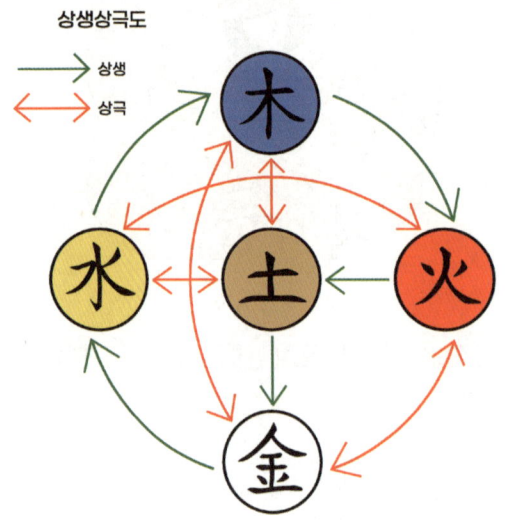

오행의 상생 관계는 오행의 순환을 가리킨다. 목(木)은 화(火)를 낳고, 화(火)는 토(土)를 낳고, 토(土)는 금(金)을 낳고, 금(金)은 수(水)를 낳고, 수(水)는 목(木)을 낳는다는 것이 상생(相生)이며, 또 수(水)는 화(火)와 상극(相剋)하고, 화(火)는 금(金)과 상극하고, 금(金)은 목(木)과 상극하고, 목(木)은 토(土)와 상극하고, 토(土)는 수(水)와 상극한다는 것이 상극(相克)이다.

○ 오행과 상생상극(五行과 相生相克)

오행의 상생이란 목·화·토·금·수의 순서에 따라 생(生)하는 관계로서 오행 사이에 단계적으로 생(生)하는 순서는 목생화(木生火)·화생토(火生土)·토생금

(土生金)·금생수(金生水)·수생목(水生木)이며 이를 따라 끊임없이 순환(循環)한다고 한다. 또한, 오행간(五行間)에 단계적으로 생(生)하는 관계를 응용하여 자연(自然界) '오운육기(五運六氣)'의 교체 변화(交替變化)가 일어난다고 한다. 이는 '24절기(節氣), 춘분(春分)의 오른쪽은 군화(君火), 군화의 오른쪽은 상화(相火), 그 우측은 토기(土氣), 그 우측은 금기(金氣), 다시 그 우측은 수기(水氣), 그 우측은 목기(木氣), 그 우측은 다시 군화의 자리로 원(圓)을 그리며 순환하는 것'과 같은 말이다. 이는 천기(天氣)의 운행경로(運行經路)를 음양오행(陰陽五行)에 적용한 것으로 본다.

여기서 군화(君火)와 상화(相火)의 의미는 다음과 같다. 군화는 사람의 열(人火), 자연의 지구 열(地球火), 그리고 빛선도의 순한 열(熱)인 문화(文火)라 할 수 있고, 상화는 자연의 열(天火)로 태양열(太陽熱)과 빛선도의 급속히 달아오르는 열후(熱候)로서 무화(武火)라 할 수 있다. 또 상화는 지구의 공전(公轉)과 같은 것이며, 결과적으로 천기(天機)의 기틀을 움직이는 천기(天氣)의 순환(循環)을 말하는 것이다. 또 군화는 지구(地球)의 자전(自轉)을 말하기도 하는데, 이는 빛선도의 환주 근원(桓周根源)이 된다. 그리고 이를 장부(臟腑) 사이의 단계적인 자생 관계(自生關係)를 설명할 때는 간(肝) → 심(心) → 비(脾) → 폐(肺) → 신(腎)의 배열이 오행의 단계적인 자생 원리(自生原理)와 일치한다고 한다.

필자는 주역(周易)과 빛선도(桓仙道)의 관계를 정리하기 위해 황제내경(黃帝內經)과 몇 권의 주역서(周易書)를 읽어 보았다. 위에서 나타난 바와 같이 우리 민족의 철학 정신(哲學精神)이 동양 철학(東洋哲學)의 뿌리임이 국내·외의 상고사(上古史)에서 속속 밝혀지고 있다. 다시 말하면 동양 철학의 근원(根源)은 그것이 하늘을 본(천본위天本位)으로 하든지 사람을 본(인본위人本位)으로 하든지 간에 모두가 태호 복희의 역(易)에서 기인한 것이고, 그 역(易)의 근원은 바로 천부경(天符經), 삼일신고(三一神誥), 성경팔계(聖經八戒)를 근원(根源)으로 한 것이라는 말이다. 이를 안호상[98] 박사님께서는 우리 민족 고유(固有)의 생활 관습(生活慣習)에서 유래된 것이라고 하시며 '동양사(東洋史)란 것이 일본 역사는 물론, 엄밀한 의미에서 중국 겨레(中國族·漢族)나 지나 겨레(支那族·泰族 Chinese race)의 역사(歷史)가 아니라, 오히려 우리 배달·동이 겨레의 역사이다'라고도 하였다.

또 태백일사(太白逸史) 신시본기(神市本記)에 삼황오제(三皇五帝) 가운데 첫째 임금이 태호 복희 황제(太皥伏羲皇帝)님인데, 태호 복희 황제는 배달·환웅시대(倍達·桓雄時代)의 환웅천황(桓雄天皇)으로부터 다섯 대의 임금인 태우의 환배웅(太虞儀桓雄: BC3512) 천황의 맨 끝 12번째 아드님으로, 기주(冀州: 현재의 하북성河北省 산서성山西省) 땅으로 건너가 임금이 되셨다. 이는 계연수 선생님을 비롯한 선현(先賢)님들에 의해서 전래된 고대사(古代史)와 중국 등 외국의 역사서 속에 묻혀있는 고대의 우리 민족사에 대한 기록들을 발굴하여 전해지고 있는 내용이다. 알려진 바와 같이 동양 철학의 원류는 천부경·삼일신고·성경팔계(聖經八戒)을 비롯한 우리 민족의 얼이 밴 민족정신이자 생활 철학이 곧 동양 철학의 근원이라는 사실이 입증되고 있는 것이다. 거기에 더해 오늘날 중국 역사의 중심인물로 주장하는 복희씨(伏羲氏)와 황제(黃帝)를 비롯한 삼황오제(三皇五帝)가 모두 우리 민족의 선조인 동이족(東夷族)[99]이며, 중국의 고대사(古代史)가 바로 우리 민족이 왕통(王統)으로 이어져 내려온 상고사(上古史)임이 밝혀지고 있다.

이러한 사실들에 대하여 관련 문헌을 살펴보면 동아(東亞)의 옛 문화의 개척·건

---

98) 안호상(安浩相, 1902~1999): 독일 에니대학을 졸업하시고 철학박사 학위를 받았으며, 영국 옥스퍼드대학, 일본 경도제국대학에서 연구, 보성전문학교(고려대학교) 교수, 혜화전문학교(동국대학교) 교수를 지냄. 조선어학회 사건으로 옥고를 치름. 광복 후 서울대학교 교수, 초대 문교부 장관, 초대 참의원을 지냈으며 학술원 원로 회원으로 국사 찾기로 태백일사(太白遺史)와 단군세기(檀君世紀)를 간행하였음. 저서로는 《배달 동이는 동아 문화의 발상지》, 《나라 역사 육천년》 등이 있음. (배달 동이는 동아 문화의 발상지)

99) 동이(東夷)족: 구 겨레인 구이(九夷 또는 구환九桓)로서 견이(畎夷), 우이(嵎夷), 방이(方夷), 황이(黃夷), 백이(白夷), 적이(赤夷), 현이(玄夷), 풍이(風夷), 양이(陽夷)로 예기 왕제 편의 동이 겨레의 분류에 따르면 중국 전역에 분포하여 살았다고 한다. (배달·동이는 동아 문화의 발상지)

설자는 모두 우리 민족의 조상인 배달·동이 겨레(倍達·東夷族= 단檀·동이족東夷族= 조선朝鮮·동이족東夷族, 환족桓族)이다. 삼황오제 가운데 그 첫째 대(代)의 임금이 태호 복희(太昊伏羲) 황제인데, 그는 동이 9겨레(東夷 九族, 九夷)의 한 갈래인 풍이(風夷)인 까닭에, 성(姓)을 풍(風) 씨라 하고 한밝산(太白山, 長白山, 白頭山)의 신선(神仙)이란 의미에서 태호(太皞= 한밝, 호명야皞明也)라 하였고, 또 밝은 사람이란 의미에서 복희(伏羲)라 했다. 그는 우리 배달·동이(倍達·東夷) 겨레의 고대 나라인 진국(震國)에서 중국 땅으로 넘어갔으므로 주역(周易 권수卷首)과 역대신선통감(歷代神仙通鑑 권일卷一 제7절 등), 사기(史記, 보사기補史記, 삼황본기三皇本紀), 회남자(淮南子 권이卷二 천문훈天文訓), 역(易) 등 여러 책에서는 진나라(震國)에서 태호 임금이 나왔다(태호제출호진太皞帝出乎震)고 했다.

또 임·숙·수·구 전사(任·宿·須·句 典史) 등의 인물(人物, 部族)들이 춘추시대(春秋時代)까지 큰 작용을 하였으며, 세 황제(三皇帝) 가운데 그 둘째 임금님이 염제신농(炎帝神農)[100]이요, 그 셋째 임금님이 황제 헌원(黃帝軒轅)임을 알 수 있다. 이들 두 임금에 관하여 신시본기(神市本紀 제3)에서 말하기를, 염제신농은 소전(小典)의 아들이요, 이 소전은 환배웅 천황(桓雄天皇) 때의 농관(農官)인 고시(高矢)의 후손이다(신농소전지자 神農小典之子, 고시지방지야高矢之傍支也). 또 그 책 삼한관경본기(三韓管境本紀 제4)에는 신시배달국(神市倍達國) 8대 임금인 안부련 환배웅(8代 安夫連桓雄: BC3240) 천황께서 우리 곰 겨레(熊族)의 후손인 소전(少田)을 현재 중국 섬서성 기산현(陝西省岐山縣)에 있는 강수(姜水)가에 보내 군대를 감독하게 하였는데, 이의 아들이 곧 염제신농(炎帝神農)이고, 또 이 소전의 후손으로부터 뒷날 헌원(軒轅)이 생겨났다고 하였다.

이런 기록들로 태호 복희, 염제 신농, 황제 헌원 등 3황이 모두 우리 배달 동이

---

100) 염제신농(炎帝神農): 상고시대 인물로서 삼황 즉 태호 복희(太昊伏犧), 염제신농, 황제 헌원 중의 한 사람으로서 이들은 모두 동이 민족(東夷民族)으로 우리 민족의 조상이다. (배달 동이는 동아 문화의 발상지)

의 자손임을 잘 알 수 있지만, 현재 자유중국(自由中國, 대만臺灣)의 중·고등학교 교과서에는 '황제 헌원이 참으로 중국 민족의 시조다'라 쓰여 있다. 그러나 사기 (史記 권1 오제본기五帝本紀 우순자虞舜者)에는 황제 헌원으로부터 우순(虞舜: BC 2255~2206) 임금까지는 핏줄이 같고 성(姓)도 같으나 나라의 이름은 서로 다르며, 또 하나라 임금 우(夏王禹)와 은(殷, 상商)나라의 시조 설(契)과 주나라의 시조 기(棄)가 성은 다르나 핏줄은 다 같다고 하였다. 또 《맹자》(孟子[101], 권8 이루 장구하離婁章句下)에서는 '순(舜)은 산동성 제빙(山東省 諸憑)에서 태어나 부하 땅으로 옮겨 갔다가 명조 땅에서 죽으니 그는 동이(東夷) 사람이다'라고 서술되어 있다. 중국학자 임혜상(林惠祥) 선생님께서 지으신 《중국 민족사》(中國民族史 상책 제1장)에서 이를 똑똑히 밝혀 두었다.

그리고 또 배달·동이는 동아 문화의 발상지에 상(商)나라의 시조인 설(契, 卨)로부터 14대 임금인 탕(湯: BC 1766~1754)에 이르러 상(商)이었던 국호를 은(殷)이라 하고 탕을 은(殷) 임금 성탕(成湯) 또는 무탕(武湯)이라 하였다. 이의 후손(後孫)이 바로 공자(孔子)다. 그리고 순(舜) 임금은 유교 문화(儒敎文化)의 선구자(先驅者)였으며, 공자(孔子)의 철학(哲學)은 은(殷)나라를 이어받은 주(周)나라 서주시대(西周時代)의 문화를 표본(標本)으로 하였고, 노자(老子)의 철학은 하(夏)나라의 문명을 표본으로 하였다고 한다.

따라서 이러한 고대사(古代史)로 밝혀지고 있는 사적(史蹟)들은 우리 민족의 철학에 뿌리를 둔 환·주역(桓·周易)과 노자 철학(老子哲學)·공자 철학(孔子哲學) 등의 동양 철학(東洋哲學)이 선조님께서 지으시고 창궐시키며 탐구(探究)하여 후학(後學)들에게 전수(傳授)한 학문임을 알려주었다. 어느 다른 민족보다도 같은 혈족으로서 같은 생활 문화를 이어온 후손들이 그 학문을 해석하고 정리함이 옳을 것이다. 이는 넓

---

[101] 맹자(孟子, 생몰 미상): 중국 전국시대의 유학 사상가(儒學思想家)로 이름은 가(軻), 자(字)는 자여(子輿)이다. 공자가 죽은 후 약 백 년 뒤에 태어난 것으로 추정하고 있다. (맹자)

게 펼치고자 하는 저자의 뜻을 더욱 현실적으로 정확하고 명확히 해역(解譯)할 수 있기 때문이다. 그러므로 우리의 위대한 민족정신을 부활(復活)시키고자 하는 학자들의 열망(熱望)이 널리 유포(流布)되어 공감대(共感帶)를 형성할 수 있기를 기대해 본다.

더불어 동양 철학(東洋哲學)을 궁극적(窮極的)으로 깨우치기 위해서는 빛선도를 수련하여 그 도(道)의 묘리(妙理)를 먼저 깨우쳐야 한다고 생각한다. 동양 철학은 도학(道學)이기 때문이다. 천도(天道), 인도(人道), 선도(仙道), 환도(桓道)는 모두가 도(道)이고 도(道)는 바로 이기(理氣)[102]다. 이기(理氣)는 천체(天體)의 이(理)인 태극(太極)과 태극의 음양(陰陽)의 기(氣)로서 이는 체(體)와 용(用), 즉 형이상(形而上)으로는 천체(天體)인 대우주(大宇宙)의 원리(原理)이며, 또 천체의 움직임(순환)은 천도(天道, 환도桓道)이고, 형이하(形而下)로는 소우주(小宇宙) 즉 사람의 생리(生理)와 내기(內氣)의 유기적인 유통(流通)이라 할 수 있다. 진기(眞氣)의 도(道)를 터득하여 진리(眞理)를 펼치는 것은 인도(人道)라 할 수 있으므로 동양 철학의 원리(原理)는 도(道)가 그 본바탕이 된다. 따라서 선도를 깨우치면 동양 철학(東洋哲學)의 그 오묘(奧妙)한 이치(理致)를 터득할 수 있는 것이다.

결국 우리 민족의 철학 정신이 동양 철학의 근원(根源)임을 입증하기 위해서는 무엇보다도 민족정신(民族精神)이 투철(透徹)한 석학(碩學)들이 많이 배출(輩出)되어야 한다고 생각하며, 이를 위해서는 청소년들이 선도 수련을 생활화(生活化)할 수 있는 사회적 환경(社會的環境)을 조성해 나가야 한다고 본다. 어찌하여 빛선도가 이러한 문제(問題)를 해결(解決)할 수 있는지에 대한 답으로는 본경(本經)을 쓰고 있는 필자(筆者)가 그 첫 번째 증좌(證左)요, 두 번째는 다음 세대(世代)에서 빛선도를 실천하는 후학(後學)들이 철인(哲人)이 되어 현실적(現實的)으로 입증(立證)할 것임을 확신하는 바이다.

---

102) 이기(理氣): 천체(天體, 우주)의 근본인 이(理)의 태극(太極)이다. 태극은 음양의 기(氣)를 이른다. (성리학性理學)

참고로 덧붙이자면 선도(仙道)의 이치(理致)를 역경(易經)의 이치와 응용(應用)하여 저술한 대표적인 선도서는 동한시대(東漢時代)의 위백양(魏伯陽) 선인(仙人)께서 지으신 《참동계(參同契)》가 있다. 이를 알기 쉽게 풀이한 서적은 《주역참동계(周易參同契)》와 《참동계천유(參同契闡幽)》 그리고 우리나라 권극중(權克中)[103] 선생님의 《참동계주해(參同契註解)》 등이 있다. 중국의 작가 나관중(羅貫中) 선생님께서 지으신 《삼국지(三國志)》는 고대 중국의 위(魏)·촉(蜀)·오(吳) 3국의 정사(政史) 소설로서 대작이자 명작이라고 할 수 있다. 우리나라의 이문열 작가가 평역(評譯)으로 옮긴 《삼국지》는 한국의 독자에게 무려 1,000만 부 이상의 판매 부수를 올리기도 하였다. 많은 사람이 재미로 읽은 이 소설 속 배경이 되는 춘추전국시대(春秋戰國時代) 초기의 내용 중 치우천왕이나 중반기에 창궐한 고구려의 주몽왕과 연개소문 장군 그리고 후반기의 광개토 대왕 등 우리 선조님에 관한 이야기가 전혀 없는 것은 소설이 삼국에 한정되어 있기 때문만은 아닐 것이다. 치우천황이나 고구려의 승전(勝戰)은 중국 역사의 흠이 되므로 빠트렸을 것으로 보는 학자들이 있다.

이와 비슷한 일례로 일본의 역사 소설 《도쿠가와 이에야스(덕천가강德川家康)》[104]는 일본 작가 야마오카 소하이치(산강장팔山岡莊八) 선생님께서 17년 만에 완성한 대작이다. 우리나라의 박준환 선생님께서 번역한 소설과 박재희 선생님께서 번역한 《야망(野望)》이라는 소설 등 여러 작가님께서 번역·출간(飜譯出刊)하여 삼국지 못지않게 많은 사람이 읽은 이 소설도 일본이라는 국가의 위상을 한층 더 높이는 데에 한몫했다.

도쿠가와 이에야스는 일본 에도 바쿠후(日本 강호막부江戶幕府: 현 도쿄막부)의

---

103) 권극중(權克中): 조선 중기의 성리 및 도교 학자이며, 본관은 안동(安東)이다.
104) 도쿠가와 이에야스(덕천가강德川家康): 에도 막부시대(江戶幕府時代) 초기의 무장.

초대 쇼군(初代 장군將軍)이다. 도쿠가와 이에야스는 쇼군(장군) 자리에 오르면서 그 지위를 합법화하였고, 또 그가 만든 에도 막부를 통합하여 전국시대(戰國時代)를 수습해 이후 250년간 지속되는 에도(江戶 강호) 막부시대(幕府時代)[105]를 열었다. 일본의 전국 산하에 흩어져 다투던 부락전쟁(部落戰爭)을 삼국지 못지않은 대작(大作)으로 승화(昇華)시킨 작가(作家)의 정신(精神)이 부러울 따름이다.

돌이켜 보건대 우리 민족은 언제부터인가 반도사관(半島史觀)에 사로잡혀 수많은 외침(外侵)에 찌들고 핍박(逼迫)받으며 살아왔다는 잘못된 역사 인식(歷史認識)을 하고 있다. 이에 따라 마음과 사고(思考)가 움츠러들고 이상(理想)과 뜻(意)도 함께 쪼그라들어서 모든 면에서 큰 뜻을 구상(構想)하지 못하게 된 것 같아 안타깝다. 하루빨리 이러한 사고(思考)에서 벗어날 수 있기를 기대해 본다.

우리나라는 해방(解放) 이후 짧은 기간에 인식 전환(認識轉換)이 많이 이루어졌으며, 이제는 우리나라에도 훌륭한 석학문학가(碩學文學家)들이 많이 배출되어 왕성한 활동을 펼치고 있으므로 상고시대(上古時代)의 고증(考證)을 찾아서 화려했던 중원 지배 정치(中原支配政治)를 펼친 영웅담(英雄譚)이 소설(小說)로라도 이루어져 민족의 한(恨)을 풀어줄 수 있기를 간절히 고대(苦待)해 보는 바이다.

8. 경락 이론 요약(經絡理論 要約)

사람 신체(身體)의 경락 이론(經絡理論)도 음양오행(陰陽五行)과 더불어 선도(仙道) 수련을 하는 데 많이 응용(應用)되고 있다. 경락 이론은 신체의 기혈(氣穴)을

---

105) 막부시대(幕府時代): 1192년에서 1868년까지의 쇼군(장군)을 중심으로 한 일본의 무사정권(武士政權)시대.

운행(運行)하고 조절(調節)하며 침(鍼)과 뜸으로 병을 치료하고 특히 기(氣)가 사람의 몸으로 출입(出入)하는 생명 활동(生命活動)의 기본(基本)이 되는 중요한 학설(學說)이다. 이를 잘 이해하는 것이 수련에 도움이 될 수 있을 듯해 각종 경락서(各種經絡書)에 수록된 내용을 간추려 기술(記述)하고자 한다.

경락은 한의학(韓醫學)에서 침술(鍼術)과 더불어 선도 수련(仙道修煉)에 응용(應用)되어 오랜 역사(歷史) 속에서 발전을 거듭해왔다. 그 근원(根源)을 보면 '십이경맥(十二經脈)은 안으로는 오장육부(五臟六腑)에 속하고 밖으로는 사지관절(四肢關節)에 속한다(부십이경맥자부十二經脈者, 내속어부장內屬於府藏, 외락어지절外絡於肢節)'고 하였고, 또 '바다에는 동서남북 사해(四海)가 있고(해유동서남북海有東西南北) 인체에는 수해(髓海), 혈해(血海), 기해(氣海), 수곡지해(水穀之海)가 자연의 사해(四海)와 상응(相應)한다'라고도 하였다(인유수해人有髓海, 유혈해有血海, 유기해有氣海, 유수곡지해有水穀之海, 범차사자凡此四者, 이응사해야以應四海也).

또 《황제내경 본장편(黃帝內經本藏篇)》에는 '황제(黃帝)께서 이르시기를 경맥이란 혈기를 운행함으로써 음양(陰陽)을 영양(營養)하고 근골(筋骨)을 유양(濡養) 하며, 관절(關節)을 원활하게 한다고 하였다(경맥자經脈者, 소이행혈기이영음양所以行血氣而營陰陽, 유근골이관절자야濡筋骨利關節者也)'라는 내용이 기술되어 있다. 따라서 인체의 경락은 내부의 장부(臟腑)와 통속(通屬)되고 밖으로는 사지백해(四肢百骸)에 분포되어 전신(全身)을 연결하여 기혈(氣穴)을 운행하며, 체내(體內)와 체표(體表)에 유주(流走)하여, 하나의 유기체(有機體)를 구성한다고 하였다.

경락 학설은 한의학의 기초 이론으로서 동양 의학의 생리, 병리, 진단에 두루 응용되고 있다. 그러므로 빛선도 수련을 통하여 기혈(氣血)의 원활한 유통으로 신진대사(新陳代謝)를 촉진하여 건강을 유지하기 위해서는 그 흐름을 알고 있는 것이 수련에 도움이 될 것으로 생각하여 소개하는 바이다.

가. 인체의 경락(經絡) 및 경맥 순환(經脈循環) 경로

인체의 경락을 구성하는 모든 경맥(經脈)과 경혈(經穴)의 총수는 문헌(文獻)마다 각기 다르게 나타나고 있다. 경락은 십이경맥(十二經脈)과 기경팔맥(奇經八脈), 그리고 15락맥(絡脈)으로 구성되었고, 경혈의 수는 약 365개를 통상 기준으로 삼고 있다. 하지만 실제로 현재까지 발견된 것만 670개가 넘는데, 앞으로 더 늘어날 것으로 보고 있다. 십이경맥(十二經脈)은 오장육부와 직접 연계되어 인체의 기본이 되는 경맥이므로 그 순행 경로(循行經路)를 개략적(概略的)으로 살펴보고자 한다.

1) **수태음폐경(手太陰肺經)**: 중초(中焦)에서 시작하여 아래로 대장(大腸)을 거쳐 위(胃)를 돌아 횡격막(橫隔膜)으로 올라가 폐(肺)에 귀속한다. 다시 겨드랑이 밑으로 나와 팔의 안쪽을 따라 내려와 팔꿈치의 척택혈(尺澤穴)을 거쳐 팔 안쪽의 상골(相骨)을 따라 내려와 무지(拇指) 안쪽 끝의 소상(小商)에서 끝난다.

2) **수양명대장경(手陽明大腸經)**: 폐경(肺經)의 지맥(支脈)은 둘째 손가락 끝의 상양(相陽)에서 시작하여 손가락의 모서리를 따라 내려온다. 무지(拇指)와 검지(檢指) 사이의 합곡혈(合谷穴)로 나와 손목 부위의 양계(陽谿)를 거쳐 올라가 팔꿈치 바깥 측의 곡지(曲池)를 거쳐 어깨의 견우(肩髃)로 나온다. 가슴 안으로 들어가서 폐(肺)를 거쳐 횡격막(橫隔膜)으로 내려가서 대장(大腸)에 귀속(歸屬)된다.

3) **족양명위경(足陽明胃經)**: 대장경(大藏經)의 지맥(支脈)은 비근(鼻根)으로부터 시작하여 윗니 안으로 들어가서 입술을 순행하고 아래턱의 승장혈(承漿穴)을 돌아서 턱선을 따라 대영혈(大迎穴)로 나온다. 하나는 귀 앞으로 올라가 하관(下關)과 객주인(客主人)을 거쳐 머리의 두유(頭維)에 이른다. 그 지맥(支脈)은 결분(缺盆: 천돌혈天突穴, 금침혈禁鍼穴)에 들어가 횡격막(橫隔膜)을 거쳐 위

(胃)에 귀속(歸屬)하고 지라(비脾)를 위요(圍繞)한다. 다른 하나는 유선(乳線)의 안쪽을 따라 내려가 배꼽을 거쳐 다리의 둘째 발가락 바깥쪽 끝의 여태(厲兌)혈에서 끝난다.

4) **족태음비경(足太陰脾經)**: 위경(胃經)의 지맥(支脈)은 엄지발가락 끝의 은백(隱白)에서 시작되어 복사뼈 안쪽을 따라 올라가서 복부(腹部)에 들어가 지라(비脾)에 귀속(歸屬)하고, 위(胃)에 이르며, 다시 횡격막(橫隔膜)을 거쳐 인후(咽喉)를 끼고 혀까지 내려간다. 하나는 위(胃)에서 나뉘어 심장부(心臟部)로 들어간다.

5) **수소음심경(手少陰心經)**: 비경(脾經)의 지맥(支脈)은 심장부(心臟部)에서 일어나 대동맥(大動脈) 부근(附近)에 귀속(歸屬)하며 복부(腹部)로 내려가 소장(小腸)에 이른다. 하나의 지맥(支脈)은 대동맥(大動脈)의 부근(附近)에서 상행(上行)하여 인두(咽頭)에 이르고 안구(眼球)의 심부(深部)까지 내려간다. 또 다른 지맥(支脈)은 폐(肺)로 올라가서 액하(腋下)로 나와 손의 안쪽을 돌아서 소지(少指)의 안쪽 끝 소충(少衝)에서 끝난다.

6) **수태양소장경(手太陽小腸經)**: 심경(心經)의 지맥(支脈)은 새끼손가락 끝의 소택(小澤)에서 시작되어 손목 부위에 이르렀다가 복사뼈로 나온다. 하나는 어깨 뒤의 대추혈(大椎穴)에서 결분(缺盆: 천돌혈天突穴, 금침혈禁鍼穴)으로 들어가서 심장(心臟)에 이르며 다른 하나는 후두(喉頭) 쪽으로 돌고 또 횡격막(橫隔膜)으로 내려가서 위(胃)로 향하며 소장(小腸)에 귀속(歸屬)한다. 하나는 뺨으로 올라가 눈꼬리부터 귓속으로 들어가고 또 뺨으로부터 눈자위 아래와 코를 거쳐 광대뼈에 이른다.

7) **족태양방광경(足太陽膀胱經)**: 소장경(小腸經)의 지맥(支脈)은 정명혈(睛明穴) 위로 올라가 이마로 돌아가서 백회혈(百會穴)에서 교차한다. 하나는 백회혈에서 옆으로 귀 위쪽에 이르고, 하나는 견갑(肩胛)을 거쳐 내려가서 요추(腰椎) 주위의 근육(筋肉)으로 들어가 신(腎)을 거쳐 방광(膀胱)에 이른다. 또 요부(腰部)에서 엉덩이 쪽으로 내려간 것과 등쪽 측면으로 내려간 것이 합하여 다리의 뒤쪽으로 내려가서 작은 발가락 바깥쪽 끝의 지음(至陰)에서 끝난다.

8) **족소음신경(足少陰腎經)**: 방광경(放光經)의 지맥(支脈)은 발바닥의 용천혈(湧泉穴)에서 시작하여 발뒤축을 따라 올라가서 등에서 신장(腎臟)에 귀속(歸屬)하여 방광(膀胱)에 이른다. 하나는 신장(腎)으로부터 올라가서 간(肝)과 횡격막(橫隔膜)을 지나 폐(肺)에 들어가거나 기관(氣管), 후두(喉頭), 혀(舌) 등에 가며, 또 하나는 폐(肺)에서 나와 심장(心臟)을 거쳐 가슴에 들어가게 된다.

9) **수궐음심포경(手厥陰心包經)**: 신경(腎經)의 지맥(支脈)이 가슴에서 일어나서 심포(心包)에 귀속(歸屬)한 뒤에 횡격막(橫隔膜)으로 내려가서 배 속에 들어가 삼초(三焦)를 차례로 거친다. 그 지맥(支脈)은 가슴에서 옆으로 나와 손바닥의 중앙을 거쳐서 중지(中指)[106] 끝의 중충혈(中衝穴)[107]에서 끝난다.

10) **수소양삼초경(手少陽三焦經)**: 심포경(心包經)의 지맥(支脈)이 무명지(無名指)의 끝 관충(關衝)에서 시작하여 손등을 거쳐 손목을 순행하고 어깨로 올라가 뒤로 나온 후 결분(缺盆: 천돌혈天突穴, 금침혈禁鍼穴)으로 들어가 전중

---

106) 중지(中指): 양 손가락 가운데의 긴 손가락.
107) 중충혈(中衝穴): 중충혈은 수궐음(手厥陰) 심포경(心包經)의 정혈(井穴)이며, 중지 끝의 중앙에 위치한다. 이 혈은 집중력을 향상하고, 심기(心氣)를 보완하여, 심장 박동을 진정하는 데 도움을 준다.

(膻中)혈[108]에 분포되며, 산포(散布)하여 심포(心包)에 이르고 격막(膈膜)을 지나 차례로 삼초(三焦)에 귀속(歸屬)한다. 그 지맥(支脈)은 전중(膻中)에서 시작하여 결분(缺盆)에서 나오고 목덜미로 올라가서 귀와 뺨으로 내려가 광대뼈에 이르고 다른 하나는 귀(이耳) 앞으로 나와 이마를 거쳐 눈꼬리 부근에서 끝난다.

11) **족소양담경(足少陽膽經)**: 삼초경(三焦經)의 지맥(支脈)은 눈꼬리의 동자료(瞳子髎)에서 일어나 머리의 옆면을 돈다. 하나는 귀(耳)로 들어가 앞으로 나오고, 하나는 머리에서 어깨로 내려가서 수소양경(手少陽經)의 뒤로 교차하여 결분(缺盆: 천돌혈天突穴, 금침혈禁鍼穴)에 들어가며, 하나는 가슴속으로 내려와 횡격막(橫隔膜)과 간(肝)을 거쳐 담(膽)에 귀속(歸屬)하고, 또 하나는 결분(缺盆)에서 겨드랑이로 내려와 가슴을 돌아서 계륵(季肋, 계협季脇)을 거쳐 고관절(股關節) 부근에서 합하여 다리 바깥쪽 가운데로 내려가 넷째 발가락의 바깥쪽(다섯째 발가락 쪽) 끝의 규음(竅陰)에서 끝난다.

12) **족궐음간경(足厥陰肝經)**: 담경(膽經)의 지맥(支脈)이 엄지발가락 발톱 뿌리 안쪽의 태돈혈(太敦穴)에서 일어나 다리의 중심부를 타고 올라가서 음부(陰部)를 돌아 아랫배에 이르러 위(胃)를 끼고 간(肝)에 귀속(歸屬)하며, 담(膽)을 거쳐 가슴 옆쪽에 산포(散布)하여 기관(氣管), 후두(喉頭)의 뒤를 거쳐 눈앞에 이르러 머리 꼭대기로 나온다. 눈앞에서 나누어진 것은 이마와 입술을 순행(巡行)한다. 또 다른 지맥(支脈)은 간(肝)으로부터 올라가서 폐(肺)에 들어간다.

---

108) 전(단)중혈(膻中穴): 가슴의 두 젖꼭지 정 가운데 혈 자리.

나. 기경팔맥(奇經八脈)

위의 십이경맥(經脈, 正經) 이외의 경맥을 기경팔맥(奇經八脈)이라 한다. 기경팔맥에는 임맥(任脈), 독맥(督脈), 양교맥(陽蹻脈), 음교맥(陰蹻脈), 양유맥(陽維脈), 음유맥(陰維脈), 대맥(帶脈) 및 충맥(衝脈)이 있다. 그리고 오장육부(五臟六腑)와 직접적인 연계(連繫)가 없는 여덟 가지 종류의 경맥(經脈)을 이르는 말이기도 한데, 십이경맥(十二經脈)의 기혈순행(氣血循行)을 돕는다. 기경팔맥의 순행 경로는 다음과 같다.

13) **임맥(任脈)**: 25혈로 양 눈 밑의 승읍(承泣)혈에서 시작하여 신체 앞면의 정중선을 따라서 아래로 내려간다. 턱 중앙의 승장(承漿) → 목의 염천(廉泉) 그 아래 천돌(天突) → 선기(璇璣) → 화개(華蓋) → 자궁(紫宮) → 옥당(玉堂) → 양 젖꼭지 가운데의 전중(膻中) → 중정(中庭) → 명치의 구미(鳩尾) → 거궐(巨闕) → 상완(上脘) → 건리(建里) → 하완(下脘) → 수분(水分) 그 아래의 중완(中脘) → 배꼽의 신궐(神闕)[109] → 음교(陰交) → 기해(氣海)[110] → 석문(石門) → 관원(關元) → 중극(中極) → 곡골(曲骨)을 거쳐 성기와 항문 사이의 회음혈(會陰穴)에서 끝난다. (별첨 1 임맥)

14) **독맥(督脈)**: 31혈로 꼬리뼈의 장강혈(長强穴)에서 시작하여 척추의 중앙선을 따라서 위로 올라간다. 요유(腰兪) → 양관(陽關) → 명문(命門) → 현추(懸樞) → 척중(脊中) → 협척(夾脊) → 중추(中樞) → 근축(筋縮) → 지양(至陽) → 영대(靈臺) → 신도(神道) → 신주(身柱) → 도도(陶道) → 대추(大椎) → 아문(啞門) → 포황(胞肓) → 뇌호(腦戶) → 강간(强間) → 후정(後頂) →

---

109) 신궐혈(神闕穴): 배꼽의 중앙 지점.
110) 기해혈(氣海穴): 배꼽 밑 1치 5푼(4.545cm, 1치는 3.03cm) 자리.

백회(百會) → 전정(前頂) → 신회(顖會) → 상성(上星) → 신정(神庭) → 육합(六合) → 명당(明堂) 소료(素髎) → 수구(水溝) → 태단(兌端) → 그리고 윗입술과 연결된 윗잇몸 중앙의 은교혈(齦交穴)에서 끝난다. (별첨 2 독맥)

15) **양교맥(陽蹻脈)**: 12혈로 발뒤꿈치 복숭아뼈 밑의 복삼(僕參)에서 시작하여 그 앞쪽의 신맥(申脈) → 그 위로 부양(跗陽) → 대퇴(大腿)의 거료(居髎) → 어깨의 노유(臑兪) → 견우(肩髃) → 입 뒤쪽의 지창(地倉) → 코 옆의 거료(巨髎) → 승읍(承泣)을 거쳐 정명(睛明)에서 끝난다.

16) **음교맥(陰蹻脈)**: 4혈로 발 중앙 부위의 연곡(然谷)에서 시작하여 그 위로 조해(照海) → 발목의 교신(交信) → 그리고 수직으로 상승하여 눈 안쪽의 정명(睛明)혈에서 끝난다.

17) **양유맥(陽維脈)**: 17혈로 발의 복숭아뼈의 금문(金門)혈에서 시작하여 수직상승(垂直上昇)하여 다리의 양교(陽交)혈을 거쳐 대퇴(大腿)의 거료(居髎), 손목 위의 외관(外關), 그 위로 팔 중앙의 비노(臂臑) → 그 위로 노유(臑兪) → 천료(天髎) → 어깨의 견정(肩井) → 후두의 아문(啞門) → 풍부(風府) → 풍지(風池) → 뇌공(腦空) → 승령(承靈) → 정영(正營) → 목창(目窓) → 임읍(臨泣) → 양백(陽白) → 본신(本神)에서 끝난다.

18) **음유맥(陰維脈)**: 7혈로 발목 측면 위의 축빈(築賓)에서 시작하여 손목 위의 내관(內關) → 몸통의 허리 아래 우측 앞쪽의 부사(府舍) → 그 위로 유두(乳頭)를 향하여 일직선으로 대횡(大橫) 위로 복애(腹哀) → 유두 아래 기문(期門) → 그 위로 목젖 아래 천돌(天突) → 위로 목 아래 염천(廉泉)에서 끝난다.

19) 대맥(帶脈): 5혈로 발의 약지 뒤쪽 지점의 임읍(臨泣)에서 시작하여 그 위로 허리 측면 아래쪽의 유도(維道) → 바로 위의 오추(五樞) → 허리 위쪽의 대맥(帶脈) → 그 위에 장문(章門)에서 끝난다.

20) 충맥(衝脈): 14혈로 발의 엄지발가락 뒤쪽의 공손(公孫)혈에서 시작하여 발목 안쪽 위의 삼음교(三陰交)를 거쳐 그 위로 성기 위쪽 측면의 기충(氣衝) 그 안쪽으로 횡골(橫骨) 그 위로 배꼽 측면을 타고 입언저리 쪽의 일직선으로 대혁(大赫) → 기혈(氣穴) → 사만(四滿) → 중주(中注) → 배꼽 옆의 황유(肓兪) → 그 위로 상곡(商曲)에서 끝난다. 따라서 경락은 기혈(氣穴)이 통함으로써 인체를 영위(營衛)하게 되는 것이다.

다. 15락맥(絡脈)의 명칭 및 순행 경로(循行經路)

다음은 락맥의 명칭과 그 순행 경로를 살펴보고자 한다.

1) 수태음락맥(手太陰絡脈)은 열결(列缺): 손목 위의 나누어진 분육(分肉) 사이에서 시작하여 수태음경(手太陰經)과 함께 손바닥에 들어갔다가 어제(魚際: 손·발바닥의 흰 살과 손·발등의 벌건 살과의 경계 부위)에 흩어져 들어간다.

2) 수소음락맥(手少陰絡脈)은 통리(通里): 손목에서 한 치(3.03cm) 떨어진 부위에서 나온 후에 별도로 갈라져 위로 경맥을 따라 심장(心臟)에 들어가며 혀(설舌)에 연결되고 눈(목目)에 속한다.

3) 수심주락맥(手心主絡脈)은 내관(內關): 수궐음심포락경(手厥陰心包絡經)을 수심주(手心主)라 한다. 이는 심경(心經)을 대신하여 행사하기 때문이며, 손목에

서 두 치(6.06cm) 떨어져 있고, 두 힘줄 사이에서 나와 수소양경(手少陽經)으로 가고 경맥을 따라 올라와 심포(心包)를 거쳐 심장(心臟)에서 끝이 난다.

4) 수태양락맥(手太陽絡脈)은 지정(支正): 손목에서 다섯 치 떨어져 있고, 속으로 수소음심경(手少陰心經)에 들어간다. 갈라진 지맥(支脈)은 팔꿈치 위로 올라가 그 위의 견우(肩髃)에 연결된다.

5) 수양명대장락맥(手陽明大腸絡脈)은 편력(偏歷): 손목에서 세 치 떨어져 있고 별도로 수태음경(手太陰經)으로 가며, 그 갈라진 분지(分枝)는 위로 팔뚝을 따라 견우(肩髃)를 거쳐 뺨으로 올라가서 잇몸에 퍼진다. 다른 하나는 귀(耳)로 들어가 종맥(宗脈)과 합친다.

6) 수소양락맥(手少陽絡脈)은 외관(外關): 손목에서 두 치 떨어져 있고 밖으로 팔목을 감싸고 돌아 가슴속으로 들어가 수궐음심포경(手厥陰心包經)과 만난다.

7) 족태양락맥(足太陽絡脈)은 비양(飛陽): 바깥 복사뼈로부터 일곱 치 떨어져 있으며 별도로 족소음신경(足少陰腎經)에 이른다.

8) 족소양락맥(足少陽絡脈)은 광명(光明): 바깥 복사뼈에서 일곱 치 떨어져 있고 별도로 족궐음간경(足厥陰肝經)으로 가고 본경(本經)인 족소양담경(足少陽膽經)과 함께 내려가 발등에 이른다.

9) 족양명락맥(足陽明絡脈)은 풍륭(豊隆): 바깥 복사뼈에서 여덟 치 떨어져 있고 별도로 족태양비경(足太陽脾經)으로 주행하며, 그 분지(分枝)는 경골(經骨) 바

깥쪽을 따라 올라가 머리와 목덜미를 거쳐서 모든 경(經)의 경기(經氣)와 만난 다음 아래로 인후(咽喉)에 닿는다.

10) 족태음락맥(足太陰絡脈)은 공손(公孫): 엄지발가락 마디에서 뒤로 한 치 떨어져 있고 별도로 족양명위경(足陽明胃經)으로 주행하며 그 분지(分枝)는 장(腸)과 위(胃)로 들어간다.

11) 족소음락맥(足少陰絡脈)은 대종(大鍾): 바깥 복사뼈 뒤에서 발뒤축을 도는 곳으로부터 갈라져 족태양방광경(足太陽膀胱經)으로 가고 다른 하나는 본경(本經)과 함께 위로 심포(心包)에 이르고 아래로 밖에서 요척(腰脊)을 뚫고 나간다.

12) 족궐음락맥(足厥陰絡脈)은 여구(蠡溝): 안쪽 복사뼈에서 다섯 치 떨어져 있고 별도로 족소양담경(足少陽膽經)으로 나간다. 다른 하나는 본경(本經)을 따라서 고환(睾丸)으로 올라와 음경(陰莖)에 이른다.

13) 임맥(任脈)의 락맥(絡脈)은 미예(尾翳): 미예(尾翳: 구미 위쪽에 위치)에서 구미(鳩尾)혈로 내려와 배에서 흩어진다.

14) 독맥(督脈)과 락맥(絡脈)은 장강(長强): 등골을 끼고 목덜미에 올라가 위로 머리에 흩어졌다가 아래로 내려와 견갑(肩胛)의 좌·우측을 거쳐 족태양방광경(足太陽膀胱經)으로 나가며 여(膂: 척추 양옆의 근육)를 뚫고 들어간다.

15) 비(脾)의 대락(大絡)은 대포(大包): 연액(淵腋·천액泉液) 연액 아래 세 치 되는 곳에서 나와 흉협(胸脇)에서 퍼진다. 족소양담경(足少陽膽經)의 혈 자리

이다. 위의 15락맥(絡脈)은 사기(邪氣)가 실(實)하면 반드시 똑똑히 보이고, 정기(正氣)가 허(虛)하면 반드시 함하(陷下)되어 보아도 보이지 않으니 이를 위와 아래에서 찾아야 한다고 하였다. 또 사람마다 경맥(經脈)이 같지 아니하여 락맥(絡脈)도 흐르는 바가 각기 다르다.

라. 경락(經絡)의 유주(流注)

경락은 매일 순서에 따라 흐르면서 머무른다고 한다. 첫출발 순서는 ①수태음폐경(手太陰肺經)으로부터 일출(日出)과 동시에 시작하여 ②수양명대장경(手陽明大腸經) ③족양명위경(足陽明胃經) ④족태음비경(足太陰脾經) ⑤수소음심경(手少陰心經) ⑥수태양소장경(手太陽小腸經) ⑦족태양방광경(足太陽膀胱經) ⑧족소음신경(足少陰腎經) ⑨수궐음심포경(手厥陰心包經) ⑩수소양삼초경(手少陽三焦經) ⑪족소양담경(足少陽膽經) ⑫족궐음간경(足厥陰肝經)을 차례대로 주향규율(走向規律) 순서에 따라 유주(流注)한다고 한다.

마. 십이경맥(經脈, 正經)의 음양경분류(陰陽經分類)

옛날부터 전해 내려오는 전통 한의학(韓醫學)의 음양(陰陽)설은 인체사지(人體四肢)에 있어서 그 내면(內面)을 음(陰)으로 간주하고 이것을 삼음(三陰), 즉 소음(少陰), 궐음(厥陰), 태음(太陰)으로 나누었다. 또 사지(四肢)의 외면(外面)을 양(陽)으로 간주(看做)하여 이것을 삼양(三陽) 즉 양명(陽明), 소양(少陽), 태양(太陽)으로 나누었으니, 상하지(上下肢) 내면은 육음(六陰), 즉 수소음(手少陰), 수궐음(手厥陰), 수태음(手太陰), 족소음(足少陰), 족궐음(足厥陰), 족태음(足太陰)이 되고, 상하지(上下肢) 외면은 육양(六陽), 즉 수양명(手陽明), 수소양(手少陽), 수태양(手太陽), 족양명(足陽明), 족소양(足少陽), 족태양(足太陽)이 된다. 또한, 내부 장기(臟器)를 장부(臟腑)로 나누었는데, 장(臟)은 육장(六臟), 즉 심장(心臟), 심포(心包), 폐(肺), 비(脾), 신(腎), 간(肝)이 되고, 부(腑)는 육부(六腑), 즉 대장(大腸), 삼초(三焦), 소장(小腸), 위(胃), 담(膽), 방광(膀胱)이 된다.

그리고 이 육음(六陰)은 육장(六臟)과 연결되고, 육양(六陽)은 육부(六腑)와 연결된다. 따라서 십이정경(正經)은 수태음폐경(手太陰肺經), 수양명대장경(手陽明大腸經), 족양명위경(足陽明胃經), 족태음비경(足太陰脾經), 수소음심경(手少陰心經), 수태양소장경(手太陽小腸經), 족태양방광경(足太陽膀胱經), 족소음신경(足少陰腎經), 수궐음심포경(手厥陰心包經), 수소양삼초경(手少陽三焦經), 족소양담경(足少陽膽經), 족궐음간경(足厥陰肝經)으로 분류한다.

한의학(韓醫學)의 임상(臨床)에서 통상적(通常的)으로 많이 쓰이고 있는 경맥(經脈)은 12정경(正經)과 임독맥을 합한 14경맥이다. 일반적으로 쓰이는 것은 이 14경맥이다. 위의 경락선(經絡線)은 인체 내부에 기혈(人體內 氣穴)의 운행 노선(路線)을 말하며, 경(經)은 종(縱)으로 흐르는 노선(路線), 락(絡)은 횡(橫)으로 흐르는 노선을 말한다. 경락선은 인체 내에서 서로 연결되어 전신 경락망(全身經絡網)을 형성하고 내부 장부(內部臟腑)와도 연결되어 그 통로(通路) 속으로 음양(陰陽)의 기(氣)와 혈(血)이 순환(循環)하면서 인체(人體)의 기능(機能)을 조절·영위(調節營衛)한다고 보고 있다.

바. 경락맥(經絡脈)과 빛선도의 관계

결론적(結論的)으로 인체(人體)의 모든 경락맥은 빛선도 수련에 다양(多樣)하게 응용(應用)되고 있다. 이는 유·무위(有·無爲)의 수련과 빛돌이로 몸 안에 축적된 기(氣)를 전신(全身)에 골고루 유통(流通)하는 경로(經路)이다.

하환주(下桓周)는 하환전(下桓田)의 좌측에서 우측으로 유통(流通)하며, 또 정(精)을 다스려 충만(充滿)하게 하는 정 다스리기(精理成)를 연환(煉桓)하고, 대환주

(大桓周)는 내기(內氣)가 12경맥(經脈) 및 기경팔맥(奇經八脈)을 통(通)하여 온몸을 관통(貫通)하게 하는 것으로서 명(命)을 다스려 원기(元氣)를 보전하는 명 불리기(命燀成)를 연환한다. 성(性)을 길러서 마음(心)과 신(神)을 맑게 하는 성 기르기(性養成) 그리고 연성환허(煉性還虛)는 결과적으로 성(性)을 닦아 허(虛)로 되돌아가게 하는 환허(還虛)를 이루는 수련과 허(虛)를 연환(煉桓)하여 성통(性通)의 깨달음에 이르는 연허성통(煉虛性通)을 더하여 크게 다섯 단계로 수련하고 있다.

또한, 기(氣)를 배양할 때 인위적으로 몸 안에서 환주(桓周)하는 빛돌이는 사방(四方)을 나누어 동(東)은 청용(靑龍), 서(西)는 백호(白虎), 남(南)은 주작(朱雀), 북(北)은 현무(玄武)라 한다. 또 기(氣)가 응집(凝集)되는 중앙(中央)인 토(土)는 황용(黃龍)이다. 그리고 무위(無爲)에 들면 기로(氣路)를 따라서 스스로 환주(桓周)하게 된다.

일반적인 모든 수련법이 주로 경맥(經脈)을 많이 활용하고, 락맥(絡脈)에 대한 활용(活用)이 미흡(未洽)하므로 빛선도는 이에 대한 응용 방법(應用方法)을 개발(開發)하여 용오름회주(龍乘回周) 등 적극적(積極的)으로 활용하였다. 빛선도 수련법의 개발은 몸 안에서 신(神)을 의시(意視)로 비추며 풍차를 돌려 바람을 일으키고 경락을 자극(刺戟)하여 활성화함으로써 이루는 것이 양기(養氣)요, 기(氣)를 배양(培養)하는 양기(養氣)가 곧 양생법(養生法)의 원리(原理)이다.

9. 수련(修煉)에 임하는 자세(姿勢)

빛선도 수련 자세(修煉姿勢)는 항상 무리 없이 스스로 자연스럽게 이루어지도록 이끌어야 한다. 천지자연(天地自然)은 태극(太極)의 음양(陰陽)으로 이루어져 있고, 그 가운데 자연의 일부인 사람도 음양으로 이루어져 있으며, 사람의 생존(生存)을 건강(健康)하게 유지(維持)하는 것도 모두 음양오행(陰陽五行)의 이치(理致)에 따라 움직이기 때문이다.

자연의 기(氣)인 천기(天氣)가 스스로 움직이는 것, 즉 천계(天界)가 스스로 움직이는 주천(周天)은 자연(自然)의 섭리(攝理)라 하겠으나, 사람의 몸 안에서 환주(桓周) 즉 빛(神= 氣= 日= 桓)을 돌리는 것은 각각의 수련자들이 인위적(人爲的)인 노력을 계속함으로써 자연스럽게 일어나게 된다. 환주를 통달(通達)하게 되면 급기야는 모든 의식(意識)이 사라지고 코나 입으로 드나드는 숨도 없어지며, 저절로 엄마의 배 속에서 숨 고르기가 이루어지듯이 기막(氣膜) 안에서 무위(無爲)의 숨 고르기와 환주(桓周)가 스스로 이루어지게 되는 것이다.

먼저 이 인위적(人爲的)이라는 것은 유위(有爲)를 말하는 것인데, 유위는 사람이 능동적(能動的)으로 하는 행위(行爲)나 동작(動作)을 뜻한다. 수련할 때 모든 과정에서 적극적(積極的)이 아닌 피동적(被動的)으로 자연의 현상(現象)에 순응(順應)하듯이 부드럽게 일어나는 현상에 스스로 따르도록 응(應)하는 것이 빛선도를 습득하여 몸에 익숙하게 숙련(熟煉)시키는 데 절대적으로 필요한 요령(要領)이다. 천기(天氣)를 하환전(下桓田)에 이르기까지 깊숙이 끌어들일 때는 무리(無理)하지 말고 부드럽고 깊게 순조로이 이끌어야 한다.

또 신(神)을 모으는 신취(神聚)는 봄바람이 품 안으로 스며들 듯 자연스레 이루어지도록 유지해야 한다. 의시(意視)를 비추어 빛을 돌릴 때 언제나 의시(意視)를 통해 흐르는 빛이 자연스럽게 봄바람이 품 안으로 스며들 듯이 이루어지도록 유지해야 한다. 의욕이 앞서서 무리한 정신 모으기나 숨 고르기, 빛돌이 등의 동작으로 인(因)하여 기(氣)의 흐름이 흐트러지면 안 되는 것이다.

이 무위(無爲)라는 말의 뜻을 풀이하면 '아무것도 하지 않는 것'이다. 그러나 빛선도 수련에서 아무것도 하지 않으면 아무것도 이루어 낼 수가 없다. 수련 형식에 따라서 인내심(忍耐心)을 가지고 끈기 있게 노력함으로써 그 끝에 이르면 비로소 무위(無爲), 즉 인위적인 정신이나 힘을 들이지 않아도 모든 욕심(慾心)이 사라지고 마음과 정신이 차분히 가라앉는 것은 물론 자신마저 잊어버리는 무아(無我)의 고요한 입정 상태(入靜狀態)가 되어 수련이 저절로 스스로 이루어지게 되는 것이다.

이 무위에 대하여 노자(老子)께서는 '도(道)를 닦아 무위(無爲)에 들면 무엇이든지 못할 것이 없다(무상무위이무불위道常無爲而無不爲)'고 하였다. 사람의 몸 안에서 기(氣)가 운행(運行)되는 것은 보이지 않는 무형(無形)이므로 자신에게 필요한 심신(心身)의 작용(作用)을 이루어 낼 수 있도록 지도자(指導者)의 지도를 잘 숙지(熟知)하여 수련에 열중(熱中)해야 한다. 그리고 빛선도를 수련함에 있어서도 들숨(吸息)은 오행상(五行上)의 양(陽)이요, 날숨(呼息)은 음(陰)이므로 음양(陰陽)이 상호 교류(相互交流)하는 숨 고르기를 제대로 잘하는 것이 수련을 완성(完成)할 수 있는 길이 되는 것이다. 따라서 음양(성·명·정)을 함께 닦기 위해서는 들숨과 날숨의 길이를 같게 하는 것이 원칙이 되는 것이다.

숨 고르기가 제대로 이루어지면 자연적으로 사람의 몸 안에 우주의 기(氣)를 저장하여 몸과 마음을 음식물의 진액(津液)으로 정(精)을 이루는 취진성정(聚津成精)과 정 다스리기(精理成), 명 불리기(命煅成), 성 기르기(性養成)를 단계적으로 연환(煉桓)하여 무식(無息)에 들 수 있게 된다. 그리하면 무위환주(無爲桓周)와 환허(還虛) 등의 공력(功力)을 이루어서 수련 목적(修煉目的)을 원만하게 달성(達成)할 수 있게 되는 것이다.

이러한 수련 효과(修煉效果)를 거둘 수 있도록 숨 쉬는 방법이 다양(多樣)하게 발전(發展)되어 왔음을 미루어 짐작할 수 있다. 옛적에는 숨 고르기를 서서히 깊게 들이쉬는 들숨과 서서히 자연스럽게 내쉬는 날숨을 위주(爲主)로 수련하였으며, 노자(老子)의 무위자연(無爲自然)의 도(道) 그리고 중국의 일부 선파(仙派)에서는 무술을 접목하는 등 계파별(系派別)로 많은 발전을 이루어 왔다. 그리고 장자 각의편(莊子 刻意篇)의 도인관(導引觀)은 숨 고르기를 통하여 들숨과 날숨을 고르는 취구 호흡(吹呴呼吸), 몸속의 묵은 기(氣)를 토하고 새로운 기(氣)를 들이키는 토고납신(吐故納新), 곰이 움직이고 새가 기지개를 켜며 숨을 고르는 웅경조신(熊經鳥伸) 등으로 숨 쉬는 방법의 다양화를 꾀해왔다. 이러한 행위(行爲)를 하면 오래 살 수 있으며, 이것을 행하는 사람을 도인(道人)의 사(士)라 했다(위수이이의爲壽而已矣, 차도인지사此道引之士).

전국춘추시대(戰國春秋時代) 초기(初期)의 도인(導引)에 관한 기록은 기원전(紀元前) 380년경에 발견된 '행기옥패명(行氣玉佩銘)'에서 찾아볼 수 있다. 십면체(十面體)의 옥으로 만들어진 패에 45자의 도인(導引)의 행기(行氣)가 기록되어 있어 당시에도 도인법(導引法)이 많이 발전되어 있었던 것으로 보인다.

(全文: 행기行氣 심즉축深則畜 축즉신畜則伸 신즉하伸則下 하즉정下則定 정즉고定則固 고즉맹固則萌 맹즉장萌則長 장즉퇴長則退 퇴즉천退則天 천기용재상天幾[111]舂在上, 지기용재하地幾舂在下 순즉성順則性 역즉사逆則死) 이를 해역(解譯)하면 '숨을 고르면(조식調息. 행기行氣, 도인導引, 환련桓煉), (氣가) 가라앉아서 쌓이고, (氣가) 쌓이면 늘어나고(신장伸長), (氣가) 늘어나면 가라앉고, (氣가) 가라앉으면 안정(定)하고, 안정(定)하면 (상태狀態가) 고착(固着)하고, 고착하면 (도태道胎의) 싹이 돋고, 싹이 돋으면 자라나고, 자라면 물러나고(환주桓周), 물러나면 하늘(상환전上桓田)에 이르고, 하늘(양陽, 머리의 뇌腦, 상환전上桓田, 상환궁上桓宮)에 고요함이 그 끝에 이르러 움직이려는 기미(幾微: 용舂, 진기眞氣, 도태道胎가 형성되는 낌새)가 있으면 위(상환전上桓田)에 있고, 땅(지地, 음陰, 하환전下桓田)에 고요함이 움직이려는 기미(幾微: 용舂·무기無機, 도태道胎의 잉태孕胎)가 나타나면 아래(하환전下桓田)에 있다. (하늘의 뜻에) 순응(順天)하면 진성(眞性,

---

111) 용(舂): 행기옥패명의 용(舂)은 고요함(靜)이 그 끝(極)에 이르러 움직이려는 낌새를 말하는 것이다. 즉 고요함(靜)이 가라앉으면 정(定)하고 정착하면 굳(固)고 그 끝에 이르러 움직이려는 기미를 용(舂)이라 하는 것이다. 이 용(舂)은 《단군세기》서의 무기(無機)와 같은 뜻이다.

득도得道)에 이르고, (하늘의 뜻을) 거스르면(역천逆天) 죽는다(死, 도가 사라진다)'라는 내용이 된다. 즉 이 내용은 숨 고르기를 순조롭게 잘하면 무식(無息)에 들어 성통공완(性通功完)을 이룬다는 뜻이다.

동한(東漢, 후한 서기 25~220) 시대의 장중경(張仲景)[112] 성인(聖人)께서 지으신 금궤요략(金匱要略)[113]에 기록되어 있는 내용을 보면 도인(導引), 토납(吐納), 침구(鍼灸), 고약(膏藥), 안마(按摩)에 대한 기록이 있어 의술가(醫術家)의 도인법(導引法)으로 볼 수 있다고 한다.

또 중국 호남성 장사시에 있는 마왕퇴(馬王堆)에서 2천여 년 전에 발굴된 백서(帛書: 비단에 쓰인 글과 그림)에 도인도가 그려져 있다. 원래의 그림은 한 줄에 11개씩 4줄(4서書)로써 44개의 그림으로 채색(彩色)되었으며, 각 그림의 일부는 제목(병명病名)이 명기(銘記)되어 있고, 문자(文字)로 된 설명은 없고 수련 자세만 채색되어 있었다. 이 도인도(導引圖)가 현재까지 발견된 것 중에 가장 오래된 것이라고 한다.

후한 말의 명의(名醫)였던 화타(華陀)는 당시에 전래(傳來)되고 있는 도인을 연구·개발하여 호랑이, 사슴, 곰, 원숭이, 새 등 다섯 가지 동물을 표본으로 하는 도인료법(導引療法)인 오금희(五禽戲)를 창안하였다. 즉 오금희는 호희(虎戲호랑이), 녹희(鹿戲사슴), 웅희(熊戲곰), 원희(猿戲원숭이), 조희(鳥戲새 놀이) 등 동물의 동작으로 구성되어 있는 수련법인 것이다. 현재 전해 오는 오금희에 관한 가장 오래된 해설(解說)은 장군방(張君房)[114] 님께서 편찬하신 운급칠첨(雲笈七籤)[115] 제32권에 수록되어 있다. 그 외에도 동물을 표본으로 붙인 도인명칭(導引名稱)으로는 용의 용

---

112) 장중경(張仲景): 중국 동한(후한 서기25~220)시대의 의사이며, 의술(醫術)의 성인(聖人)으로 알려짐.

113) 금궤요략(金匱要略): 책 이름. 정식 명칭은 '금궤요략방론(金匱要略方論)'이며, 동한(東漢)의 장중경(張仲景) 성인께서 25권으로 지은 도인(導引)과 의서(醫書)임.

114) 장군방(張君房, 미상): 중국 북송(北宋) 태생. 저서《운급칠첨(雲笈七籤)》(중국 역대 인명사전)

115) 운급칠첨(雲笈七籤): 북송의 장군방(張君房)이 지어 편찬한 책. (두산 백과)

행기(龍行氣), 뱀의 사행기(蛇行氣), 거북의 구행기(龜行氣), 기러기의 압행기(鴨行氣), 개구리의 와행기(蛙行氣) 등의 기록이 있다.

그와 더불어 당나라에서 노자(老子)의 형이상학적(形而上學的)인 철학(哲學)에 따라 도교(道敎)가 발전하게 되었는데, 도가(道家)는 무위자연(無爲自然), 즉 자연(自然)의 섭리(攝理)에 따라 자연에 순응(順應)하며 살아가려는 노자 사상(老子思想)을 바탕으로 한 사상이었다. 한마디로 인체(人體)를 자연 상태(自然狀態)로 보존하며 살아가는 방법이라 할 수 있다. 야생 동물(野生動物)의 생태(生態)를 관찰(觀察)하여 사람들도 동물의 몸짓과 호흡으로 살아가면, 질병(疾病)에 걸리거나 노화(老化)하지 않고 살아갈 수 있을 것으로 보고 그 원리(原理)를 개발하여 불로장수(不老長壽)의 비법(祕法)으로 구전(口傳)되어 왔다.

이같이 도인(導引)은 천부경(天符經)과 삼일신고(三一神誥) 및 성경팔계(聖經八戒)를 근원(根源)으로 하여 선·불·유가(仙·佛·儒家)의 심신 수련법(心身手練法)으로 발전(發展)하였으며, 이러한 도인술(導引術)은 숨 고르기를 중요시하여 도인행기(導引行氣) 또는 행기(行氣)라 하였다.

더불어 1750년경부터 숨을 멈추는 정식(停息, 지식止息) 등의 수련 기법이 사용되기 시작하였으며, 기(氣, 빛)를 몸 안에서 인위적(人爲的)인 의식(意識)으로 빛(光, 氣)을 돌리는 수련 방법으로 발전하게 되는데, 이에 대해서 혹자는 숨을 멈추는 정식(停息)에서 모든 것이 이루어진다고 주장(主張)하기도 하고, 혹자는 환주(桓周)에서 모든 것이 다 이루어진다고 하였다.

하지만 필자의 견해(見解)로는 어느 특정 부분(特定部分)에 치중(置重)하지 말고 자신(自身)이 수련하는 프로그램을 정확히 숙지(熟知)하여 바른 마음가짐으로 열성(熱誠)을 다하여 쉼 없이 수련에 임하여 선도(仙道)의 원리(原理)를 깨닫는 것이 목석(目的)을 성취(成就)할 수 있는 비법(祕法) 아닌 비법이라 생각하고 있다. 자신이 수련하고 있는 수련법 중에서 특정 부분이 좋을 것으로 생각하고 치중(置重)하거나 이 수련법이 좋을까 저 수련법이 좋을까 하고 이것저것을 혼합(混合)하거나 바꾸어가며 수련하게 되면 일관성(一貫性)이 결여(缺如)되어 그 수련의 효과(效果)를 이루지 못하게 되는 것이다. 그러므로 어느 수련장에 소속되거나, 어느 수련법을 터득하였으면 그 수련법을 정확히 숙지하여 꾸준하게 열심히 수련하는 것이 효과도 좋고 부작용도 막을 수 있을 것이다.

결국 한 가지 공법(功法)에 집중하여 수련하는 것이 올바른 수련 자세라고 말할 수 있다. 다만, 여기서 한 가지 간과(看過)하지 말아야 할 것은, 선도(仙道) 또는 기(氣)와 관련되는 수련법의 종류가 공식적으로 《중국 기공 사전(中國氣功辭典)》에 수록되어 공개된 수가 1천 92종에 달하고, 비수록(非收錄) 공법을 합하면 무려 5천여 종에 이른다고 한다. 이는 단군 성조 시대(檀君聖朝時代)가 막을 내린 후에 중국에서는 음양으로 꾸준하게 수련법이 계승·발전되어 왔다는 것을 의미한다. 이제는 우리도 선도 종주국(仙道宗主國)으로서의 면모(面貌)를 지켜나갈 수 있도록 다양(多樣)한 선도 수련법(仙道修煉法)을 개발(開發)하여 모든 국민이 언제 어디서나 쉽게 익혀 활용(活用)할 수 있도록 정진(精進)해 나가야 할 것이다.

II.

환단빛선도(桓檀빛仙道)

총론(總論)

II. 환단빛선도(桓檀빛仙道) 총론(總論)

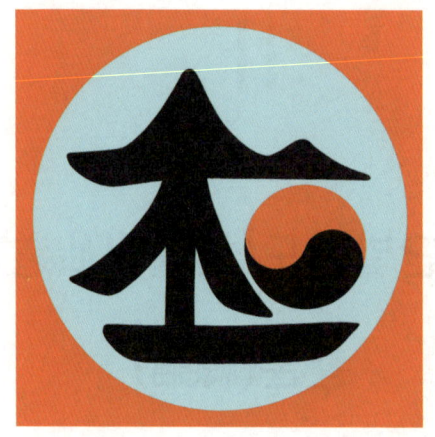

빛선도 상징 로고

▲ 도형 설명

- 원은 우주를 상징함.
- 바탕색은 하늘을 상징함.
- 글자 첫 획인 산 모양은 백두산을 상징함.
- 아래 획은 신목(神木, 신)을 상징함.
- 태극은 태양과 음양과 환주를 상징함.
- 아래 마지막 획은 땅을 상징함.

※설명: 환(桓)자는 백두산 신목(神木) 아래서 빛으로 음양(陰陽)의 도(道)를 닦는 형상(形像)임.

빛선도 구령

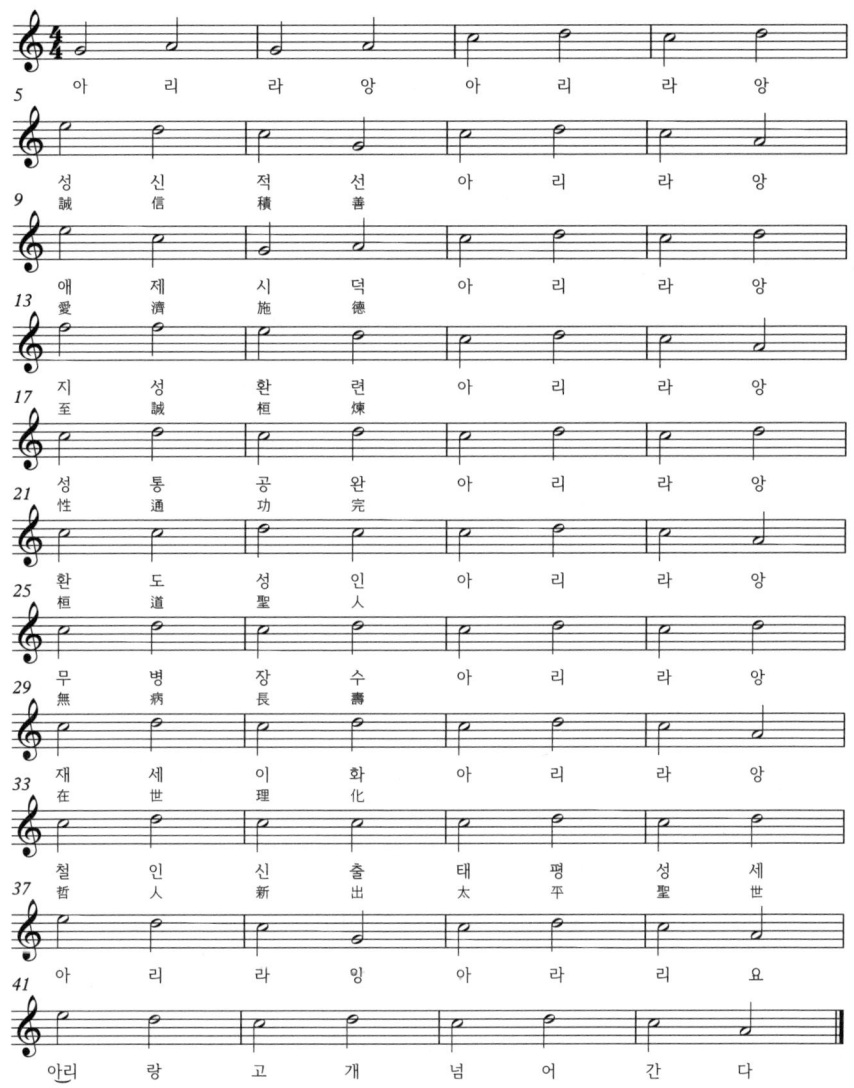

※ 악보 한 음정(音程)이 1초이므로 리듬을 숨 고르기에 응용하여 활용해야 함.

- 저작권 등록, 제 C-2021-010176호

빛선도 구령 해역

아리라앙 아리라앙

誠信積善(성신적선) 아리라앙

(성실한 믿음으로 착한 일을 쌓음)

愛濟施德(애제시덕) 아리라앙

(사랑으로 어려운 사람을 돕고 덕을 베풂)

至誠桓煉(지성환련) 아리라앙

(지극한 정성으로 환도를 닦음)

性通功完(성통공완) 아리라앙

(도를 완성하여 깨달음에 이름)

桓道聖人(환도성인) 아리라앙

(환도를 닦아 성인이 됨)

無病長壽(무병장수) 아리라앙

(병이 없이 오래 삶)

在世理化(재세이화) 아리라앙

(세상에 있는 동안 바른 이치를 밝힘)

哲人新出 太平聖世(철인신출 태평성세)

(새로운 철인 성군이 나타나 태평성세가 됨)

아리라앙 아라리요

아리랑 고개 넘어간다

1. 환단빛선도 정의

환단빛선도는 우리 민족 선현(先賢)들의 지혜(智慧)와 슬기가 깃든 문화유산(文化遺産)이다. 모든 국민(國民)이 굳게 신뢰(信賴)하고 익혀서 넓게 펼침으로써 민족정신 문화(民族精神文化)를 다시 정립(再定立)하여 그 위상(位相)을 더 높여야 한다. 또한 건강(健康)하고 현명(賢明)한 육신(肉身)과 사회(社會)를 유지(維持)하는 데 긴요한 빛선도 문화(仙道文化)를 자손만대(子孫萬代)에 걸쳐서 길이 전승(傳承)하며 활용해야 할 보배(寶)로운 심신수련법(心神修煉法)이다.

환단빛선도는 아주 옛적부터 전해져 내려오는 우리 민족의 전통(傳統) 수련법으로서 그 근원(根源)은 천부경(天符經)의 첫 구절인 '일시무시일(一始無始一) 하나(一神, 천체天體, 태초太初의 무극無極, 선천일기先天一炁)의 시작은 무(無, 허虛)에서 시작하는 것이고, 새롭게 시작하는 삼극(태극太極, 천체天體, 一神, 천·지·인, 음양陰陽, 성·명·정)이지만, 그 근본(천체, 一神, 一氣)은 다함이 없다'에서 찾아볼 수 있다. 즉 무극(無極)의 천체가 태극(太極)인 삼극(三極: 천·지·인天·地·人)으로 나뉘어 새로이 시작하지만, 그 근본인 천체(天體) 또는 일신(一神)은 변함이 없다는 것이다. 이것은 곧 천체가 하나로 뭉쳐 있든지 태극의 음양(천지인, 만물, 삼극)으로 나뉘든지 그 본질은 변함이 없다는 것이다.

이것이 바로 환도(桓道)를 말하는 것이며, 삼극일체 원리(三極一體原理)의 근원(根源)이 되는 천경사상(天敬思想)의 시원(始原)이다. 여기서 첫 번째, 하나는 하늘의 기틀인 천기(天機)로서 곧 태초(太初)의 무극(無極)이며, 음양(陰陽)의 태극(太極)이 생겨나기 이전의 선천일기(先天一炁)인 것이다. 이를 이도순(李道純)[116] 노사님께서는 천지보다 먼저 생겨났다 하여 선천일기(先天一炁)라 하였다. 이는

---

116) 이도순(李道純):《중화집》의 저자이며, 송나라 말 원나라 초기의 도사님으로 전진교 남종 조사 백옥섬의 재전제자(再傳弟子)이다. (중국 인물 사전)

서양학자들이 말하는 혼돈(混沌, chaos)이 아닌 천지(天地), 음양(陰陽)이 생겨나기 이전의 태초(太初)의 일기(一炁, 무극, 선천일기)인 것이다. 또 노자(老子)께서는 '섞여 이루어진 물(物)이 있는데, 천지보다 먼저 생겼다(유물혼성有物混成, 선천지생先天地生)'라고 말씀하신 것은 그 선천혼성(先天混成)인 것이다. 두 번째, 하나(天·地·人, 천체, 일신, 음양, 우주 만물, 혼원일기)는 태극의 천체로서 천·지·인과 성·명·정(性·命·精) 등이다. 이와 같은 천체의 변화 현상은 사람이 빛선도 수련으로 도(道)를 이루어 상출신(上出神)의 경지(境地)인 성통공완(性通功完)에 이르면 증험(證驗)하게 되는 형이상(形而上)의 사유 세계(思惟世界)요, 선(仙)의 세계(世界)이기도 하다. 이것이 바로 인체(人體)의 성·명·정(性命精, 음양)이 하나로 화합(和合)하여 혼원일기(混元一氣)를 이루어 일어나는 현상이다.

또 삼극(三極)은 삼태극(三太極, 天地人)으로서 자연(自然)에서는 천·지·인(天·地·人)이고 인체(人體)에서는 삼일신고(三一神誥)에서 이르는 하늘에서 품부(稟賦) 받은 삼진(三眞)인 성·명·정(性·命·精)으로서 진성(眞性), 진명(眞命), 진정(眞精)이다. 그리고 천부경(天符經)에서는 '천기(天機: 하늘의 기틀)인 (우주에) 하나의 현묘한 현상이 넘쳐서, 만물이 가고 만물이 오는 생성 변화(生成變化)가 일어나고(일묘연만왕만래一妙衍萬往萬來), 쓰임이 많이 변화(천변만화千變萬化)하지만 그 근본은 움직이지 않는다(용변부동본用變不動本)'고 하였다.

또 하나(一)로 끝남은 무(無)에서 끝나는 하나이다. 즉 시작도 끝도 없는 무위자연(無爲自然)은 천기(天機)의 끝없는 순환(循環)이다(일종무종일一終無終一). 천지만물(天地萬物)이 무한하게 변(化)하지만 그 근본(根本)인 하늘의 기틀을 이루는 천체(天體)는 변함이 없다고 한 것이다. 사람에게는 빛선도 수련으로 성·명·정(性命精)이 화합(和合)하여 무념무상(無念無想)의 무위(無爲)에 들어 혼원일기(混元一氣)를 완성하여 성통공완(性通功完)으로 도(道)를 이루는 것과 같은 현상이다. 더불어 '사람의 본래 마음자리는 태양(太陽)의 근본인 무한한 덕(大德)을 지닌 하늘마음(天心)과 같아서 그 가운데를 지켜 음양(陰陽, 天地)이 하나로 화합(混元一氣)하여 지혜(智慧)의 빛(천덕天德)을 환하게 밝히는 것이다(본심본태양本心本太陽, 앙명인중천지일昂明人中天地一)'라고 하였다.

따라서 자연히 도(道)를 이루어 성통(性通)으로 깨달은 지식(知識)은 이기심(利己心) 없이 자연(自然)이나 인류(人類) 등의 공익(公益)을 추구(推究)하는 참지식(眞知識)을 갖추어 세상을 이치(理致)로 밝힐 수 있는 것이다. 이것이 바로 빛선도를 닦아 삼극일체(三極一體)로 사람 중심의 도(道)를 이루어 천지인(天地人)이 하나를 이루는 천·지·인(天·地·人, 性·命·精) 삼극일체(三極一體)의 원리(原理)로서 동양 철학(東洋哲學)의 근원(根源)이 되는 것이다.

이는 빛선도 수련에서는 성·명·정(性命精)이 혼연일체(渾然一體)가 되는, 즉 셋이 모여 하나로 돌아가는 삼일신고(三一神誥)의 회삼귀일(會三歸一)이다. 이와 같은 현상은 모두 형이상(形而上)의 무아(無我)에서 이루어진다. 따라서 우주(宇宙)의 기틀(천기天機)이 시작도 끝도 없이 무한(無限)함과 같은 원리(原理)이므로 사람도 도(道)를 이루면 끝남(죽음)이 없이 영원불멸(永遠不滅, 永生)하게 된다는 뜻이다.

이 영생(永生)에 대해 좋은 결과만 있는 것은 아니다. 만약 사람이 태어나기만 하고 죽지 않는다면 인류(人類)의 대재앙(大災殃)이 될 것이다. 이 영생은 아마도 성신(性神)의 영혼(靈魂)이 영생하는 것을 말하는 것일 테다. 왜냐하면 이 성통공완(性通功完)을 이룬 성신(性神)의 영혼(靈魂)은 흩어지지 않으므로 사라지지 않고 영원불멸(永遠不滅)할 것이고, 이를 영생(永生)한다고 한 것이다(성신이영원불멸야性神而永遠不滅也). 이것이 영생(永生)의 참뜻이다.

그러므로 도(道)를 터득하여 천수(天壽)를 누리며 건강하게 잘 살아갈 수 있다면 더 바랄 것이 무엇이 있겠는가? 이것이 바로 신기쌍수(神氣雙修)로 성·명·정합일(性命精合一)을 이루어 무위자연(無爲自然)의 도(道)를 터득(攄得)하는 길인 것이다. 이는 사람이 태어난 후 심기신(心氣身)에 깃든 삼망(三妄)인 악탁박(惡濁薄)을 삼진(三眞)으로 되돌리는 길이기도 하다. 정성을 다하는 빛선도 수련을 통해 성통공완(性通功完)을 이루어 태어날 때 품부(稟賦) 받은 때 묻지 않은 순수한 삼진(三眞)인 진성(眞性), 진명(眞命), 진정(眞精)으로 되돌리는 심신 수련(心身修煉)이라고도 할 수 있다. 이를 돌이켜 살펴보면, 무식(無息)을 이루어 삼진(三眞)으로 되돌리는 도(道)를 성취하여 내기(內氣)가 천기(天氣)와 화합(和合)하여 혼원일기(混元一氣)가 되는 것을 성·명·정합일(性命精合一)이라 말하는 것이다. 실제 도(道)를 이루어 성·명·정삼환전무위(性命精三桓田無爲)에 들면 성·명·정(性命精)이 하나가 되어 혼원일기(混元一氣)를 이루는 현상을 증험(證驗)으로 느낄 수 있게 된다.

　이같이 사람의 몸 안에서 삼진(三眞: 진성眞性·진명眞命·진정眞精)이 화합하는 현상에 대하여 《환단고기(桓檀古記)》 단군세기 서(檀君世紀 序)에 '모든 사람이 함께 수련(業)하여 이에 하나를 집어 셋(三眞: 性·命·精氣)을 품고(집일함삼執一而含三) 삼진(三眞)이 화합하여 하나로 돌아가는(삼극일체三極一體) 것이 회삼귀일(會三歸一, 혼원일기混元一氣)이다'라고 한 것이다. 그러므로 마음이 안정(定心)되어 변하지 않게 되면 스스로 진(眞)에 들어 성신(性神)이 통하는 성통(性通)을 이루면 신(神)이 몸 밖으로 출신(出神)하여, 하느님께서 기거하시는 천궁(宮)에 오르게 된다. 그 참됨(진眞)의 근원을 알아서 그 법칙(法)에 따라 수행(修行)하면 광명이 항상 비추는 좋은 곳에 스스로 이르러 하늘과 사람이 서로 어우러져 삼신(三神: 性神·命神·精神, 자연은 천·지·인)이 모여 하나(三極一體)가 되어 아름다워지고, 그것은 곧 계(戒: 성경팔계, 참전계)를 지켜 하나로 돌아가기 시작하는 것이다(시능귀우일始能歸于一).

　그러면 성·명·정(性命精)이 화합(和合)하는 기미(機微)가 일어나는 무기(無機)의 낌새가 일어나 무위(無爲)에 들어 삼극일체(三極一體)를 이루어 하느님(상제上帝)과 같은 이기심(利己心)이 없는 품성(稟性)이 된다. 이처럼 우주 만물(宇宙萬物)이 저절로 섞여 하나(동체同體)가 되면 느낌·숨 고르기·금촉(감·식·촉感·息·觸)이 함께 어울려 무식(無息)을 이루어 오래 보존(保存)할 수 있게 된다. 이는 심기신(心氣身)에 (악탁박惡濁薄에 물들지 않아) 흔적(痕迹)이 없고 환인천황(桓因天皇)과 같이 천지인(天地人, 性命精)이 화합하여 무기(無機)에 저절로 들어(性通功完을 이루어) 세계 모든 나라가 알게 되어 함께 즐거워할 수 있는 것이다(단군세기 서檀君世紀序, 창생동기업야내집일이함삼회삼이귀일자시야蒼生同其業也乃執一而含三會三而歸一者是也, 고정심불변위지일신진아신통만변위지일신진아일신유거지궁아故定心不變謂之一神眞我神通萬變謂之一神眞我一神攸居之宮也, 지차진원의법수항길상자진광명항조차내천인상여지제록집삼신계맹이시능귀우일자야知此眞源依法修行吉祥自臻光明恒照此乃天人相與之際綠執三神戒盟而始能歸于一者也, 고성·명·정지무기삼신일체지상제야故性命精之無機三神一體之上帝也, 여우주만물혼연동체여심기신무적이장존감식촉지무기與宇宙萬物渾然同體與心氣身無跡而長存感息觸之無機환인주조야여세계만방일시이동락여천지인무위이자화야桓因主祖也與世界萬邦一施而同樂與天地人無爲而自化也).

그리고 삼일신고(三一神誥: 발해 원적원의 감 임아상 주해, 환단고기)에 나타나 있는 천궁훈(天宮訓)을 살펴보면, '하늘나라에는 하느님이 거(居)하시는 천궁이 있어, 만 가지 선(善)을 베풀어야 하늘 계단을 오를 수 있고, 만 가지 덕과 음덕을 쌓아야 하늘 문을 열어 많은 신령과 모든 것을 깨달아 밝은 사람이 호위하며 모시는 하느님이 거하시며 다스리시는 곳에 들어갈 수 있느니라. (하늘나라는) 크게 길(吉)하고 상서(祥瑞)롭고 크게 빛나고 밝은 곳이며 오직, (선도를 닦아) 참본성(眞本性)을 깨달아 통하여(性通) 도(道)를 이룬 사람(功完者)만이 그곳에서 영원한 쾌락(快樂)을 누리리라(천신국天神國, 유천궁有天宮, 계만선階萬善, 문만덕門萬德 일신유거一神攸居, 유성통공완자惟性通功完者, 조영득쾌락朝永得快樂)'고 쓰여 있다. 여기서 말하는 하늘 문(桓門)은 실제 수련에서 일어나는 현상을 뜻한다. 눈썹과 눈 사이의 정중앙에 있는 환지문(桓智門)이 열리어 삼환전무위(三桓田無爲)에 들어 성통공완(性通功完)으로 상출신(上出神)을 이루면 하늘나라에 이를 수 있고, 동시에 깨달음을 얻게 된다. 곧 이 환지문(桓智門)은 하늘 문(桓門)이자, 아울러 성통(性通)을 이루는 지혜의 문(智慧之門)이다.

이처럼 깨달음은 부단(不斷)하게 도(道)를 닦아서 최상위 단계인 상출신(上出神)을 이루어야 깨우칠 수 있으므로 쉬이 이룰 수 있는 것은 아니다. 그러나 생활의 일과(日課)로 받아들여서 꾸준히 노력하여 생전(生前)에 이룰 수 있다면 더할 나위 없이 좋은 일이 될 것이다. 만일 끝내 못 이룬다고 하더라도 맑은 정신과 건강은 유지할 수 있으므로 노력하는 보람은 맹목적으로 사는 것보다 훨씬 더 좋지 않을까 싶다.

이 하늘 문을 노자(老子)께서는 현빈의 문(玄牝之門)이라 하였는데, 장자(莊子)께서는 이 문(門)은 하늘로도 들어갈 수 있고, 땅으로도 들어갈 수 있다고 했으니, 이는 음양(陰陽)을 통(通)하는 문(門)으로 사람은 성·명·정(性命精)을 두루 통한다는 뜻이고, 또 성통공완(性通功完)을 이루면 하늘과 땅을 두루 오갈 수 있다는 뜻이다. 그리고 '세계훈(世界訓)'에서는 '하느님께서 기(氣)를 불어넣어 밑바닥까지 감싸고, 햇볕으로 비추어 따뜻한 열로 걷고 날고 탈바꿈하여 헤엄치고, 심은 모든 생물이 번식하였느니라(신가기포저神呵氣包底, 후일색열煦日色熱, 행저화유재물行翥化游栽物, 번식번식繁殖)'고 하였으며, '진리훈(眞理訓)'에는 '(하늘로부터) 사람과 만물은 다 같이 삼진(三眞)을 받았으니 이는 진성(眞性)·진명(眞命)·진정(眞精)으로 사람은 온전하게 받고 만물은 치우치게 받았으며(인물동수삼진人物同受三眞, 왈성·명·정曰性命精, 인전지人全之, 물편지物偏之), 진성(眞性)은 선악(善惡)이 없어 상철인(上哲人)이 통하고, 진명(眞命)은 맑고 흐림(청탁淸濁)이 없는 중철인(中哲人)이 알고, 진정(眞精)은 두텁고 얇음(후박厚薄)이 없는 하철인(下哲人)이 보전(保全)하여 원래 품수(稟受)받은 선천(先天)의 참진(眞)인 삼진(三眞)으로 돌이켜 일신(一神)과 하나가 된다(진성眞性 무선악상철통善無惡上矗(哲)通, 진명眞命 무청탁

중철지淸無濁中喆(哲)之, 진정眞精 무후박하철보無厚薄下喆(哲)保, 반진일신返眞一神'고도 하였다. 또 '사람들은 땅 위에 (살면서) 미혹(迷惑)되어 세 가지 망령(삼망三妄)이 심·기·신(心·氣·身)에 뿌리내리는데, 그것은 악·탁·박(惡·濁·薄)이고, 마음(心)은 성(性)에 의존하여, 선악(善惡)이 있어 선(善)하면 복(福)되고 악(惡)하면 화(禍)가 되며, 명(命)에 의존(依存)하는 기(氣)는 청탁(淸濁)이 있어 맑으면(淸) 오래 살고 탁(濁: 흐림)하면 일찍 죽는다(유중미지惟衆迷地, 삼망착근三妄着根, 왈심기신曰心氣身, 심의성心依性, 유선악有善惡, 선복악화善福惡禍, 기의명氣依命, 유청탁有淸濁, 청수탁요淸壽濁殀)'고도 하였다.

또 '몸(身)은 정(精)에 의존하여 두터운 마음(후厚)과 얇은(박薄) 마음이 있으니 마음이 두터우면 귀(貴)하고 얇으면 천(賤)하다(신의정身依精, 유후박有厚薄, 후귀박천厚貴薄賤). 따라서 삼진(三眞)과 삼망(三妄)이 서로 맞대어 세 길(삼도三途)을 이루니 이르되 감·식·촉(感·息·觸 감정·숨 고르기·부딪침)이라, 이 세 가지가 돌아서(回轉) 열여덟 경계(18境界)를 이룬다. 이 경계는 감(感)은 느낌(감感), 기쁨(희喜), 두려움(구懼), 슬픔(애哀), 성냄(노怒), 탐냄(탐貪), 싫어함(염厭)의 6정(情)이고, 식(息)은 향기(분芬氣), 썩은 기(란瀾氣), 한기(寒氣), 열기(熱氣), 우레(진震), 습기(濕氣)로 6음(陰)이며, 촉(觸)은 소리(성聲), 빛깔(색色), 냄새(취臭), 맛(미味), 음란(淫亂), 막힘(저抵) 등 6기(氣)이다(진망대작삼도眞妄對作三途, 왈감식촉曰感息觸, 전성십팔경轉成十八境, 감 희구애노탐염感 喜懼哀怒貪厭, 식 분란한열진습息 芬瀾寒熱震濕, 촉 성색취미음저觸 聲色臭味淫抵)'라고도 하였다.

사람들은 선악(善惡), 청탁(淸濁), 후박(厚薄)이 서로 얽혀서 모는 경계(十八境, 감식촉의 18가지 현상)의 길을 따라 마음대로(任) 달리며 나고 자라고 사라지고 병들고 죽는 고통에 떨어지지만(중선악청탁후박상잡衆善惡淸濁厚薄相雜, 종경도임주從境途任走, 타생장초병몰고墮生長肖病歿苦), 도(道)를 이룬 철인(喆·哲人: 깨달음에 이른 사람, 성인聖人, 진인眞人 등)은 지감(止感)·조식(調息)·금촉(禁觸)으로 빛선도를 한결같이 행하고 변화(變化)하여 삼망(三妄)을 참진(眞)으로 되돌려서 크게 하늘 기틀(天機)을 일으켜 참됨인 진(眞) 즉 삼진(三眞: 진성眞性, 진명眞命, 진정眞精)을 열어 성(性)을 통(通)하여 깨우침을 이루는 공(功)을 완성(完成)하는 것이라 하였다.(철지감조식금촉轟(哲)止感調息禁觸, 일의화행一意化行, 반망즉진返妄卽眞, 발대신기發大神機, 성통공완性通功完, 시은)

앞의 삼일신고(三一神誥)에서 이르는 삼진(三眞)인 성·명·정(性命精)은 동양 철학(東洋哲學)을 일으킨 도(道)의 근본(根本)이며 모든 선도(仙道) 및 기공(氣功)의 근원(根源)이자 어머니(母)로서 중화(中和)와 중용(中庸)의 근본(根本)이 되는 것이다. 그리고 그 도(道)에 이르는 세 갈래 길의 운영 체계(運營體系)는 삼도(三途)인 지감(止感), 조식(調息), 금촉(禁觸)을 통해 삼망(三妄)을 되돌려서 진성(眞性)에 이르러 성통공완(性通功完)을 이루어 철인(哲人, 聖人, 神仙)이 되어 하늘나라에서 영원한 쾌락을 누릴 수 있게 되는 것이다.

이러한 빛선도 수련의 원칙(原則)은 환단빛선도수련원리(桓檀빛仙道修煉原理)로써 다시 해석하면, 하늘(天, 하느님)에는 삼극(三極: 천·지·인)이 있고, 사람에는 삼진(三眞: 진성眞性, 진명眞命, 진정眞精)이 있다. 삼진(三眞)의 진성(眞性)은 참 깨달음(성통性通)이고, 명(命)은 생명(生命)을 기르는 기(氣)이며, 정(精)은 생명의 본바탕인 원정(元精)을 되돌리는 것이 된다. 이러한 삼극일체 원리(三極一體原理)를 근원(根源)으로 하늘의 기틀인 천기(天機, 우주宇宙의 섭리攝理)의 일기(一氣)는 삼극(三極)인 천·지·인(天·地·人)이 들어 있어, 이 하나(우주)에 삼극이 포함되어 있는 것을 집일함삼(執一含三)이라 한다. 또한 이 삼극(三極)이 화합(和合)하여 혼원일기(混元一氣)를 이루어 하나의 기틀(機)인 천기(天機, 宇宙)로 되돌아가는 것이 회삼귀일(會三歸一)이다.

위의 일련의 과정을 통한 우주의 원리(元理) 속에서 사람들이 태어나서 살아가면서 선천적(先天的)으로 물려받은 세 가지의 참 원기(元氣)인 삼진(三眞), 즉 선

(善)함도 악(惡)함도 없는 순수한 참 성품인 진성(眞性)과 맑음(청淸)도 흐림(탁濁)도 없는 순수한 진기(眞氣)인 진명(眞命)과 두터움도 얇음도 없는 참정인 진정(眞精)을 활용하여 감정을 가라앉혀야 한다. 삶 속에서 심·기·신(心·氣·身)으로서, 삼망(三妄)인 악(惡)·탁(濁)·박(薄)에 젖어 늙고 병들어 죽어가는 삶을 빛선도를 닦아 감·식·촉(感·息·觸)으로 되돌려야 한다. 즉 육정육음육기(六情六陰六氣- 18境)의 모든 감정(感情)을 고요하게 가라앉혀서 지감(止感)하고, 향기, 썩은 기, 한기(寒氣), 열기, 우레(電氣), 습기 등을 숨 고르기로 조절(조식調息)하며, 소리, 빛깔, 냄새, 맛, 음란, 부딪침 등 모든 감각을 억제하는 금촉(禁觸)으로 삼망(三妄)인 악(惡)·탁(濁)·박(薄)에 물들지 않도록 하여, 이를 삼진(三眞)인 진성(眞性), 진명(眞命), 진정(眞精)으로 돌이켜서, 태어날 때의 하늘로부터 품부(稟賦) 받은 선천(先天)의 순수(純粹)한 삼진(三眞)인 진성(性= 선善), 진명(命= 청淸), 진정(精= 후厚) 등 세 가지 물려받은 삼수(三受)의 진(眞)에 이르러 성통공완(性通功完)으로 자아 완성(自我完成)을 이루는 것을 말하는 것이다.

이는 결과적(結果的)으로 마음(心)과 정신(精神)을 다스려 성(性)을 맑게 하여 참 본성(眞本性: 원래의 순수한 뜻을 품은 성품)을 통(通)하게 하는 성 기르기(性養成)와 명(命)을 다스려 명기(命氣)를 보전하는 명 불리기(命煅成) 그리고 몸(身)을 다스려 정(精)을 충만하게 하는 정 다스리기(精理成)를 연계하여 환단빛선도 수련의 원리를 이룬다.

이렇듯 선도 수련의 근원인 이 성·명·정(性命精)을 단순하게 한자 풀이로 보면 성(性)은 성품, 명(命)은 생명, 정(精)은 원기라고 풀이하는 것을 볼 수 있다. 그러나 이 성·명·정(性命精)은 단순한 글자 풀이로 감히 그 실체를 가늠할 수 없는, 그야말로 형이상학적(形而上學的)인 현묘(玄妙)한 영적 논리(靈的論理)인 것이다. 따라서 기(氣)의 활동이 반복되면서 몸 안에 모이고 단계적으로 발전하여 일어나는 인간(人間)의 인문 지식(人文知識)인 현대 과학(現代科學)으로는 쉬이 설명할 수 없는 것이다. 성통공완(性通功完)을 이루어 무아(無我)의 경지(境地)에 들어 변화무쌍(變化無雙)한 우주(宇宙)의 생성 변화(生成變化) 과정이 몸 안에서 그 역순(逆順)으로 일어나는 것을 체험(體驗)할 수 있는 오묘(奧妙)한 현상(現想)이 함께 일어나는 것이므로 이를 일러 한마디로 '현묘한 도(玄妙之道)'라 하는 것이다.

그리고 이것은 천부경(天符經)을 비롯한 우리 민족의 정신 이념(精神理念)의 뿌리인 경전상(經典上)에 나타나는 태초(太初)의 수련 방식이다. 일만 년(一萬年)의 세월(歲月)이 흐르면서 수련법이 다양하게 변화·발전하였으므로 그 정통성(正統性)을 유지·보전(維持保全)하면서 현세(現世)에 맞게 수련 원리(原理)를 향상·발전(向上發展)시켜 짧은 시간에 최대(最大)의 효과(效果)를 거둘 수 있도록 편성(編成)하였다.

따라서 필자가 정통 환단빛선도 수련법(桓檀빛仙道修煉法)을 이어가기 위해 꾸준히 도(道)를 닦는 과정(過程)에 소위 선(仙)의 세계(世界)라 일컬어지는 영계(靈界)[117]의 천선(天仙)께서 나타나셔서 지도해 주신 수련 형식과 필자가 수련을 통하여 검증한 체험의 원리(元理)를 정리하였다. 더욱더 쉽게 익혀 보다 더 육신을 잘 보전하고 유지(保全維持)할 수 있도록 정리(整理)한 것이 바로 이 '환단빛선도 수련법(桓檀빛仙道修煉法)'이다.

노자(老子)께서 이르시기를 '사람은 땅을 본받고, 땅은 하늘을 본받고, 하늘은 도를 본받으며, 도는 자연을 본받는다(인법지人法地, 지법천地法天, 천법도天法道, 도법자연道法自然)'라고 하였다. 그리고 장자(莊子)께서는 '생명은 기(氣)가 모인 것이므로 기(氣)가 모이면 살고 기(氣)가 흩어지면 죽는다(인지생人之生, 기지취야氣之聚也, 취즉위생聚則爲生, 산즉위사散則爲死)'라고 하였다. 더불어 맹자(孟子)께

---

117) 영계(靈界·仙界): 이 영계는 빛선도 수련으로 출신(出神)을 이루면 나타나는 형이상학의 사유 세계(思惟世界)로서 일반적인 정신 작용보다는 상위 차원이다.

서 이르시기를 '뜻(志·意)이 한결같으면 기(氣)를 움직이고, 기(氣)가 한결같으면 뜻(志)을 움직인다(지일즉동기志壹則動氣, 기일즉동지야氣壹則動志也)'라고도 하였다.

사람이 천기(天氣)를 마시는 들숨으로 기(氣)가 아래로 내려가서 아랫배에 쌓여 원기(元氣)로 정착(定着)한다. 그리고 옛 선인께서 묵은 기(氣)가 나가는 곳은 사람의 머리 정수리 뒤쪽의 백회(百會)라고 하였다. 숨을 코로 내쉬며 수련할 때, 사기(邪氣)를 토(吐)하는 것으로 느껴지지만 실제로는 의시(意視)가 이끄는 곳으로 사기가 몸 밖으로 빠져나가게 된다. 그러므로 연공(煉功)이 어느 경지에 이르면 사기가 백회혈(百會穴) 등 의시(意視)가 이끄는 혈(穴)로 나가는 것을 느낄 수 있게 된다.

따라서 이러한 원리(原理)에 입각한 수련법은 숨 고르기(조식調息, 聚氣)와 뜻(의意·지志)을 모아 지키는 신취(神聚) 그리고 동작(動作)을 조합해 수련 프로그램이 이루어진다. 문맥상(文脈上)으로는 일반 수련법과 비슷해 보이지만 내용상으로는 적지 않은 차이(差異)가 있다. 요즈음 시중(市中)에 나와 있는 선도 서적(仙道書籍)에는 상업적(商業的)으로 많이 사용(使用)되고 있는 용어(用語)인 비기(祕機), 천기누설(天機漏洩) 등 특별히 비밀스럽거나 기이(奇異)한 현상이 일어나는 듯이 느끼게 하는 말들이 많이 사용되고 있으나, 막상 그 수련을 체험해 보면 그러한 증험(證驗)을 맛보기가 그리 쉽지 않다.

빛선도 수련 원리(修煉原理)는 그러한 궁금증을 자연스럽게 해소(解消)할 수 있는 수련법이라 할 수 있다. 빛선도는 화창한 봄날에 들판에서 일렁이는 어린 회오리바람과 같이 순한 바람으로 시작하여 그 회오리가 태풍(颱風, 토네이도) 같은 거대한 힘(POWER)을 형성(形成)하듯이 강력한 기력(氣力)을 만드는 수련법이다. 한 가지 예를 들면 몸속에서 빛돌이와 같은 기(氣)의 파동(波動)을 일으켜서 전신(全身)에 분포(分布)되어 있는 인체(人體)의 모든 경락망(經絡網)과 세포 조직(細胞組織)을 자극(刺戟)하여 생체 리듬을 활성화함으로써 젊음을 유지하고 심신(心身)을 강(强)하게 한다는 것이다.

일반적인 수련법은 거의 수직적인 기(氣)의 운영 체계(運營體系)로 구성(構成)되어 있으나, 빛선도는 이러한 편향성(偏向性)에 치우치지 않았다. 빛을 순방향(順方向) 즉 시계 방향으로 돌리면 기(氣)가 몸 안에 가라앉아서 모이고, 역방향 즉 반시계 방향으로 빛을 돌리면 기(氣)가 흩어지는 천기(天氣)의 원리(原理)를 응용(應用)하여 12경맥(經脈)과 기경팔맥(奇經八脈) 그리고 15락맥(絡脈)을 모두 활용했다. 그리하여 몸 안에 기(氣)가 골고루 퍼져서 스며들게 하여 건강을 극대화하는 수련법으로 새롭게 편성(編成)하였다. 뿐만 아니라 유·무위(有·無爲)의 수련으로 뇌(腦)의 진동(振動)을 일으켜 뇌세포(腦細胞)를 활성화함으로써 건강을 유지함은 물론 의시(意視)의 빛을 두루 비추어서 두뇌(頭腦)를 명석(明晳)하게 향상(向上)시키는 놀라운 수련법이다.

그리고 초보자(初步者)나 병약자(病弱者)와 노약자(老弱者)의 취기(聚氣)를 돕기 위해 하환전(下桓田)에 기(氣)를 모아서 압축하는 수평회주(水平回周)로 압기(壓氣)하여 기력(氣力)을 보충(補充)하는 수련법이기도 하다. 그리고 종횡(縱橫)으로 감아서 돌리는 회오리바람을 운용(運用)하는 용오름회주(龍乘回周) 등 다양한 자연 과학적(自然科學的)인 원리(原理)를 응용(應用)하였다. 이러한 획기적인 수련법은 특별한 수련 원리(修煉原理)로 활용되고 있다. 이와 같은 수평적(水平的)이거나 용오름(龍乘)하는 수련의 원리(原理)는 신체가 허약한 사람이나 노약자들이 수련할 때에 겪는 어려움을 해소할 수 있다. 일반적인 수련법으로는 아무리 오랜 시간에 걸쳐 수련을 지속하더라도 나이가 들면서 점차 기운(氣運)이 쇠잔(衰殘)해지는 현상을 돌이킬 수 없는 것이다. 따라서 숨 고르기조차도 어려워지게 되므로 노력을 기울여 애를 써도 숨을 깊게 쉴 수 없는 답답한 어려움이 있지만, 빛선도 수련법으로는 이를 원만히 해결할 수 있을 뿐만 아니라 모든 수련자가 목표(目標)로 하는 열후(熱候)나 무위자연(無爲自然)의 환주(桓周)를 쉽고 자연스레 증험(證驗)할 수 있게 한다.

이 빛선도 수련은 아랫배의 하환전까지 이르는 깊은 숨 고르기가 수련의 기본 원리(基本原理)가 된다. 성·명·정(性·命·精)을 동시(同時)에 아우르는 수련(修煉)으로 그 궁극적 목적인 태어나기 이전의 허(虛)·무(無)로 되돌아가게 함으로써 도(道)를 쉽게 이루어 주는 수련법이다. 그 주된 원리는 크게 바른 마음가짐으로 숨을 조절하는 취기(聚氣)와 신취(神聚) 그리고 몸의 자세를 바르고 부드럽게 하는 조체(調體)로 구성되었다. 이 수련은 결코 억지로 노력하여 성취할 수 없다. 바른 마음으로 정성(精誠)을 다하여 수련하면 마음이 맑아지면서 순차적(順次的)으로 적응(適應)하여 스스로 저절로 이루어지게 되는 무위자연(無爲自然)의 수련법이다.

첫째, 마음가짐은 제일 중요한 사항으로 오직 하늘마음(天心) 같은 순수하고 바른 마음가짐을 일념(一念)으로 유지(維持)하여 정성(精誠)을 다해야 한다. 이를 위해서는 마음을 허령(虛靈)하게 비워서 가린 것 없이 맑고 영롱하게 가다듬고, 모든 사념(思念)과 생각을 지워서 허·공(虛·空)의 상태가 되도록 노력하는 것이다. 이는 멍청한 듯이 심신(心身)과 의념(意念)을 부드럽고 순하게 가라앉혀서, 마음을 아득하게 멀리 이어지듯이 망망(茫茫)하게 비우고, 모든 생각을 지우라는 말이다. 이는 살아오면서 삼망(三妄: 악惡·탁濁·박薄)에 깃든 삿된 것, 즉 모든 욕망(慾望)과 원망(怨望) 등 어지러운 잡념(雜念)으로 얽힌 사기(邪氣)를 모두 버리고 오로지 의시(意視)의 끈을 놓지 말고 느슨하게 유지하면 그 끝에 이르러 참신한 진기(眞氣)가 스스로 저절로 몸 안에 채워지기 때문이다.

또. 이렇듯 비운다는 것은 결과적으로 인위적인 어떠한 뜻(意)도 의식하지 않는 무의식(無意識)에 저절로 잠기어 이루어지도록 맡기는 것이다. 이러한 상태를 이루기 위해서는 모든 욕심과 근심 걱정을 모두 버리고 바른 마음(正心) 상태를 항상 유지하고, 뜻(意, 志)의 긴장을 최대한으로 풀어서 완화(緩和)시키고 고요하게 가라앉도록 노력해야 한다. 그러나 여기서 주의할 점은 정신을 아주 완벽하게 놓아서 혼미(昏迷)하게 잠 속으로 빠져들도록 두어서는 절대로 안 된다는 것이다. 맑고 영롱한 의(意)를 항상 은근히 품고 숨 고르기가 순조롭게 이루어지도록 정성을 다하여야 비로소 도(道)를 성취(成就)할 수 있다는 것을 명심(銘心)해야 한다.

둘째, 몸의 자세는 그 모든 것을 내려놓듯이 마음과 함께 몸도 완전히 풀어서 차분하게 이완(弛緩)시켜야 한다.

셋째, 숨(息)은 항상 기도(氣道)를 열어 놓고 코로 쉬어야 하며, 오감과 칠정(七情)을 안정시키고 그 어떤 두려움이나 모든 욕심을 잊듯이 내려놓고 저절로 이루어지도록 자연스럽게 쉬어야 한다. 언제나 과도하게 힘이 들어가지 않는 부드러운 숨(息)을 쉬어야 하는데, 이것은 새의 앞가슴 털을 코밑에 두어도 흔들리지 않을 정도로 들숨(吸息)은 부드럽고 깊게, 날숨(呼息)은 가늘고 길게 내쉬어야 한다는 것이다. 극히 자연스러운 숨 고르기가 이루어져야 환전(桓田)에 기(氣)를 순조롭게 쌓을 수 있다. 숨 고르기를 할 때 특히 주의할 점은 동작을 바꿀 때 숨(息)과 시선(視線)이 끊어지지 않아야 한다. 이 숨의 식(息)은 불가(佛家)에서 '번뇌(煩惱)를 그친다는' 뜻으로 쓰인다.

네 번째는 신(神)을 의시(意視)하는 곳으로 모아서(신취神聚) 위와 같은 세 가지의 요건이 갖추어진 상태에서 회음혈에서 수직 위로 약 3cm 지점의 관원혈(關元穴)[118]과 양관혈(陽關穴)[119]을 잇는 수평선과 교차하는 하환전의 중앙 지점에 정신을 모아서 의시(意視)를 비추어야 한다. 마음을 허령(虛靈)하게 비우고 정성을 다하여 이 원리를 믿고(信) 코로 숨을 서서히 부드럽고 깊게 들이쉬고 가늘고 길게 내쉬는 숨 고르기(조식調息)를 반복하면서 빛돌이를 함께 운행(運行)하는 것이다. 이와 같은 일련의 고요한 수련을 정공(靜功)이라 한다. 이 정공(靜功)은 빛선도의 중추적(中樞的)인 수련법이다. 또 빛선도는 정신(精神)이 가는 곳에 의시(意視)의

---

118) 관원혈(關元穴): 임맥의 기해혈과 곡골혈의 중간 지점으로 이 혈은 음(陰)의 허(虛) 자리로 양기(陽氣)를 일으켜 양신(陽神)을 빛는 자리다.

119) 양관혈(陽關穴): 독맥 척추의 첫째 장강혈에서 위로 세 번째 혈로서 정액(精液)이 흐르는 통로이다.

빛이 이르고, 의시의 빛이 가는 곳에 신(神)과 기(氣)도 함께 이른다.

숨을 들이쉬는 들숨 때에는 신취점(神聚點)을 축으로 의시(意視)를 시계 방향으로 전 → 우 → 후 → 좌 → 전의 수평회주로 기(氣)를 모아서 압축(壓縮)하여 갈무리(저장貯藏)한다. 숨을 멈추는 정식(停息) 때는 하환전의 신취점(神聚點)을 중심으로 북동남서(회음혈→ 관원과 양관을 잇는 선의 좌측 → 기해혈 → 관원과 양관을 잇는 선의 우측)를 잇는 반시계 방향으로 풍차를 돌리듯이 원을 그리며 빛을 돌려 하환전(下桓田)의 기(氣)를 양생(養生)한다. 여기서 주의할 점은 빛돌이의 방향을 바꿀 때 일 초(一秒)의 여유를 두고 순조롭게 전환하는 습관(習慣)을 들이도록 노력해야 한다는 것이다. 따라서 숨 고르기가 순조롭게 잘 이루어지면 우주(宇宙)의 대기권(大氣圈)을 감싸는 오존층(ozonelayer)과 같은 기막(氣膜)이 환전(桓田) 주위에 형성되고, 그 기막 안에 양기(陽氣=眞氣)가 모이게 되어 연환(煉桓)으로 점차 그 범위가 중환전과 상환전까지 스스로 저절로 그렇게 확산(擴散)된다.

그리고 숨을 들이쉴 때는 하환전(下桓田)의 신(神)을 모아서 지키는 신취점(神聚點)을 축(軸)으로 해서 시계 방향으로 수평회주(水平回周)를 빠르게 하여 기(氣)를 모아서 압축(壓縮)하고, 용오름회주(龍乘回周)를 할 때는 숨을 내쉴 때나 숨을 멈춘 정식(停息) 때에 의시(意視)를 발바닥의 용천혈이나 회음혈에서 몸통의 가장자리를 반시계 방향인 나선형으로 위쪽으로 돌려서 회오리바람을 일으켜 세포를 활성화하는 한편 나쁜 기(氣)를 배출하게 되는 것이다.

다시 말하자면 빛선도 수련은 자연의 도(道)를 터득하는 일련의 수련 과정이다. 그러므로 태초(太初)의 우주와 같이 모든 것을 망각(忘却)하여 허령(虛靈)한 상태로 자연(自然)의 원리(原理)에 순응(順應)하여 저절로 수련이 이루어지도록 유도(誘導)하는 것이라고 할 수 있다. 연환(煉桓)에 정성(精誠)을 다하여 통달(通達)하도록 노력하면 성·명·정(性·命·精)을 아우르고 순수한 자연의 기(氣)와 몸 안의 기(氣)를 서로 화합(和合)하여 숙정(肅靜)한 고요함이 정점(頂點)에 다다르면 스스로 무위자연(無爲自然)의 수련이 이루어지는 경지(境地)에 이르게 된다. 이를 이루기 위해서는 어느 한 가지에 얽매이지 말고 마음의 모든 것을 텅 비워서 아무것도 없는 허무(虛無)로 되돌려야 비로소 도(道)를 이룰 수 있게 되는 것이다. 이것이 무위자연(無爲自然)의 도(道)를 이루는 방법이다.

이러한 수련 효과인 허무(虛無)가 지속하여 유지되도록 노력하는 것이 수련의 묘리(妙理)이자 성공 비결(成功祕訣)이라 할 수 있다. 이 단계의 수련에 이르면 신선(神仙)은 되지 못하더라도 건강한 모습으로 천수(天壽)를 누리며 행복하게 살아갈 수 있게 되는 것이다. 바로 나의 정신세계(精神世界)가 태초(太初)의 우주 상태(宇宙狀態)로 되돌아가는 무극(無極)의 현상이 일어나는 것을 수련자 내면의 사유(思惟)의 세계(世界)에서 자연스럽게 체험해 볼 수 있기 때문이다.

그리고 빛선도 수련은 사람 몸의 폐활량을 증진하고 생체 리듬을 활성화하여 젊음을 유지하는 데 탁월한 초과학적인 효과가 있는 것이다. 그러한 현상이 순조롭게 이루어질 수 있도록 숨 고르기(조식調息)를 토대로 취기(聚氣)와 신취(神聚), 그리고 동작(動作)의 저항(抵抗)을 최소화하여 순조롭게 수련할 수 있도록 부드러운 동작 위주로 편성하였다.

빛선도를 꾸준하게 수련하면 선조님들의 슬기를 쉽게 느낄 수가 있을 것이다. 이 환허(還虛) 현상을 약물(藥物)이라 하며, 유일명(劉一明)[120] 진인께서는 '약물(藥物)은 선천원기(先天元炁)이니 능히 모든 병을 몰아낸다. 그러므로 약(藥)이라 하고, 선천원정(先天元精)으로써 변화함이 이루 헤아릴 수 없다. 그러므로 물(物)이라 한다. 약(藥)이란 단(丹, 환桓)을 만드는 씨앗이며, 기(氣)가 익어 단(丹, 환桓)이 되는 과정이다'라고 하였다.

---

120) 유일명(劉一明): 진인(眞人)으로 《음부경》의 주를 지으셨다.

2. 환단빛선도(桓檀빛仙道) 수련 목적

사람은 누구나 태어날 때 부모로부터 물려받은 선천(先天)의 기(炁)인 삼진(三眞)을 살아가면서 서서히 소모(消耗)하게 되는데, 이 원기(元氣)를 오랫동안 몸속에 머무르게 할 수 있다면 건강도 오래도록 지속할 수 있을 것이다. 또 이미 소모된 기(氣)를 보충(補充)할 수 있다면 이 또한 육신의 건강을 오래 보전(保全)하는 데 더없이 좋은 방법이 될 수 있을 것이다.

빛선도 수련만이 그 효과에 대한 해답을 얻을 수 있는 것이다. 그러므로 모든 사람이 빛선도를 익혀 수련함으로써 선도(仙道)의 뿌리를 찾아서 선도 종주국(仙道宗主國)으로서의 위상(位相)을 되찾아야 한다. 민족 문화(民族文化)를 회복(回復)하여 계승·발전(繼承發展)시킴으로써 민족(民族)의 위상(位相)을 드높이고, 국민 모두의 심신을 맑고 강건하게 가꾸어야 할 것이다. 또한 위의 선현(先賢)께서 예언록(豫言錄)에서 밝힌 바와 같이 빛선도를 모든 국민에게 널리 알려 활용함으로써 천운(天運)이 우리 민족에게 도래(到來)하는 이 천혜(天惠)의 만재일우(萬載一遇)의 역사적(歷史的) 시기(時期)를 앞두고 새로운 성군 지도자(聖君指導者)를 대비하는 기반(基盤)을 마련하는 데 일조(一助)할 수 있어야 한다. 이것이 환단빛선도를 정립(定立)하게 된 또 다른 이유 중의 하나이다.

평범(平凡)하고 안이(安易)한 사고(思考)로는 세상을 앞서서 이끌어 갈 수가 없다. 한 차원 더 높여서 형이상(形而上)의 사고(思考)를 터득(攄得)해야만, 평범한 사고를 지배(支配)할 수 있게 되는 것이기 때문이다. 따라서 우리 민족이 깊은 수렁의 잠 속에서 헤어날 수 있는 길은 오직 빛선도 수련을 통한 이 길이기 때문이다.

종교(宗敎)나 사상(思想)과 이념(理念) 등 모든 주관적(主觀的)인 이기심(利己心)을 벗어 버리고 우리 민족 모두가 스스로 깨어나 다시 부상(浮上)할 미래(未來)만을 생각하며 전심·전력(全心全力)을 다하여 빛선도를 닦도록 노력해야 할 것이다.

이는 오로지 그것만이 우리 민족의 위상(位相)을 되찾아 자긍심(自矜心)을 높임으로써 민족의식(民族意識)이 하나로 통합되어 국가(國家)의 기틀을 확고히 하고 심신(心身)을 건강하게 가꾸어서 홍익인간 정신(弘益人間 精神)으로 세계의 모든 사람에게 이로움을 넓게 펼칠 수 있는 유일(唯一)한 길이라 생각하기 때문이다.

3. 환단빛선도 수련 이념(修煉理念)

가. 빛선도 철학(仙道哲學) 10계명(誡命)

1) 천부경(天符經)·삼일신고(三一神誥)·성경팔계(聖經八戒·참전계參佺戒)의 뜻을 이어받음(계승이천부경·삼일신고·성경팔계야繼承而天符經·三一神誥·聖經八戒之意).

2) 환인시대(桓因時代), 신시배달시대(神市倍達時代), 단군성조시대(檀君聖朝時代)의 정신을 이어받음(계승이정신야繼承而精神也 환인시대桓因時代, 신시배달시대神市倍達時代, 단군성조시대야檀君聖朝時代也).

3) 상고시대의 정신(上古時代而精神)을 본받는 '다물(多勿)'의 정신(精神)을 계승(繼承)함(상고시대이정신야上古時代而情神也, 다물정신이계승야多勿精神而繼承也).

4) 환단빛선도 숨 고르기는 신취점에 신(神)을 모아서 들숨 때 기(氣)를 모으고 정식 때 심신을 고요하게 가라앉혀서 기를 배양하며, 숨을 내쉴 때 감정을 가라

앉히는 지감(止感)으로 숨에 잠긴다(환단빛선도이조식신취점이신취흡식취기야桓檀빛仙道而調息神聚點而神聚吸息聚氣也, 정식이심신정침이양기야停息而心神靜沈而養氣也, 호식이심신정야지감이침식잠야呼息而止感而息潛也).

5) 숨 고르기와 기(氣) 모음, 신(神) 모음 그리고 부드러운 동작을 자연스럽게 조화함(조식취기신취이유동작야調息聚氣神聚而柔動作也, 자연이조화야自然以調和也).

6) 빛돌이 수련으로 세포를 활성화하여 건강을 보전함(환주련이세포활성화야神周煉而細胞活性化也, 보전이건강야保全而健康也).

7) 빛선도는 마음과 기(氣)를 조식과 신취 및 취기를 함께 닦아서 정을 보전하여, 성·명·정(性命精)의 음양을 조화(調和)하도록 구성(構成)함(환단빛선도이심기이조식신취취기동련이보정야桓檀빛仙道而心氣而調息神聚聚氣同煉而保精也, 성·명·정음양조화이구성야性命精陰陽調和而構成也).

8) 조식과 신취 및 환주(桓周)로 무식의 사유 세계에 듦(조식신취이환주야調息神聚而桓周也, 무식이사유세계입야 無息而思惟世界入也).

9) 성통공완으로 격물치지를 밝게 깨달아 사람을 이치(理致)로 교화함(성통공완자야性通功完者也, 격물치지효오格物致知曉悟, 인이리교화야人而理敎化也).

10) 이 경(經)을 통(通)하여 선도(仙道)의 원리(原理)를 모든 사람이 깨닫도록 함(본경이통야本經而通也, 선원리이다중성찰야仙道原理而多衆省察也).

나. 정신 이념(精神理念)

환단빛선도(桓檀빛仙道)의 주체적(主體的)인 정신 이념(精神理念)은 우리 민족의 삼대 경전(三大經典)인 천부경(天符經), 삼일신고(三一神誥), 성경팔계(聖經八戒·참전계參佺戒=366사事)에서 그 근원을 찾을 수 있다. 이는 9,200여 년 전 우리 민족 최초의 나라인 환국(桓國)의 환인천황시대(桓因天皇時代) 이전의 환인철인(桓仁哲人)으로부터 전해져 내려오는 경전(經典)이다. 지금으로부터 6,000여 년 전인 신시배달국(神市倍達國)의 환웅천황(桓雄天皇)님과 4000여 년 전의 환검황제(桓儉皇帝)께서는 선도(仙道)를 닦아 366가지 덕(德)과 음덕(陰德)을 쌓아서 참본성(眞本性)을 깨달아 성통공완(性通功完)을 이루셨다. 재세이화 홍익인간(在世理化 弘益人間)의 이념(理念)을 구현(具現)하여 삼일신고(三一神誥)와 성경팔계(聖經八戒)를 모든 백성에게 가르치고 교화(敎化)하여 덕(德)으로 이끄셨다.

이처럼 우리 민족은 하느님의 자손(天孫)으로서 하느님을 경외(敬畏)하여 하늘나라에 오르는 방법으로 먼저 빛선도(빛仙道)를 닦았다. 심신(心身)을 선(善)하고 맑고(淸), 후(厚)하며 강건(剛健)한 모습으로 가꾸었다. 그리고 하느님의 제단(祭壇)에 관여하는 우리 민족의 왕과 선인(仙人), 신녀(神女) 및 중신(重臣)들을 비롯한 나라의 고위층(高位層)만이 그 존재(存在)를 알고 신성시(神聖視)한 것이 바로 천부경(天符經)이다. 따라서 일반 백성이나 다른 종족들은 천부경에 대한 식견(識見)이 부족하므로 동양 철학(東洋哲學)에도 천부경에 대한 상세(詳細)한 내용(內容)은 명확히 찾아볼 수가 없는 것을 알 수 있다. 결국 삼대 경전(三大經典)은 우리 민족의 생활 문화(生活文化)이자 전통(傳統)이었으므로 그 전통을 계승(繼承)하고자 하는 것이다.

1) 천부경 전문 해역(天符經 全文 解譯 81자)

천부경은 녹도 문자(鹿圖文字) 또는 전고비문(篆古碑文)을 해역(解譯)한 학자에 따라서 그 내용이 조금씩 다르지만, 그 근본은 같다. (소도경전본훈蘇塗經典本訓)

一始無始一 (일시무시일)

하나(일신一神, 태초太初의 무극無極, 선천일기先天一炁)의 시작은, 무(無, 虛)에서 시작하는 하나이며, (우주宇宙의 무위자연無爲自然, 자전自轉, 공전空轉 등 천기天機의 운행運行)

析(新)三極無盡本 (석(신)삼극무진본)

새로 시작하는 삼극(천·지·인, 태극太極, 一神, 성·명·정性命精)이지만, 그 근본(천체, 一神)은 다함이 없다.

天一一地一二人一三 (천일일지일이인일삼)

하늘은 하나로써 일극이며, 땅을 하나 더하여 이극이고, 사람을 하나 더하여 삼극이다.

一積十鉅無匱化三 (일적십거무궤화삼)

하나가 쌓여 열 가지(만물)로 커지지만, 삼극(천·지·인)으로 변화하는 데 다함이 없다.

天二三地二三人二三 (천이삼지이삼인이삼)

하늘(天)에 땅과 사람(地人, 二)을 더하여 삼극(三: 천·지·인)이 되고, 땅(地)에 하늘과 사람(天人, 二)을 더하여 삼극(三: 천·지·인)이 되며, 사람(人)에 천지(天地, 二)를 더하여 삼극(三: 천·지·인, 성·명·정)이 된다.

大三合六生七八九運 (대삼합육생칠팔구운)

큰 삼극(大三極: 천지인, 성·명·정)의 기(氣)가 화합(和合)하여 육기(六氣: 천·지·인의 음陰·양陽)를 낳아 삼극 합일(七: 三極合一, 혼원일기混元一氣)을 이루어 팔방구천(八方九天)의 하늘 기틀인 천기(天機)를 돌린다. (大三氣合六生七八九運)

三四成環五七 (삼사성환오칠)
삼극과 사계절이 돌아서 오칠(만물의 생성 변화)을 잇는 고리(순환循環)를 이룬다.

一妙衍萬往萬來 (일묘연만왕만래)
일신(一神, 宇宙, 天體)의 현묘함이 넘쳐서 만물이 가고 만물이 온다. (생성소멸生成消滅) (우주의 自·空轉, 무위환주無爲桓周)

用變不動本 (용변부동본)
그 쓰임이 변(천변만화千變萬化)하지만, 근본(천체의 기틀)은 움직이지 않는다.

本心本太陽 (본심본태양)
(사람의) 본래 마음은 태양의 근본(무한한 덕을 지닌 하늘마음은 대덕大德)과 같다.

昂明人中天地一 (앙명인중천지일)
빛을 환히 밝히는 사람은 가운데를 지켜 천지(天地)와 하나가 된다. (一神, 우주宇宙, 천체天體, 혼원일기混元一氣, 무극無極)

一終無終一 (일종무종일)
하나(무극無極, 일기一炁)로 끝남은 무(無·虛)에서 끝나는 하나이다.

이 천부경(天符經)은 천체(天體)의 존재(存在)와 그 생성변화(生成變化)의 형상(形狀)을 나타낸 것이다. (시작도 끝도 없는 천기天機의 무위자연無爲自然의 순환循環과 사람의 무위환주無爲桓周)

※ 언젠가는 더욱더 명확한 해역을 하실 철인을 기다려본다.

2) 삼일신고 전문 해역(三一神誥 全文 해역 366자)

하나, 천훈(天訓)

帝曰 元輔彭虞(爾五加)[121] 蒼蒼非天玄玄非天天無形質無端倪

(제왈 원보팽우(이오가) 창창비천 현현비천 천무형질 무단예)

황제께서 이르시되 원보(官名: 벼슬 이름) 팽우(사람 이름, 너희 오가)야, 푸르고 푸른 것이 하늘이 아니며 검고 검은 것이 하늘이 아니다. 하늘은 모양과 성질도 없고, 시작도 끝도 없는 것이니라.

無上下四方 虛虛空空 無不在 無不容

(무상하사방 허허공공 무부재 무불용)

위아래 사방이 텅텅 비고, 비어있지 않은 곳이 없으며, 포용(包容)하지 않는 것이 없느니라.

둘, 신훈(神訓)

神在無上一位 有大德大慧大力 生無主無數世界

(신재무상일위 유대덕대혜대력 생무주무수세계)

하느님은 위에 아무도 없는 첫째 자리에 계시며, 큰 덕과 큰 지혜, 큰 힘을 가지셨으며, 천지(天地) 만물(無數)의 세계를 만드셨다.

造牲牲物 纖塵無漏 昭昭靈靈 不敢名量

(조신신물 섬진무루 소소영영 불감명량)

(하느님께서) 갖가지 만물의 형상을 만드시니, 작은 티끌 하나도 빠짐이 없고, 밝게 빛나고 아주 신령스러워 감히 그 이름을 헤아릴 수 없다.

---

121) 오가(五加): 벼슬 이름, 우가(牛加, 소), 마가(馬加, 말), 구가(狗加, 개), 저가(猪加, 돼지), 양가(羊加, 양).

聲氣願禱 絶親見 自性求子 降在爾腦

(성기원도 절친견 자성구자 강재이뇌)

소리와 기(氣)로 원하는 기도를 해도 친히 볼 수 없으니, 스스로 성통(性通)을 이루어 자식(천자天子, 도태道胎)을 구하라.

하느님은 너의 뇌(腦, 성性)에 내려와 계시느니라.

셋, 천궁훈(天宮訓)

天神國 有天宮 階萬善 門萬德 一神攸居 群靈諸嚞(哲)護侍

(천신국 유천궁 계만선 문만덕 일신유거 군영제철호시)

하늘나라에는 하느님이 거(居)하시는 천궁이 있어, 만 가지 선(善)을 베풀어야 하늘 계단을 오를 수 있고, 만 가지 덕과 음덕을 쌓아야 하늘 문을 열어 많은 신령과 모든 깨달아 밝은 사람이 호위하며 모시는 하느님이 거하시는 천궁에 오를 수 있느니라.

大吉祥 大光明處 惟性通功完者 朝永得快樂

(대길상 대광명처 유성통공완자 조영득쾌락)

(하늘나라는) 크게 길(吉)하고 상서(祥瑞)롭고 크게 빛나고 밝은 곳이며, 오직 (선도를 닦아) 참본성(眞本性)을 깨달아 통하여(性通) 도(道)를 이룬 자(功完者)만이 그곳에서 영원한 쾌락(快樂)을 누릴 수 있느니라.

넷, 세계훈(世界訓)

爾觀森列星辰 數無盡 大小明暗苦樂不同 一神造群世界

(이관삼열성진 수무진 대소명암고락부동 일신조군세계)

너희는 총총한 무리의 수없는 별을 보아라, 크고 작은 밝고 어두움, 고난과 즐거움이 같지 않은, 하느님께서 만드신 (인간) 무리의 세계이니라.

神勅日世界 使者轄七百世界 地自大一丸世界 中火震湯
(신칙일세계사자 할칠백세계 이지자대일환세계 중화진탕)

하나님께서 칙명으로 세계에 밝히고 사자에게 칠백 세계를 관할케 하시며, 땅속의 불덩이를 진동하고 흔들어 크고 넓은 땅(지구)으로 세계를 만들었노라.

海幻陸遷 乃成見象 神呵氣包底 煦日色熱 行翥化游栽物 繁殖
(해환륙천 내성현상 신가기포저 후일색열 행저화유재물 번식)

바다를 땅으로 바꾸어 마침내 현상(천지만물天地萬物)을 이루고, 하느님께서 기(氣)를 불어넣어 밑바닥까지 감싸고, 햇볕을 비추어 따뜻한 열로, 걷고 날고 탈바꿈하고 헤엄치고, 심은 모든 생물이 번식하였느니라.

다섯, 진리훈(眞理訓)

人物同受三眞 曰 性命精 人全之 物偏之
(인물동수삼진 왈 성·명·정 인전지 물편지)

(하늘로부터) 사람과 만물은 다 같이 삼진(三眞)을 받았으니, 이는 진성(眞性)·진명(眞命)·진정(眞精)으로 사람은 온전히 받고, 만물은 치우치게 받았느니라.

眞性無善惡上嚞(哲)通 眞命無淸濁中嚞知 眞精無厚薄下嚞保 返眞一神
(진성무선악상철통 진명무청탁중철지 진정무후박하철보 반진일신)

진성(眞性)은 선악(善惡)이 없어 상철(上哲)이 통하고, 진명(眞命)은 맑고 흐림(청탁淸濁)이 없는 중철인(中哲人)이 알고, 진정(眞精)은 두텁고 얇음(후박厚薄)이 없는 하철인(下哲人)이 보전(保全)하여 원래 품수(稟受)한 선천(先天)의 참진(眞)인 삼진(三眞)으로 돌이켜 유일신(唯一神)과 하나(天體, 混元一氣)가 되느니라.

惟衆迷地 三妄箸根 曰心氣身 心依性
(유중미지 삼망저근 왈심기신 심의성)

사람들은 땅 위에서 (살면서) 미혹되어 세 가지 망령(삼망三妄: 악탁박惡濁薄)이 깊게 뿌리내리는데, 이르시기를 심·기·신(心·氣·身)으로 마음(心)은 성(性)에 의존한다.

有善惡 善福惡禍 氣依命 有淸濁 淸壽濁殀
(유선악 선복악화 기의명 유청탁 청수탁요)

선악(善惡)이 있어 선(善)하면 복(福)되고 악(惡)하면 화(禍)가 되며, 명(命)에 의존하는 기(氣)는 청탁(淸濁)이 있어 맑으면(淸) 오래 살고, 탁(濁: 흐림)하면 일찍 죽는다.

身依精 有厚薄 厚貴薄賤
(신의정 유후박 후귀박천)

몸은 정(精)에 의존하여 (마음은) 두터움과 얇음이 있어, 두터우면 귀하고 얇으면 천하다.

眞妄對作三途 曰感息觸 轉成十八境
(진망대작삼도 왈감식촉 전성십팔경)

삼진(三眞)과 삼망(三妄)이 서로 맞대어 세 길(삼도三途)을 이루니 이르되 감·식·촉(感·息·觸 느낌·숨·부딪힘)이라. 이 세 가지가 돌아서(回轉) 열여덟 경계(18境界)를 이룬다.

感 喜懼哀怒貪厭 息 芬殠寒熱震濕 觸 聲色臭味淫抵
(감 희구애노탐염 식 분란한열진습, 촉 성색취미음저)

감(感)은 느낌(감感), 기쁨(희喜), 두려움(구懼), 슬픔(애哀), 성냄(노怒), 탐냄(탐貪),

싫어함(염厭)의 6정(情)이고, 식(息)은 향기(분芬), 썩은 기(란𤏐), 한기(한寒), 열기(熱), 우레(진震), 습기(濕)의 6음기(陰氣)이며, 촉(觸)은 소리(성聲), 빛깔(색色), 냄새(취臭), 맛(미味), 음란(음淫), 막힘(저抵) 등 6기(氣)이다.

衆善惡淸濁厚薄相雜, 從境途任走, 墮生長肖病歿苦
(중선악청탁후박상잡, 종경도임주, 타생장초병몰고)

사람들은 선과 악(선악善惡), 맑고 탁함(청탁淸濁), 후하고 박함(후박厚薄)이 서로 얽혀서 모든 경계(十八境, 감식촉의 18가지 경계)의 길을 따라 마음대로(任)로 달리며 나고 자라고 사라지고 병들고 죽는 고통에 떨어진다.

嚞(哲)止感調息禁觸, 一意化行, 返妄卽眞, 發大神機, 性通功完是
(철지감조식금촉, 일의화행, 반망즉진, 발대신기, 성통공완시)

도(道)를 이룬 철인(嚞·哲人: 성통공완으로 성을 깨우쳐 밝은 사람, 성인聖人, 진인眞人 등)은 지감(止感) 조식(調息) 금촉(禁觸)의 빛선도 수련을 한결같이 행함으로써 삼망(三妄)을 참진(眞, 삼진三眞: 진성眞性, 진명眞命, 진정眞精)으로 되돌려서, 하느님께서 크게 하늘 기틀(天機)을 일으키시어 성(性)을 통(通)하여 깨우침을 이루는 공력(功力)을 완성(完成)하는 것이다.

대진국(발해) 문적원(文籍院)의 감(監) 임아상(任雅相)[122] 대부께서 주해하신 삼일신고 천궁훈(天宮訓)에 성통공완조영득쾌락(性通功完 朝永得快樂)에 대하여 '성통(性通)이란 참본성(眞本性)을 통(通)하여 공력(功力, 道)을 완성(完成)하는 것이

---

122) 임아상(任雅相): 대진국(발해)의 자완대부(紫緩大夫) 선조성(宣詔省) 좌평장사(佐平章事) 겸 문적원(文籍院)의 감(監)으로 재직 시 천통(天統: 대조영의 연호) 16년(서기 713년) 10월에 대조영 왕께서 삼일신고(三一神誥)를 찬(贊)하실 때 왕의 명(命)을 받들어 삼일신고를 주해(註解)하였다.

다. 이를 이루기 위해서는 366가지의 선행(善行)을 쌓고, 366가지의 음덕(陰德)을 짓고, 366가지의 좋은 일을 해야 한다. 그리하면 성통공완(性通功完)을 이루어 하느님(一神)을 알현하여 뵐(조관朝觀) 수 있다. 조영득쾌락(朝永得快樂)이란 하느님과 함께 더없는 즐거움을 누리는 것이다(성통통진성야공완지성性通通眞性也功完持, 366선행적三百六十六善行積, 366음덕주三百六十六陰德做, 366호사야三百六十六好事也, 조관일신야朝觀一神也, 영덕쾌락永得快樂, 무등락여천동형야無等樂與天同亨也)'라고 하였다.

3) 정신 이념(精神理念) 실천 강령(實踐綱領)

빛선도의 정신 이념은 바른 마음(正心)과 정성(精誠)으로, 강령(綱領) 제2사 성(誠)에 '정성(誠)이란 마음속에서 우러나오는 참된 천성(혈성血性)을 지키는 것이다(성자誠者, 충심지소발衷心之所發, 혈성지소수血性之所守)'라고 하였다. 또, 제20사에는 정심(正心)이란 '하늘마음(天心)으로 바르게 하는 것으로서 마음에는 칠규가 있어(心有七竅) 칠정(七情)이 희롱(戲弄)하면 하늘의 이치(理致)를 구(求)하고자 하여도 얻을 수 없다(정심자正心者, 정천심야正天心也, 심유칠규心有七竅, 칠정농언七情弄焉, 구천리이불가득야求天理而不可得也)'고 하였다.

그러므로 바른 마음을 갖기 위해서는 하늘같은 마음(天心)을 갖는 뜻(의意)을 세워야 하고, 몸을 바르게 해야 하며(입신立身), 미혹되지 않고(불혹不惑), 바르고 큰 기색이 넘치게 하며(일엄溢嚴), 가린 것 없이 텅 비어 맑고 고요한 마음으로 허령(虛靈)하게 비우고, 깨달아 알며(치지致知), 모든 것을 닫고(폐물閉物: 육감, 칠정 등), 정을 물리치며(척정斥情), 잠잠히 가라앉혀 마음을 편안하게(묵안默安) 해야 한다. 또 제30사 불망(不忘)에서는 '불망이란 잊지 않는 것이 아니라 천년이 가도 변하지 않는 스스로(天然= 自然) 잊히지 않는 것이며, 정성(誠)이란 도(道)를 이루는 모든 것이고 일을 만드는 큰 근원이다. 그러므로 당연히 저절로 잊히지 않는 품은 정성이 참 정성(眞誠)이며, 한 번도 어김이 없는 것은 그다음이다(불망자不忘者, 불시욕불망不是欲不忘, 시천년是天年, 불망야不忘也, 성자성도지전체誠者成道之全體, 작사지대원야作事之大源也, 천연불망天然不忘, 기소포지성즉성其所抱之誠則誠, 일이무위자一而無違者, 직기차언이直其次焉耳)라고도 하였다. 즉, 다른 것에 의하지 않고 스스로 이루어진 것이며(자임自任), 스스로 기억하고(자기自記), 정성이 가슴에 서리었으며(첩응貼膺), 정성이 눈에 머물고(재목在目), 정성스러운 마음이 우레와 같은 큰소리로 텅 비는 것을 뢰허(雷虛)라 하며, 정성을 다하여 정신(精神)을 한곳에 모아서 지키는 것을 신취(神聚)라고 한다. 따라서 그 기본적인 정신 이념(精神理念)은 항상 잊지 않는 순수한 마음가짐으로 하늘의 뜻을 모아 신(神)을 지키며, 빛선도 수련에 정성(精誠)과 열성(熱誠)을 다하는 것이라고 한 것이다.

결과적으로 환단빛선도의 수련 목적은 밝은 지혜(智惠)와 올바른 마음을 길러서 올바른 이치(理致)를 펼쳐서 국가에 충성하고, 부모에 효도하며, 가족을 행복하게 보살피고, 남을 해치지 않으며, 어려움에 부닥친(處) 사람들을 돕고, 나아가 천지자연(天地自然)의 만물(萬物)을 모두 사랑하고, 세계의 모든 사람을 화합하는 것이다. 이것이 환단빛선도의 궁극(窮極)의 정신 이념(精神理念)이다.

4. 기(氣)의 활용

기(氣)를 배양(培養)하기 위해서는 숨 고르기(조식調息)를 통하여 몸 안에 기(氣)를 모아서 키워야 한다. 이를 양생(養生)이라 하며, 그 기(氣)를 모으는 취기 방법(聚氣方法)을 양생법(養生法)·양생술(養生術)·환련(桓煉) 등 여러 가지 이름으로 부른다.

이 양생(養生)이라는 글자를 풀이하면 생명을 배양하거나 생명을 기르는 것이지만, 실제로는 양기(養氣), 즉 기(氣)를 배양(培養)하면 저절로 양생(養生)이 이루어져 생명이 건강하게 오래 보존(保存)된다는 뜻을 담고 있다. 이 기(氣)가 배양되면서 여러 가지 현상이 일어나게 되는데, 이러한 기(氣)의 활동은 순수한 자연 현상(自然現象)이다. 이와 같은 양생법에 대해서 기백 천사(岐伯天師)께서는 '상고시대(上古時代)의 사람들은 그 양생의 도(道)를 아는 사람들이었기 때문에 음양 변화(陰陽變化)의 규율(規律, 법法)을 본받고, 생명(生命)을 유지(維持)하는 방법에 맞게 음식을 먹고 마시는 데 절도(節度: 절제節制)가 있고, 기거(起居)함에 원칙(原則)이 있었으며, 몸을 움직여 힘들게 하지(노작勞作) 않았다. 그러므로 형(形: 몸)과 신(神: 마음)을 조화(調和)하고 주어진 자연의 수명(천명天命)을 마칠 수 있었으니, 100세가 넘어서 세상을 떠났다(상고지인上古之人, 기지도자其知道者, 법어음양法於陰陽, 화어술수和於術數, 식음유절食飮有節, 기거유상起居有常, 불망작노不忘作勞, 고능형여신구故能形與神俱, 이진종기천년而盡終其天年, 도백세내거度百歲乃去)'라고 하였다.

오늘날 많은 사람이 자연 속의 기(氣) 에너지를 활용할 줄 모르고 그저 등한시(等閑視)하거나 우려(憂慮)하거나 비방(誹謗)하는 남의 말만 듣고 가까이하기를 꺼리는 경향이 있다. 그러므로 사람의 정신과 육체를 건강하게 하는 기(氣)를 일상생활에 활용하는 방법은 앞으로 더욱더 꾸준히 연구하고 개발하여 그 활용을 늘려 나가야 하는 것이다. 기(氣)는 미지(未知)의 세계이므로 각별한 노력이 필요한 분야(分野)이다.

사람들이 세상을 살아가면서 입신출세(立身出世)의 뜻을 세우지만, 심신(心身)이 건강하지 못하면 병을 얻어 급기야는 아무런 뜻도 이룰 수가 없다는 것은 우리가 모두 알고 있는 사실이다. 따라서 건강을 항상(恒常) 유지하려면 빛선도를 수련하고자 하는 뜻(의지意志)을 먼저 가져야만 원하는 바를 이룰 수가 있을 것이다.

누구나 빛선도 수련에 정성(精誠)을 들여서 꾸준히 노력하노라면 병약(病弱)한 사람이 건강해지고, 정신(精神)이 맑아져서 오감(五感)이 밝아지고, 더욱더 현명(賢明)해지는 신비(神祕)한 현상(現狀)이 일어나며 기적(奇蹟) 또는 이적(異蹟)이라고 할 만한 신체적·정신적인 변화가 일어나게 된다. 이같이 머리(뇌)가 현명(賢明)해지는 것은 주술적(呪術的)이거나 그 어떤 방술(方術) 때문이 아니다. 유·무위(有·無爲)의 수련으로 인하여 일어나는 기(氣)의 운동(運動)이 육체(肉體)는 물론 뇌(腦)에 영향을 미쳐서 그 활동을 촉진함으로써 뇌를 맑게 하고 더 나아가 명석(明晳)하게 만드는 것이다. 따라서 그것은 어디까지나 지극정성(至極精誠)을 다하는 노력의 결과로 나타나는 성과적 현상(成果的 現狀)이지 결코 기(氣)가 곧 신비(神祕)요, 기적(奇蹟)이요, 이적(異蹟)이라는 것은 아니다.

기(氣)는 바른 기(氣)인 정기(正氣= 眞氣)와 나쁜 기(氣)인 사기(邪氣)가 있다. 빛선도를 정성껏 수련하면 정기(正氣)가 몸 안에 모이고, 사기(邪氣)는 상대적(相對的)으로 줄어들게 된다. 빛선도 수련은 자연의 정기(正氣)를 몸 안에 쌓아서 전신(全身)에 기(氣)의 파동(波動)을 일으킴으로써 세포의 활동을 증진하여 생체(生體)를 활성화하는 일련의 초과학적인 심신 수련이다. 이러한 현상에 견주어 한 예를 들어보면, 1752년에 서양에서는 벤자민 프랭클린[123]이 번개 속에 연을 날려 실험한 것이 그 예가 될 수 있다. 번개는 하늘의 징벌(懲罰)이 아니라 전기(電氣) 에너지라는 사실을 밝혀낸 바 있었고, 그 후에 전기의 정체는 전자(電子)의 흐름에 있다는 사실이 파라데나 막스웰[124]에 의하여 밝혀짐으로써 서구(西歐)사람들이 신(神)의 절대주의(絶對主義)에서 벗어나 새로운 생활 문화(生活文化)를 획기적(劃期的)으로 개선(改善)시킬 수 있었다고 한다. 그러나 이런 현상은 어쩌면 자연 속 기

---

123) 벤자민 프랭클린(Benjamin Franklin, 1706~1790): 미국의 정치가·외교관·과학자·저술가로서 전기 유기체설을 제창하는 등의 활동과 정치·외교적인 분야에서도 활약하였다. (백과사전)

124) 파라데나 막스웰(미상): 전기 에너지설, 후에 전기의 정체는 전자의 흐름에 있다는 사실을 처음으로 밝혔다.

작용(氣作用)의 일부분에 지나지 않는다. 우리 민족의 선조께서 빛선도 수련 방법을 터득하여 후손(後孫)에게 물려주신 것은 어떠한 과학의 발전보다도 더 우수한 인간의 삶의 질을 윤택하게 하는 비법이라 할 수 있을 것이다. 이는 사람이 더욱 더 사람답게 건강한 정신(精神)과 육체(肉體)를 보전(保全)하며 행복을 추구(追求)할 수 있는 것이므로 만약 옛적부터 이 수련법의 정신(精神)과 이념(理念), 그리고 수련 요령(修煉要領) 등의 전수 과정(傳授課程)을 현재까지 지속하여 넓게 펼칠 수만 있었더라면, 만국(萬國)의 인류가 평화롭게 공존(共存)할 수 있는 삶의 바탕이 되었을 것으로 본다.

뒤늦은 감은 있지만, 지금부터라도 국가적(國家的)인 차원(次元)에서 그 기원(紀元)을 정립(定立)하고 표준적(標準的)인 수련법을 개발(開發)하여 전국민(全國民)이 활용(活用)할 수 있게 함은 물론 더 나아가 이를 세계만방(世界萬邦)에 널리 전수(傳授)한다면 인류 평화 공존(人類平和共存)의 목적(目的)을 필연(必然)코 달성(達成)할 수 있는 매개체 역할(媒介體役割)을 다할 수 있을 것이라 확신(確信)하는 바이다.

5. 빛선도 수련 시 알아야 할 사항

가. 칠정육음(七情六陰)과 오욕(五慾)

- 칠정(七情)이란 사람의 정신 상태(精神狀態)나 정서(情緒)의 변화(變化)를 나타내는 희(喜: 기쁨), 노(怒: 화냄), 우(憂: 걱정), 사(思: 생각), 비(悲: 슬픔), 공(恐: 공포), 경(驚: 놀람) 등 사람 마음의 일곱 가지 감정(感情)을 말한다. 사람의 모든 병은 마음에서 비롯된다. 그러므로 이 칠정(七情)이 정상일 때는 문제(問題)가

없으나, 어느 하나라도 정도(定度)를 넘쳐서 들뜨거나 모자람이 계속하여 지속(持續)되면 구멍이 생기고 사기가 스며들어 질병(疾病)으로 발전(發展)하게 되는데, 그 마음의 칠정에 틈새가 생기는 구멍을 심칠규(心七竅)라 하였다.

- 육음(六陰)은 자연(自然)의 현상(現象)으로 풍(風, 바람), 서(署, 더위), 습(濕, 습기), 조(燥, 건조), 화(火, 불), 한(寒, 차가움) 등을 말하며, 이는 나쁜 기(氣)로서, 사기(邪氣)라 하며, 이를 묶어서 육사(六邪) 또는 음기(陰氣)라고도 한다. 이들은 사람이 체외에서 느끼는 감정(感情)에 따라서 발생(發生)하는 감기(感氣) 등 질병(疾病)의 원인(原因)이 되기도 한다.

- 오욕(五慾)은 재욕(財慾), 색욕(色慾), 식욕(食慾), 명예욕(名譽慾), 수면욕(睡眠慾)의 다섯 가지 인간의 욕망(欲望)을 말한다. 어느 한 가지에 집착하게 되면 망(亡)하게 된다.

옛 도인(道人)들께서 전해준 선도서(仙道書)를 읽어 보면 '기(氣)를 가두어둔다, 기른다, 키운다, 화합시킨다, 금단(金丹)을 캔다'는 등의 인위적(人爲的)인 작위(作爲)로 무엇인가를 이루어내는 듯한 표현(表現)을 많이 사용하고 있지만, 이는 아마도 정신(精神)을 바르게 하여 열심히 노력하라는 뜻으로 받아들여야 할 것이다. 왜냐하면, 숨을 하환전(下桓田)까지 부드럽게 끌어들여서 깊게 쉰다든지, 의식적(意識的)인 하환주(下桓周)로 기(氣)를 불려서 양생(養生)한다든지, 정신(精神)을 신체(身體)의 어느 부분에 모아서 신취(神聚)한다든지 하는 것과 꾸준하게 열성(熱誠)을 기울이는 것 등은 인위적인 노력이 필요하겠으나, 앞에서 인용한 말들은 실질적(實質的)으로는 인위적인 노력으로 이루어지는 것이 아무것도 없기 때문이다. 예를 들면 신(神)과 기(氣)를 '가둔다'고 하는 말이 있다. 수련으로 신(神)과 기

(氣)가 몸 안에 모이면 저절로 기막(氣膜)이 몸의 안팎에 형성되어 그 안에서 무식(無息)이 이루어진다. 그러면 자연히 그 기막 안에서 스스로 저절로 기(氣)와 신(神)의 모든 활동이 이루어지게 되므로 억지로 기(氣)를 가두려고 노력하지 않아도 스스로 보존 영위(保存營爲)되고 기(氣)가 신(神)으로 화(化)하게 된다. 오히려 억지로 기를 가두려고 애쓰면 도를 터득할 수 없다.

그러므로 키우고 기르고 화합하고 캐는 것 등 모든 현상과 수련의 공력(功力)이 이루어져 약물(藥物)이 생겨나고 출신(出神)이 이루어지는 것 등의 모든 과정은 스스로 저절로 그렇게 되는 것이다. 이것은 도(道)를 이루는 모든 과정이 처음에는 인위적으로 시작하지만, 그 결과는 인위적으로 이루어지는 것이 아니라 꾸준한 노력으로 도(道)를 이루면 무위(無爲)에 들어 스스로 저절로 이루어진다는 것을 알게 해준다. 이를 항상 유념(有念)하여 기초(基礎)부터 선사(仙師)의 지도(指導)에 따라 정확하게 수련해야 이 모든 것을 순조롭게 이루어 낼 수 있을 것이다. 다만 무위(無爲)가 이루어지기까지는 정성(精誠)을 다하는 부단(不斷)한 노력(努力)이 필요한데, 이것을 인위적으로 노력하여 통달(通達)함으로써 비로소 이룰 수 있게 되는 것일 따름이다.

나. 주화입마(走火入魔)

빛선도 수련은 규범(規範)에 따라서 잘 수련하면 심신(心神)이 건강해지는 양성적(陽性的)인 반응(反應)이 주로 나타나지만, 규율(規律)을 자의적(恣意的)으로 해석(解釋)하거나, 판단(判斷)하는 등 간혹 잘못 이해(理解)하게 되면 육체적·정신적(肉體的·精神的)으로 돌이킬 수 없는 부작용(副作用)이 일어날 수도 있다. 자신(自身)의 신체 조건(身體條件)을 고려(考慮)하지 않고 허약(虛弱)하거나 병약(病弱)한 사람이 무리(無理)한 수련을 강행한다든지, 조급한 마음으로 잡념이 완전히 사라지지 않은 상태에서 억지로 고요에 드는 입정(入靜)에 몰입하거나 입정(入定)

후에 잡생각에 집착(執着)하는 경우, 혹은 환청(幻聽)이나 환시 현상(幻視現狀)이 나타나는 것을 무엇이 이루어진 것으로 잘못 알고 제때 가르침대로 방관(傍觀)하면서 안정(安定)을 지키지 못하는 경우는 정신 질환(精神疾患)을 일으킬 수도 있다.

무엇보다도 수련 규칙을 따르지 않고 과도(過度)한 욕심(慾心)으로 무리한 수련을 강행(强行)하다가 몸을 상(傷)하거나 주화입마(走火入魔)가 발생할 수 있는데, 이는 주로 독학(獨學)으로 공부(工夫, 쿵후)하여 수련할 때 나타난다. 이런 현상은 무리한 수련으로 몸의 균형이 깨어지거나 기(氣)의 흐름이 경로(經路)를 이탈(離脫)하든지 또는 몸 안의 음양 균형(陰陽均衡)이 깨어질 때 발생하게 된다.

빛선도 수련은 그것이 숨 고르기든지 빛돌이든지, 혹은 어떠한 동작이든지 간에 무리하면 기(氣)의 흐름을 방해하므로 과욕(過慾)은 절대 금물(絶對禁物)이다. 그 이유는 수련할 때 후(候: 바람 같은 낌새) 또는 열후(熱候)가 발생하게 되는데, 이 열후가 주행 통로(周行通路)인 경락(經絡)의 배열 순서(配列順序) 이외의 곳으로 뭉쳐 다니면 육체에 이상이 나타나게 되기 때문이다. 그것을 주화(走火)라고 한다. 정신적인 안정을 유지하지 못하고 무리하게 수련에 집착하여 필요 이상으로 의시(意視)가 상환전(上桓田)에 오래 머문다든지 할 경우, 정신적(精神的)으로 이상 현상(異常現狀)이 나타나는 것을 입마(入魔)라고 한다. 이 과정에서 특히 주의할 점은 수련 초기에는 마음의 안정이나 숨 고르기가 순조롭게 이루어지지 않아서 이 열후(熱候)가 갑자기 불이 붙듯이 일어나서 기(氣)의 순환 경로(循環經路)를 무시(無視)하고 이탈(離脫)하여 불덩이 같은 것이 갑자기 솟구치는 경우가 있다. 이때는 수련을 즉시 멈추고 잠시 심신(心身)을 가라앉혀서 심호흡(深呼吸)을 몇 번 하면서 양손을 느슨하게 주먹을 쥐고 전신을 두드리며 안마를 한 후에 앉아서 쉬면서 열후(熱候)가 가라앉기를 기다렸다가 안정되면 다시 수련을 시작하는 것이 좋다. 그런 연후에도 같은 현상이 반복되면 그날은 수련하지 말고 쉬는 것이 좋다.

다. 미리 알아 두어야 할 사항

1) 식사는 수련 시작 2시간 전에 하는 것이 좋다.

2) 수련을 할 때는 안전을 위하여 시계·반지·목걸이 등의 물건은 몸에서 제거해야 한다.

3) 핸드폰은 전원을 꺼 두거나 진동 상태로 하여 다른 사람의 수련에 방해가 되지 않도록 주의해야 한다.

4) 수련 시작 전에 숨을 헐떡일 정도의 심한 운동을 했을 때는 충분히 안정을 취한 후에 수련해야 한다.

5) 여성은 월경 중이면 심한 동공(動功)을 피하거나 쉬는 것이 좋다. 또 월경 중의 수련은 하환전(下桓田)을 의시(意視)하지 말고, 발바닥의 용천혈이나 손바닥의 노궁혈 등 심장에서 먼 곳을 의시해야 한다. 심(甚)할 때는 쉬는 것이 좋다.

6) 대·소변은 수련 시작 전에 미리 보아야 한다.

7) 천둥 번개를 동반하는 폭우가 있을 때는 수련을 삼가는 것이 좋다. 특히 산이나 들판의 정자, 산장, 움막 등의 외딴곳에서는 수련하지 않아야 한다. 이는 수련으로 정전기(靜電氣)가 일어나므로 유무성(有無聲)의 벼락으로 전류가 몸으로 흘러서 피폭될 수 있기 때문이다.

8) 수련 중에 이유 없이 신체의 어느 부위에 통증이 생기는 등 이상 현상이 나타날 때는 지도사범과 상의해야 한다.

9) 수련을 시작한 후에 정력이 강화되는 징후가 나타나더라도 성욕을 절제하는 등 슬기롭게 대처해야 한다.

10) 수련이 어느 정도 익숙하게 되면 식욕이 좋아지게 되는데, 식사량을 억지로 줄일 필요는 없다. 다만, 저녁 8시(여성은 7시) 이후에는 음식을 먹지 않는 것이 좋다.

11) 정공(靜功) 수련 중에 몸에 힘이 들어가거나 의시(意視)를 모으는 집중력이 과도할 때는 잠시 수련을 중단하고 심호흡을 몇 번 한 후에 안정이 되면 다시 시작하는 것이 좋다.

12) 전염병에 걸렸을 경우는 수련을 피해야 한다.

13) 몸에 귀신(鬼神)이 내려 빙의(憑依)됐을 때는 수련을 할 수 없다. 다만, 청소년 활공(活功)은 가능하다.

14) 수련을 할 때는 잡념을 모두 지우고 정숙(靜肅)을 유지한 상태로 의시(意視)를 신취점(神聚點)에 비추며 열성(熱誠)을 다하여 순조롭게 수련해야 한다.

15) 기(氣)를 모으는 취기(聚氣)와 신(神)을 지켜서 모으는 신취(神聚) 그리고 동작을 과도한 욕심으로 무리하게 하는 것은 절대 금물이다. 무리한 수련을 하게 되면 기(氣)가 막히는 울체(鬱滯) 현상이 발생하거나 아랫배의 근육이 딱딱하게 굳어지는 등 부작용이 발생할 수 있다. 사람마다 체력과 호흡 기관의 상태가 다르므로 자신의 건강 상태(健康狀態)에 맞는 수련 원리를 스스로 터득하여 적응하면서 서서히 익혀 나가는 것이 중요하다.

16) 마음이 조급하여 자신의 단계를 뛰어넘는 과도한 수련은 절대로 금한다. 저항(抵抗)이나 반동(反動) 등의 부작용이 일어나 숨 고르기나 신체에 이상 현상(異常現狀)이 생기게 되면 오래도록 수련에 지장을 초래하거나 영원히 못할 수도 있다.

17) 무엇보다도 빛선도 수련은 하면 된다는 자발적인 의욕과 긍정적인 의지(意志)로 수련을 해야 한다. 어려운 동작이나 깊고 긴 숨 고르기로 좋은 스트레스가 발생하여 두뇌(頭腦)를 명석(明晳)하게 하고 육신을 건강하게 유지할 수 있게 된다. 그 반대로 억지로 무리하게 수련을 하면 긴장이 쌓여서 나쁜 스트레스가 모이게 되므로 수련을 하지 않는 것만 못하게 되는 것이다.

6. 수련 중에 나타나는 현상(現狀)과 대처 요령

빛선도 수련 중에는 아래와 같은 갖가지 현상이 나타나기 마련이다. 이는 수련으로 일어나는 기(氣)의 발현 현상(發現現狀)이므로 두려워할 필요가 없다. 그러나 수련자는 이러한 모든 현상을 염두에 두지 말고, 무시하거나 방관하며 심신을 안정시켜서 절차에 따라서 의연(依然)하게 수련에 임하면 무난히 흔들림 없이 수련을 순조롭게 이끌어갈 수가 있다. 이같이 초연(超然)하게 대처하는 방법도 수련을 습득하는 중요한 요령(要領)이다. 이 외에도 아래와 같은 여러 현상이 나타난다.

가. 얼굴이나 피부에 벌레가 기어 다니는 것 같은 현상
나. 근육이 물결치듯 하거나 떨리는 현상
다. 몸에서 정전기가 일어나는 현상

라. 몸 안에서 물이 흐르는 것 같은 느낌

마. 몸에서 시원한 바람이 일어나는 것 같은 느낌

바. 환한 밝은 빛을 발하는 발광체(發光體)가 보이는 현상

사. 사념(思念)에 의하지 않고 자연적으로 갖가지 환상이 나타나는 현상

아. 괴물 같은 형상(形象)이 나타나서 위협을 가할 듯이 덤비는 현상

자. 도인 같은 사람이 나타나서 수련 지도를 해주는 현상

※ 위의 바, 사, 아, 자의 경우에는 무시하거나 방관하는 것이 좋다.

차. 몸이 자발적으로 스스로 들썩이거나 신체가 움직이는 등의 현상

카. 기타 스스로 행하지 않은 특이한 현상 등이 일어날 때는 선사(仙師)와 상의해야 한다.

7. 환단빛선도(桓檀빛仙道) 개요(概要)

가. 체질 및 질병 증상별 숨 고르기 요령

1) 정상적인 건강 체질인 사람은 들숨과 날숨의 길이를 같게 하는 것이 가장 좋은 음양 조화이다.

2) 비만형인 사람 → 들숨(吸息)을 짧게, 날숨(呼息)은 길게

3) 체형이 마른 사람 → 들숨을 길게, 날숨은 짧게

4) 호흡기 계통에 이상이 있을 때 → 들숨을 길게, 날숨은 짧게

5) 고혈압, 동맥경화, 뇌졸중, 당뇨, 심혈관 증세, 소화 불량, 불면증 등 → 들숨을 짧게, 날숨은 길게 하는 것이 좋다.
    ※ 들숨을 길게 하면 혈압이 올라가고, 날숨을 길게 하면 혈압이 내려가게 된다는 것을 알고 응용하는 것이 좋다.

6) 심장병, 신경쇠약, 신장병 등 상반신 질병 → 임·독맥회주나 용오름회주가 효과가 있다. 다만, 건강이 정상적으로 회복되면 들숨과 날숨의 길이를 같게 해야 한다. 들숨과 날숨의 길이가 같아야 정상적인 수련이 이루어진다.

나. 수련 기본자세(修煉 基本姿勢)

양 눈은 발을 드리우듯이 살며시 내려서 감거나 아주 감고, 머리를 앞으로 약간 숙이고, 정신(精神)을 모으는 신취점(神聚點)을 의시(意視)로 무심한 듯 넌지시 비추면서 자세를 가다듬는다. 이는 환전(桓田)에 정신(精神)을 모으는 신취(神聚) 자세다. 의시(意視)의 빛이 가면 신(神)과 기(氣)도 자연히 따르게 된다. 이러한 자세로 수련을 하면 기(氣)가 몸의 하복부인 하환전(下桓田)으로 모인다. 이때 특히 주의할 점은 기(氣)를 억지로 아래로 눌러서는 안 된다. 극히 자연스럽게 압박감이 일어나지 않도록 배를 서서히 불리며 기(氣)를 아래로 끌어들이듯이 숨을 부드럽게 유도하는 것이 좋다. 그리고 도립(倒立) 등 어려운 동작이 수반되는 수련을 할 때는 특정 부위에 힘이 들어가거나 긴장하면 순조로운 수련이 안 되므로 주의가 필요하다.

1) **정좌 자세(靜坐 姿勢)**: 모든 수련 자세는 마음을 허령(虛靈)하게 비우고 생각을 지워서 차분히 가라앉히고 정신을 맑게 가다듬어서 고요히 단정하게 앉아서 정좌(靜坐)하는 것이 기본자세이다. 앉는 자세의 형태는 다음과 같은 여러 가지가

있다. 그리고 의념(意念)이나 힘(力)이 어느 한곳에 모이지 않도록 양손 끝만 맞붙여 합지(合指)[125]하고 검지(檢指) 끝을 앞머리 중앙의 신정혈 앞에 두면 정좌세(定坐勢)가 된다. 숨이 깊어지고 쇄골(鎖骨)이 발달하여 거북이 목과 같은 모양을 형성하게 된다.

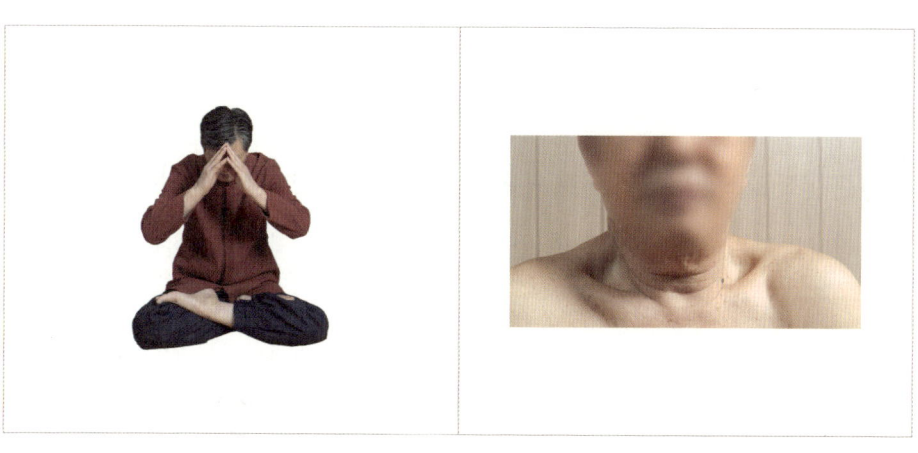

가) 쌍반좌(雙盤坐): 한쪽 발을 반대편 다리 위에 올려서 깊숙이 끌어당긴 다음에, 다른 발을 반대편 다리 위에 올려서 깊숙이 끌어당겨 앉는 자세(좌상우하左上右下, 우상좌하右上左下), 그러면 양 발바닥이 모두 위로 향하게 된다. 한 번씩 발을 바꾸어 앉는 것이

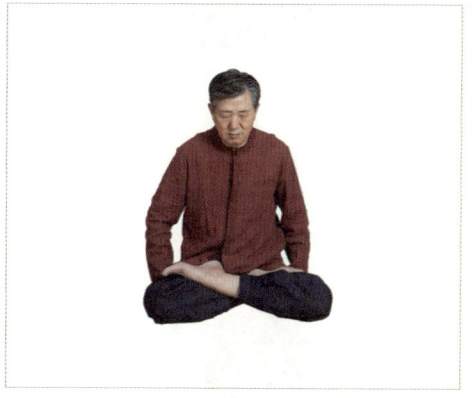

---

125) 합지(合指): 손가락 중지(中指) 끝이나 엄지발가락 끝 또는 양 손가락 끝이나 발가락 끝을 맞붙이는 것을 합지(合指)라 하며, 이는 힘이 한곳에 쏠리지 않게 한다. 단순한 접지(接指)가 아니라 기(氣)를 화합(和合)할 수 있노록 통(通)하게 하는 가교 역할(架橋役割)을 한다.
※ 선법(禪法)에서는 결가부좌(結跏趺坐)라 하며, 오른발을 먼저 올리면 금강좌(金剛座), 왼발을 먼저 올리면 여의좌(如意座)라 한다.

몸의 균형 유지에 좋다. 쌍반좌 자세(姿勢)로 양손 끝을 합지하여 신정혈 앞에 두고 앉으면 정좌세(靜坐勢)이다.

  이같이 다리를 엮어 앉는 쌍반좌 자세는 처음 시작할 때는 잘 되지 않을 뿐 아니라 설사 되더라도 정강이뼈가 아프거나 저리며 무릎 관절에 무리가 가는 등 불편하므로 수련에 집중하는 것이 어려울 수 있다. 그러나 시간을 조금씩 늘리면서 노력하여 점차 익숙해지면 불편함이 사라지게 된다.

  나) 편반좌(片盤坐): 밑의 한쪽 발을 반대편 다리 밑으로 충분히 끌어당기고 다른 발을 반대편 다리 위에 올려 깊게 끌어당겨 앉는 자세로 책상다리 앉기라고도 한다.

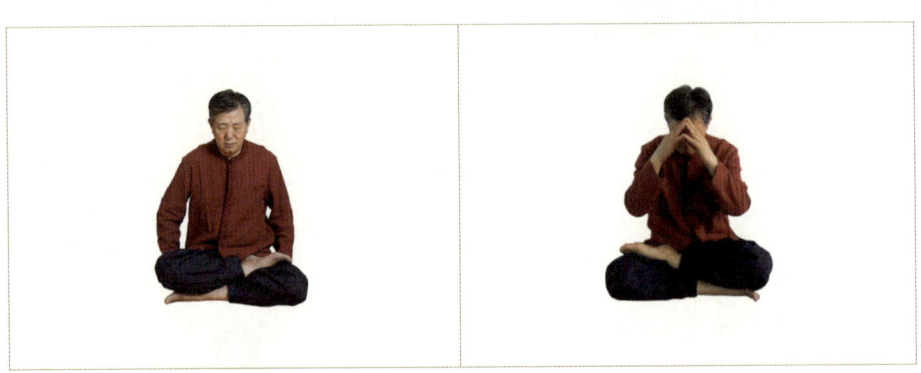

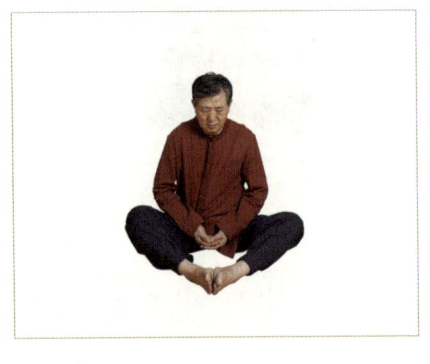

다) 편좌(便坐)

① **발바닥 붙여 앉기(족장합좌足掌合坐):** 발바닥을 마주 붙이고 느슨하게 앉아서 머리를 앞으로 약간 숙이고 팔은 양 옆구리에 붙여서 왼손가락 위에 오른손가락을 가지런히 포개어 자연스럽게 첩지(疊指)[126]

---

126) 첩지(疊指): 한쪽 손가락 위에 다른 손가락을 가지런히 올리고 엄지를 붙여서 기(氣)를 통(通)하게 한다.

하고 엄지를 붙여서 무릎 위에 놓고 앉는 자세이다. 발바닥을 합장하면 하환전 등 몸이 따뜻해진다.

② 발뒤꿈치 붙여 앉기(족지합좌足趾合坐): 다리를 느슨하게 뻗어서 발뒤꿈치만 붙이고 앉아서 머리를 앞으로 약간 숙이고 팔은 양 옆구리에 붙여서 왼손가락 위에 오른손가락을 가지런히 얹어서 첩지(疊指)하여 엄지를 붙이고 무릎 위에 놓고 앉는 자세이다.

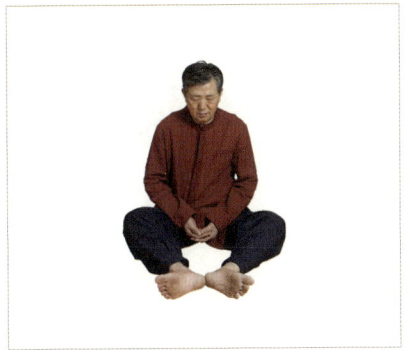

③ 느슨하게 앉기(서좌紓坐): 양다리를 모두 편하게 바닥에 느슨하게 내려놓고 앉아서 머리를 앞으로 약간 숙이고 팔은 양옆구리에 붙여서 왼손가락 위에 오른손가락을 가지런히 얹어서 첩지하여 엄지를 붙여서 무릎 위에 놓고 다리를 포개거나 붙이지 않고 앉는 자세이다.

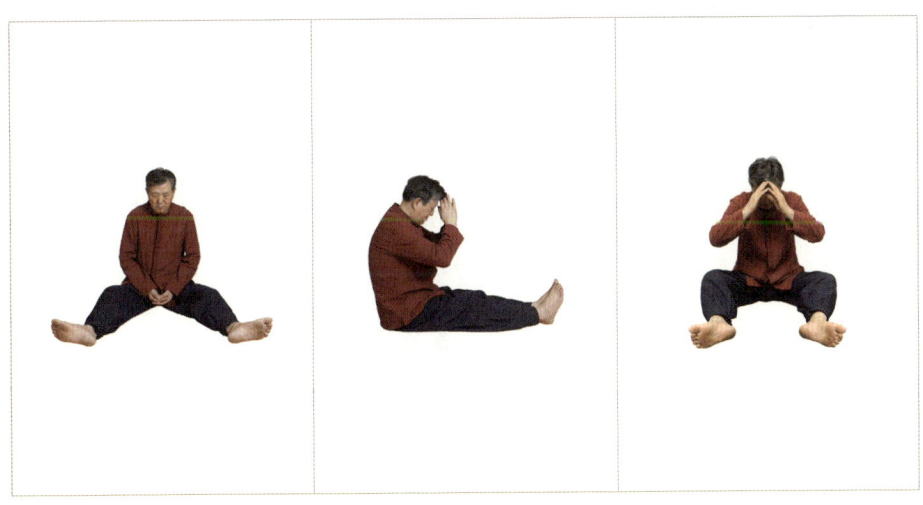

2) 꿇어앉기(궤좌跪坐): 꿇어앉는 자세는 두 가지가 있다.

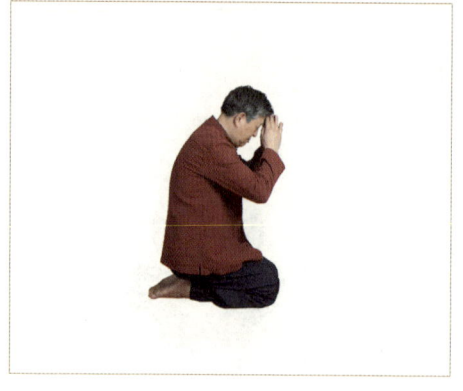

가) 발등 꿇어앉기(부궤좌趺跪坐): 발을 펴서 양발 등과 양 무릎을 바닥에 붙여서 꿇어앉는 자세.

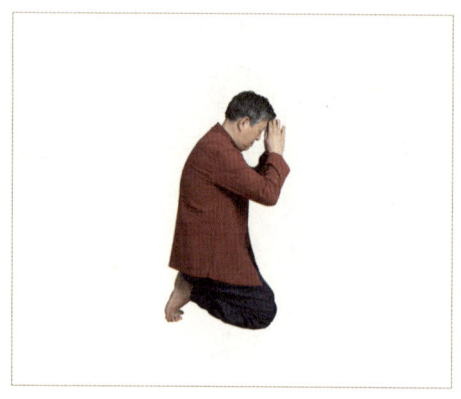

나) 발끝 꿇어앉기(각첨궤좌脚尖跪坐): 발끝을 세워서 양 무릎을 바닥에 붙이고 꿇어앉는 자세다. 처음에는 조금 불편하지만, 수련이 거듭될수록 차차 익숙해진다. 발가락 관절이 약한 사람은 무리가 없도록 조금씩 늘려나가야 한다.

부궤좌와 각첨궤좌를 하루씩 번갈아 바꾸어 앉는 것이 몸의 균형 유지에 좋다. 모든 앉는 자세는 엉덩이는 뒤로 내밀고 배는 앞으로 내밀어서 허리를 집어넣어야 하며, 허리는 펴고 척추를 바로 세워서 앉는다.

※ 일반 선학(一般仙學)에서는 꿇어앉는 자세를 금강좌(金剛座)라 한다.

3) 서는 자세(입세立勢)

가) 승우세(乘牛勢): 바르게 서는 자세는 몸과 마음과 정신을 모두 풀어서 이완시키고, 눈은 감거나 가늘게 뜨고 동공(瞳孔, 눈동자)은 초점을 풀어서 의식을 거두고, 허리를 곧게 펴서 머리는 약간 앞으로 숙이고, 의시(意視)는 무심한 듯 넌지시 신취점(神聚點)을 비춘다. 그리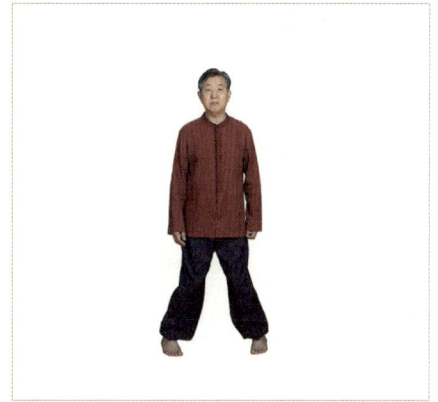
고 기본적으로 양발은 넓게 벌리고 발끝을 안으로 약간 모으고 엄지발가락에 힘을 싣고 무릎을 약간 굽혀서 소를 타는 승우세(乘牛勢)로 탄력을 유지하여 안정된 자세로 선다. 정공(靜功)이나 활공(活功)인 일반인의 순·강련(順·强煉)이나 청소년들의 순·무련(順·武煉) 등 서서 수련하는 자세로 움직이는 동작과 숨 고르기를 겸하게 되는데, 이때 엄지발가락으로 몸을 지탱하는 자세를 기본자세로 지속하여 활용하게 된다. 전신용오름회주(前身龍乘回周)를 제외한 모든 서는 자세는 승우세로 탄력을 유지하여 시작하고 끝맺기를 하는 기본자세에서 비롯된다.

나) 정입세(定立勢): 승우세로 발을 넓게 벌리고 발끝을 안으로 모아 엄지발가락에 힘을 싣고 무릎을 약간 굽혀서 탄력을 유지하여 소를 타는 승우세(乘牛勢)로 양 손끝을 합지(合指)하여 검지 끝을 앞머리 중앙의 신정혈(神庭穴) 앞에 두고 서는 자세이다.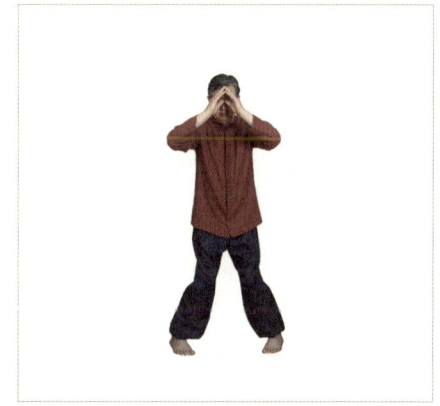

4) 도립(倒立)

가) 삼지도립(三指倒立)

무지(拇指)와 검지(檢指) 그리고 중지(中指), 세 손가락 끝을 어깨와 나란히 무지가 전방으로 향하게 무릎 앞으로 짚고 머리를 바닥에 대고 손끝, 발끝으로 몸통을 들어서 발을 앞으로 바짝 당기고 의시는 양손 중충(中衝)을 비추며 숨을 들이쉰 후 멈추고 다리를 서서히 위로 들어 올려서 물구나무서기를 한 다음 숨을 내쉰다. 다만, 정공(靜功) 수련 때에는 양발 끝을 합지하여, 무릎을 굽혀서 발을 낮추고 안정된 자세로 수련한다. 처음에는 손가락 힘이 약하므로 무릎을 꿇고 수련하여 점차 발전시킨다. 이 삼지도립(三指倒立)이 빛선도의 정도립세(定倒立勢)이다.

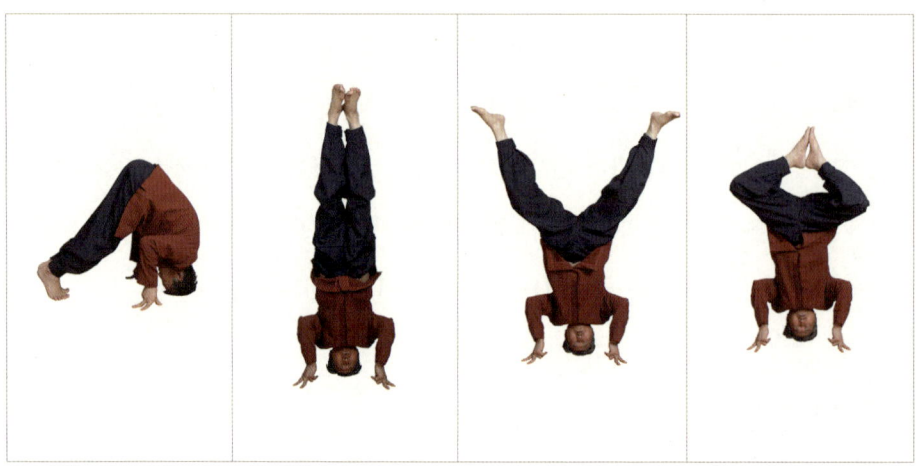

나) 하박도립(下膊倒立)

무릎을 꿇은 자세로 양손 하박을 바닥에 붙이고 머리를 바닥에 대거나, 양 손가락을 깍지 껴서 머리 뒤쪽의 백회혈을 감싸고 하박을 바닥에 붙여서 몸통을 들고, 의시(意視)는 양손 중충(中衝)을 비추며, 발끝을 앞으로 최대한 끌어당겨서 균형을 유지하여 숨을 들이쉰 후 멈추고 양발을 서서히 들어 올려서 물구나무서기로 서서 양발 끝을 마주 붙이고 합지(合指)하여 숨을 고른다. 다만, 정공(靜功) 수련을 할 때는 원활한 숨 고르기와 무위(無爲)의 수련에 대비하여 다리를 뻗지 않고 양 발가락 끝만 맞붙여서 합지하여 무릎을 삼각형으로 접어서 발을 최대한 낮추고 안정된 자세로 수련한다.

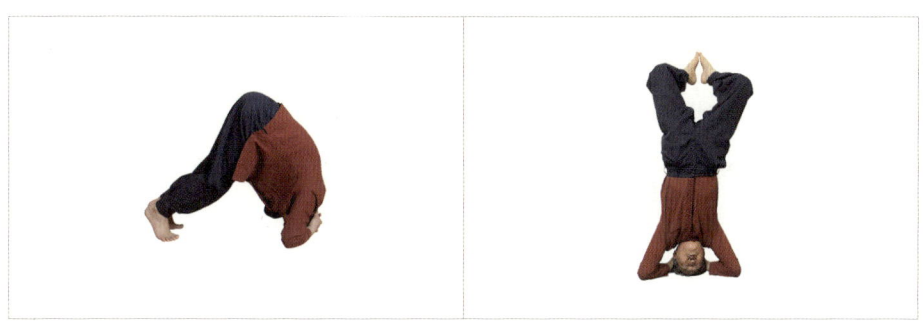

다) 양수도립(兩手倒立)

양 손바닥 또는 손가락 끝을 어깨와 나란히 바닥에 짚고, 의시(意視)는 양손 중충(中衝)에 두고, 숨을 들이쉰 후 다리를 위로 서서히 들어 올린 후 숨을 내쉬고 물구나무 자세로 숨을 고르는 것이다. 처음에는 벽을 의지하여 시작하고 숙련되면 자유자재(自由自在)로 활용한다. 이 양수도립은 자율적인 자세이다. 모든 거꾸로 물구나무서는 도립 자세(倒立姿勢)는 혈류가 역류하기 때문에 기혈(氣血)을 유통하고 기(氣)를 분산시켜 몸에 골고루 스며들게 하며, 기혈 순환과 균형 유지에 도움이 된다.

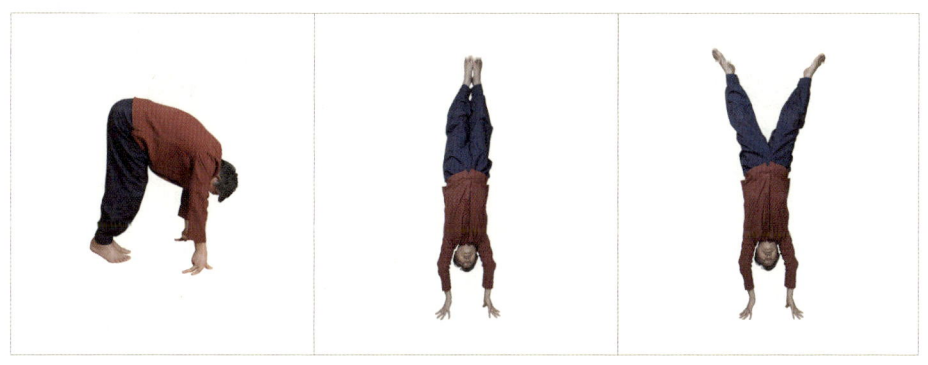

모든 거꾸로 서기(도립倒立)는 체형(體型)을 조절하는 조체(調體)를 할 때는 다리를 곧게 펴거나 굽혀서 하고, 정공(靜功)을 수련할 때는 무릎을 반드시 굽혀서 접고 발가락 끝을 느슨하게 맞붙여서 합지(合指)하고 몸통 쪽으로 당겨서 외형은 삼각형을 이루어 안정된 자세를 취하여 수련해야 한다.

5) 삼지 팔 굽혀 펴기(삼지수굴신三指手屈伸)

세 손가락(무지, 검지, 중지)을 어깨와 나란히 바닥에 짚고 양발을 붙이고 뒤로 뻗어서 손끝 발끝으로 몸통을 들고 바닥과 수평으로 엎드려서 의시(意視)는 양손 중지 끝의 중충혈에 두고, 숨을 들이쉴 때 팔을 굽히고 숨을 내쉴 때 팔을 펴는 동작을 구령에 맞춰서 반복하여 수련한다. 이는 팔과 세 손가락을 함께 단련하는 수련으로 서서히 팔 굽혀 펴기를 10회 실시하여 세 손가락과 팔의 근력을 강화하는 수련이다. 삼지가 단련되면 몸을 지탱하는 근력(筋力)이 생기므로 모든 수련이 쉽고 편하게 된다. 처음에 시작할 때에는 손가락과 팔에 힘이 부족하므로 무릎을 꿇고 엎드려서 차분히 수련하고, 점차 근력이 좋아지면 다리를 서서히 뻗어서 온전히 수련한다.

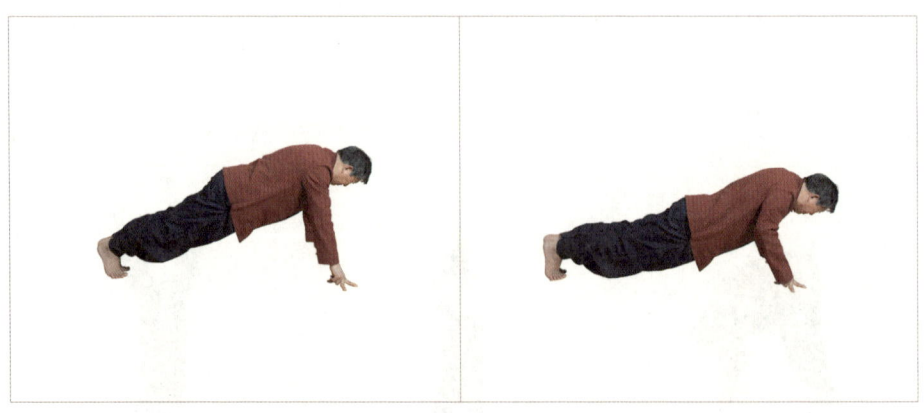

6) 손끝 합지(手至合指)

손가락 끝을 합지할 때는 양손의 다섯 손가락 끝만 맞대어 붙이고 손가락과 손가락 사이는 완전히 붙이지 말고 자연스럽게 느슨히 하여 검지(檢指) 끝이 이마 윗부분의 머리카락이 시작되는 앞머리 한가운데의 신정혈 앞에 두고, 양손은 팔과 일직선으로 곧게 뻗어 정삼각형이 이루 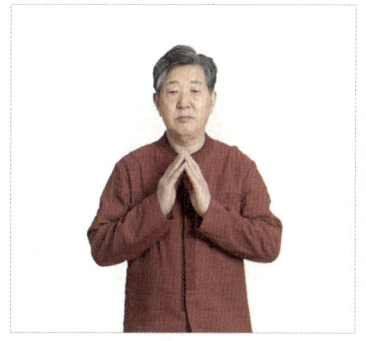 어지게 한다. 삼각형을 이루면 심신(心神)이 안정(安定)되어 원활하게 수련에 몰입할 수 있게 된다. 그리고 손바닥이 맞붙으면 노궁혈이 막혀 기(氣)의 원활한 유통(流通)을 방해할 수 있으므로 이를 자연히 해소(解消)한다.

7) 와영세(蛙泳勢)

이 자세는 개구리가 수영하는 자세로 기(氣)가 몸 밖으로 흩어지지 않고 몸 안에서 주유(周遊)하여 환전(桓田) 가운데로 모이게 하는 효과가 있다. 이 자세는 반듯하게 누워서 양발을 자연스럽게 붙이고, 양손은 위로 뻗어서 양 손가락 끝을 모두 마주 붙여서 합지(手至合指)하여 몸과 사지(四肢)를 바닥에 가라앉혀서 완전히 붙이고 고요하게 누워서 숨을 서서히 고르며 사지회주(四肢回周)를 한다. 이 와영세는 명 불리기 이후의 모든 정공 수련 과정(靜功過程)에서 수련하여 심신의 안정을 도모(圖謀)하고 기(氣)의 순환을 도우며 특히 몸통을 바닥에 완전히 붙이는 동작이 익숙해지면 나이가 들어서 허리가 굽는 현상을 예방할 수 있다.

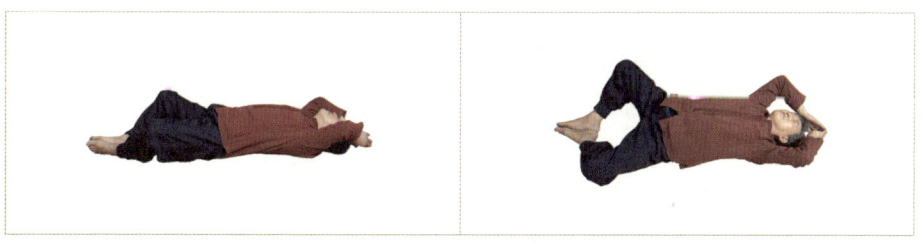

8) 환전(桓田)

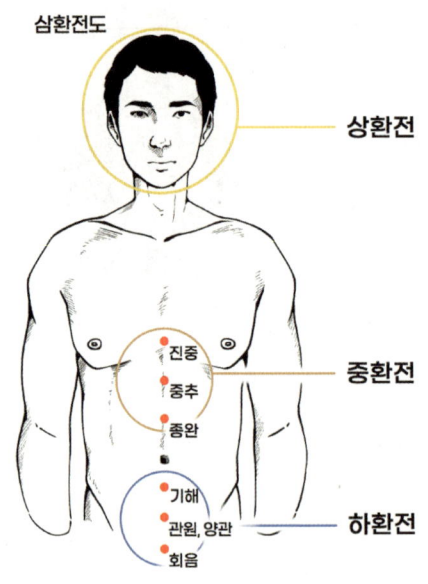

환전은 빛선도 수련의 주체로서 빛(神)을 모으는 터전이므로 '빛터'라고도 한다. 이는 신(神)을 모아서 지키는 성·명·정(性命精)이다.

가) 하환전(下桓田, 하환궁下桓宮, 정精)

하환전에 대한 여러 가지 설이 있으나, 본 경(本經)에서는 관원혈(關元穴)과 허리뼈인 요추(腰椎)의 마지막 마디인 양관혈(陽關穴)을 잇는 수평선상과 회음혈에서 수직 위로 교차하는 지점인 배꼽 밑의 약 7.6cm 정도의 입체적인 공간인 방(房: 4방 4치, 회음혈과 기해혈 사이)을 말한다.

나) 중환전(中桓田, 중환궁中桓宮, 명命)

중환전은 상체의 가운데를 칭하는 용어인데 전중혈(膻中穴)과 신도혈(神道穴) 사이와 중완혈(中脘穴)과 중추혈(中樞穴) 사이의 두 곳이 있다. 모두 중환궁(中桓宮)이라 한다.

다) 상환전(上桓田, 상환궁上桓宮, 성性)

상환전은 대뇌(大腦)가 있는 머리 부분을 말하는데 성통(性通)을 이루는 주체이다.

9) 하환전 주신취점(下桓田主神聚點)

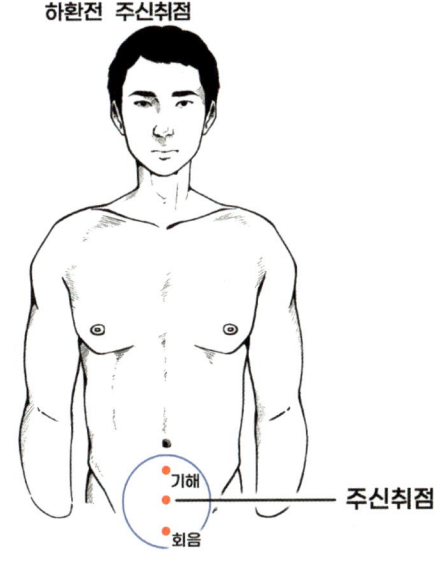

빛선도 수련에서 제일 중요한 것은 기(氣)를 쌓는 수련을 할 때 배꼽 아래 약 2치 3푼(약 7.6cm)에 위치하는 관원혈(關元穴)과 허리뼈인 요추(腰椎)의 마지막 마디(제5요추, 아래 장관혈에서 위로 세 번째 혈)의 양관혈(陽關穴)을 잇는 수평선상(水平線上)과 회음혈(會陰穴)에서 수직 위로 교차하는 지점을 중심으로 그 위로 기해혈을 잇는 지점, 즉 배꼽 밑의 약 7.6cm 정도의 입체적인 중앙 지점에 머물게 해야 한다. 정신(精神)을 의시(意視)로 비출 때 잡념(雜念)이 생기거나 신체(身體)의 다른 부위(항문 등)를 의식(意識)하면 의시(意視)의 빛이 흩어져 수련이 순조롭게 이루어지지 않는다. 그러므로 정신(精神)을 의시(意視)로 비추어 지킬 때는 모으는 지점인 신취점(神聚點)을 벗어나지 않게 정확히 잘 비추어야 한다. 의시(意視)의 빛이 미치는 곳에 신(神)과 기(氣)가 함께 가고 또 빛이 이르는 곳에 기(氣)가 모이며 나쁜 기(氣)인 사기(邪氣)가 물러나기 때문이다. 그러므로 하환주(下桓周)를 할 때 시선(視線)이 하환전(下桓田)를 벗어나면 안 된다. 그리고 의시(意視)는 항상 주신취점(主神聚點)에 흐트러지지 않도록 고정해야 한다. 그리고 신(神)을 모아서 지키는 능력(能力)이 숙달(熟達)하여 좋아지면 신취점으로 드나드는 기(氣)를 느낄 수 있고, 삼환전(三桓田)과 중지(中指) 끝의 중충혈(中衝穴) 등에 빛이 나타나는 것을 의시할 수 있다. 또 의시가 주신취점을 벗어나면 신(神)과 기(氣)가 흩어지고 잡상(雜想)이 나타나므로 순조로운 수련을 할 수 없게 된다. 이 수련은 하환전(下桓田)에 기(氣)를 모아서 정(精)을 보존(保存)하여 건강을 유지하고, 정신(精神)을 의시(意視)하여 집중력(集中力)을 높인다.

이 하환전의 중앙이 바로 음(陰)의 허(虛) 자리로서 이곳에서 양기(陽氣)가 일어나서 양신(陽神)을 길러 정신(精神)으로 변(化)하면 처음으로 무위(無爲)에 들게 되는 중요한 기본이 되는 자리이다. 그리고 빛선도를 이루는 시작점이 바로 이 하환전의 가운데를 지키는 것이므로 이 환전(桓田)의 가운데(中)를 잘 지켜야 비로소 도(道)에 이르는 정관(精關)[127]의 문(門)을 열어서 현로(玄路)[128]를 따라 하환궁(下桓宮)에 이를 수 있는 것이다.

실제(實際)로 수련 기간이 2년을 넘어가면 신취점(神聚點)이 다양하게 바뀌게 된다. 특히 주의할 점은 정신을 모을 때 힘이 들어가서는 안 된다는 것이다. 수련을 시작한 후에 날이 더해질수록 공력(功力)이 깊어지면 점차 발전하여 몸 전체로 기(氣)가 퍼져나가게 된다. 그 후에는 어느 신취점(神聚點)을 의시(意視)하더라도 순응(順應)하면서 적응해나갈 수 있도록 꾸준하게 노력하는 것이 중요하다. 특히 주의해야 할 점은 욕심을 부려서 억지로 기(氣)가 퍼지도록 애쓰거나, 자연스럽게 퍼져나가는 기(氣)를 두려움에서 제어(制御)해서는 절대로 안 되며, 주신취점(主神聚點)을 바꿀 때 숨과 의시(意視)가 흩어지지 않도록 유의해야 한다. 그리고 숨 고르기는 처음 시작할 때부터 신선한 천기(天氣)를 먼저 흡수한 후에 날숨과 동시에 몸 안의 사기(邪氣)는 배출되고, 입안에 침이 고이면 숨을 내쉰 후에 숨을 들이쉬기 전 한 번에 삼키되 한 번에 삼켜지지 않을 때는 두세 번으로 나누어서 삼켜도

---

127) 정관(精關): 삼관(三關)인 성·명·정(性命精)의 하나로서 도(道)에 이르는 세 관문 중에 첫째 관문(關門)이다.
128) 현로(玄路): 형이상의 사유 세계(思惟世界)로 가는 기로(氣路).

무방하다. 침은 숨을 고르는 데 윤활유(潤滑油)와 같은 작용(作用)을 한다. 또 정신 모으기는 너무 강해서도 안 되고 너무 약해서도 안 된다. 집중이 강하면 흐트러지기 마련이고, 약하면 흔들리게 된다. 그러므로 정신 모으기는 환전(桓田)의 중앙지점을 불에 타고 남은 재 속에 감춰진 불씨를 바라보듯이 무심한 듯 넌지시 의시(意視)를 비추면서 한 점 티끌만치도 놓치지 말고 또렷이 지속해야 한다. 이 수련은 심신(心身)이 차분히 가라앉으면 환전(桓田)에 빛이 나타나면서 심신(心神)이 맑아지는 것이다. 빛을 느끼지 못하더라도 순조로운 숨 고르기가 잘 이루어지면 그 효과는 같은 것이므로 크게 걱정할 바는 아니다. 빛을 좇으면 수련이 흐트러지고, 수련에 집중하면 빛이 나타나도 느끼지 못하는 경우가 많기 때문이다. 총론적으로 올바른 신취(神聚)는 무리하거나 서두르지 말고 느긋하게, 차분하고 자연스럽게 의시(意視)를 신취점(神聚點)에 모아서 지키며 숨 고르기와 동작을 조화(調和)하여 수련을 원활하게 잘 이끌어야 한다.

10) 숨 고르기(調息)

사람들은 일반적으로 코와 입과 폐를 통하여 숨을 고르는 폐 호흡(肺呼吸)을 주로 하지만, 빛선도는 조식(調息)으로 숨 고르기를 할 때 숨을 코로 하환전(下桓田)까지 서서히 부드럽고 깊게 들이쉬고, 숨을 내쉴 때는 끊임없이 서서히 가늘고 길게 쉬는 숨 고르기를 한다. 이 숨 고르기를 처음 시작할 때는 가슴이 막혀서 답답하고 잘 이뤄지지 않는다. 그러므로 들뜬 마음을 고요히 가라앉히고 안정시켜서 서서히 부드럽고 깊게 들이쉬고, 서서히 가늘고 길게 고무풍선에서 바람이 스스로 빠져나가듯이 내쉬어야 한다. 그리고 동작은 숨 고르기 속도에 맞춰서 부드럽게 연동해야 한다. 이 숨 고르기는 정성(精誠)으로 노력하면 점차 자리가 잡혀가면서 원활한 숨 고르기를 할 수 있게 된다. 그리고 숨 고르기(調息)와 신취(神聚, 신수 神守)에 어긋남이 없이 정성을 다하면 모든 생각(만념萬念)과 모든 잡상(雜象, 만상만상(萬象)이 저절로 스스로 사라진다. 이러한 숨 고르기(조식調息)가 제대로 잘 이루어지게 되면 의식적(意識的)인 일식(一息)이 3분 이상으로 길어지는 등 인체학적(人體學的) 상식(常識)으로는 수긍(首肯)할 수 없으리만큼 신묘(神妙)한 여러 가지 현상(現狀)이 일어나게 된다. 그러므로 숨 고르기를 제대로 하기 위해서는 먼저 오감(五感: 시각視覺, 청각聽覺, 후각嗅覺, 미각味覺, 촉각觸覺)과 신(神)을 고요하게 가라앉히는 지감(止感)으로 칠정(七情)이 하나도 일어나지 않게 하고, 육음(六陰)과 오욕(五慾)을 버리고 마음을 비워서 머릿속의 잡념(雜念)을 모두 지우고 허령(虛靈)하게 비워서 고요한 가운데서 하늘마음 같은 넓고 후(厚)한 마음 자세로 가다듬어서 숨이 드나드는 기도(氣道)를 열고 서서히 들이쉬고 서서히 내쉬어야 한다. 그렇게 숨 고르기(조식調息)로 성·명·정(性命精)을 화합하는 연환(煉桓)을 함으로써 366가지의 선행(善行)을 쌓고, 366가지의 음덕(陰德)을 짓고(쌓고), 366가지의 좋은 일을 하는 공부(工夫)를 닦아서 몸 안의 사기(邪氣)인 삼망(三妄) 즉 악(惡)·탁(濁)·박(薄)을 삼진(三眞, 진기眞氣, 진성眞性)으로 되돌려 크게 하늘 기운(氣運)을 일으켜 참됨인 진(眞) 즉 삼관(三關: 성性·명命·정精)[129]을 열어 전신(全身)을 진기(眞氣)로 채우게 되는 것이다. 또 마음을 비우고 모든 의식(全意識)[130]을 지운다는 것은 정신(精神)을 모으는 신취점(神聚點)을 의시(意視)로 넌지시 비추어 모든 상념(想念)을 멈추는 것이다. 정신을 한곳에 붙들어 두고 생각을 멈추면 고요하게 가라앉는다. 이는 잡생각이나 속된 마음은 모두가 사람이 살아가면서 생겨난 나쁜 찌꺼기 같은 것이므로 이를 멍청한 듯이 허허(虛虛)하게 비우고 신(神)만 살려서 고요함이 그 끝에 이르러서 허정(虛靜)[131]을 이루어 몸 안에 참신한 진기

---

129) 삼관(三關): 우리나라 상고사서의 하나인 대변경(大辯經)에 성·명·정(性命精)은 신(神)을 지켜, 도(道)에 이르는 세 관문(三關門)인 삼관이라 하였다. (桓檀古記)

130) 모든 의식(全意識): 이를 여섯 의식으로 나누어 안식(眼識: 눈으로 보는 것), 이식(耳識: 귀로 듣는 것), 비식(鼻識: 코로 맡는 것), 설식(舌識: 혀로 느끼는 것), 신식(身識: 몸으로 느끼는 것), 의식(意識: 뜻을 일으키는 것)으로도 분류한다.

131) 허정(虛靜): 허정이라는 말은 관자(管子)에 실려 있는 용어로 '한 점 빛붙을 곳 없이 고요하다'는 뜻이다.

(眞氣)를 채울 수 있기 때문이다. 또 우주로부터 천기(天氣, 자연의 기)를 끌어들이기 위해서는 몸과 마음 그리고 정신을 온화하게 가라앉힌 다음에 단정한 자세로 마음의 여유를 가지고 숨 고르기를 잘 이끌어야 한다. 그러므로 빛선도 수련법은 이 숨 고르기가 제일 중요하다. 도(道)의 성취 여부 즉 몸 안에서 약물이 솟아 나와 무병장생(無病長生)할 수 있도록 몸과 마음을 바로 세우는 것은 숨 고르기를 제대로 순조롭게 잘하느냐 못하느냐의 여부에 좌우되기 때문이다. 그러나 막상 수련을 시작하기 위해 단정히 정좌(靜坐)하고 눈을 감으면 수많은 상념(想念)과 같은 상(相)이 떠오르기 마련이다. 그래서 먼저 이러한 모든 상(相)을 지우는 법을 터득하는 것이 중요하다. 이 상(相)을 지우기 위해서는 정신과 마음을 아우르는 신(神)을 차분히 가라앉혀서, 가린 것 없이 맑고 허령(虛靈)하게 비우고 한 올의 정신(精神)만 영롱(玲瓏)하게 살려서 집중 점을 무심한 듯 넌지시 비추어야 한다. 그리고 각박한 세상살이에 찌들고 얇아진(薄) 마음을 후(厚)하게 두터워지도록 하기 위해서는 억지로 노력하는 것보다는 조용히 마음을 가다듬고 가라앉혀서 모든 욕심(慾心)과 사념(思念)을 비워야 더 넉넉하게 채워지는 것이다. 이것은 덕(德)뿐만이 아니라 지식(智識)도 마찬가지다. 이렇듯 생각을 지우고 마음을 비우는 것은 한마디로 모든 욕심을 버리는 것이므로 무의식적인 것이 아니라 오롯이 수련자가 인위적으로 노력하는 의지(意志)로 이루어내야 비로소 모든 의식(意識)이 스스로 사라지고 숨 고르기가 저절로 이루어져서 원활한 수련을 제대로 수행할 수 있게 되는 것이다. 그러므로 수련을 할 때마다 신경을 써서 수련 자세가 바로잡히도록 노력하여 정착시켜 나가야 한다.

　사람들이 수련을 처음 시작하여 숨을 들이쉬면, 그동안 폐 호흡 위주로 숨을 쉬어 왔기 때문에 환전(桓田)까지 기도(氣道)가 있기는 하지만 성장(成長)하면서 사용하지 않아서 퇴화(退化)되어 기(氣)가 쉬이 아랫배까지 깊게 내려가지 않는다. 그러므로 숨을 억지로 아래로 내리려고 하면 명치(肓脾, 구미혈鳩尾穴) 부근이 뻐

근하게 아프기도 하고 힘이 든다. 또 억지로 숨을 잘 쉬려고 애쓰면 가슴에 힘이 들어가게 되므로 답답하고, 순조로운 숨 고르기를 할 수가 없게 된다. 이 점이 특히 주의해야 할 점이다. 숨을 하환전(桓田)까지 자연스레 서서히 끌어들이는 공부에 세심(細心)한 주의(注意)가 필요하다.

시작 초기(始作初期)에 기(氣)를 아래로 깊이 이끌기 위해서는 아랫배를 서서히 불리면서 숨을 아래로 끌어들이듯이 들이쉬면 수련 횟수가 거듭될수록 점차 들숨 때에 기(氣)가 횡격막(橫隔膜) 아래로 내려가서 환전(桓田)까지 서서히 가라앉게 되는 것이다. 실제로 사람이 숨을 들이쉴 때 흡입되는 공기(空氣)는 횡경막을 통과할 수 없으나 기(氣)는 아무런 장애(障礙) 없이 통과할 수 있으므로 점차 숙달되면 기(氣)가 하환전(下桓田)까지 순조롭게 내려가는 것을 느낄 수 있게 된다. 따라서 인위적인 숨 고르기가 숙달되면 강약(强弱), 완급(緩急), 장단(長短)을 자유자재로 조절할 수 있게 된다. 이러한 숨 고르기와 정신 모으기는 성(性)과 명(命) 그리고 정(精) 즉 음양(陰陽)이 항상 함께 어우러져 혼연일체(渾然一體)를 이루도록 심신(心神)을 최대한 안정(安定)시키고, 부드럽게 숨을 고르는 노력을 하는 것만이 소기의 목적을 달성할 수 있는 수련 원리(修煉原理)이다. 이 혼연일체(渾然一體)는 몸 안의 음기(陰氣)와 양기(陽氣)가 융화(融和)하면 몸 안에 들어온 자연의 천기(天氣)도 함께 어우러지게 되는 것을 말한다.

이러한 것은 인위적인 노력으로 통달(通達)하면 날이 갈수록 인위적인 노력이 서서히 사라지고 자연스럽게 적응하여 모든 수련이 완성되어 무아(無我)의 무위자연(無爲自然)의 무식(無息)에 들어 숨 고르기와 동작 등 모든 수련이 저절로 스스로 이루어지게 되는 것이다. 이 무위(無爲)는 일련의 숨 고르기 가운데 정식(停息) 때에 주로 이루어지는 현상이다.

'옛적에 들숨과 날숨만으로 수련할 때는 어떻게 무위에 들 수가 있었을까?' 하는 의문이 생길 것이다. 그것은 일식이 3분 이상으로 길어지면 거의 정식(停息)에 가까운 상태로 변하기 때문이다. 그러므로 숨 고르기가 길고 가늘게 깊어지면 무식(無息)에 들어 자연히 몸의 바깥으로 드나드는 숨이 없이 스스로 이루어질 수 있게 되는 것이다. 하지만, 이러한 옛적의 수련 방법으로는 도(道)를 이루는 데 더 많은 시간과 노력이 들어가게 되므로 10년 동안을 수련해도 이루기가 그리 쉽지 않았던 것으로 전해지고 있다.

장자(莊子)께서는 이러한 공허(空虛)하고 고요한 허정(虛靜)과 스스로 저절로 이루어지는 무위(無爲)를 천덕(天德)이라 하였다. 이는 한없이 넓고 크고 높고 순수한 자연(自然)의 덕(德)으로써 도(道)를 이루게 됨을 말하는 것이다. 도(道)를 이루는 과정은 정신(精神)이 흔들리면 의시(意視)와 기(氣)도 함께 움직이고 의(意)를 멈추면 기(氣)도 멈추어 선다.

숨 고르기를 시작하기 위해서는 먼저 윗잇몸과 이빨 사이에 혀끝을 대고 혀를 입천장에 붙이고, 눈은 감거나 발을 드리우듯이 살며시 내리고, 신취점(神聚點)에 정신을 모으고 숨은 서서히 코로 들이마시고 코로 내쉬어야 한다. 옛 선인들의 말씀에 의하면 사람의 입은 기(氣)가 새어 나가는 곳이라고 했다. 그러므로 입으로 숨을 쉬면 수련이 안 되는 것이다. 따라서 숨(息)은 입을 막고 코로 쉬는 것으로서 들숨(흡식吸息)은 부드럽고(유柔) 깊게(심深) 서서히(완緩) 들이쉬어야 하고, 내쉬는 날숨(호식呼息)은 서서히 소리 없이(정靜) 가늘고(세細) 길게(장長) 내쉬면서 항상 기도(氣道)를 열어두고 여유롭게 기(氣)가 항상 하환전에 머물러 있도록 해야 한다. 이것이 옛 선인들께서 숨 고르기는 항상 일촌의 여유를 두고(일촌유여一寸有餘) 부드럽게 해야 한다고 말씀하신 그것이다.

숨의 길이는 들숨과 날숨의 길이를 같게 하는 것을 원칙으로 하지만, 수련자의 건강 상태와 능력에 따라서 일시적으로 다르게 할 수 있다. 숨을 꽉 차게 들이쉬거나, 한꺼번에 모두 토하면 부드러운 숨 고르기가 이루어지지 않는다. 저음에는 깊게 들이쉬는 숨이 거북하고 갑갑하게 느껴지겠지만 꾸준히 노력하면 서서히 기도가 열리면서 순조로워지게 된다. 또 숨이 가라앉으면 기(氣)가 살아나 활성화(活性化)된다. 따라서 몸에 활력이 넘치게 되는 것이다. 사람이 노쇠(老衰)하면 자연히 들숨이 짧아지므로 늙어지는 속도가 빨라지게 된다. 그러므로 숨 고르기(調息)를 제대로 잘하면 건강하게 오래 살 수 있는 것이다. 옛적부터 전해지는 선사(仙師)님들의 숨 고르기에 대한 가르침은 유(悠) 유연하게, 세(細) 가늘게, 완(緩) 서서히, 균(均) 고르게, 정(靜) 고요하게, 면(綿) 연이어서, 심(深) 깊게, 장(長) 길게 하도록 가르쳤다. 이를 팔자결 호흡(八字訣 呼吸)이라 한다. 이 팔자결(八字訣) 호흡은 도홍경(陶弘景)[132] 도사님께서 지으신 《양성연명록(養性延命錄)》[133]에 최초로 나타나고 있는데 '납기(納氣)의 기(氣)는 여섯이라 하였는바, 그 내쉬는 토기(吐氣)는 취(吹), 호(呼), 희(嘻), 가(呵), 허(噓), 히(呬) 여섯 가지다'라 하였다. 그 외에도 숨 고르기의 종류는 약 50여 종에 이른다고 한다. 일반적으로 하환전까지 깊은 숨 고르기를 하는 것을 환전 조식(桓田調息)이라 한다. 이를 본경(本經)에서는 '숨 고르기'로 약칭한다. 다른 용어로는 단전 호흡(丹田呼吸), 취구 호흡(吹呴呼吸) 등 여러 이름이 있다.

가) 숨 고르기(조식調息) 종류

① 내호흡(內呼吸): 본경의 무식(無息)이나 내식(內息)과 같은 의미이며, 엄마 배 속의 태아 때 호흡과 같이 몸속에서 이루어지는 숨이다.

② 외호흡(外呼吸): 입으로 공기(空氣)를 들이쉬는 일반적인 숨 고르기로 흉식 호흡(胸式呼吸)이라 한다.

---

132) 도홍경(陶弘景): 중국 남북조시대의 도사(道士)임.
133) 양성연명록(養性延命錄): 중국 양나라시대(梁國時代, 서기502~507) 도홍경(陶弘景) 도사께서 도가의 선도 수련 요령을 기술한 책.

③ 흉식 호흡(胸式呼吸): 사람의 일반 호흡으로 폐를 통한 숨 고르기를 말하며 외호흡(外呼吸) 또는 폐 호흡(肺呼吸)이라고도 한다.

④ 복식 호흡(腹式呼吸): 배 전체를 폈다 오므렸다 하면서 고르는 숨을 말한다. 넓은 의미(광의廣義)로는 환전조식(桓田調息)도 복식 호흡의 한 종류에 속한다.

⑤ 환전조식(桓田調息)·환전 호흡(桓田呼吸): 배꼽 아래 하환전(下桓田)까지 깊게 내려 쉬는 호흡을 말하며 숨 고르기의 기본(基本)이 되는 것으로서 환전식(桓田息)과 함께 쓰인다.

⑥ 무식(無息)·내식(內息): 빛선도의 숨 고르기는 고요함이 그 끝에 이르러 기막(氣膜)이 형성되면 무아(無我)의 무념무상(無念無想)의 상태(狀態)에서 코나 입으로 들고 나는 숨이 없이 환전(桓田, 하·중·상환전, 삼환전)의 무위(無爲)의 내식(內息)으로 저절로 스스로 이루어지는 무위자연(無爲自然)의 숨(息)과 환주(桓周)를 말한다. 이 무위의 수련이 이루어질 때는 자신을 인식(認識)하지 못하는 무아(無我)에서 스스로 일어나는 수련 현상(修煉現狀)이다.

나) 숨을 쉴 때 주의 사항
- 소리가 나지 않게
- 연속으로 이어서
- 순조롭게
- 원활히
- 부드럽게 쉬어야 하며, 특히 급하게 몰아쉬면 안 된다.

빛선도(桓仙道)를 수련할 때의 숨 고르기는 코로 들이쉬고 코로 내쉬게 되는데, 들숨 때는 자연의 신선한 기(氣)를 들이켜고 내쉴 때는 몸속의 묵은 기(氣)를 밖으로 내보내는 활동을 쉼 없이 연이어서 하게 되는데, 이를 옛 선인들께서는 토고납신(吐故納新)이라 하였다.

숨을 고를 때 주의할 점은 숨을 한꺼번에 너무 많이 들이쉬면 반사적(反射的)으로 역류(逆流)하여 튀어나오게 되고, 너무 끝까지 내쉬면 들이쉬는 숨이 급하게 빨려 들어가게 되므로 부드러운 숨 고르기를 할 수 없다. 따라서 여유를 두고 숨을 골라야 한다. 이를 이루기 위해서는 위의 항상 기도(氣道)를 여는 등의 주의 사항이 필요하다. 또 숨의 길이는 한 번 숨을 들이쉬고 중간에 숨을 멈추는 정식 그리고 내쉬는 숨을 모두 연결(連結)하여 일식(一息)이라 하는데, 처음에는 의식적(意識的)으로 하는 일식의 길이가 2~4초로 시작하여 숙달(熟達)되면 몇 분까지 길어지지만, 수련이 깊어져 무아(無我)의 무식(無息)이 이루어지면 몇 분은 물론 몇 시간, 며칠 이상, 혹은 몇 주까지도 길어질 수 있게 된다. 그러므로 숨 고르기가 숙달되어 자연스럽게 숨 쉬는 시간이 늘어나는 것을 두려워하지 않아도 된다. 그러한 우려는 일식의 길이가 의학 상식을 현저하게 뛰어넘게 길어지기 때문에 생기는 우려(憂慮)에 불과하다. 이것이 폐 호흡(肺呼吸)하는 일반 사람들과 확실하게 다른 점이다. 그리고 숨을 억지로 늘리려고 애쓰는 것은 절대로 금한다. 정성(精誠)을 담은 숨 고르기를 꾸준히 하면 심신(心神)이 안정(安定)되면서 깊숙이 가라앉아서 스스로 점차 가늘어지면서 길어지게 된다. 이 스스로 길어지는 숨(息)을 두려워하여 중간에 멈추면 절대 안 되는 것이다. 유위(有爲)의 일식(一息)이 길어지면 무식(無息)을 빨리 이룰 수 있게 된다. 숨은 항상 환전(桓田)에 머물러 있도록 여유롭게 쉬어야 부드럽고 깊게 그리고 가늘고 길게 자연스러운 숨 고르기를 즐기면서 쉴 수 있게 되는 것이다.

이 숨(息)이 몸 안에 머무르는 것을 옛 선인들은 코끝에 머물도록 하라고 하였으나, 수련할 때는 항상 기도(氣道)가 열려 있으므로 하환전에 머무는 것과 그 의미

(意味)는 같은 것이다. 숨 고르기가 갑갑하게 느껴진다고 생각하면 부드러운 숨 고르기가 이루어지지 않는다. 언제나 하면 된다는 의지(意志)를 갖고 긍정적인 마음으로 여유롭게 무심한 듯이 숨을 고르면 어렵지 않게 슬며시 터득할 수 있게 된다. 그러므로 긍정적인 마음가짐이 중요하다.

  숨(息)을 모으는 취기(聚氣)를 신(神)을 모으는 신취점(神聚點)에 모으는 이 환전 지키기를 신수환전(神守桓田)이라 한다. 이 상태에서 숨이 순조로워지면 기도(氣道)에 통로(通路)가 생긴 듯이 답답한 가슴이 속 시원하게 트이면서 숨 고르기가 황홀하고 순조롭게 편해지는 현상을 맛보게 되는데, 이러한 증험이 일어난 후부터는 숨이 명치의 구미혈(鳩尾穴)에서 하환전(下桓田)에 이르기까지 기(氣)의 통로가 열리게 되는데, 이를 노자(老子)께서는 현빈일규(玄牝[134]一竅)라 하였다. 이러한 현상은 숨 고르기가 안정(安定)되어 일어나는 현상으로서 삼관[三關, 성·명·정, 하·중·상환전(下·中·上桓田), 천·지·인, 하늘과 땅, 음과 양으로 들어가는 각각의 문(門)이요 통로(通路)로서 그 위치에 대해서는 설(說)이 분분하지만, 필자가 체험한 바에 의하면 처음에 시작할 때는 하환전으로 가는 기(氣)의 통로(通路)가 열리는 문(門)이다. 이 기도(氣道)가 열리게 되면, 백맥(百脈)을 모두 통(通)하는 것이다. 따라서 정성 어린 수련이 잘 이루어지게 되면 애쓰지 않아도 공력(功力)이 깊어져서 수련이 점차 발전하게 되는데, 이때는 하환전에 형성된 기막(氣膜)의 중심이 현묘(玄妙)한 무위(無爲)를 이루는 삼진(三眞) 중에 정관(精關)을 열어 기(氣)의 세계(世界)로 들어가는 문(門, 精關之門)이 되는 것이다. 이를 노자께서는 현빈의 문(玄牝之門)[135]이라 했다. 이같이 기도(氣道)가 열리는 것은 없던 길이 생겨나

---

134) 현빈(玄牝): 이 현상은 암컷의 생식 삭용(生殖作用)에 비추어 만물을 낳은 근원을 가리키는 말로 노자께서 처음으로 사용하였으며, 불가(佛家)에서 말하는 실상(實相)과 같은 의미다.

135) 현빈의 문(玄牝之門): 노자께서는 현빈의 문을 하늘과 땅의 뿌리라고 했는데, 이는 도(道)를 이루어 하늘로도 들어갈 수 있고, 땅으로도 들어갈 수 있다는 뜻이며, 또 사람의 음양(陰陽)인 상중하 환전(上中下 桓田)를 드나드는 것을 말한다.

는 것이 아니라 폐 호흡(肺呼吸)으로 퇴화(退化)되었던 기로(氣路)가 빛선도 수련으로 활성화되어 다시 원활(圓滑)하게 뚫리는 것이다. 이때부터 환전(桓田)에 기(氣)가 쌓여서 충만(充滿)하게 되면, 육기(六氣: 天·地·人의 음양陰 陽, 사람의 삼음三陰 삼양三陽) 즉 자연(自然)의 기(氣)와 육신(肉身)의 기(氣)가 서로 통(通)함으로써 숨이 가늘어지고 깊어지면서 안정(安定)되면 자연스럽게 하환전(下桓田) 등 사람 몸의 안팎으로 기막(氣膜)이 형성되어 저절로 스스로 기(氣)가 몸 밖으로 새지 않고 무식(無息)과 환주(桓周)가 이루어지게 된다. 이를 일반 선학에서는 귀근복명(歸根復命=복본復本)이라 하는데, 이는 근본(根本)인 뿌리로 돌아가서 다시 생명이 부활한다는 뜻이다. 또 대정(大定)[136]이라고도 한다. 그리고 무식(無息)을 이루어 몸 밖으로 드나드는 숨이 없어도 식(息)이라 한다.

  이같이 근본으로 되돌려서 본래(本來)의 자리로 돌아간다는 것은 태아가 어머니의 배 속에 있을 때는 코와 입으로 숨을 쉬는 것이 아니라 태아 배꼽의 탯줄이 어머니의 태(胎)와 연결(連結)되어 어머니가 숨을 들이쉬면 태아도 들이쉬고 어머니가 내쉬면 태아도 따라서 내쉬게 되는 상태로 되돌아간다는 것을 뜻한다. 아기가 태어난 후에 탯줄이 끊어지면 폐(肺)로 숨을 쉬게 되면서 삼망(三妄)에 깃들어 생로병사(生老病死)를 겪게 되는 것이다. 특히 빛선도는 숨 고르기가 기본이므로 순조롭게 숨의 길이를 늘이는 요령을 잘 터득해야 수련을 원활하게 이끌어 나갈 수 있다.

  그러므로 숨을 늘리기 위해서는 먼저 날숨을 2~4초 정도 각자의 능력에 따라서 먼저 늘리고, 그 숨 고르기가 순조로이 잘 이루어지면 날숨을 늘린 만큼 들숨을 2~4초 정도 늘리는 방법으로 무리 없이 순조롭게 점차 늘려 나가야 한다. 따라서 숨 고르기 공력(功力)이 깊어지면 누구나 자유자재(自由自在)로 숨을 조절할 수 있는 능력(能力)을 습득(習得)하게 되어 급기야는 무식(無息)이 이루어져 태아(胎兒)

---

136) 대정(大定): 고요함이 완전히 정착한 상태.

때와 같은 태식(胎息)을 하게 되므로 원래로 되돌아간다고 말하는 것이다. 이러한 공력(功力)을 이루기 위해서는 처음 수련을 시작할 때부터 기본적인 수련을 정확하게 정성(精誠)을 다하는 부단한 노력이 필요하다. 그 노력이 이루어지면 서서히 의식(意識)마저 스르르 사라지고 고요함이 안정되어 무의식(無意識)의 늪인 허·공(虛·空) 속으로 가라앉아 잠기게 된다. 이때부터 무위의 수련이 이루어지기 시작하는 것이다.

특히 주의할 점은 수련자들이 처음에 선도 수련을 시작할 때에 가벼운 스트레칭 정도로 생각하고 대충 흉내만 내면서 숨 고르기에 정성(精誠)을 들이지 않고, 체조(體操)하듯이 흘려보내게 되는데, 그렇게 정성(精誠)이 없는 수련은 노역(勞役)일 뿐이므로 허송세월(虛送歲月)만 흘려보내는 헛된 공부가 되고 만다. 이러한 잘못된 수련이 습관화(習慣化)되면, 시간이 오래 지날수록 더욱더 돌이킬 수 없으므로 꼭 유의(有意)해야 할 사항이다.

8. 환단빛선도(桓檀빛仙道) 원리(原理)

가. 도(道)의 근원(根原)

도(道)의 근원은 선도 수련(仙道修煉)이 언제부터 시작되었는지는 명확히 알 수 없으나, 후세(後世)에 나타난 문헌상(文獻上)으로 확인할 수 있다. 상고시대(上古時代) 우리 민족의 세 가지 경전(經典)인 천부경(天符經)을 근원(根源)으로 하는 삼일신고(三一神誥)와 성경팔계(聖經八戒)가 빛선도를 밝힌 세계 최초(世界最初)의 경전(經典)이다. 그러므로 빛선도의 근원(根源)은 하늘의 도(桓道=天道)인 것이다. 즉 자연의 도(道)를 터득하여 사람과 일체를 이루는 것이 빛선도 수련의 원리(原理)인 것이다.

우리 민족의 경전인 천부경은 하늘의 본체와 천지창조(天地創造)의 이치(理致) 및 그 운행의 섭리(攝理)를 기록한 것이며, 이것이 바로 도(道)가 추구하는 하늘 도(桓道)의 궁극(窮極)의 실체(實體)이자 근본(根本)이 되는 것이다. 또한, 삼일신고(三一神誥)는 그 환도(桓道)를 지키는 강령(綱領)이요, 성경팔계(聖經八戒·참전계 參佺戒)는 그 도(道)를 이루는 실천 덕목(實踐德目)이자 사람들이 세상을 살아가는 데 필요한 삶의 지혜(智慧)요, 진리(眞理)이다. 천부경은 '하나(一神, 천체, 태초太初의 무극無極, 선천일기先天一炁)의 시작은, 무(無, 허虛)에서 시작하지만 (새로이 시작하는) 하나(一神, 태극太極, 천체天體, 천·지·인, 음양陰陽, 混元一氣)이며, 새롭게 시작하는 삼극(천·지·인)이지만, 그 근본(천체, 一神)은 다함이 없다(우주宇宙의 무위자연無爲自然, 자전自轉, 공전空轉) [일시무시일一始無始一, 석(신)삼극무진본析(新)三極無盡本]'고 하였다.

또 참동계천유(參同契闡幽)를 주역(註譯)한 청나라의 주운양(朱雲陽) 조사(祖師)께서는 도(道)에 대하여 '일음일양(一陰一陽)의 도(道)는 건곤(乾坤, 하늘 땅, 음양)의 범위를 벗어나지 않는다. 하늘과 땅 사이에 단지 일음일양(一陰一陽)이 있으며, 그 본체(本體)를 도(道)라 한다. 그 기틀의 변화를 역(易)이라 하고, 그 신(神)의 쓰임을 단(丹, 환桓)이라 한다. 역도(易道, 桓易)의 음양(陰陽)은 건곤(乾坤)의 밖이 아니고, 단도(丹道, 환도桓道, 선도仙道·禪道)의 음양(陰陽)은 성명(性命)을 떠나지 않는다. 건곤(乾坤)은 바로 성명(性命. 신기神氣)이다(차절언일음일양지도此節言一陰一陽之道, 불출건곤범위야不出乾坤範圍也, 개천지간蓋天地間, 지차일음일양只此一陰一陽, 기본체즉위지도其本體則謂之道, 기화기즉위지역其化機則謂之易, 기신용즉위지단其神用則謂之丹, 역도지음양易道之陰陽, 불외건곤不外乾坤, 단(환)도지음양丹(桓)道之陰陽, 불출성명不出性命, 건곤즉성명야乾坤則性命也)' 라고 하였다.

삼일신고(三一神誥)는 366자로 이뤄진 경전(經典)으로서 도(道)를 이루는 강령(綱領)이며, 삼일(三一)의 원리(原理)인 천·지·인 삼극일체(天地人三極一體, 混元一

氣)의 환도(桓道, 天道)를 닦아서 성통공완(性通功完)을 이루게 하는 원리(原理)이다. 삼일신고(三一神誥) 천훈(天訓)에 '황제께서 이르시되, 원보 팽우야, 검고 검은색이 하늘이 아니며 푸르고 푸른색이 하늘이 아니다. 하늘은 모양과 성질도 없고, 시작도 끝도 없으며, 위아래 사방이 허허하게 텅텅 비지 않은 곳이 없고, 포용하지 않는 것이 없느니라(제왈帝曰 원보팽우元輔彭虞, 창창비천현현蒼蒼非天玄玄, 비천천무형질非天天無形質, 무단예無端倪, 무상하사방無上下四方, 허허공공무불재虛虛空空無不在, 무불용無不容)'라고 하였다. 이에 대하여 대진국(大震國, 발해渤海) 문적원감(文籍院監) 임아상 대부님의 주해에 의하면 '제(帝)는 단군황제(檀君皇帝= 단군왕검檀君王儉, 환인·환웅천황桓因·桓雄天皇)님께서 일신(一神= 환桓님)으로 화(化)하시어 강림하셨느니라. 앞의 원보(元補)는 벼슬 이름이고 팽우(彭虞)는 사람 이름이다. 황제의 칙명을 받아 산천(山川)으로 토지를 만들었다. 창창(蒼蒼)은 푸르고 푸른색이며 현현(玄玄)은 검고 검은색을 띤 지구 밖의 기(氣)다. 단예(端倪)는 시작과 끝이고, 상하 사방은 스스로 보면 있으나 하늘에서 보면 없는 것이다. 사람과 물질에 작은 구멍이 있고 비록 시력이 닿지 않으나 존재하지 않는 곳이 없다. 크게는 세계(世界= 우주), 작게는 섬세한 것과 먼지에 이르기까지 만물의 모습을 다 갖추었다(제단제일신화강야帝檀帝一神化降也, 원보관명팽우인명수元輔官名彭虞人名受, 제칙존산천위토지帝勅尊山川爲土地, 지창창심흑색현현흑이유황색지외기야祗蒼蒼深黑色玄玄黑而有黃色地外氣也, 단예시제야端倪始際也, 상하사방이자신관유이천관무야上下四方以自身觀有以天觀無也, 인물미공수시력불도처진재야人物微孔雖視力不到處盡在也, 대이세계소이섬진진용야大而世界小而纖塵盡容也)'라고 하였다.

　이 주역(註譯)에서 유의(留意)할 사항은 천훈(天訓)의 검고 검은색과 푸르고 푸른색을 띤 하늘은 지구 밖의 기(氣)라고 한 것이다. 즉 우주(宇宙)는 기(氣)로 이루어졌다는 것이다. 이 기(氣)가 바로 천(天)·지(地)·인(人)의 우주 만물(宇宙萬物)

을 포용(包容)하는 것이다. 삼일신고는 천지인(天地人)의 삼극일체(三極一體)를 이루어 공력(功力)을 완성하는 성통공완(性通功完)의 방법을 제시하였는바, 그 뜻은 인물(人物) 편에, 감(感)은 감정(感情)을 조절하여, 지감(止感)은 무념무상(無念無想)으로 고요히 가라앉히고, 조식(調息)은 숨 고르기를 깊고 부드럽게 가늘고 길게 조절하여, 금촉(禁觸)은 감각을 억제하고 윤리에 어긋나는 접촉을 하지 않음으로써 삼망(三妄: 악악·탁탁·박박)에 물들지 않도록 하고, 성(性·선선), 명(命·청청), 정(精·후후) 등 삼수(三受)의 진(眞)에 이르러 성통공완(性通功完) 즉 자아성찰(自我省察)을 완성(完成)하여 밝은 사람인 철인(哲人)이 된다고 하였다. 이는 학문 공부(學文工夫)와 빛선도 수련(仙道修鍊)을 통하여 깨달음에 이르고, 재세이화(在世理化) 즉 세상에 존재하는 동안 사람들을 교화(敎化)하여 깨우쳐 이치(理致)에 맞도록 다스리고, 홍익인간(弘益人間) 즉 널리 인간을 이롭게 한다고 하였다.

나. 성경팔계(聖經八戒) 요약(要約)

성경팔계(聖經八戒·참전계參佺戒)는 8계(戒), 366사(事)로 이루어져 있는데, 먼저 첫 머리글인 제1사 성령장 제1강령(聖靈章 一綱領, 하느님의 말씀 1강령)은 '하늘에 계신 성령(聖靈)[137]: 天神, 하느님)님께서 인간의 366사를 주재(主宰)하시니 그 대강령(大綱領)은 8계(八戒, 條)가 있으며, 가로되(日) 정성(誠), 믿음(信), 사랑(愛), 구제(濟), 화(禍), 복(福), 보은(報), 응(應)이다(성령상재인간삼백육십육사聖靈上在人間三百六十六事, 기강령유팔조왈성왈신왈애왈제왈화왈복왈보왈응其綱領有八條曰誠曰信曰愛曰濟曰禍曰福曰報曰應)'라고 하였다. 이 강령

---

[137] 성령(聖靈): 상고시대부터 이 성령은 마음의 영(靈)으로 천신(天神)인 하느님을 일컫는 용어이지만 하느님의 자손인 환국(桓國)의 환인 천황(桓因天皇), 신시배달시대의 환웅천황(桓雄天皇) 단군시대의 단군황제(檀君皇帝)님을 높여 부르는 별칭이기도 하다.

(綱領)은 성통공완(性通功完)를 이루는 실천 덕목(實踐德目)이자 삶의 진리(眞理)인 것이다. 이것이 바로 자연의 천(天)·지(地)·인(人), 사람의 성(性)·명(命)·정(精)이 모이면 삼극일체(三極一體: 천체天體, 일신一神, 혼원일기混元一氣, 무극無極)로서 사람이 빛선도(桓仙道) 수련으로 366가지 선행(善行)과 덕(德), 그리고 음덕(陰德)을 쌓는 진리(眞理)를 닦아서 참 본성(眞本性)을 깨우쳐 환도(桓道)를 이루는 길(道)을 제시(提示)한 것이며 성경팔계(聖經八戒)라 한다.

제2사(事) 〈성장(誠章)〉은 정성(精誠)이란 마음에서 우러나오는 참된 혈성(血性=천성天性)을 지키는 것으로 6체 47용이다(성자충심지소발誠者衷心之所發, 혈성지소수血性之所守, 유육체有六體, 사십칠용四十七用). 제3사 〈신장(信章)〉은 하늘의 이치(天理)에 기필코 부합(符合)하는 사람의 일을 반드시 이루는 말씀이 5단(團) 35부(部)다. 제4사 〈애장(愛章)〉은 자연과 같은 자비로운 마음의 어진 성품으로 본질인 사랑을 지키는 말씀이 6범(範) 43위(圍)다. 제5사 〈제장(濟章)〉은 덕을 겸한 선(善)함이 도(道)로써 맑게 미치는 규범이 4규(規) 32모(模)다. 제6사 〈화장(禍章)〉은 앙화(殃禍)로 악(惡)을 부른다는 말씀이 6조(條) 42목(木)이다. 제7사 〈복장(福章)〉은 복은 선함에 따르는 경사(慶事)스러운 말씀이 6문(門) 45호(戶)다. 제8사 〈보장(報章)〉은 악(惡)한 사람은 재앙으로 보답(報答)하고 선(善)한 사람은 복으로 보답(報答)하는 말씀이 6계(階) 30급(及)이다. 마지막으로 제9사 〈응장(應章)〉은 악(惡)한 사람은 앙화(殃禍)로 보응(報應)하고, 선(善)한 사람은 복(福)으로 보응(報應)하는 하느님 말씀이 6과(果) 39형(形)으로 구성돼 있다.

이러한 성통공완(性通功完)을 이루는 실천 덕목(實踐德目)을 살펴보면, 빛선도의 가장 중요한 덕목은 무엇보다도 바른 마음(正心)과 지극한 정성(精誠)이다. 그 기본적인 자세(姿勢)를 유지하기 위해서는 특히 모든 욕망(慾望)을 완전히 버리고 순수(純粹)하고 티 없이 맑은 정신(精神)을 유지(維持)하는 것이 중요하기 때문이다. 그 366사의 각 덕목(德目)을 개략적(槪略的)으로 요약하면, 성령장 2성(聖靈章 二誠),

정성(精誠)이란 마음에서 우러나오는 참된 혈성(血性, 天性)을 지키는 하느님 말씀이다. 제10사(事) 〈경신(敬神)〉은 하느님께 정성(精誠)을 다하면 정기(正氣)로 응답(應答)하신다. 제11사 〈존봉(尊奉)〉은 하느님을 받드는 정성을 다하는 것이다. 제12사 〈숭덕(崇德)〉은 하늘을 숭배하는 것은 하늘의 덕(德)을 높이는 것이므로 군자(君子)는 하늘의 큰 덕을 칭송(稱訟)하는 데 힘써야 한다. 제13사 〈도화(導化)〉 군자는 하늘의 조화를 교화하고 인도하여 가르쳐야 한다. 제14사 〈창도(彰道)〉 (세상을) 밝히는 것은 밝게 빛나는 것이다. 도(道)는 하느님의 바른 도(正道)이다. 사람의 바른 도는 요사스러운 괴물이 그 형상을 나타내지 못하고, 사악한 마귀도 그 범(犯)함을 잘 못 이룬다. 무릇 바른 도는 한쪽으로 치우치지 않는 중도다. 중도를 한결같이 지키는 것이 하늘의 이치(理致)를 밝히는 것이다(창찬야彰贊也, 도천신정도야道天神正道也, 인이정도즉 요괴人而正道則 妖怪, 불능현기상不能顯其狀, 사마불능령기간邪魔不能逞其奸, 부정도자중도야夫正道者中道也, 중일기규 천도내창中一其規 天道乃彰). 제15사 〈극예(克禮)〉 능숙한 예로서 하느님을 공경하는 것이 예이다. 제16사 〈숙정(肅靜)〉 기(氣)를 세워(닦아 이룸) 엄히 고요하면 마음이 안정되어 하늘의 이치를 스스로 밝힌다. 제17사 〈정실(淨室)〉 하느님을 높이 받드는 곳이다. 제18사 〈택재(擇齋)〉 정성으로 날을 택하여 정성으로 도(道)를 지키면 하느님께서 굽어살피신다. 제19사 〈회향(懷香)〉 정성으로 향을 받들면 먼지가 흩어지지 않고 정성이 깊어진다. 제20사 〈정심(正心)〉 바른 마음은 바른 하늘마음(天心)이며, 마음에는 7개의 구멍(心七竅)이 있어, 칠정(七情)이 희롱(戲弄)하면 하늘의 이치(理致)를 구(求)하고자 해도 얻지 못한다. 만약 신령스러운 한 조각 마음이 높이 솟아 홀로 서면 태양의 밝은 빛에 구름과 안개가 사라지고 큰 바다의 거센 파도가 티끌을 끊음과 같다(정심자正心者, 정천심야正天心也, 심유칠규칠정농언心有七竅七情弄焉, 구천리이불가득야求天理而不可得也, 약일편영대외연독립若一片靈臺巍然獨立, 태양광명운무소멸지太陽光明雲霧消滅之, 대해광양진애두절지大海狂洋塵埃杜絶之).

제21사 〈의식(意植)〉 뜻은 마음으로 움직이니 부끄러움이 없도록 하늘마음을 가져라. 제22사 〈입신(立身)〉 몸과 마음이 바른 군자는 순수하고 윤택하다. 제23사 〈불혹(不惑)〉 의혹이 없으면 마음이 바르고 밝아 사물을 밝게 비추어 알게 된다. 제24사 〈일엄(溢嚴)〉 넘침은 물이 가득히 차서 지나감이고, 엄숙한 기운(氣運)이 세계에 넘치는 것이다. 제25사 〈허령(虛靈)〉 가린 것 없이 텅 비어 맑고 고요한 마음이며, 허(虛)는 만물이 없음이고, 영(靈)은 마음의 영이니, 허령하면 마음에 거리끼는 바가 없어 안색이 옥구슬같이 밝고 영롱하다. 가운데를 지켜 허(虛)에 이르면 그 가운데 태극의 음양 이기(理氣)가 생겨나 천계(天界)가 크게 돈다. 미세한 작은 티끌이 들어가도 그 이기(理氣)는 또 허(虛: 맑고)하고 또 신령(神靈)하다(허무물야虛無物也, 령심령야靈心靈也, 허령자심무소폐虛靈者心無所蔽, 서색영롱犀色玲瓏, 허중생리기虛中生理氣, 대주천계大周天界, 세입미진細入微塵, 기리기야차허차령其理氣也且虛且靈). 제26사 〈치지(致知)〉 알지 못하는 것을 깨달아 아는 것은, 신(神)을 통(성통性通)하여 이미 지난 일과 장래 올 일을 밝게 앎이다. 제27사 〈폐물(閉物)〉 만물을 닫음은 하늘의 이치(天理)가 혼미하고 어두워 사람의 도리가 엎어진다. 그러므로 군자는 물욕을 닫고 하늘의 이치를 밝히고 인도(人道, 常道)를 드러낸다. 제28사 〈척정(斥情)〉 정욕(情慾)을 물리침은 바른 마음으로 먼저 정욕을 물리치는 것이다. 제29사 〈묵안(默安)〉 마음을 깊이 가라앉혀 안정하는 것은 맑은 마음이 바른 마음의 바탕이다. 제30사 〈불망(不忘)〉 저절로 잊히지 않음은 정성에 정성을 더하여 하나도 어기지 아니하는 것이다. 제31사 〈자임(自任)〉 스스로 우러나는 정성이다. 제32사 〈자기(自記)〉 스스로 기록하는 것은 도를 닦는 도사가 정성을 다하여 이치를 깨달아 정이 뇌와 합하는 것이므로(성·명·정합일性命精合一, 음양합일陰陽合一) 비록 만 가지 생각이 교차하더라고 단단한 일념으로 정성 이외의 생각을 안 하는 것이다(자기자自記者 -중략- 수도지사존성어성지지리修道之士存誠於誠之之理, 이위삼뇌합정고이爲蔘腦洽精故, 수만상교질雖萬想交迭, 단단일념

불외호성斷斷一念 不外乎誠). 제33사 〈첩응(貼膺)〉 정성의 뜻이 가슴에 서리어 떠나지 않음이다. 제34사 〈재목(在目)〉 정성이 항상 눈에 있는 것이다. 제35사 〈뇌허(雷虛)〉 우레로 비는 것과 같이 정성스러운 마음이 귀에 걸리는 것과 같다. 제36사 〈신취(神聚)〉 정신을 모아서 지키는 것이다. 사람의 오장육부의 신을 각기 지키는 것은 간의 역할을 폐가 참여하지 못하고, 위의 역할을 콩팥이 참여하지 못하고, 다만 정성을 다하여 모든 신을 취합하는 데 한 가지라도 없으면, 정성을 이루지 못한다(신정신야취합야神精神也聚合也, 인지제경부신人之諸經部神, 각수各守, 간역폐불참肝役肺不參, 위역신불참胃役腎不參, 단어성역但於誠役, 제신취합諸神聚合, 무일즉불능성성無一則不能成誠). 제37사 〈불식(不息)〉 지극한 정성으로 숨을 그치지 않는 것이다. 여기서 숨을 쉬지 않는다는 것은 무식(無息)에 드는 것이다. 각자 다른 것이 있으니, 그 이룬 도의 힘을 모아서 떨치는 것이다. 사람의 욕심에 따라서 소멸하거나 오래 이어지므로, 한 올 실 끝만 한 사이가 서로 하늘과 땅 같도다(불식자不息者 지성불식야至誠不息也, 불식급무식不息及無息, 각자유이各自有異, 기재도력지분준其在道力之奮蹲, 인욕지소장人慾之消長, 섬호지격纖毫之隔, 상거천양야相去天壤也). 제38사 〈면강(勉强)〉 자신이 굳게 힘써 나감이다. 제39사 〈원전(圓轉)〉 둥글게 돌리는 정성(精誠)을 쉬지 않는 것이다. 제40사 〈휴산(休算)〉 계산을 하지 않고 정성을 다하는 것이다. 제41사 〈실시(失始)〉 처음 시작하는 바는 잊어버리고 정성을 다하는 것이다. 제42사 〈진산(塵山)〉 티끌 모아 산을 이루듯 정성을 모으는 것이다. 제43사 〈방운(放運)〉 정성스러운 뜻을 본받아 정성의 힘으로 움직인다. 제44사 〈만타(慢他)〉 한결같은 생각이 정성에 있으면 정성을 게을리하지 않는 것이다. 제45사 〈지감(至感)〉 지극한 정성을 다하면 하늘이 감응한다. 제46사 〈순천(順天)〉 하늘의 이치에 순응하여 정성을 다함이다. 제47사 〈응천(應天)〉 하늘의 이치에 순응하여 정성을 기르는 것이다. 제48사 〈청천(聽天)〉 하늘의 명을 받들어 정성을 다할 뿐, 감응을 기대하지 않음이다. 제49사 〈낙천(樂天)〉 하늘의 뜻을 즐거워함이다. 제50사 〈대천(待天)〉 정성이 지극한 사람에게 반드시 감응이 있을 것을 알고 천명을 기다림이다. 제51사 〈대천(戴天)〉 머리에 하느님을 받들어 임하는 것이다. 제52사 〈도천(禱天)〉 하늘에 기도하는 정성에 능히 하늘이 환하게 밝히는 것이다. 제53사 〈시천(恃天)〉 하늘을 믿고 지극정성으로 감사하는 것이다. 제54사 〈강천(講天)〉 하늘의 도(天道)를 강론하는 것이다. 제55사 〈대효(大孝)〉 큰 효도는 지극한 효도이다. 제56사 〈안충(安衷)〉 마음이 정성을 다하면 편안하고, 마음에서 우러나는 정성스러운 마음은 간절하고 애틋하다. 제57사 〈쇄우(鎖憂)〉 부모의 근심을 없애고 편안하게 하는 것이다. 제58사 〈순지(順志)〉 효자는 부모님의 뜻을 따르는 것이다. 제59사 〈양체(養體)〉 부모님의 몸을 잘 봉양하는 것이다. 제60사 〈양구(養口)〉 부모의 입맛에 맞추어 봉양하는 것이다. 제61사 〈신명(迅命)〉 부모의 명을 신속하게 받들어 행하는 것이다. 제62사 〈망형(忘形)〉 자기 몸을 잊고 부모의 은혜에 깊이 보답하는 것이다. 성령장 3신(聖靈章 三信), 하늘의 이치(天理)에 기필코 부합(符合)하는 사람의 일을 반드시 이루는 하느님 말씀이다. 제63사 〈의(義)〉 믿음에 응하는 기운이다. 제64사 〈정직(正直)〉 사사로움이 없고 곧아서 굽음이 없는 것이다. 제65사 〈공렴(公廉)〉 공평하고 청렴하여 치우치지 않는 것이다. 제66사 〈석절(惜節)〉 의리가 있는 사람은 대나무에 마디가 있는 것과 같은 것이다. 제67사 〈불이(不貳)〉 사람이 한 번 승낙하면 고치지 못한다. 제68사 〈무친(無親)〉 사람이 친하거나 친하지 않거나 가리지 않고 화합하는 것이다. 제69사 〈사기(捨己)〉 자기를 생각하는 마음을 버리고 의리를 지키는 것이다. 제70사 〈허광(虛誑)〉 빈말로 남을 속이지 않고 신의를 지키는 것이다. 제71사 〈불우(不尤)〉 남을 원망하지 않는 것이다. 제72사 〈체담(替擔)〉 남의 근심을 대신 부담하는 것이다. 제73사 〈약(約)〉 약속은 믿음의 좋은 근원이요, 믿음의 엄한 스승이요, 믿음의 신령한 혼이다. 제74사 〈천실(踐實)〉 약속한 대로 실천하는 것이다. 제75사 〈지중(知中)〉 약속을 지키는 데도 과하거나 부족하지 않은 중도(中道)가 있다. 제76사

〈속단(續斷)〉 장차 끊어질 약속을 이어서 지킴이다. 제77사 배망〈排忙〉 분망(奔忙)함을 물리치고 약속을 실천하는 것이다. 제78사 〈중시(重視)〉 약속을 살피고 또 신중하게 살펴보는 것이다. 제79사 〈천패(天敗)〉 사람이 약속을 파기하는 것이 아니라 하늘이 약속을 깨는 것이다. 제80사 〈재아(在我)〉 약속을 이루고 못 이루게 됨이 모두 나에게 있는 것이다. 제81사 〈촌적(忖適)〉 헤아림은 마땅히 헤아림이다. 제82사 〈하회(何悔)〉 약속을 어기면 사랑도 얻지 못하고 후회한다. 제83사 〈찰합(拶合)〉 나무를 다듬는 도구니, 신용은 평탄한 나무로 만든 기구에 꼭 들어맞듯이 어김없는 것이다. 제84사 〈충(忠)〉 임금이 자기를 알아주는 뜻을 받들어 천리(天理)로 보답함이다. 제85사 〈패정(佩政)〉 임금이 맡긴 정사를 인재를 구하여 잘 다스림이다. 제86사 〈담중(擔重)〉 순역(順逆)의 천리(天理)에 따라서 성쇠(盛衰)의 도리를 알아서 중대하게 함이다. 제87사 〈영명(榮命)〉 임금의 명을 온 세상에 떨쳐 더 날리는 것이다. 제88사 〈안민(安民)〉 국민이 평안하도록 아무 일도 없게 하는 것이다. 제89사 〈망가(忘家)〉 어진 사람은 나랏일을 함에 있어 집안일을 경영하지 않는 것이다. 제90사 〈무신(無身)〉 몸을 임금에게 바쳐 국가와 국민을 섬기는 것이다. 제91사 〈열(烈)〉 부부가 절개를 굳게 지키는 것이다. 제92사 〈빈우(賓遇)〉 부인이 남편을 손님의 예로써 공경함이다. 제93사 〈육친(育親)〉 자식이 없는 남편을 부양하고, 남편이 죽으면 그 친족을 부양하는 것이다. 제94사 〈사고(嗣孤)〉 유복자를 잘 키워 집안의 후예(後裔)를 계승(繼承)하는 것이다. 제95사 〈고정(固貞)〉 마음을 굳게 하여 돌아다니지 않고 정절을 지킴이다. 제96사 〈일구(昵仇)〉 남편이 원한을 품고 죽으면 부인이 그 원한을 갚는 것이다. 제97사 〈멸신(滅身)〉 순식간에 남편을 잃어도 남편의 영혼을 뒤따르고자 함이다. 제98사 〈순(循)〉 순환은 형(形)이 있는 하늘의 윤회(輪回)이다. 제99사 〈사시(四時)〉 춘하추동의 사계절이 순환(循環)하는 24절기(節氣)이다. 제100사 〈일월(日月)〉 낮의 해, 밤의 달, 양이 가면 음이 오고 음이 다하면 양이 생겨나는 데 추호(秋毫)도 차이(差異)가 없음이다. 제101사

〈덕망(德望)〉 덕(德)은 성스러운 덕이고 망(望)은 사람들이 우러러보는 것으로 성스러운 덕은 소리가 없으니, 그 덕이 미치는 곳을 사람들이 우러러보는 것이다. 제102사 〈무극(無極)〉 무극(태허太虛, 선천일기先天一炁)을 이룸은 돌려서 시작으로 되돌리어 원기가 된다. 숨을 그치게 되면 하늘의 이치를 멸한다. 믿음(信)을 기르는 것은 이 역시 무극(無極)을 이루는 원기와 같다. 만약 (도道를 이루어) 무극에 들어 원기(元氣: 취기聚氣·신취神聚)가 털끝만치라도 끊어지는 것을 용납하면, 도는 무너지고 만다(무극자無極者, 주이부시지원기야周而復始之元氣也, 여유지식如有止息, 천리내멸天理乃滅, 인지양신人之養信(神), 역여무극원기亦如無極元氣, 단약용발斷若容髮, 인도폐언人道廢焉). 성령장 4애(聖靈章 四愛), 자연과 같은 자비로운 마음의 어진 성품으로 본질인 사랑을 지키는 하느님 말씀이다. 제103사 〈서(恕)〉 용서는 사랑에 연유하며 자비가 일어나고, 어진 마음이 되어 진심(眞心)으로 돌이킨다. 제104사 〈유아(幼我)〉 남을 나와 같이 미루어 생각한다. 105사 〈사시(似是)〉 옳고 그름을 하느님께서 만물을 사랑하듯이 바른 길로 이끄신다. 제106사 〈기오(旣誤)〉 이미 잘못 알고 그릇된 길로 가는 것을 돌이켜 바른 뜻을 세우게 한다. 제107사 〈장실(將失)〉 장차 이치를 잃을 것을 깨우치게 한다. 제108사 〈심적(心蹟)〉 겉은 착하고 속은 악함은 자연에서 알게 된 용서의 이치이다. 제109사 〈유정(由情)〉 인정이나 욕심에 이끌리면 안 되는 것이다. 제110사 〈용(容)〉 만물의 포용은 넘침이 없어야 한다. 제111사 〈고연(固然)〉 사람의 도리가 한결같으면 하늘의 운행(運行)를 잃거나, 하늘도(天道)의 바름을 잃지 않는다. 그러므로 자벌레가 돌(石) 위에 있지 않고, 꿩이 공중을 벗어나지 않는 것은 자연의 생명을 유지하기 위하여 용납하는 시작이다. 제112사 〈정외(情外)〉 뜻하지 않는 일에 용납하는 기운(機運)을 일으킨다. 제113사 〈면고(免故)〉 고의로 행하고 고의로 멈추는 것은 용서하는 마음이 생기는 것이다. 제114사 〈전매(全昧)〉 정욕(情慾)을 감추고 천성(天性)을 깨우치게 하는 것이다. 제115사 〈반정(半程)〉 중간에 도리를 그침은 사물의 이치가 스스로 쇠하므로 천성과 자연의 이치는 번성하여 용납은 경계에 있게 된다. 제116사 〈안념(安念)〉 큰 생각을 하면 천성(天性)을 멸하고 너무 작게 생각하면 능히 뜻을 소멸한다. 제117사 〈완급(緩急)〉 위급할 때는 요사한 것을 용납하고 느릴 때는 용납하지 않는 것이다. 제118사 〈시(施)〉 물자를 베풀어 구휼(救恤)하는 것은 덕을 펴는 것이고, 덕을 베푸는 것은 천성을 밝히는 것이다. 제119사 〈원희(原喜)〉 사람의 천성은 원래 사랑과 기쁨을 베푸는 것이고, 사랑과 기쁨을 베풀지 않으면 천(賤)하다. 제120사 〈인간(認懇)〉 곤궁한 사람에게 베푸는 것은 내 몸과 같이 사랑함이다. 제121사 〈긍발(矜發)〉 자비로운 마음을 가지면 친하고, 친하지 않음이 없으면, 선악이 없다. 제122사 〈공반(公頒)〉 은혜를 천하에 베푸는 것이다. 제123사 〈편허(偏許)〉 위급한 사람을 도와주는 것이다. 제124사 〈균련(均憐)〉 가난한 사람을 멀리서 본 듯이 돕는 것이다. 제125사 〈후박(厚薄)〉 지나치거나 부족함이 없이 베풂이다. 제126사 〈부혼(付混)〉 베푼 후에 보답을 바라지 않는 것이다. 제127사 〈육(育)〉 교화하여 기름이다. 제128사 〈도업(導業)〉 직업으로 생활을 유지하는 방법이다. 제129사 〈보산(保産)〉 실패하지 않고 산업을 경영하는 것이다. 제130사 〈장권(獎勸)〉 근면함을 장려하는 것이다. 제131사 〈경타(警墮)〉 교육으로 일깨워도 뒤떨어짐이다. 제132사 〈정로(定老)〉 노인을 교화로 안정함이다. 133사 〈배유(培幼)〉 어린이를 가르쳐 기름이다. 제134사 〈권섬(勸贍)〉 너그러운 덕을 권유하는 것이다. 제135사 〈관학(灌涸)〉 마른 내에 많은 물을 대는 것이다. 제136사 〈교(敎)〉 가르친다는 것은 사람을 가르쳐 인륜(人倫)의 상도(常道)를 배우게 하는 것이다. 제137사 〈고부(顧賦)〉 하늘로부터 품부 받은 성품을 돌아보는 것이다. 제138사 〈양성(養性)〉 양성은 천성(天性)을 넓혀 충실하게 하는 것이다. (타고난) 천성은 원래 선하지 않은 것이 없다. 다만, 사람의 성품은 물욕으로 서로가 얽히고 틈이 생긴다. 진실로 천성을 충실하게 넓히지 않으면 점점 마찰하여 사라지므로 그 본성을 잃을까 두려워하게 된다(양성자 확충천성야養性者 擴充天性也, 천성 원무불선天性 元無不善, 단 인성상잡 물욕승흔但 人性相雜 物慾乘釁, 구불확충 천성 점마점소苟不擴充 天性漸磨漸消, 공실기본恐失其本). 제139사 〈수신(修身)〉 몸은 영혼의 집이므로 마음으로 몸을 부리게 하는 것이다. 제140사 〈주륜(湊倫)〉 인륜을 행하여 화합하는 것은, 인륜은 크게 옳음이다. 제141사 〈불기(不棄)〉 가르치는 것은 사람을 버리지 않는 것이다. 제142사 〈물택(勿擇)〉 가르침은 거리끼거나 얽매이지 않고, 가르쳐서 행위를 펼치게 하는 것이다. 제143사 〈달면(達勉)〉 가르침에 힘써서 가르침에 통달하게 하는 것이다. 제144사 〈력수(力收)〉 전력(專力)을 다하여 공(功)을 거두게 하는 것이다. 제145사 〈대(待)〉 사랑의 여러 부문 중에 기다림이 가장 큰 것이다. 제146사 〈미형(未形)〉 사물이 형체를 이루지 못하여, 사물이 보이지 않는 것을 사랑하는 것이다. 제147사 〈생아(生芽)〉 싹이 틈은 만물의 시작이다. 제148사 〈관수(寬邃)〉 너그럽게 마음을 써 나아감이다. 제149사 〈온양(穩養)〉 편안하게 기름이다. 제150사 〈극종(克終)〉 그 마지막의 끝맺음을 선하게 하는 것이다. 제151사 〈전탁(傳託)〉 만물을 정하여 의탁하는 것이다.

성령장 5제(聖靈章 五濟) 덕을 겸한 선함이 도(道)로써 맑게 미치는 하느님 규범이다. 제152사 〈시(時)〉 때에 맞춰서 만물을 구제하는 것이다. 제153사 〈농재(農災)〉 농사를 맡고 힘쓰지 않아서 재앙이 드는 것이다. 제154사 〈양괴(凉怪)〉 가을바람에 찬 기운이 스며 요괴가 사람을 해치는 것이다. 제155사 〈열염(熱染)〉 무더위에 요사한 마귀가 사람을 해치는 것이다. 제156사 〈동부(冬莩)〉 굶주려 얼어 죽는 자를 구제함이다. 제157사 〈무시(無時)〉 상시 성인(聖人)이 물품으로 구제하여 덕을 베푸는 것이다. 제158사 〈왕시(往時)〉 때를 놓치면 병이 시나가므로, 새로운 기운으로 소생할 수 없게 된다. 제159사 〈장지(將至)〉 장지는 장차 오는 것이다. 성인(聖人)의 큰 도(大道)는 오랜 세월(萬世) 사람의 규범(規範)이다. 그러하나 만물이 번성하면 규범이 쇠(衰)하고, 고질병이 붙어 도를 이루지 못하고, 허세를 위해 복리만 쫓는다(장지자장래야將至者將來也, 성인대도위만세인규聖人大道爲萬世人規, 연연

물성칙규쇠物盛則規衰, 진고미완거위복리趁痼未完祛爲福利). 제160사 〈지(地)〉 만물을 구제하는 것은 땅이다. 제161사 〈무유(撫柔)〉 땅의 성질을 부드럽게 하여 땅을 황폐하지 않게 되돌리는 것이다. 제162사 〈해강(解剛)〉 땅의 성질을 풀어서 강하게 하여 땅을 화기(和氣)가 돌게 하는 것이다. 제163사 〈비감(肥甘)〉 비옥하고 단 땅의 지질은 비옥하고, 사람은 성품이 순후화락(淳厚和樂)하다. 제164사 〈조습(燥濕)〉 지질이 건조하고 습한 땅의 사람은 야박(野薄)하고 악(惡)하며 이기적이다. 제165사 〈이물(移物)〉 하늘이 만물을 옮겨 고르게 베푸는 것이다. 제166사 〈역종(易種)〉하늘이 모든 산물의 종자를 바꾸어 사람을 현명하게 하는 것이다. 제167사 〈척벽(拓闢)〉 한적한 벽지(僻地)와 황무지(荒地)를 개척하여 우매한 사람을 밝게 이어가는 교화(敎化)이다. 제168사 〈수산(水山)〉 바다와 육지의 교화(敎化)로 구제(救濟)하는 것이다. 도(道)는 육지와 바다에 덕(德)이 미치고 교화는 공(功)을 밝혀 도덕이 구제하는 공을 완성한다. 제169사 〈서(序)〉 만물을 구제하는 것은 순서가 없음이다. 제170사 〈선원(先遠)〉 멀리 있는 사람을 먼저 구제하는 것이다. 제171사 〈수빈(首濱)〉 물가의 위험한 사람을 먼저 구제하는 것이다. 제172사 〈경중(輕重)〉 사람의 곤란(困難)과 재앙(災殃)에는 경중이 있으니 중한 사람은 즉시 구제한다. 제173사 〈중과(衆寡)〉 곤란한 사람을 구제함에 많은 사람은 덕으로 구제하고 적은 사람은 지혜로 구제한다. 제174사 〈합동(合同)〉 온 세상을 화합하는 것은 성인은 사람을 구제할 때 덕의(德意)와 만물의 이치를 서로 견주어 때를 짐작한다. 제175사 〈노약(老弱)〉 노인은 은혜로 구제하고 약한 자는 방편으로 구제하는 것이다. 제176사 〈장건(壯健)〉 건장한 사람도 하늘이 패배를 당하게 하여 벼랑 끝에 서게 된다. 제177사 〈지(智)〉 지혜란 깨달은 스승이며, 재능의 스승이며, 덕의 벗이다. 지적 능력을 통달하면, 재능 있는 부하를 판별하여 덕으로 감화하니, 오로지 성인(聖人)의 지혜라야 사람을 구제하는 데 쓰인다(지자智者, 지지사야知之師也, 재지사야才之師也, 덕지우야德之友也, 지능통달知能通達, 재능부판才能部判, 덕능감화德能感化, 유성인지지용

제인惟聖人之智用濟人). 제178사 〈설비(設備)〉 하늘의 이치(理致)를 밝히고 하늘의 도(天道)를 쫓는 것은 사람의 욕심을 미리 제어하여 베푸는 것이요, 계율(戒律: 聖經八戒)과 명령(命)을 엮어 마음에 새기는 글을 편찬하고, 몸을 닦아 준비하는 것은 대를 이어 오래도록 재물로 구제하는 귀감(龜鑑)이다(명천리술천도자明天理述天道者, 제인욕지예설야制人欲之預設也, 편계명찬심명자編戒命纂心銘者, 수인신지준비야修人身之準備也, 대천설비위만세제물지감代天設備爲萬世濟物之鑑). 제179사 〈금벽(禁癖)〉 사람의 고질(痼疾)과 나쁜 버릇(벽癖)을 금한다. 제180사 〈요검(要儉)〉 검소함을 힘쓰는 것이다. 제181사 〈정식(精食)〉 음식을 가리지 않고 먹는 것이다. 제182사 〈윤자(潤資)〉 재산을 윤택하게 하는 것이다. 제183사 〈개속(改俗)〉 고치는 것은 교양이 없는 사람(野人)에게 글을 배우게 하여 구제하는 지혜를 이룸이다. 제184사 〈입본(立本)〉 지혜의 근본을 세우는 것이다. 제185사 〈수식(收殖)〉 인망(人望)은 사람의 소망을 거두어 덕을 베푸는 데 쓰는 것이다. 제186사 〈조기(造器)〉 하늘이 사람마다 그 그릇(기器)을 다르게 만드는 것이다. 제187사 〈예제(預劑)〉 병이 나기 전에 미리 약을 지어 먹는 것이다. 성령장 6화(聖靈章 六禍) 앙화(殃禍)로 악(惡)을 부르는 하느님 말씀이다. 제188사 〈응천(應天)〉 하느님(天神)께서 위에 계시니 정성을 다하는 자는 인사(人事)의 모체가 되는 것이다. 제189사 〈화지기(禍之欺)〉 사람이 과도하게 어그러지면 속이지 아니함이 없어 재앙이 닥쳐오는 것이다. 제190사 〈익심(匿心)〉 마음에 마음을 감추고 마음으로 마음을 속이는 것이다. 제191사 〈만천(慢天)〉 하늘이 거울처럼 보고 있음을 알지 못함이다. 제192사 〈신독(信獨)〉 사람이 지각이 없는 것이다. 제193사 〈멸친(篾親)〉 뼈와 살을 나눈 친족을 속이는 것이다. 제194사 〈구운(驅殞)〉 사람을 절벽으로 몰아 떨어지게 함이다. 제195사 〈척경(踢傾)〉 사람을 발로 차서 쓰러지게 하는 것이다. 제196사 〈가장(假章)〉 문장을 거짓으로 속여서 자기 글처럼 남을 속이는 것이다. 제197사 〈무종(無終)〉 처음부터 마음에 품고 끝없이 속이는 것이다. 제198사

〈호은(怙恩)〉 자기에게 은혜를 베풀면 의당 은혜에 보답하는 생각을 가져야 하는데 이를 가볍게 생각함이다. 제199사 〈시총(恃寵)〉 몽매한 자가 은총을 받고 방자한 마음을 품는 것이다. 제200사 〈화지탈(禍之奪)〉 물욕이 영을 가리면 (마음의) 일곱 구멍(七竅=七情)이 모두 막혀 금수와 같이 욕심만 남는다. 제201사 〈멸산(滅産)〉 남의 산업을 망하게 하여 자기 산업으로 하는 것이다. 제202사 〈역사(易祀)〉 남의 자식이 남의 제사(祭祀)를 지내면 스스로 어두워진다. 제203사 〈노금(擄金)〉 남의 돈을 노략질하여 뺏는 것이다. 제204사 〈모권(謀權)〉 남의 권리를 묘략으로 빼앗는 것이다. 제205사 〈투권(偸券)〉 남의 문권(文券)을 훔쳐서 모방(模倣: 위조僞造)하는 것이다. 제206사 〈취인(取人)〉 남의 이름을 훔치는 것이다. 제207사 〈화지음(禍之淫)〉 음란은 몸을 망치는 시작이요(패신지시敗身之始), 윤리를 혼탁하게 하는 원천이며(혼륜지원混倫之源), 가정의 분란을 일으키는 근본이다(난가지본亂家之本). 제208사 〈황사(荒邪)〉 음란을 즐기면 몸을 망치고, 음란 행위를 보면 목숨을 잃는다. 제209사 〈장주(戕主)〉 부인이 음란하면 지아비(남편)를 해친다. 제210사 〈장자(藏子)〉 음란한 태아를 감추는 것이다. 제211사 〈유태(流胎)〉 음란한 잉태를 약을 써서 유산하는 것이다. 제212사 〈강륵(强勒)〉 남의 처녀(妻女)를 욕심내어 강제로 욕보이는 것(간음함)이다. 제213사 〈절종(絶種)〉 과부를 간음하여 그 집의 후사(後嗣: 대를 이을 자식)를 끊는 것이다. 제214사 〈화지상(禍之傷)〉 악한 사람이 사람을 상하게 하면 하늘이 노한다. 제215사 〈흉기(凶器)〉 쇠붙이 등속(等屬)으로 감히 사람에게 상처를 입히는 것이다. 제216사 〈짐독(鴆毒)〉 짐새(鴆鳥)[138]의 독약은 사람을 해치지만, 효자는 하늘에서 짐독을 받지 않는다. 제217사 〈간계(奸計)〉 간사한 간계로 사람을 해치는 것이다. 제218사 〈최잔(摧殘)〉 썩은 나뭇가지가 바람에 꺾임이다. 제219사 〈필도(必圖)〉 뜻을 꾀하여 마음에 새기는 것으로, 남을 해치는

---

138) 짐새(鴆鳥): 중국 광동성에 서식하는 독 있는 새.

마음을 새기면 착한 천성이 소멸한다. 제220사 〈위사(委唆)〉 떳떳하지 않은 부탁을 한 사람은 위태롭고, 부탁을 받은 사람은 망한다. 제221사 〈흉모(凶謀)〉 만행(蠻行)을 저지르면 하늘의 도리를 완악(頑惡)하게 멸시(蔑視)하여 화(禍)가 미친다. 제222사 〈화지음(禍之陰)〉 음모(陰謀)하여 이루어지는 것은 화(禍)뿐이다. 제223사 〈흑전(黑箭)〉 어두운 곳에서 활을 쏘면 그 화가 따른다. 제224사 〈귀염(鬼焰)〉 술에 취해 사람이 사는 집에 불을 지르고 큰불이 된 후에야 정신을 차려서 각성(覺醒)한다. 제225사 〈투현(妬賢)〉 소인(小人)이 현인(賢人)을 미워(오惡)하는 것은 여자가 여자를 질투하는 것과 같다. 제226사 〈질능(嫉能)〉 덕(德)이 없는 자가 덕이 있는 자를 방해(妨害)하고, 재주가 없는 자가 재주 있는 사람을 헐뜯음이다. 제227사 〈간륜(間倫)〉 두 사람 사이의 인륜(人倫)을 흠뜯고(이간離間), 남의 인륜을 끊는 것은 화(禍)가 되돌아오는 하늘의 이치이다. 제228사 〈투질(投質)〉 선(善)한 본질(本質)을 아래로 던져버리는 것이다. 제229사 〈송절(送絶)〉 표면(陽)으로는 은혜롭게 하고, 속(음陰)으로는 원수(구仇)처럼 여김이다. 제230사 〈비산(誹訕)〉 소인배가 입으로만 착한 척하는 것이다. 제231사 〈화지역(禍之逆)〉 거스름은 극(極)히 불순(不順)한 것이다. 제232사 〈설신(褻神)〉 불경스러운 언어로 하느님을 더럽히는 것이다. 제233사 〈독례(瀆禮)〉 예절(禮節)을 박멸(撲滅)하는 행위이다. 제234사 〈패리(敗理)〉 하늘의 이치를 무너뜨려 어지럽히는 것이다. 제235사 〈범상(犯上)〉 윗사람을 거스르는 것은 교훈(敎訓)에 어긋나므로 백 가지 앙화(殃禍)가 뿌리내린다. 제236사 〈역구(逆訴)〉 바른 이치(理致)를 어기고 관청(官廳)의 덕행과 늙은 어른을 질책하는 것은 도리(道理)를 거스르는 것이다. 성령장 7복(聖靈章 七福) 복은 선함에 따르는 경사(慶事)스러운 하느님 말씀이다. 제237사 〈복지인(福之仁)〉 복은 어진 문을 여는 시작이며, 어짊은 사랑의 저울추와 같다. 제238사 〈애인(愛人)〉 어진 사람(현인賢人)은 선한 사람을 사랑하고 악한 사람도 사랑하여 악(惡)을 버리고 선(善)을 취하도록 한다. 제239사 〈호물(護物)〉 만물(萬物)을 사랑하고 보호하는 것이다. 제240사 〈체측(替惻)〉 사람은 당연히 남의 근심을 우려한다. 제241사 〈희구(喜救)〉 위급한 어려움에 있는 사람을 구제하기를 좋아하는 것이다. 제242사 〈불교(不驕)〉 어진 사람은 덕이 있어 어리석은 사람에게 교만하지 않음이다. 제243사 〈자겸(自謙)〉 비록 재주와 덕이 있어도 스스로 자랑하지 않는다. 제244사 〈양렬(讓劣)〉 우수한 사람은 못난 사람에게 양보한다. 제245사 〈복지선(福之善)〉 선은 사랑이 나뉘어 흐름이요, 어짊의 어린 것이다. 제246사 〈강개(慷慨)〉 착한 사람의 의리이다. 제247사 〈불구(不苟)〉 착한 결정은 구차하지 않음이다. 제248사 〈원혐(遠嫌)〉 혐의(嫌疑)를 멀리하는 사람은 서로 싫어서 생기는 틈이 없다. 제249사 〈명백(明白)〉 성품이 착하면 판단하는 가름을 반듯이 끊고 가른다. 제250사 〈계물(繼物)〉 착한 사람은 남을 불쌍히 여겨 계속하여 물자로 돕는 것이다. 제251사 〈존물(存物)〉 만물이 잘 보존되면 기뻐하고 만물이 망하는 것을 싫어한다. 제252사 〈공아(空我)〉 내가 나를 생각하지 않음이다. 제253사 〈양능(揚能)〉 능한 사람을 칭찬하면 그 사람도 능하다. 제254사 〈은건(隱愆)〉 남이 지은 허물을 숨기는 것이다. 제255사 〈복지순(福之順)〉 법도(法度)를 어기지 않음이다. 제256사 〈안정(安定)〉 마음을 가라앉혀 마음이 움직이지 않으며, 남이 흉보거나 흠뜯어도 성내지 않음이다. 제257사 〈침묵(沈默)〉 성품이 참되면 고요하고, 지혜를 이루면 과묵하다. 제258사 〈예모(禮貌)〉 예절 있는 행동이 사람의 일을 따른다. 제259사 〈주공(主恭)〉 주로 공손하고 순한 것이다. 제260사 〈소사(所思)〉 생각하는 바가 있음이다. 제261사 〈지분(知分)〉 당연히 해야 할 일을 알고, 하지 말아야 할 일을 앎이다. 제262사 〈복지화(福之和)〉 해(태양)의 조화(調和)와 바람의 조화는 하늘의 조화이며, 하늘의 도(道)와 다른 인사(人事)는 서로 합한다. 제263사 〈수교(修教)〉 스스로 닦는 것도 수도요, 다른 사람을 닦게 하는 것도 역시 수도(修道)다. 하늘의 도(道)를 닦는다는 것은 어두운 사람을 가르쳐 도를 밝혀 알게 하고, 악한 사람을 가르쳐서 선한 도리에 돌아오게 하며, 선한 사람을 가르쳐 사람의 도리를 전파하는 그 공로

야말로 가뭄의 단비와 같다(수자修者 자수수야自修修也 수인역수야修人亦修也 수천도지도자修天道之道者 교혼인견명도敎昏人見明道 교악인귀선도敎惡人歸善道 교선인천인도敎善人遷人道 즉공과어감패則功過於甘霈). 제264사 〈준계(遵戒)〉 준(遵)은 지키는 것이고, 계(戒)는 몸을 닦아 성경팔계(聖經八戒: 성誠, 신信, 애愛, 제濟, 화禍, 복福, 보報, 응應)를 지켜 성인(聖人)이 되는 것이다(준수야遵守也 계수신성계야戒修身聖戒也). 제265사 〈온지(溫至)〉 온(溫)은 온화(溫和)하며, 지(至)는 맡기어 끝에 이름이다. 제266사 〈물의(勿疑)〉 내가 남을 의심하지 않으면 남이 나를 의심하지 않는다. 제267사 〈생사(省事)〉 극(劇)적인 일에 스스로 가는 것이다. 제268사 〈진노(鎭怒)〉 성내는(진嗔) 괴상(怪常)함이 자신에게 미치지 않게 함이다. 제269사 〈자취(自就)〉 스스로 성취함이다. 제270사 〈불모(不謀)〉 도모(圖謀)하지 않고, 사람과 화목함이다. 제271사 〈복지관(福之寬)〉 봄에 꽃을 재배하여 빨리 꽃을 보고자 하는 것은 관용(寬容)의 이치(理致)요, 해가 중천에 떠서 사해(四海)를 두루 밝히는 것은 관용의 형상(形像)이다. 제272사 〈홍량(弘量)〉 도량이 넓은 것은 크게 도량을 쓰는 성품(性稟)이다. 제273사 〈불린(不吝)〉 린(吝)은 아까워하는 것이지만 단기간 주고, 장기간 줄 수 있다. 제274사 〈위비(慰悲)〉 사람의 슬픔을 위로함이다. 제275사 〈보궁(保窮)〉 뜻을 얻지 못할 때는 스스로 자신을 보호하여 뜻을 얻은 후에 남을 도움이다. 제276사 〈용부(勇赴)〉 관대하고 어진 사람은 활달(豁達)하여 머뭇거림이 없음이다. 제277사 〈정선(正旋)〉 바르다는 것은 바른 이치이며, 선(旋)은 선회(旋回)하는 이치(理致)다. 제278사 〈능인(能忍)〉 참음은 세 가지가 있어, 가로되 인(因)하여 참고, 가로되 억지로 참고, 가로되 능(能)히 참는 것이다. 제279사 〈장가(藏呵)〉 너그럽고 온화하여 꾸짖을 일을 감추어 숨기는 것이다. 제280사 〈복지엄(福之嚴)〉 엄숙하고 고요한 사람은 기(氣)가 엄하다. 제281사 〈병사(屛邪)〉 사악(邪惡)함을 버리는 것은 나쁜 기(사기邪氣)가 일어나지 못하게 엄(嚴)한 것이다. 제282사 〈특절(特節)〉 특별하고 특별한 것은 높은 절개가 있음이다. 제

283사 〈명찰(明察)〉 밝게 살피는 것은 소란스럽게 드러내지 아니함이고, 엄히 흩어짐을 살피지 못하는 것이다. 제284사 〈강유(剛柔: 강은 陽, 유는 陰)〉 성품(性稟)이 강한 사람은 오히려 엄하여 한 가정이 해체되고, 성품이 부드러운 사람은 오히려 엄하여 육친(肉親)의 마음이 떠난다. 제285사 〈색장(色莊)〉 안색(顔色)이 늠름하면 괴로움을 숨기고 윤택하며, 기(氣)가 엄하면 안색이 늠름하지 못하여 노한 것 같이 보이고, 의리(義理)가 엄하면 안색이 늠름하지 않아서 책임을 떠넘기는 위탁(委託)으로 보이며, 언사(言辭)가 엄하여도 안색이 늠름하지 않으면 의논(議論)을 바람이니 안색(顔色)이 늠름하면 기틀이 발현한다. 제286사 〈능훈(能訓)〉 스승이 엄하면 가르치지 아니하여도 제자(門徒)들이 능히 스스로 훈도(訓導)되고, 아버지와 형이 엄하면 훈계(訓戒)하지 않아도 자제들이 능히 스스로 훈육(訓育)되며, 어른이 엄하면 가르치지 않아도 인근 마을 사람들이 스스로 훈계(訓戒)된다. 제287사 〈급거(急祛)〉 성품이 엄하지 않으면 용기(勇氣)가 없고, 엄하면 용기가 있는 것이다. 성령장 8보(聖靈章 八報) 악(惡)한 사람은 재앙으로 보답(報答)하고 선(善)한 사람은 복으로 보답(報答)한다는 하느님 말씀이다. 제288사 〈보지복(報之福)〉 하느님께서 위에 계시며 산천의 정기를 거두어 토지를 골고루 맡게 하여 곡식을 경작하게 하여 착한 사람에게 복으로 보답하셨다. 제289사 〈보지적(報之積)〉 쌓음은 많은 수(數)를 이름이고, 덕을 닦아 선을 행하여 쌓으면 사람들이 오래 감동한다. 제290사 〈세구(世久)〉 세대(世代)가 오래됨은 여러 해(대대손손代代孫孫)에 걸쳐서 선(善)을 행함이다. 제291사 〈무단(無斷)〉 선(善)을 행하는 마음이 한순간도 끊어짐이 없이 계속되는 것이다. 제292사 〈익증(益增)〉 더 높임은 날마다 선(善)을 더하고 다달이 덕(德)을 더함이다. 제293사 〈정수(庭授)〉 가정의 가르침은 아버지의 선(善)을 이어가는 것이다. 제294사 〈천심(天心)〉 배운 바는 없으나 단지, 하늘 같은 마음이 있어 선(善)을 향(向)하는 것이다. 선행을 따르고, 착한 일을 짓고, 착한 마음을 베풀어, 비록 어짐을 밟지 못하더라도 착하지 않은 일은 하지 않으니 가히 그 복을 누린다

(천심자 무소학이지유천심지향선야天心者 無所學而只有天心之向善也, 운선행종 운선행작 운선행시云善行從 云善行作 云善行施, 수부도인 불선불위 가령기복雖不 蹈仁 不善不爲 可領其福). 제295사 〈자연(自然)〉 스스로 저절로 그렇게 됨은 스스 로 선행을 하는 것이다. 제296사 〈보지중(報之重)〉 큼이란 한 번에 큰 선(善)을 행 함이다. 제297사 〈조년(早年)〉 조년은 어린 시절에 선(善)을 행함이다. 제298사 〈공실(恐失)〉 선(善)을 잃을까 두려워함이다. 제299사 〈면려(勉勵)〉 선(善)을 힘쓰고 선을 장려(獎勵)함이다. 제300사 〈주수(株守)〉 줄기 지킴은 선(善)을 지키고, 옮기 지 않음이다. 제301사 〈척방(斥謗)〉 선(善)을 해치는 비방(誹謗)을 물리치는 것이 다. 제302사 〈광포(廣佈)〉 선(善)을 널리 알리는 것이다. 제303사 〈보창(報刱)〉 선 (善)을 시작하는 것이다. 제304사 〈유세(有歲)〉 악(惡)을 버리고 선(善)을 따르는 데 는 세월이 있어야 함이다. 제305사 〈유린(有隣)〉 이웃이 선(善)하면 이웃과 함께함 이다. 제306사 〈기연(其然)〉 저절로 선(善)함이고, 악(惡)은 그러하지 않음이다. 제 307사 〈자수(自修)〉 스스로 닦아서 자기(自己)를 선(善)하게 하는 것이다. 제308사 〈불권(不倦)〉 선(善)을 위해 게으르지 아니함이다. 제309사 〈욕급(欲及)〉 선(善)에 이르게 함이다. 제310사 〈보지화(報之禍)〉 하느님께서 하늘에 계시며 뇌수(雷帥: 우레를 관장하는 장수)와 전신(電神: 자연의 전기를 관장하는 신)에 명하시고 진군 (眞君)과 천오(天吳)에게 조서(勅)를 내리시어 일직사령에게 살피게 하여 모든 앙 화(殃禍)를 내려 악인에게 갚으심이다. 제311사 〈보영(報盈)〉 가득 참은 십수(十數) 로서 악(惡)이 다하여 아홉에 차면 이 세상의 악이며, 악(惡)이 극(極)에 이르러 열 로 차면 전세(前世)의 악이다. 제312사 〈습범(襲犯)〉 아버지의 악(惡)을 이어받음이 다. 제313사 〈연속(連續)〉 연이어 계속하여 악(惡)을 지음이다. 제314사 〈유가 (有加)〉 악(惡)을 가중(加重)하는 것이다. 제315사 〈전악(傳惡)〉 악(惡)을 전하는 사람 이다. 제316사 〈보대(報大)〉 한 번에 큰 악(惡)을 지음이다. 제317사 〈감상(勘尙)〉 징계(懲戒)로 죄를 물어도 개선(改善)하지 않음이다. 제318사 〈무탄(無憚)〉 악(惡)을

저지르고도 거리낌이 없음이다. 제319사 〈취준(驟峻)〉 평소에 거주할 때는 선량(善良)하다가 갑자기 험악(險惡)해지는 것이다. 제320사 〈외선(外善)〉 겉으로는 착한 척하고 속으로는 악(惡)함이다. 제321사 〈보소(報小)〉 작은 악(惡)이다. 제322사 〈배성(背性)〉 본성(本性)을 버리는 것이다. 제323사 〈단련(斷連)〉 악(惡)을 끊으려다가 다시 악을 이어감이다. 제324사 〈불개(不改)〉 악(惡)을 알고, 마땅히 고쳐야 하나, 차마 고치지 못함이다. 제325사 〈권린(勸隣)〉 자기의 악(惡)으로 고립이 두려워 양순(良順)한 사람에게 권(勸)하여 자기를 따르게 함이다. 성령장 9응(聖靈章 九應) 악(惡)한 사람은 앙화(殃禍)로 갚고, 선(善)한 사람은 복(福)으로 보답(報答)하는 하느님 말씀이다. 제326사 〈응복(應福)〉 하느님께서 천상에 계시며 모든 선한 사람을 보시고 골고루 응하시어 복으로 보답하신다. 제327사 〈응적(應積)〉 큰 덕을 부여하여 위에 거처하시며 천지에 제사를 맡기시고 인간들이 변화하도록 하신다. 제328사 〈거유(巨有)〉 후한 덕을 주어 소박(素朴)하게 거주하며 넓은 토지가 있음이고, 보물과 화폐를 소장하며 근심을 끊고 비참함이 멀어지는 것이다. 제329사 〈상수(上壽)〉 (도를 이루어) 오래 사는 사람은 몸이 신선(神仙)의 골격으로 변하여 나날이 화려하게 떠오르고, 이슬을 먹으며 건강한 근력과 기(氣)를 양생(養生)하며 따뜻한 옷을 입고 달고 맛있는 것을 누리며 학같이 흰 머리카락과 동안으로 더 오래 살아가는 것이다(상수자上壽者 선골화위신仙骨化爲身 읍일화挹日華 음로액飮露液 근건기초筋健氣俏 휘난상揮暖裳 향감지享甘旨 학발동안鶴髮童顏 연년익수延年益壽). 제330사 〈제손(諸孫)〉 한 가정이 열 가정이 되고 열 가정이 백 가정이 되어 자애(慈愛)와 효도(孝道)가 날개(우羽)를 펼쳐 화목하니, 나무가 숲이 된 것 같아 음식이 넉넉하고 옷이 여유가 있어 책 읽는 소리가 밤낮 끊이지 않음이다. 제331사 〈강녕(康寧)〉 건강하고 편안함은 길한 가문에서 태어나 늙어서도 편안하게 즐기는 것이다. 제332사 〈선안(仙安)〉 마지막의 끝 사로 옮김. 제333사 〈세습(世襲)〉 가풍(家風)을 잇는다는 것은 존귀(尊貴)한 가풍을 이어가기 위하여 문무(文武)의 재능을 품고 장상(將相, 재상)의 임무(任務)를 받아 세상을 덮는 이름을 천추(千秋)에 빛내는 것이다. 제334사 〈혈사(血祀)〉 하늘에 제사함은 혈사는 높은 도(上道)를 이루어 덕(德)이 깊어 하늘을 대신하여 가르침을 세우고 사람을 교화(敎化)하여 규범(規範)을 이루어 만세(萬世)의 스승이 되는 것이다. 제335사 〈응중(應重)〉 세상에서 벼슬과 녹봉(祿俸)이 있어 부귀(富貴)가 끊이지 않음이다. 제336사 〈옥백(玉帛)〉 화려한 집에 거주하며 금·은·옥·비단을 소장(所藏)하고 한세상 안락하게 지내는 것이다. 제337사 〈절화(節化)〉 저명한 학자를 사람들이 스승으로 섬기니, 살아서는 사념(邪念)이 없는 덕(德)이 있고, 죽어서는 아름다운 절개(節槪)가 있다. 제338사 〈현자(賢子)〉 어진 자식이 태어나 빈한(貧寒)한 가문을 일으키는 것이다. 제339사 〈건왕(健旺)〉 시운(時運)이 건강하고 왕성(旺盛)하여 기도(祈禱)하는 바가 모두 이루어지는 것이다. 제340사 〈길경(吉慶)〉 흉한 일은 물러가고 좋은 일만 생기는 것이다. 제341사 〈세장(世章)〉 대대로 학업을 닦아 글을 짓고 쓰며 재물을 외면하고 자연을 따라서 마음대로 노니는 것이다. 제342사 〈응담(應淡)〉 일생 시비(是非)가 없고 일생 질병이 없이 늙어서 자손의 효도를 누리며 좋은 벗과 세월을 보내는 것이다. 제343사 〈유고(裕庫)〉 관리(管理)를 여유 있게 하는 사람의 창고에는 오곡이 충만하고, 정성과 믿음으로 일하여 자기 손으로 권력을 잡아도 재앙이 없음이다. 제344사 〈무액(無厄)〉 환난이 없고 곤욕이 없어 재앙이 모이지 않음이다. 제345사 〈이수(利隨)〉 방해가 흩어져 물러나고 이익이 따르는 것이다. 제346사 〈하청(河淸)〉 재앙(災殃)이 사라지고 재난(災難)이 물러나며 황하가 다시 맑아지는 것 같은 것이다. 제347사 〈화지보(禍之報)〉 하느님께서 위에 계시며 모든 악인을 보시고, 두루 앙화(殃禍)로 갚으신다. 제348사 〈응영(應盈)〉 천지가 어두워져 질풍과 폭우 천둥과 번개가 크게 내리쳐 전신(全身)이 타버리는 것이다. 제349사 〈귀갈(鬼喝)〉 악귀(惡鬼)가 몸에 따르니 경영하는 일이 거의 이루어지나가 막히는 것이다. 제350사 〈멸가(滅家)〉 죄업(罪業)이 많아 산업이 바람에 날리는 티

끝같이 날고, 자손은 서리를 맞아서 해(害)를 입은 낙엽 같은 것이다. 제351사 〈절사(絶祀)〉 대대로 이은 산업이 그 식구를 보호하고 그 산업을 보존하며, 그 나이를 마치지만, 자손이 하나도 없어 제사(祭祀)가 끊기는 것이다. 제352사 〈실시(失屍)〉 먼 지방의 길손이 되어 해가 쌓여도 귀향하지 못하고 황량한 언덕에서 죽어도 보는 사람이 없음이다. 제353사 〈응지대(應之大)〉 노인은 하나에서 아홉에 이르고, 소년은 하나에서 아홉에 이르러 병사의 칼날에 해를 입음이다. 제354사 〈수화(水火)〉 떠도는 물에 집을 잃고, 새는 불에 집을 잃고, 떨어지는 물에 목숨을 잃고, 타는 불에 몸을 상하는 것이다. 제355사 〈도적(盜賊)〉 험한 땅에서 도적을 만나 생업 자금을 잃고, 집에서 도적을 만나 남은 재산마저 잃는 것이다. 제356사 〈수해(獸害)〉 높은 고개와 깊은 숲에서 맹수(猛獸)를 만나 해를 입는 것이다. 제357사 〈형역(刑役)〉 많은 해(年)를 감옥에 갇혀 고통받는 것이다. 제358사 〈천라(天羅: 하늘 거물)〉 매번 하늘의 기후가 불리하여 어려움이 닥쳐도 벗어나지 못하고 하는 일을 달성하고자 해도 끝을 얻지 못하는 것이다. 제359사 〈지망(地網: 땅 거물)〉 길한 땅은 스스로 멀어지고, 흉한 땅은 스스로 가까워져 벗어나지 못하며, 하는 일을 달성하고자 해도 끝을 얻지 못하는 것이다. 제360사 〈급신(及身)〉 여러 사람이 함께 위험해져도 홀로 한 사람에게만 위험이 미침이다. 제361사 〈응지소(應之小)〉 가난하여 스스로 보호하지 못하고, 궁핍하여 스스로 보존하지 못하여 목숨이 끝나도록 얻지 못한다. 제362사 〈질병(疾病)〉 일생 질병이 많아 춘하추동이 질서(秩序)를 잃어 싹과 줄기가 시들고 늘어져 (질병을) 떨치지 못한다. 제363사 〈패망(敗亡)〉 일일이 패망하여 하나도 성취하지 못하는 것이다. 제364사 〈미실(靡室: 보금자리가 없음)〉 처도 없고 자식도 없어 고독하고 외로운 한 몸 동쪽은 회오리바람, 서쪽에는 비가 내린다. 제365사 도개(道丐: 길에서 비럭질함)〉 의지할 곳 없고 거처할 곳도 없어 길거리에서 구걸하지만 구제하는 사람이 없음이다. 제366사 〈급자(及子: 자손에게 미침)〉 아비(父)의 화(禍)를 자식이 받고 모든 악(惡)한 사람의 아내는 지아비와 함께 화(禍)를 받으며, 지아비가 없는 악한 여자는 자손과 함께 화(禍)를 받음이다. 끝으로 앞의 제332사 〈선안(仙安)〉 '신선이 되어 편안한 것은 사념(邪念)을 버리고 맑고 깨끗한(청淸) 진성(眞性, 上仙)의 도학(道學)을 터득(攄得)하여 명산의 좋은 곳(名山勝地)에서 구름과 물을 벗하여 뜻을 품고 머무르며 공리(功利)를 비껴버리고 환전(桓田)을 닦아(노전爐煎: 화로를 달구어) 금단(金丹, 金桓)을 이루어 신선(神仙)이 되어 삼청(三淸: 신선이 근심 없이 사는 곳. 옥청玉淸·상청上淸·태청太淸)에서 몽(夢)139)의 태허(太虛)를 노닐게 되느니라(선안자仙安者, 득청진학주명산승지得淸眞學主名山勝地, 우지운수오예공리寓志雲水傲睨功利, 노전금단몽유삼청爐煎金丹夢遊三淸)'라고 하였다. 이 332사는 빛선도의 목적을 담은 내용이므로 끝 사로 편집하였다. 이상은 성경팔계 366사를 요약한 것이다. 이를 포괄적(包括的)으로 개략(概略)하면, 정성(精誠)은 사람이 살아가는 근본(根本)이고, 응보(應報)는 천리(天理)의 시장(市場)과 같다.

극존(極尊)은 큰 덕(德)을 받아 큰 위치에 있으면 하늘과 땅을 맡아 인류(人類)에 교화(敎化)를 펼치게 되는 것이다. 따라서 성경팔계(聖經八戒)는 환도(桓道)를 닦아 성(性)을 깨우쳐 성통공완(性通功完)을 이루는 계율(戒律)이다. 올바른 마음가짐으로서 좋은 일과 그 상대적인 나쁜 일, 긍정적인 일과 그 상대적인 부정적인 일, 해야 할 일과 하지 말아야 할 일 등 모든 인생사를 실천과 예방하는 중화(中和)의 바른길을 통하여 성통공완을 이루는 366가지 실천 덕목(實踐德目)인 진리(眞理)를 백성들에게 가르쳐 교화(敎化)하여 중용의 마음(中庸之心)을 이루는 것이다. 이것이 발해국(渤海國) 문적원의 감 임아상 대부님께서 해역(解譯)하신 366가지의 선행(善行)을 하고, 366가지의 덕(德)을 쌓고, 366가지의 음덕(陰德)을 짓는 계율(戒律)을 말하는 것이다.

---

139) 몽(夢): 여기서 몽은 홍몽(鴻濛)을 이르며, 홍몽은 우주가 처음 생겨난 태초의 혼원일기(混元一氣)로 태허(太虛)를 말하며, 이 허(虛)는 빛선도를 닦아 성통공완(性通功完)으로 출신(出神)함으로써 이르는 하늘나라.

본경(本經)에는 그 요점만 간단히 정리하였으므로 상세한 내용은 천부경, 삼일신고(三一神誥), 성경팔계(聖經八戒) 등 원경(元經)을 참고하길 바라며, 이 덕목(德目)은 바로 빛선도 수련은 우리 민족이 아주 옛적, 세계(世界)에 있는 모든 종교가 생기기 이전부터 유일신(唯一神)인 하느님을 경외(敬畏)하여, 하느님을 몸소 만나기(親見) 위해 선도를 닦아 성통공완(性通功完)을 이루도록 노력하여 선량(善良)하고 건강하게 살아갈 수 있도록 백성들을 교화(敎化)한 것이라는 걸 알게 해준다. 그 길을 여는 신밝도(신선도神仙道, 빛선도)를 닦아서 366가지 덕목(德目)을 쌓아 천선(天仙)이 되어 하느님의 나라인 천궁(天宮)에 올라 영원한 쾌락(快樂)을 누리는 유일한 방법으로 지켜 왔다는 것도 알 수 있다.

따라서 환단빛선도(桓檀빛仙道) 수련은 옛적부터 선조님들께서 지켜온 대자연(大自然)의 도(道)를 터득하여 사람과 자연이 일체를 이루는 방법을 완성한 일련의 심신 수련 과정이 환도(桓道)이다. 빛선도는 몸과 마음과 정신을 함께 수련하는 신기쌍수(神氣雙修)의 경전(經典)으로서 숨 고르기와 정신 모으기 그리고 동작으로 이루어진 삼위일체(三位一體)의 수련 과정(修煉過程)이며, 태초(太初)에 우주(宇宙)가 생겨나기 이전의 텅 빈 천체(天體)와 같이 심신(心身)을 허령(虛靈)하게 텅 비워서 공허(空虛)한 마음으로 자연(自然)의 이치(理致)에 순응(順應)하여 풍차(風車)를 돌려 전기(電氣)를 일으키듯이 환전(桓田)에서 빛을 돌려 기(氣)를 일으켜 그 파동(波動)이 점차 확대되어 환열(桓熱)이 일어나면 그 열기(熱氣)를 상시 몸 안에 머물게 하여 기(氣)를 온양(穩養: 편안하게 기름, 양생)하는 연환(煉桓)으로 조식(調息)과 하환주(下桓周)가 그 중추적인 역할을 하게 된다.

이는 먼저 들숨 때에 환전(桓田)의 신취점(神聚點)을 기준으로 시계 방향으로 빛을 돌리는 수평빛돌이로 환전(桓田)에 기(氣)를 쌓아서 저장하고, 연이어 정식(停息) 때에 하좌상우하(북동남서북)로 원을 그리며 반시계 방향으로 빛으로 풍차를 돌리는 하환주(下桓周)로 기(氣)를 배양하여 중환전(中桓田)을 거쳐 상환전(上桓田)

까지 그 범위가 확장되면 삼환전(三桓田: 상·중·하환전)·성·명·정(性命精)이 화합하여 무위자연(無爲自然)의 무식(無息)과 무위환주(無爲桓周)를 이루어 무아(無我)의 황홀경에 이르는 현묘(玄妙)한 증험(證驗)을 맛볼 수 있게 되는 것이다.

이러한 증험을 지속하는 것이 수련의 궁극적(窮極的)인 목표(目標)라고 할 수 있다. 이 원리(原理)가 수련의 요체(要諦)이자 비결(祕訣)이 되는 것이다. 빛선도 수련은 단순한 운동 요법이 아니라 일반적인 운동과 달리 역행(逆行)의 수련 과정으로써 지감(止感), 조식(調息), 금촉(禁觸)으로 삼망(三妄)을 다스려 만(萬) 가지 덕목을 쌓아서 성통(性通)을 이루고, 하늘 문과 지혜의 문(桓智門)을 동시에 열어서 태어나기 이전의 정신세계(精神世界)를 차례대로 통(通)하여, 태초(太初)의 허·무(虛·無)의 상태로 돌아가게 함으로써 비로소 도(道)를 터득하여 신통(神通)한 육신통(六神通)이 모두 밝아져 다른 사람의 마음은 물론 과거, 현재, 미래를 볼 수 있을 뿐만 아니라 천선(天仙)이 되어 초인간적(超人間的)인 능력(能力)을 갖추게 될 수 있는 것이다.

그러나 현대 사회(現代社會)는 각박한 생활 환경(生活環境)으로 인(因)하여 하늘 마음 같은 천덕(天德)을 이루기가 어려운 형편(形便)이므로 비록 신선(神仙)이 되기는 어렵다고 하더라도 건강한 몸과 마음으로 천수(天壽)를 누릴 수 있게 되는 것만은 틀림이 없는 것이다. 이 하늘의 도(桓道)는 그 도(道)를 좇는 사람마다 보고 느끼는 바가 다르게 선(仙)의 세계(世界)인 형이상(形而上)의 사유(思惟)의 세계(世界)가 나타나게 된다. 그리고 이 빛선도(桓仙道)는 아무리 쫓고 쫓아도 그 실체(實體)가 보이지 않고, 잡히지도 않으며, 형체(形體)를 가늠할 수도 없을 뿐 아니라 그 어떤 논리(論理)나 첨단지식(尖端知識)으로도 설명할 수 없는 형이상(形而上)의 세계인 것이다. 그러므로 그 시작도 끝도 현묘(玄妙)하다고 하는 것이다. 따라서 도(道)를 추구(追求)한다는 것은 그 실체를 찾으려는 인간들이 노력하는 길이라고 할 수 있다. 그리고 도(道)를 억지로 알려고 하거나 보려고 노력을 하면 의식(意識, 정신)이 분산(分散)되어 영원히 도(道)의 실체(實體)를 증험(證驗)할 수가 없게 되므로 인간으로서의 모든 욕심(慾心: 칠정七情, 요욕五慾 또는 육정六情, 육음六陰, 육기六氣)을 버리고 모든 상념(想念)을 잊고 순수한 마음으로 저절로 이루어지도록 노력하는 것만이 도(道)를 이룰 수 있는 유일한 길이다. 이러한 순수한 마음으로 돌아가는 것이 말과 같이 그렇게 단순하고 쉬운 일은 아니겠으나, 이는 마음과 정신을 지적(知的)으로 완전히 변화시키는 것이기 때문에 지극(至極)한 정성(精誠)으로 수련에 임해야만 이룰 수 있는 것이다. 이러한 절차(節次)가 바로 도(道)의 근본 원리(根本原理)이기 때문이다.

오늘날 시중(市中)에 나돌고 있는 옛 선도서(仙道書)를 해역(解譯)한 내용을 보면 자구(字句) 해석에 치우치는 경향을 볼 수 있다. 비록 그 명칭은 수없이 많은 종류가 있지만, 선도가 기록상으로는 1만여 년을 거쳐 전(傳)해지면서 선사(仙師)들의 부단한 노력으로 누대(累代)에 걸쳐 다양하게 향상·발전하였으므로 가능하면 수련 효과(修煉效果)가 큰 수련법을 취사선택(取捨選擇)하여 활용하는 것이 더 효율적일 것으로 보인다. 하지만 앞에서 중요하다고 한 정성(精誠)이라는 것이 너무 가볍고 쉽게 접근한다면 정성이 모자라는 것이 될 것이기 때문에 결코 쉽게 접근해서는 소기의 성과를 기대할 수가 없을 것이다. 그러나 정성을 내면의 자기 것으로 만든다면 결코 어려운 일도 아닐 것이다. 성경팔계(聖經八戒, 참전계參佺戒) 제22사에서 '불망(不忘)은 자연스레 잊히지 않는 그 품은 정성이 정성(精誠)이다(자연불망自然不忘, 기소포지성즉성其所抱之誠則誠)'라고 하였는데, 이는 지성(至誠)이면 감천(感天) 즉 지극정성을 다하면 하늘도 감동한다는 말과 같이 지극정성을 다하여 참 정성(眞精誠)으로 수련에 임하면 뜻을 이룰 수 있다는 뜻이기도 하다. 바꾸어 말하면 수련의 성공은 오로지 정성(精誠)이라고 말할 수 있다. 정성을 전제(前提)로 하여 올바른 마음가짐(正心)과 바른 몸(身)가짐으로 몸을 헛되이 하지 않으며, 올바른 숨 고르기로 조화를 잘 이루어 순조로워야 좋은 수련 결과를 얻을 수 있게 되는 것이다.

그 수련 방법을 이렇듯 세 가지로 분류하고 있지만, 실제로 수련을 할 때는 몸과 정신 그리고 숨 고르기는 하나같이 혼연일체(渾然一體)가 되어 자연스레 조화(調和)를 이루도록 노력해야 한다. 그것이 바로 도(道)를 이루는 것이기 때문이다. 그리고 이러한 수련의 운영 체계(運營體系)는 몸 전체를 고르게 연환(煉桓)할 수 있도록 부드러운 동작 위주(動作爲主)의 활공(活功)과 모든 상념(想念)을 지우고 마음을 가다듬어서 숙정(肅靜)하게 가라앉히고 정신(精神)을 모으는 정공(靜功)을 적절하게 연계하여 성(性) 즉 마음(心)과 정신(精神) 그리고 명(命)과 정(精)을 골고루 조절할 수 있게 하는 심신 수련인 것이다.

첫째, 올바른 마음가짐(正心)은 생각과 마음을 모두 허령(虛靈)하게 비우고 허(虛) 또는 무(無)의 자세로 마음을 안정시켜서 지극한 정성을 기울여야 한다. 이 바른 마음이 안정되어 무르익으면 뜻(의意·志)이 저절로 모두 사라져 없어지고 고요한 정적(靜寂)이 정점(頂點)에 이르게 되는데, 이것이 삼일신고에서 말하는 인간의 육정(六情)과 육음(六陰) 및 육기(六氣)의 18 경계를 모두 그치게 하는 지감(止感)으로 고요함의 끝인 정정(定靜)을 이루는 것이다. 이를 불도(佛道)의 선학(禪學, 禪法)[140]에서는 멸진정(滅盡定)[141]이라는 경지에 이른 것이라고 한다.

환단빛선도는 이 마음을 가린 것 없이 맑고 영롱하도록 허령(虛靈)하게 비우고 생각을 모두 지워서 안정시켜 바른 마음을 가져야 한다는 말이 수없이 반복되는데, 이는 그만큼 빛선도 수련은 마음을 허(虛)하게 비워서 바른 마음을 갖게 하는 것이 무엇보다도 중요하기 때문이다. 바른 마음을 갖기 위해서는 먼저 마음을 허령(虛靈)하게 비우고, 다른 사람을 불편하게 히기나 해(害)치지 않고 평온(不穩)하

---

140) 선학(禪學, 선법禪法): 선(禪)은 불교의 범어(梵語)로서 보리 달마로부터 시작하여 육조(六祖) 혜능을 거치며 이루어진 선종(禪宗)의 선(禪)은 정심부동(定心不動) 즉 마음을 고요하게 안정시켜 잡념이 없고 움직이지 않는 수행(修行)으로 깨달음을 얻는 견성(見性)으로 도(道)를 이루는 학문임.

141) 멸진정(滅盡定): 수도(修道)를 완성하여 번뇌가 사라지면 다시 생겨나지 않는다는 뜻으로 무루정(無漏定)이라고도 한다. 불도에서는 이를 최고의 경지로 본다.

고 후덕(厚德)한 마음으로 항상 남들에게 베푸는 마음가짐으로 본바탕을 이루어야 하며, 억지로 애를 써서 바로 세우려고 하면 사(邪)가 끼어들게 되므로 그냥 평온(平穩)하게 비우고 자연스럽게 수련에 열중하노라면 점차 안정되어 바른 마음이 스스로 정착하게 된다. 마음을 안정시켜 바른 마음을 갖는 것이 결코 그리 쉬운 일은 아니므로 부단한 노력이 필요하다. 한 예를 들면 남녀 간의 사랑은 억지로 노력한다고 해서 안 되는 것과 마찬가지다. 사랑은 마음에서 우러나와야 진정한 사랑을 이룰 수 있는 것이므로 바로 진정성(眞精誠)이 있어야 참사랑을 이룰 수 있는 것과 같다. 그리고 사람이 마음을 비운다는 것은 욕심을 버리는 것인데, 이기심(利己心)은 인간이 살아가기 위한 생존 경쟁(生存競爭)에 절대적으로 필요한 본능(本能)이므로 이기적(利己的)일 수밖에 없는 현상이므로 그리 쉽게 버릴 수 있는 것은 아니다. 그러므로 부단한 노력을 다하는 것만이 하늘마음 같은 순수한 마음을 얻어서 허·공에 이르고 그 고요함이 변함이 없이 정착(定着)하는 품은 정성(精誠)으로 정정(定靜)을 이룰 수가 있게 되는 것이기 때문이다. 이것이 바로 도(道)를 터득(攄得)하는 방법이라 말할 수 있다.

둘째, 수련 자세는 모든 것을 바닥에 내려놓듯이 상념(想念)을 모두 지우고 공허(空虛)한 마음과 정신 상태를 허령(虛靈)하게 유지하여 몸의 긴장을 완전히 풀고 전신(全身)을 이완(弛緩)시켜야 한다. 그래야만 비로소 오롯이 정신을 한곳으로 모아서 깊고 아득한 심연(深淵) 속으로 빠져드는 듯이 고요한 정적(靜寂)으로 입정(入靜)을 이루어 무아(無我)에 들 수 있기 때문이다.

셋째, 숨 고르기(調息)는 코를 이용하여 자연스럽게 쉬어야 한다. 들숨은 면면히 부드럽고 깊게 들이쉬며 기(氣)를 모으고, 정식(停息)에서 빛돌로 신(神)을 모아 지키며 기(氣)를 배양(培養)하고, 날숨은 가늘고 길게 골라야 심신을 순조롭게 안정시킬 수 있다. 이는 새의 앞가슴 깃털을 코에다 갖다 대더라도 날리지 않을 정도로 힘이 들어가지 않는 아주 부드럽고 자연스러운 숨 고르기가 이루어져야 한다는 뜻이다. 이 숨 고르기가 삼일신고(三一神誥)에서 이르는 조식(調息)이다. 그리고 숨 고르기는 밖으로 보여주기 위한 것이 아니므로 숨은 항상 바깥으로 그 낌새가 나타나지 않게 조용히 여유롭게 환전(桓田)에 머무르도록 노력하는 것이 중요하다. 이와 같은 세 가지 자세를 갖추고 수련에 전념(專念)하게 되면 처음에 시작할 때는 억지로 이끌어오던 숨 고르기가 점차 숙달되어 안정(安定)되면서 자연스레 깊은 숨이 습관화(習慣化)되어 평소(平素) 수련 때는 물론 밤에 잠을 잘 때도 자연스럽게 깊은 숨 고르기가 이루어지게 되는 것이다. 수련할 때의 자세도 처음에는 척추(脊椎)를 꼿꼿이 바로 세워서 수련을 시작하지만 서서히 무르익으면 자세가 스스로 변하여 적응하게 된다. 그 첫째는 하환전(下桓田)의 유위환주(有爲桓周)가 스스로 자전(自轉, 無爲桓周)하며 하출신(下出神)을 이루게 되고, 둘째는 무위(無爲)의 중환주(中桓周)가 스스로 일어나면서 중출신(中出神)을 이루게 되며, 세 번째는 수련이 무아지경(無我之境)에 깊이 빠져들게 되면 무위(無爲)에 들 수 있도록 몸과 정신이 스스로 조절되어 척추가 거북이 등이나 수레바퀴같이 둥글게 변하고, 정신(精神)은 스스로 안정되어 숨이 저절로 가늘고 길어지면서 순조로운 조식(調息)이 이루어질 수 있도록 모든 수련 요건이 저절로 조절되어 최적화(最適化)되는 것이므로 두려워하거나 어려워하지 말고 순순히 응(順應)하면 무위(無爲)의 늪 속으로 자연스레 스며들어서 단계적으로 저절로 무식(無息)을 이루게 된다. 그 가운데 무위의 열후(熱候)가 스스로 일어나서 무위(無爲)의 하환주(下桓周)와 중환주(中桓周)를 거쳐 상위(上位)의 대환주(大桓周)까지 이루어지게 되는 것이다. 그리고 상출신(上出神)을 이루어 태허(太虛)에 들면 열후(熱候)와 환주(桓周)는 저절로 슬그머니 사라지게 된다. 이 경지(境地)에 이르면 더위와 추위는 물론 오감(五感)도 잦아들어 느끼지 못하게 된다.

  이같이 자세를 바로 갖추어 순조로운 수련이 이루어지게 되면 삼환전(三桓田)·성·명·정(性命精)의 음양(陰陽)이 저절로 혼연일체(渾然一體)를 이루어 정신이 몽롱

(朦朧)하고 혼미(昏迷)하게 흐려지면서 꿈속으로 빠져들듯이 무념무상(無念無想)에 젖어 무식(無息)으로 발전하게 되고, 태극(太極)에 이르러 몸속의 양기(陽氣)와 음기(陰氣)가 스스로 질서정연(秩序整然)하게 몸의 가장자리를 순환(循環)하는 대환주(大桓周)가 이루어져 무르익으면 음양(陰陽)이 소용돌이를 일으켜 혼원일기(混元一氣)를 이루어 중환궁(中桓宮: 전중혈과 신도혈 사이)에 도태(道胎)가 완성되어 상출신을 하면 비로소 태허(太虛)의 무극(無極)으로 되돌아가는 환허(還虛)를 이루는 것이다. 이를 박제상(朴堤上)[142] 선생님께서는 '원래의 자리로 되돌아가는 복본(復本)'이라 하였고, 또 '원래의 시작점으로 되돌아가는 원시반본(原始反本)'이라고도 하였다. 원래의 자리로 되돌아가는 귀근복명(歸根復命) 또는 반본환원(反本還元) 등 여러 이름으로 불린다. 그리고 도태(道胎)를 사람의 본(本)으로 보았다.

이 상태를 태허(太虛)[143]라 하는데, 이 태허라는 것은 어차피 태초의 허·무(虛·無)이므로 빛깔(陽)도 색깔(色)도 형체(形體)도 없는 허허공공(虛虛空空)일진대, 어떤 상(相)[144]이든 빛이든 그 무엇이 보인다면, 이는 이미 신(神) 또는 의(意·지志)가 흐트러진 것이거나 다른 생각을 품고 있는 것일 따름이라는 것이다. 이처럼 수련 중에 나타나는 망상(妄想)이나 잡념(雜念) 등 모든 상(相)을 완전히 사라지게 하는 것은 의식적(意識的)인 노력만으로 되는 것이 아니므로 지우려고 애쓰지 말고 그저 마음을 허령(虛靈)하게 비워서 방관(傍觀)하며 수련에 정성(精誠)을 다하노라면 언젠가는 스스로 사라지게 된다. 그 이유는 사람의 의(意)인 뜻은 오욕(五慾)과 칠정(七情)으로 인하여 상(相)이나 빛(光) 등의 형상(形像)이 나타나는 것이므로 마음

---

142) 박제상(朴堤上, 363~419?): 신라시대의 충신으로 우리 민족의 상고 역사서(上古歷史書)인 부도지(符都誌)를 지음. 이는 환단고기와 쌍벽을 이루는 우리나라의 중요한 상고사서(上古史書)임.

143) 태허(太虛): 우주 천체의 일기(一氣)가 음양(陰陽)으로 나누어지기 이전의 아무것도 없는 태초의 텅 빈 상태의 무극(無極)을 말함.

144) 상(相): 여러 가지 나타나는 환상(幻想)과 형상(形像)이나 환상(幻像) 또는 도형(圖形) 같은 사념(思念)에 나타나는 모든 모양을 총칭함.

을 허(虛)하게 비우는 노력이 정착하면 스스로 사라지게 되는 것이기 때문이다. 연꽃 위에 앉은 어린 상(像)이 보인다든지 그 어떤 형상(形像)이 나타나게 되는 것은 모두가 자신의 마음 또는 정신이 품고 있거나 평소에 좋아하거나 싫어하거나 두려워하거나 그 어떤 잠재(潛在)하고 있는 상념(想念)이 나타나는 것이므로 이는 의념(意念)이 흐트러진 것이 나타나는 것이다. 그러므로 절대로 부질없는 허상(虛像)을 품지 말고 오로지 허(虛)하게 비워야 한다.

따라서 무식(無息)에 들어갈 때는 수련이 성숙(成熟)하여 스스로 저절로 이루어지는 것이므로 어떠한 빛이나 형상(形像)이 일시적으로 나타나더라도 이를 응시하거나 관심을 가지고 좇아서는 절대로 안 되는 것이다. 상(相)을 좇으면 의(意)가 흩어져 실패(失敗)하거나 망상(妄想)에 사로잡혀 수련은 물론 몸을 망(亡)치게 될 수도 있는 것이기 때문이다. 따라서 무식(無息)이 이루어지기 전에 상(相)이나 빛 등 그 무엇이 형상(形像)으로 나타나면 모른 체하거나 방관하며 수련에 집중하면 저절로 사라지는 것이다. 그러므로 이러한 정성(精誠)을 수도(修道) 즉 도(道)를 닦는다고 말하는 것이다. 그리고 도(道)를 이루어 출신(出神)한 신(神)은 일시적으로 잡념이 스며들거나 외부의 소리나 충격 등의 영향을 받아 집중이 흩어지면 나간 신(神)이 즉시 제자리로 돌아오게 되는 것이다. 출신(出神)이라는 것은 사람 몸의 하·중·상환전(下·中·上桓田, 下·中·上桓宮)에서 단계적(段階的)으로 진기(眞氣)가 차오르게 되어 수련(修煉)이 순조롭게 잘 이루어져 차례(次例)로 신(神)이 몸 밖으로 나가는 형상(形狀)으로 나타나지만 실제로는 몸 안의 기(氣)와 몸 밖의 자연(自然)의 기(氣)가 하나로 융화(融和)하여 몸 안과 몸 밖의 경계가 사라지는 현상(現狀) 즉 일종의 무위자연(無爲自然)에 동화(同化)되어 자연의 기(氣)와 자신의 육체 속의 기(氣)가 하나로 화합(和合)하는 현상이다. 그러므로 빛이나 상(相)에 현혹(眩惑)되어 좇게 되면 무식(無息)이 이루어지지 않으며, 무식(無息)을 이루지 못하면 출신(出神)도 이룰 수가 없는 것이다.

이렇듯 선도(仙道)를 닦는 원리(原理)를 몰라서 도(道)의 문 앞(門前)에 머무르고 있는 수련자가 헤아릴 수 없이 많은 것이다. 그리고 몸 안에 진기(眞氣)가 이루어진 상태(狀態)에서는 상(相)이나 마(魔)[145]가 절대로 생겨나지 않는다. 그리고 종교적이나 사교(邪敎)적인 도인(道人)이나 선사(仙師)들이 그 무엇이 보이는 것이 수련이 잘 된다거나 득도(得道)를 한 것처럼 말하며 그 어떤 형상에 집중하게 하는 지도(指導)를 하는 경우가 있는데, 이는 그 빛이나 형상을 좇거나 집착하게 하는 것은 심신(心神)을 상(傷)하게 할 수 있을 뿐 아니라 그다음 단계로의 발전을 방해하는 행위로서 이러한 수련은 절대로 무식(無息)을 이룰 수가 없다. 그리고 때에 따라서는 망상(妄想)에 사로잡혀 정신 이상(精神異常)이나 빙의(憑依)로 이어지기도 하는 아주 많이 잘못된 수련 지도이다.

또 다른 하나는 신(神)이 멀리 나가면 돌아올 수 없으므로 처음에는 조금씩 나가고 점차 거리를 늘려서 나가야 한다는 설도 이치(理致)에 맞지 않는 비논리(非論理)라는 것을 단언(斷言)하는 바이다. 왜냐하면, 출신(出神)은 무위자연 현상(無爲自然現象)이고 거리를 조절한다는 것은 유위(有爲) 즉 인위적으로 이루어지는 것이므로 무위의 수련이 이루어지는 때에 유위(有爲)를 의식(意識)하면 무위(無爲)의 수련은 그 즉시 멈추는 것이기 때문이다. 이러한 것들은 모두 잘못된 수련 지도라고 말할 수 있다. 또 다른 이유는 내 몸의 기(氣)와 우주 자연(宇宙自然)의 기(氣)가 화합(和合)하여 신(神)이 허공(虛空)을 자유로이 유영(遊泳)하는 것이므로 무위(無爲)에서 유위(有爲)의 수련으로 환원(還元)되는 순간에 즉시 신(神)은 제자리로 돌아오게 되는 것이기 때문이다. 그러므로 잡념(雜念)에 사로잡히거나 집중(集中)이 흐트러지는 일이 없도록 미리 각별(恪別)하게 주의(注意)하여 수련에 순응(順應)해야 한다. 따라서 잡념(雜念) 없이 순수(純粹)하게 지극정성(至極精誠)을 다하여 무아(無我)에 들

---

145) 마(魔): 병(病)이 생기거나 사건 사고 또는 빙의(憑依)나 우환(憂患)으로 수련을 지속할 수 없는 심신 장애(心身障礙)에 빠지는 것.

어 무위(無爲)의 수련이 이루어져 상출신(上出神)으로 태허(太虛)를 이루어 허(虛)를 위주로 연마(煉磨)하는 수련이 잘 이루어지게 되면 어둠이 사라지고 현세(現世)와 같이 기(氣)의 세계(世界)를 보고 듣고 즐기며 유영(遊泳)할 수 있게 되는 것이다.

또한, 연허(煉虛)를 마친 후에는 무위(無爲)의 수련 중에 현상(現像)된 과정을 생생하게 기억(記憶)할 수 있게 되는 것이므로 억지로 기억하려고 애쓰는 일도 없어야 집중이 흩어지지 않고 환허(還虛)의 수련이 잘 유지(維持)되는 것이다. 마지막으로 도(道)를 이룬다는 것은 사회 각 분야에서 각고(刻苦)의 노력으로 전문성(專門性)을 터득하여 달인(達人)이 되는 것과 같은 이치(理致)지만, 노력한다고 해서 모두가 도(道)를 이룰 수 있는 것이 아니므로 그 안타까움이 있다. 그러나 마음과 행동을 바르게 하여 전심전력(全心全力)으로 수련에 몰두(沒頭)하여 노력하면 못 이룰 바도 아니다. 따라서 도(道)라는 것은 스스로 찾아가도록 노력하는 길이라고 말하는 것이다. 이 길은 그 누구도 대신할 수 없는 자신의 성을 스스로 닦아(성자수性自修) 자기 자신의 무아(無我)의 사유 세계(思惟世界)를 스스로 개척(開拓)하는 것이기 때문이다. 이것이 바로 도(道)를 닦는 비결(祕決)이라 할 수 있는 것이다.

다. 환전(桓田)이란?

일반적으로 선학(仙學)에서 환전(桓田)은 빛돌이로 신(神)이 맺히는 곳으로 즉 기(氣)가 모이는 곳(취기聚氣, 축기築基·蓄氣)이므로 이는 연환(煉桓) 즉 빛을 닦는 환련(桓煉)으로 아랫배의 환전(桓田)에 양기(陽氣)를 모으는 것인데, 이처럼 취기(聚氣)로 기(氣)를 쌓기 위해서는 먼저 하환전(下桓田)의 기반(基盤)을 다지고 그 환전(桓田) 위에 정(精)을 다스리고, 명(命)을 불리고, 성(性)을 기르고 지켜서 그 토대(土臺) 위에 기(氣)가 모이게 하는 자리를 말한다.

옛 선인께서는 연환(煉桓)으로 선천의 기(先天之炁)와 후천의 기(後天之氣) 즉 이 기(二氣)가 아랫배에서 화합(和合)하여 기(氣)를 쌓는 기반(基盤)을 만든다고 하였다. 또 이 일련의 과정을 연환(煉桓)이라고 말하는 것이다. 환전(桓田)은 하·중·상의 삼환전(三桓田)이 있는데, 단순히 환전이라고 말할 때는 하환전(下桓田)을 이른다. 그리고 이 환전(桓田)은 빛을 모아서 기(氣)를 양생(養生)하여 성인(聖人)이 되어 온 누리를 밝히는 터전이므로 일명 '빛터'라고 약칭(略稱)하는 것이다.

라. 삼환전(三桓田)·삼환궁(三桓宮)

사람 몸에는 기(氣)를 모으고 양생하는 환전(桓田)이 있다. 이는 위치에 따라서 하환전(下桓田, 하환궁下桓宮, 배꼽 아래의 아랫배, 정精), 중환전(中桓田, 중환궁中桓宮, 명치 부위, 명命), 상환전(上桓田, 상환궁上桓宮, 머리, 뇌, 성性)의 세 환전(桓田)으로 구분한다. 삼일신고의 삼환전(三桓田)인 성·명·정(性命精)은 신(神)을 지켜 도(道)를 이루는 세 관문(三關門)인 삼관(三關)이라 한다. 이를 일반 선학(一般仙學)에서는 단전(丹田), 전삼관(前三關) 등으로 부른다. 또 다른 선파(仙派)는 꼬리뼈의 미려(尾閭), 척추의 협척(夾脊), 후두부(後頭部)의 통천(通天)과 낙각(絡却) 및 옥침(玉沈)의 세 혈 또는 미려(尾閭)와 협척과 척추의 끝부분에 있는 포황(胞肓)혈[146] 등 세 혈을 말하기도 하는데, 이를 후삼관(後三關)이라고도 한다. 이 각 환전을 나누어 살펴보면,

- 하환전(下桓田)·하환궁(下桓宮)·정(精): 정(精)이 상주(常住)하는 하환전은 환전(桓田)의 총칭으로도 쓰이며, 배꼽 아래 1치 3푼(약 4cm)의 기해혈(氣海穴)이라는 설, 기해 아래 관원혈(關元穴)이라는 설 등 여러 설이 있으나, 빛선도는 배꼽 아래 약 2치 3푼(약 7.6cm) 지점인 관원혈과 양관혈을 잇는 선(線)의 중앙 지점과 회음혈에서 수직 위로 만나는 중앙지점 및 기해혈을 잇는 입체적인 방(房)으로 정의(定義)한다.

---

146) 포황혈(胞肓穴): 척추 위쪽의 첫째 혈 자리.

그 이유는 관원혈이 양기(陽氣)가 들어오는 혈이므로 양관혈과의 중앙 지점 사이인 사방 네 치를 하환전으로 보는 설이 수련 증험으로 보아 더 타당성(妥當性)이 있기 때문이다. 이 하환전은 정 다스리기(精理成)로 몸을 다스려 정(精)을 보강(補强)하는 자리다.

그뿐만 아니라 하환전(下桓田)은 삼관(三關)의 정신(精神)으로 첫 관문(關門)이며, 도(道)를 이루기 위해 관원혈을 통하여 들어가는 시작점(始作點)이다. 또 이 하환전은 인체에서 발생하는 모든 힘의 원천(源泉)이기도 하다. 빛선도를 수련하면 무위(無爲)의 하환주(下桓周)가 일어나 스스로 정기(精氣=元精)를 보(補)하게 되는 곳으로 사람의 몸을 지탱하는 힘은 곧 정기(精氣=元氣)라 할 수 있다.

따라서 이는 정기(精氣)를 닦아 정신(精神)을 이루는 것으로서 그 완성을 연정화진정(煉精化眞精)이라 한다. 이를 일반 선학 용어로는 정을 닦아 기(氣)로 변화시키는 연정화기(煉精化氣)라 한다. 이 하환전은 도(道)에 입문하는 초출신(初出神)이 일어나는 자리이기도 하다. 이처럼 하환주(下桓周)로 일어나는 출신(出神)을 정(精)의 신(神)인 정신(精神: 마음이나 영혼이 아닌 형이상의 신(神))이 분출하는 것을 하출신(下出神)이라 한다. 명대(明代)의 의사(醫師) 장개빈(張介賓) 선생님께서는 정(精)이 변(化)하여 기(氣)가 되는 정화위기(精化爲氣)라 하고 이에 대하여 '원기(元氣)는 정(精)으로부터 변(化)한다'라고 하였다. 또 '물(水, 陰)은 삼재(三才: 天地人)의 조상(祖)이며, 정(精)은 원기(元氣)의 근본(根本)이다(수식삼재지조水是三才之祖, 정위원기지근精爲元氣之根)'라고도 하였다.

또 본문에 기귀정(氣歸精)이라 했는데, 이는 기(氣)를 정(精)으로 되돌린다는 뜻으로 기(氣)가 정(精)을 낳음이고, 여기서 정(精)이 기(氣)로 변(化)하는 정화기(精化氣)라고 했으니, 이는 정(精)이 기(氣)를 낳음이다. 그러므로 정(精)과 기(氣)는 서로(相互)가 근본(根本)이 되는 묘리(妙理)로서, 사람 몸(人身)의 정(精)과 기(氣)는 모두 이와 같으므로 기(氣)가 모이면 정(精)이 채워지고 정(精)이 채워지면 기(氣)가 왕성

(旺盛)해지며, 정(精)과 기(氣)가 채워짐으로 형(形, 신체)이 저절로 강해지는 것이다.

- 중환전·중환궁(中桓宮)(中桓田, 명命): 중환전은 명(命)으로 음(陰)과 양(陽)이 반반씩 공존(共存)하는 중성(中性)의 자리로서 성 기르기(性養成)로 도태(道胎)가 형성되는 자리이며, 심장(心臟)보다 조금 아래의 중환전(中桓田, 중환궁中桓宮)으로 전중혈과 신도혈 사이를 말한다.

또 명 불리기(명단성명命煅成)를 주로 닦는 자리로서 무위(無爲)의 중환주(中桓周)가 일어나는 중환궁(中桓宮)은 하환전과 중환전 사이의 중완혈과 그 뒤쪽의 중추혈 사이에 도태(道胎)를 이루어 명기(命氣)가 명신(命神)으로 변하여 중출신(中出神)을 이루게 된다. 그러므로 중환궁(中桓宮)은 두 곳이다.

- 상환전·상환궁(上桓宮)(上桓田, 머리, 뇌, 성性): 성신(性神)이 머무르는 곳은 양 눈썹 사이인 미간(眉間)의 명당혈(明堂穴)로서 머리의 대뇌(大腦)가 있는 곳이다. 또 대환주(大桓周)로 명치 부위의 전중(膻中)혈과 신도혈(神道穴) 사이의 중환궁(中桓宮)에 도태(道胎)가 생겨나면 상출신(上出神)을 이루게 되는 곳이다.

이 상환전은 성 기르기(性養成) 수련의 기본이 되는 자리이다. 성(性)을 길러 무위(無爲)의 대환주(大桓周)를 이루어 참 본성(眞本性)을 깨달으면 명당혈이 밝아지면서 마지막으로 남은 눈썹과 눈 사이 천곡(天谷)혈의 기(氣)를 끌어당기듯이 흡수하면 환지문(桓智門)[147]이 열리고, 전신(全身)이 진기(眞氣)로 변하여 황홀경에 들면서

---

147) 환지문(桓智門): 눈썹과 눈 사이의 중앙에 있는 혈 자리로서, 환지문은 천곡혈이 있는 곳으로 하늘의 골짜기라 일컬어진다. 또 이 혈은 이 환지문(桓智門)이 열려야 진대환주(眞大桓周)에 들어 최상위(最上位)의 도(道)인 상출신(上出神)을 이루어 천상의 하늘나라에 이를 수 있고, 지혜가 열려서 성통할 수 있는 것이므로 이 환지문이 곧 제일 높은 하늘 문(桓門)이며, 지혜(智慧)의 문(門)이다.

진정한 상출신(上出神)을 이루어 제일 높은 천상(天上)의 태허(太虛)에 오르게 된다.

이 성신(性神)은 사람 몸 안의 태양과 같은 빛(神= 陽)으로서 그 빛이 닿으면 혈액(血液), 세포(細胞), 기(氣)가 새롭게 생성되는 것이다. 이 세 가지는 죽고 새롭게 태어나기를 지속적으로 반복하는 신진대사(新陳代謝)가 이루어지기 때문이다.

또 성경팔계 제32사(自由)에 '이치를 깨달아 정이 뇌와 화합한다'라고 한 반정화뇌(返精和腦) 즉 정을 되돌려 뇌와 화합하는 것도 이 대환주(大桓周)를 이루어야 일어나는 현상이다. 그러나 신체의 기능이 노쇠(老衰)하면 세포(細胞)가 사라지는 숫자보다 생겨나는 숫자가 줄어들기 때문에 늙어서 죽게 되는 것이다. 그러므로 빛선도는 새롭게 생겨나는 세포의 생성 기능(生成機能)이 활성화되어 더 오래도록 지속함으로써 노화를 지연시키게 되는 것이다.

마. 성·명·정(性命精)

삼일신고(三一神誥)를 통하여 전해지고 있는 성·명·정(性命精)·심기신(心氣身)을 함께 닦는 신기쌍수(神氣雙修)를 환단빛선도 수련 이론의 본(本)으로 삼는다. 태백일사(太白逸史), 삼신오제본기(三神五帝本紀)에 이르기를 대변경(大辯經)에 '성·명·정(性·命·精)은 신(神)을 지키는 수신(守神)으로 도(道)를 이루는 세 관문(三關門)인 성신(性神), 명신(命神), 정신(精神)을 삼관(三關)'이라 하였다.

이 성·명·정(性命精)을 각각의 기능별로 살펴보면

1) 성(性, 性神)은 마음과 생각을 지배하는 뜻(意)으로서 성신(性神)이 가면 뜻(의意·지志)도 함께 가고, 성신이 머물면 신(神)과 기(氣)도 함께 머무는 서로가 의존(依存)하는 관계로서 이를 대표하는 것이 성신(性神)이며, 옛 선인께서 이 성신(性神)은 오행(五行)의 양(陽)으로 생명을 활성화하는 빛(桓, 光, 陽)과 같다고 하였다.

그러나 이 신(神)은 세상을 지배하는 신(神)이나 귀신(鬼神) 등을 지칭하는 의미(意味)가 아니라 사람의 사유(思惟)의 주체(主體)인 마음가짐이나 정신(精神)이라고 할 수 있으나, 이 경(經)에서는 형이상학적(形而上學的)인 것으로서 사람의 기(氣)와 자연의 기(氣)가 혼연일체(渾然一體)가 되어 혼원일기(混元一氣)를 이루어 나타나는 현묘(玄妙)한 현상(現象)을 일으키는 의(意)의 영적 주체(靈的主體)로서의 신(神)으로 본다.

이 성(性)을 위주로 성기(性氣)를 닦아서 명(命)과 정(精)을 화합하여 성신(性神)으로 변(化)하여 삼일신고의 진성(眞性)을 이루는 연성화진성(煉性化眞性)에 이르면 상철(上哲·성인聖人·대성大聖, 진인眞人)이 되는 것이다.

2) 명(命·命神)은 생명(生命)의 근원(根源)인 명기(命氣)로, 일반적으로 선계(仙界)에서 음(陰)으로 분류하고 있지만 실제로는 반음반양(半陰半陽)인 중성(中性)이다. 따라서 본 경에서는 실제 일어나는 현상에 따라서 중성(中性)으로 분류한다. 즉 명(命)은 생명을 활성화하여 유지(維持)하는 기운(氣運)으로서 이 기(氣)는 숨 고르기의 주체(主體)인 것이다. 또 이 명(命)은 오행상(五行上)의 중(中)인 쌍토(双土)의 규(圭) 자리로서 중환전(中桓田)이다. 이 명(命)을 위주로 명기(命氣)를 닦아 성(性)과 정(精)을 화합하여 명신(命神)으로 변(化)하여 삼일신고(三一神誥)의 진명(眞命)에 이르는 연명화진명(煉命化眞命)을 이루면 중철(中哲)이 되는 것이다.

3) 정(精·精神)은 사람 신체(身體)의 바탕이 되는 것으로 생명(生命)의 원천(源泉)인 자양(滋養)이 되는 물과 같은 것이며, 정(精)은 오행상의 음(陰)으로 지구의 모든 생명의 근원(根源)이자 기반(基盤)이 되는 땅(大地)이나 물(水)과 같은 것이다. 또 사람의 몸(身)을 보존(保存)하는 토양(土壤)과 같은 힘의 원천(源泉)

이다. 이 정(精)을 위주로 정기(精氣)를 닦아 성(性)과 명(命)을 화합하여 정신(精神)으로 변(化)하여 삼일신고의 진정(眞精)을 완성하는 연정화진정(煉精化眞精)에 이르면 하철(下哲)이 되는 것이다. 따라서 성·명·정(性·命·精), 이 세 요소는 사람의 몸 안에 정(精)이라는 토양(土壤)인 몸이 고정되어 있고, 그 바탕 위에서 항상 움직이는 성(性)과 명(命)이 상호융화(相互融和)하여, 성·명·정(性命精) 즉 마음과 기(氣)와 몸(身)으로, 음양(陰陽)의 선천건곤(先天乾坤, 선천음양先天陰陽)과 후천리감(後天離坎, 후천음양後天陰陽)의 성(性)·명(命)·정(精)을 함께 닦는 규칙(規則)이 빛선도 수련의 기본 원리(基本原理)인 것이다. 또 이 성(性)·명(命)·정(精)이 제자리에 있을 때는 양(陽)과 중성(中性) 그리고 음(陰)의 성질을 각각 지니지만 위쪽의 양이 음을 만나 융화(融和)되면 중성(中性)으로 변하고 이 중성이 위로 올라가서 양(陽)으로 변하였다가 다시 흘러내려 음의 자리로 내려가면 음과 동화(同和)하여 음이 되는 것이며, 아래쪽의 음이 양과 만나 융화하여 양으로 화하여 중환전(中桓田)에 이르면 이것 역시 중성(中性)으로 변하고 상승(上昇)하여 양(陽)의 자리인 상환전(上桓田)에 이르면 양에 동화(同和)하여 순양(純陽)이 되는 것이다. 이렇게 기(氣)가 순환(循環)하는 진대환주(眞大桓周)를 일반 선학에서는 주천(周天) 또는 수승화강(水丞火降) 등 여러 명칭으로 부른다. 그러므로 양(陽)과 음(陰)의 성질이 영원불변(永遠不變)한 것은 아니다. 여기서 특히 유의할 점은 빛선도는 항상 음양(陰陽)을 균등(均等)하게 함께 닦아야 성·명·정(性命精)이 화합하여 혼원일기(混元一氣)를 이룰 수 있으며, 어느 한쪽에 치우쳐서 닦으면 균형(均衡)이 무너져 자연(自然)의 섭리(攝理)에 어긋나게 되므로 혼원일기(混元一氣)를 이룰 수가 없으므로 절대로 안 되는 것이다. 이것이 바로 우리 민족의 삼대 경전(三大經典)의 하나인 삼일신고에서 이르는 원리(原理)인 하나를 집어 셋을 포함하고, 셋이 모여 하나로 돌아가는 집일함삼 회삼귀일(執一含三 會三

歸一)[148]의 삼극일체(三極一體)의 근본 원리(根本原理)에 부합(符合)하는 것이다. 이와 같은 수련의 원리는 선조 대대(先祖代代)로 물려받은 삼진(三眞: 진성眞性, 진명眞命, 진정眞精)은 사람의 생명이 세상에 태어난 이후에 자연적으로 소모되어 약화(弱化)되는 정기(精炁, 음기陰氣, 원정元精)와 양기(陽炁, 元神)를 빛선도 수련을 통하여 인위적으로 후천의 기(後天之氣)를 양생(養生)하여 선천의 기(先天之炁)와 후천의 기(後天之氣)를 화합시켜 융화(融和)가 이루어지면 진성(眞性)으로 변하여 무아(無我)에 들어 환열(桓熱)이 생기고 바람(후候)과 열후(熱候)가 일어나서 무위자연(無爲自然)의 무식(無息)과 더불어 환주(桓周)가 이루어짐으로써, 진기(眞氣)로 변(化)하여 원기(元炁)를 보충(補充)하게 되는 것이다. 그러므로 유위(有爲)든 무위(無爲)든 이 열후(熱候)가 적절하게 일어나야 도(道)를 이룰 수 있다. 무위(無爲)는 무아(無我)에서 이루어지는 것이므로 무위의 수련이 진행되고 있을 때, 후(候)나 열후(熱候)를 그치려고 한다든지 하는 등의 의식(意識)으로 수련을 제어(制御)하려는 뜻(의意)을 갖게 되면 그 즉시 그동안 수련으로 이루어진 이룸의 변화 과정(變化過程)이 모두 한순간에 사라지게 된다. 그러므로 무위의 무식(無息)이 이루어질 때는 자연스럽게 스스로 멈추어질 때까지 순응(順應)해야 한다. 따라서 도(道)를 의념(意念)으로 통제(統制)하려는 생각을 가지는 것은 수련을 망(亡)치는 지극히 어리석은 행동이라는 점을 꼭 기억(記憶)하기 바란다.

그런데 이 무위(無爲)의 현상(現狀)을 의식(意識)으로 제어(制御)하라고 지도(指導)하는 것은 실제(實際)로 도(道)를 이루어본 증험(證驗)이 없는 지도자(指導者)이거나, 선도서(仙道書)의 내용(內容)을 잘못 이해(理解)했거나, 아니면 비논리적(非論

---

148) 집일함삼 회삼귀일(執一合三 會三歸一): 단군세기(檀君世紀)에 33세 단군 감물황제(檀君甘勿皇帝)께서 재위 24년에 삼성사(三聖祠)를 세우고 제사를 올리며, 하나를 잡아 셋을 포함하고 셋을 모아 하나로 되돌아온다고 말씀하셨다.

理的)인 억측(臆測)을 하는 것으로밖에 볼 수 없다. 다만 출신(出神)이 이루어지고 나면 외적(外的)인 숨 고르기도 내적(內的)인 열후(熱候)도 자연히 스스로 슬며시 사라지게 되는 것이다. 이는 후(候: 징조, 바람)는 열후(熱候: 열 바람)를 일으키기 위한 징후(徵候)이고, 열후는 무위(無爲)에 들기 위한 징후이기 때문이다. 이러한 징후는 수련 공력(功力)에 따라서 스스로 저절로 나타나고 사라지는 것이지 결코 억지로 애쓴다고 해서 이루어지는 것은 아니다. 이 무위(無爲)가 이루어지게 되면 신체(身體)의 모든 기능(機能)을 재생(再生)하듯이 활성화(活性化)하여 강화(強化)하는 것이다. 이것이 바로 원래 태어날 때 부모(父母)로부터 물려받은 오염(汚染)되지 않은 순수(純粹)하고 선(善)한 진정(眞精)과 맑고 깨끗한 (청정淸淨) 진명(眞命) 그리고 마음이 두텁고 후덕(厚德)한 진성(眞性)으로 하늘마음과 같은 선·청·후(善·淸·厚)를 이루게 되는 것이다.

또 후천(後天)의 기(氣)가 되돌아가 진기(眞氣)와 화합(和合)하면 심신(心身)이 새로워지게 되는 것이다. 이 삼진(三眞)인 진성(眞性)과 진명(眞命) 그리고 진정(眞精), 이 세 개의 원기(元氣)가 융화(融和)하면 결과적으로 성·명·정(性命精)이 삼극 일체(三極一體)가 되어 혼원일기(混元一氣)를 이루는 것이다. 따라서 사람의 몸과 뼈가 튼튼해지고, 피가 맑게 정화(淨化)되며, 마음이 밝아지는 등 육신(肉身)이 새롭게 태어난 듯이 젊고 활기(活氣)차게 패기(覇氣)가 되살아나서 건강하고 아름다운 모습으로 오래도록 살아갈 수 있게 되는 것이다.

옛 선인(仙人)이 이르기를 진기(眞氣)는 정기(精氣)가 생겨나기 이전에 앞서서 있었고, 성(性)은 기(氣)를 움직이는 것이라고 하였다. 이 성·명·정(性命精)이 사람의 생명력(生命力)을 왕성(旺盛)하게 지탱하는 원동력(原動力)이기 때문이다. 이를 양생(養生)하기 위해서는 먼저 아무 의식이 없이(無意識) 자연스럽게 순응(順應)하여 따르는 것이 중요(重要)하다. 그러므로 정(精)을 헛되이 소모(消耗)하지 말고 잘 다스려서 정(精)이 충실(充實)하게 되면 기(氣)가 힘이 세고 튼튼해지고, 기(氣)의 힘이 세지면 육신(肉身)이 건강하므로 병(病)을 스스로 퇴치(退治)하게 되며, 안으로는 오장육부(五臟六腑)가 튼튼해지고 밖으로는 얼굴 피부가 밝게 빛이 나고 귀와 눈이 밝아져서 나이가 들어도 건강을 지속(持續)할 수 있게 되는 것이다. 또한, 성(性)의 기능이 왕성(旺盛)하면 육신(肉身)이 두루 건강하고, 뇌(腦)의 기능(機能)이 활발해지면서 맑아지므로 모든 것을 깨달아 철인(哲人)이 되어 현명(賢明)하게 되는 것이다. 이러한 빛선도의 수련 과정은 하환전의 정 다스리기(精理成)로 기(氣)를 배양(培養)하여 중환전(中桓田)과 상환전(上桓田)으로 키워서 도(道)를 이루어 나가게 되는 것이다.

그리고 여조 여동빈(呂祖 呂洞賓)[149] 조사(祖師)께서 지으신 《태을금화종지(太乙金華宗旨)》의 수련법은 처음 시작할 때부터 상환전(上桓田)을 의시(意視)하고 연환(煉桓)하는 수련 방식(修煉方式)이지만, 수련 결과는 같은 것이다. 이토록 선도 수련의 핵심적인 역할을 하는 성·명·정(性·命·精)의 기능(技能)을 나누어 살펴보면

첫째, 정 다스리기(精理成): 정(精)은 사람이 태어날 때부터 선천적(先天的)으로 지닌 생명(生命)의 원천(源泉)이다. 매일 음식물을 섭취(攝取)하여 생기는 취진성정(聚津成精)의 정기(精氣)로써 원기(元炁)를 보(補)하는 것이니, 기(氣)가 곡식(穀食)에서 나오므로 기(气)와 미(米)를 합하여 기(氣)자가 되는 곡기(穀氣)이다. 사람의 몸에서 정기(精氣)가 빠지면 몸이 약(弱)해지고 병(病)이 생긴다. 하환전(下桓田)은 생기(生氣)의 근원으로 빛선도는 숨 고르기를 통하여 들어온 천기(天氣)와 내기(內氣)가 화합(和合)하여 원기(元氣)가 되게 한다. 이를 선계(仙界)에서는 정(精)이 신체(身體)보다 먼저 이루어졌으므로 정(精)을 신체(身體)의 근본(根本)이라 한다고 하였다. 이 정(精)은 오행(五行)상으로 음(陰)이고, 명(命)은 중성(中性)이며 생명(生命)이다. 따라서 정(精)과 명(命)은 서로 보양(補養)하는 것이니, 기(氣)가 환전(桓田)에 정

---

[149] 여조 여동빈(呂祖 呂洞賓): 당나라 때의 도사(道士)이며 성(姓)은 여(呂), 자(字)는 동빈(洞賓)이다. 중국 팔선(八仙) 중의 한 사람. 저서 《태을금화종지(太乙金華宗旨)》 등 다수가 있다. (중국 역대 인명사전)

(精)이 충만(充滿)해짐으로써, 명(命)도 왕성(旺盛)하게 된다. 그러므로 빛선도로 정(精)을 온전하게 보전(保全)하여 불필요한 소모(消耗)를 예방하면 무병장수(無病長壽)할 수 있게 되는 것이다.

기해혈(氣海穴)은 배꼽 아래 약 3.8cm 지점이고, 관원혈(關元穴)은 일명 환전혈(桓田穴)이라고도 하는데, 이 관원혈은 기(氣)를 활성화하는 원동력(原動力)의 역할(役割)을 한다. 관원혈은 배꼽 밑 약 7.6cm 지점에 있는데, 뒤쪽 양관혈과의 중앙 지점에 있는 방(房, 회음혈과 기해혈의 중앙 지점)이 빛선도 수련의 중심이 되는 하환전(下桓田)이다. 이것이 태우의환웅(太虞義桓雄) 임금께서 말씀하신 숨 고르기로 정을 보전하는 조식보정(調息保精)으로 오래도록 살아가는 장생구시(長生久視)하는 수련 방법이다. 무엇보다도 정(精)이 건강하고 튼튼해야 성(性)과 명(命)의 화합(和合)이 잘 이루어질 수 있는 것이다. 이것은 비옥(肥沃)한 땅에서 질 좋은 오곡백과(五穀百果)를 얻을 수 있는 것과 같은 것이다. 이 정(精)은 정기(精氣)를 닦아서 환전(桓田)을 감싸는 기막(氣膜)이 형성(形成)되면, 무아(無我)의 무식(無息)으로 성(性)과 명(命) 및 정(精)이 융화(融和)하여 화합(和合)하게 된다. 이 정 다스리기(精理成)을 이루기 위해서는 수련할 때 삼일신고(三一神誥)에서 이르는 금촉(禁觸)을 잘 지켜야 한다. 그러면 정기(精氣)를 닦아 정신(精神)으로 변(化)하여 삼일신고(三一神誥)의 진정(眞精)을 쉽게(용이容易) 이루어 연정화진정(煉精化眞精)을 완성하게 되는 것이다.

둘째, 명 불리기(명단성命煅成): 명단성(命煅成)은 선천(先天)의 명기(命炁)인 진명(眞命)과 깊은 숨 고르기를 통하여 명(命)을 불리낸 성(性)과 정(精)을 회합하고, 또 몸 안에 끌어들여 환전(桓田)에 쌓은 후천(後天)의 기(氣)를 화합(和合)하여 소모(消耗)되는 선천(先天)의 원기(元炁)를 보완(補完)하는 수련으로써 명기(命氣)는 오행(五行)의 중성(中性)이다. 그리고 명(命)은 생명이며, 이 수련은 명기(命氣)가 보여 생명을 이루고 명기(命氣)를 배양(培養)하여 명신(命神)을 이루면 생명을 건강하게 유지할 수 있다는 것을 수련을 통하여 알 수 있게 된다. 따라서 기(氣)를 키워서 몸 전체에 골고루 퍼지도록 산포(散布)함으로써 양생(養生)하여 생명 활동(生命活動)의 바탕을 굳건하게 하는 것이다. 옛 선인의 말씀에 이르기를 명(命)은 정(精)의 상위(上位)요, 성(性)은 정(精)의 하위(下位)이니 명(命)은 명기(命氣)로서 생명(生命)의 근본(根本)이 된다고 하였다. 따라서 명기(命氣)를 닦아 명신(命神)으로 변(化)하는 삼일신고(三一神誥)의 진명(眞命)을 이루는 연명화진명(煉命化眞命)을 완성하게 되는 것이다.

셋째, 성 기르기(성양성性養成): 성(性)은 음양오행(陰陽五行) 상으로 양(陽)이다. 성(性)을 닦는다는 것은 성을 연마(煉磨)하여 기르는 성련(性煉)으로서 이는 성기(性氣)를 닦아 성신(性神)을 이루어 진성(眞性)으로 변(化)하는 연성화진성(煉性化眞性)으로서 바로 삼일신고(三一神誥)의 진성(眞性)을 이루는 것이다. 이는 마음을 안정시키고 정신(精神)을 한곳으로 모아서 지감(止感)으로 심연(深淵) 속으로 가라앉아 고요하게 숙정(肅靜)하여 입정(入定, 入靜)에 들어 수련이 완성 단계(完成段階)에 이르면 축적(蓄積)된 후천의 성기(性氣)와 명기(命氣) 및 정기(精氣)가 대대로 물려받은 삼진(三眞)인 순양(純陽)의 진성(眞性)과 중성(中性)인 진명(眞命) 그리고 순음(純陰)인 진정(眞精)이 서로 통하여 융화(融和)하는 것으로서 이 현상이 바로 음(陰)과 양(陽)이 화합(和合)함으로써 도태(道胎)를 잉태(孕胎)하게 되는 원리(原理)이다. 이는 꾸준히 성·명·정(性, 命, 精)을 함께 닦아야 비로소 이룰 수 있는 것이라고 했다.

성·명·정(性命精)의 성(性)은 1차원적으로 쉽게 보면 표면으로 나타나는 사람의 성품(性稟)으로 이는 참마음(眞心)과 바른 정신(正精神)이 표출되는 성격(性格)이다. 바른 마음을 항상 유지하면 하늘마음과 같이 넓고 넉넉하여 후(厚)히 되고, 조급하고 너그럽지 못하면 마음이 얇아져서 박(薄)하게 된다. 성신(性神)은 유위(有爲)의 수련일 때는 마음과 의식(意識)이나 사유(思惟) 등의 정신 활동(精神活動)을 이르는 것이지만, 도(道)를 이루어 성(性)을 깨달아 성통(性通)하게 되면 본성(本性)으로 되돌려서 형이상(形而上)의 높은 밝은 사람 즉 상철인(上哲人)이 되어 항상 마음이 후덕(厚德)하여 베풀게 되므로 언제나 즐겁게 살아갈 수 있는 것이다. 또 선조 대대(先祖代代)로 물려받은 진성(眞性)은 생명 활동(生命活動)을 주재(主宰)하고, 무아(無我)의 무식(無息)에 들어 환지문(桓智門)을 열면, 성기(性氣)가 명기(命氣)와 정기(精氣)를 화합(和合)하여 성신(性神)으로 변하여 상출신(上出神)을 함으로써 선계(仙界)에 이르게 된다. 따라서 하환전의 기막(氣膜) 안에 진기(眞氣)가 쌓임에 따라 점차 중·상환전에 이르기까지 각 환전을 거칠 때마다 정류장(停留場)을 거치듯이 단계적으로 안정(安定)을 유지하여 확장되면서 무아(無我)에 들어 몽롱(朦朧)한 가운데 황홀(恍惚)한 무아지경(無我之境)에서 평온(平穩)하고 질서정연(秩序整然)한 태극(太極)에 이르렀다가 혼돈(混沌)의 소용돌이를 거쳐 혼원일기(混元一氣)를 이루면 오색찬란(五色燦爛)한 상출신(上出神)을 거쳐서 허·무(虛·無)의 무극(無極)인 태허(太虛)로 되돌아가게 된다. 이것이 무극(無極)은 음양(陰陽)의 기(氣)를 흐르게 하는 태극(太極)이므로 서로 떨어질 수 없는 태극이무극(太極而無極)이라 한다. 즉 떨어질 수 없는 한 선상(一線上)에 공존(共存)하므로 무극이 태극이고, 태극이 무극이라 하는 것이다.

이처럼 무식(無息)으로 무극(無極)에 들면 원기(元氣, 眞氣)가 생겨나므로 성경팔계(聖經八戒)에는 이를 무극(無極)을 돌아서 처음으로 되돌아오는 원기(元炁)라 했다. 이것이 삼환전환주(三桓田桓周)를 완성하여 상출신(上出神)을 이루는 것이다. 따라서 이러한 공력(功力)을 이루는 것을 옛 선인께서는 광명(光明) 속에 고요한 숙정(肅靜)에 들게 되어 정(定: 정적이 안정된 단계)에 이를 때에는 모든 것이 외부의 충동(衝動)에 흔들리지 않는 마음인 일체부동심(一切不動心)을 이루어 환한 빛 속에서 자성(自性)이 드러나기 시작한다고 하였다. 불도(佛道)에서 자성(自性)이란 자성본불(自性本佛) 즉 절대로 바뀌거나 없어지지 않는 진리(眞理)를 얻게 된다는 등 여러 가지의 의미(意味)가 있다. 이러한 상출신(上出神)은 성(性)을 닦아 무식(無息)에서 이루어지므로 성신(性神)을 무위(無爲)의 주인(主人)이라고도 한다. 이 상출신을 이루기 위해서는 마음을 고요히 안정시키고 의시(意視)를 명당혈(明堂穴)의 뒷면에 비추어 머물게 하는 것이 특히 중요하다. 따라서 성신(性神)은 마음의 지시를 받으므로 마음을 고요하게 유지하여 모든 욕망(慾望)을 가라앉히고 신(神)을 모으는 신취점(神聚點)인 명당혈(明堂穴)의 뒤쪽에 의시(意視)를 모아서 수련에 임해야 한다. 또, 성(性)이 칠정[七情: 희(喜), 노(怒), 우(憂), 사(思), 비(悲), 공(恐), 경(驚)]을 거느리므로 칠정이 하나라도 상(傷)하면 도(道)를 이룰 수 없다. 그러므로 성(性)을 기르는 데는 항상 정성(精誠)이 깃들어 있어야 한다.

이 성(性)을 닦는 연성 방법(煉性方法)에 대하여 선가(仙家)에서는 수심연성(修心煉性)이라 하고, 유가(儒家)에서는 존심양성(存心養性)이라하며, 불가(佛家)에서는 명심견성(明心見性)이라고 한다. 수성(修性) 즉 성(性)을 닦는 방법에 대한 표현은 이렇듯 각기(各其) 달라도 그 길을 찾아가는 방법과 목적은 하나같이 같은 것이다.

또 이 성(性)은 만물이 원래(元來)부터 갖추고 있는 것이므로 모든 생명(生命)의 본질(本質)이라 할 수 있는 것이다. 이처럼 성·명·정(性命精)이 혼연일체(渾然一體)가 되어 혼원일기(混元一氣)를 이룬 것을 진기(眞氣) 또는 원기(元氣)라 하는 것이다. 덧붙이자면 빛선도의 철인(哲人, 진인)은 바로 수련이 무식(無息)에 이르러 이와 같은 진기(眞氣)가 모이는 숨 고르기(조식調息)를 완성하는 공력(功力)을 이룬 사람을 일컫는 것이다. 이를 기백 천사(岐伯天師)께서는 '아주 옛적의 진인(眞人)은 천지음양(天地陰陽)의 변화(變化)를 파악(把握)하고 이끌어서 정기(精氣)를 호흡하여 독립적으로 신(神)을 지키고 기육(肌肉: 신체와 피부)이 한결같았다. 그러므로 수명(壽命)이 천지(天地)가 다하도록 끝없는 무위(無爲)에 들어 그 도(道)에 사는 사람을 이르는 것이다(상고유진인자上古有眞人者, 제설천지提挈天地, 파악음양把握陰陽, 호흡정기呼吸精氣, 독립수신獨立守神, 기륙약일肌肉若一, 고능수폐천지고능수壽

敝天地, 무유종시无有終時, 차기도생此其道生)'라고 하였다. 또 장자 대종사(莊子 大宗師)에는 '무엇이 진인(眞人, 哲人)인가? 그 앎이 도(道)의 높은 경지에 오른 사람을 말한다(하위진인? 何謂眞人? 시지지능등가어도야 是知之能登假於道也)'라고 하였으며, 회남자(淮南子)에는 '진인(眞人)'을 '성(性)이 도(道)에 합하고, 도(道)의 경지에 올라갈 수 있으며, 의식(意識)이 진(眞)에 이르는 지진(至眞)으로 돌아올 수 있어야 이를 일러 진인(眞人)이라 한다'라고 하는 등 다양한 논리(論理)를 전개(展開)하고 있다.

빛선도 수련으로 철인(哲人)에 이르려면 무엇보다도 심신(心神)을 고요하게 가다듬고 의시(意視)를 신취점(神聚點)에 흔들림 없이 잘 비추어서 성·명·정(性命精)의 혼연일체(渾然一體)를 이룰 수 있어야 한다.

바. 빛돌이 종류(神周, 種類)

빛돌이는 크게 두 종류가 있다. 첫째는 몸 안의 기(氣)를 양생(養生)하여 기혈(氣穴)을 통(通)하게 하는 회주(回周)이며, 두 번째는 몸 안의 기혈(氣穴)를 통(通)하여 무아(無我)의 무위(無爲)에 들어 무식(無息)으로 스스로 저절로 일어나는 환주(桓周)로 진기(眞氣)를 양생(養生)하는 것이다. 이 두 가지의 빛돌이(神周)는 대뇌(大腦)의 눈(안眼, 목目)의 뿌리인 몸 안의 태양(太陽)이 되는 신(神)을 의시(意視)의 빛(日, 光, 陽)으로 비추게 되므로 '빛돌이'라 칭하는 것이다. 이 빛돌이는 정전기(靜電氣)가 발생한다. 그리고 이는 의시(意視)로 빛을 돌려 신(神)을 모아 지키고, 기도(氣道)를 열어 기(氣)를 양생(養生)하는 수련이다. 빛돌이는 항상 주신취점(主神聚點)에 신(神)을 모아서 지키고, 분의(分意)로 빛을 돌리며, 빛이 비치는 곳에 신(神)과 기(氣)가 함께 가며, 빛이 이르면 신(神)과 기(氣)가 모이고 상대적(相對的)으로 사기(邪氣)는 서서히 사라지게 된다. 그러므로 빛이 중도(中途)에 끊어지거나 흩어지면 안 된다. 이를 여동빈 조사(祖師)께서는 '빛을 돌리는 회광(回光)'이라 하였다.

1) 회주(回周)

회주(回周)는 경락 맥을 열어서 기(氣)의 유통(流通)을 원활하게 유도(誘導)하는 빛돌이로서, 하환전(下桓田)에서 숨을 들이쉴 때 행하는 것이 있고 숨을 멈추는 정식(停息) 때 행하는 것이 있다. 회주의 종류는 ①수평회주(水平回周) ②임독맥회주(任督脈回周) ③용오름회주(龍乘回周) ④사지회주(四肢回周) 등 네 가지다. 이를 각각 종류별로 나누어 살펴보면,

①수평회주(水平回周)는 숨을 들이쉴 때 자연의 힘인 천기(天氣)를 끌어들여 수평으로 순방향(順方向)인 시계 방향으로 빛을 돌려서 신(神)을 모아 지키고, 기(氣)를 모아 압축하는 것으로서 정 다스리기 3단계부터 시작하게 되지만, 본격적인 돌이는 호흡 방법이 흡·정·호(吸·停·呼)로 발전하는 명 불리기 1단계부터 시작하게 된다. ②임독맥회주는 임독맥을 통하게 하는 수련으로서 명 불리기 1단계부터 시작한다. ③용오름회주(龍乘回周)는 회오리바람이 용솟음치듯이 용천혈(湧泉穴)이나 회음혈(會陰穴)을 기점으로 좌(左)에서 우(右)로 나선형(螺旋形)으로 돌리면서 위로 틀어 올려서 기혈(氣穴)을 통하여 힘을 강(力)하게 한다. 활공과 정공에 모두 활용된다. ④사지회주(四肢回周)는 와영세(蛙泳勢)로 사지(四肢)의 가장자리를 회주(回周)하는 빛돌이다. 이러한 모든 회주 수련은 항상 정신(精神)을 모으는 신취점(神聚點)에 의시(意視)를 두고 유위(有爲) 즉 인위적(人爲的)으로 수련하게 된다.

2) 환주(桓周)

환주는 ①기본하환주(基本下桓周) ②진하환주(眞下桓周) ③진중환주(眞中桓周) ④진대환주(眞大桓周) 등 네 가지이다. 천계의 움직임인 자전, 공전과 같은 스스로 돌아간다는 뜻이므로 환주(桓周) 즉 '하늘 돌이'라 하는 것이다. 환주(桓周)는 유위(有爲)의 기본하환주(基本下桓周)로 시작하여 도(道)가 완성되어 무위환주(無爲

桓周)가 이루어지면 순차적으로 발전하게 되는데, 언제나 정공(靜功) 수련 시 정식(停息) 때에 하환전(下桓田)의 신취점(神聚點)을 기준(基準)으로 의식적(意識的)으로 의시(意視)의 빛을 돌리는 것으로부터 시작하게 된다.

환주(桓周)는 기(氣)를 양생(養生)하는 촉매 작용(觸媒作用)을 한다. 환주(桓周) 방향은 위치로는 하좌상우하(下左上右下), 방위로는 북동남서북(北東南西北)을 잇는 원(圓)을 그리며 역방향(逆方向)인 반시계 방향으로 빛을 돌려 기(氣)를 배양(培養)하게 되는 것이 빛선도의 기본환주(基本桓周)이다. 인위적(人爲的)인 유위(有爲)로 시작하여 몸 안에 기(氣)가 점차 쌓이면 어느 시점부터 문득 저절로 스스로 무아(無我)에 들어 무위(無爲)의 진하환주(眞下桓周)가 일어나게 된다. 기본환주(基本桓周)인 하환주(下桓周)의 공력(功力)이 깊어짐에 따라서 기막(氣膜)이 생겨나고, 그 안에서 무식(無息)이 이루어지고 무위(無爲)의 진하환주(眞下桓周)가 이루어지면서 그 범위가 저절로 스스로 중환전, 상환전으로 커지면서 최후에는 의시(意視)를 정수리의 명당혈(明堂穴)로 올려서 비추게 되면 마지막 단계에서는 삼환전을 모두 순환(循環)하는 대환주(大桓周)가 저절로 이루어지게 되는 것을 진대환주(眞大桓周)라 하는 것이다. 그러므로 중환주(中桓周)와 대환주(大桓周)는 무위(無爲)에서 일어나는 현상이므로 이 두 가지는 진(眞) 자가 없어도 진환주(眞桓周)이다. 다만, 어렵게 이루어지는 현상이므로 진(眞)을 더하여 그 가치(價値)을 높이는 것일 따름이다. 이때 유의(有意)해야 할 점은 하환전(下桓田)의 기본환주(基本桓周)를 완성하여 생긴 기막(氣膜) 안에서 무식(無息)으로 진하환주(眞下桓周)가 일어나 그 범위가 중환전(中桓田)를 거쳐 상환전(上桓田)까지 커지는 것은 오로지 스스로 서절로 이루어지는 현상이므로 미리 인위적(人爲的)으로 억지로 환주(桓周)의 범위를 의도적(意圖的)으로 무리하게 확장하려는 뜻(意)을 절대로 가져서는 안 된다.

사. 환주열후(桓周熱候)

 빛선도를 닦으면 하환전(下桓田)에 기(氣)가 응집되어 움직이면서 환주(桓周)가 이루어지면 서서히 열후(熱候)가 발생하게 되는데, 이런 현상을 환주열후(桓周熱候)라 한다. 이 열후(熱候)가 수련으로 활성화되어 꽃구름을 피우듯이 주행 경로(周行經路)인 독맥(督脈)을 따라서 몸 전신으로 퍼져 올라가는 현상을 말하는 것이다. 이는 숨 고르기로 인하여 성(性)과 명정(命精)이 상호 화합(相互和合)하여 하환전에 환열(桓熱)이 생겨 스스로 자전(自轉)하거나, 환전(桓田)에서 수기(水氣, 陰)가 위로 올라가고 화기(火氣)가 아래로 내려오는 삼환전(三桓田)을 두루 순환하는 현상(循環現狀)이 일어나면서 경락(經絡)의 주행 경로(周行經路)를 따라서 정상적으로 움직이는 열후(熱候)가 일어나면 수련이 순조롭게 잘 이루어지는 것이며 좋은 현상이다. 이를 선도에서는 수승화강(水丞火降) 등 여러 이름으로 칭하고 있다.

9. 빛선도 프로그램 구성

 빛선도 수련 공법은 활공(活功)인 일반 순련(一般順煉)과 강련(强煉) 그리고 청소년 순련(靑少年順煉)과 무련(武煉) 및 빛선도의 중추적인 수련인 정공(靜功) 등 다섯 가지로 나누어져 있다. 이 다섯 가지 공법(功法)을 수련 대상별로 연계(連繫)하여 수련하게 된다.

가. 활공(活功)

 활공은 부드러운 숨 고르기 속도에 맞춰서 춤을 추듯이 유연(柔軟)한 동작(動作)을 연동(連動)으로 순조롭게 이끄는 수련 방식이다. 빛선도에 활용되는 동작(動作)

은 기(氣)를 환전(桓田)에 모아서 양생(養生)하고 몸 전체에 골고루 퍼지도록 편성되어있다. 청소년은 부드러운 순련(順煉)과 동작(動作)의 난도(難度)가 조금 높은 무련(武煉)을 연계하여 수련하게 된다. 무련(武煉)이나 강련(強煉)과 같은 의미로 쓰이는 용어로는 강공법(强功法) 또는 경공법(硬功法) 등이 있는데, 이는 주로 무술 수련에 많이 활용된다. 그리고 순련(順煉)은 기공(氣功)에서 부드러운 연공(軟功) 또는 가벼운 경공법(輕功法)이라 한다.

나. 정공(靜功)

정공은 단정(端正)한 자세로 숙정(肅靜)한 분위기를 유지(維持)하여 고요한 가운데 수행하는 수련을 말하며 빛선도의 핵심(核心)이 되는 중요한 수련 공법(修煉功法)이다. 이 정공(靜功)은 정 다스리기(精理成), 명 불리기(命煅成), 성 기르기(性養成), 연성환허(煉性還虛), 연허성통(煉虛性通) 등 크게 다섯 단계의 공법(功法)으로서 공력(功歷)에 따라 단계별로 수련 과정을 편성(編成)하여 운용(運用)한다.

다. 강련(强煉)

강련은 선체조(仙體操)의 한 가지로 순련(順煉)과 정공(靜功)을 모두 마친 후에 몸 안에 축적된 기(氣)를 전신(全身)에 골고루 퍼지게 하고, 체력(體力)을 강화(强化)하며 얼굴과 목의 체지방과 주름살을 제거(除去)하여 수려(秀麗)하게 가꾸는 건강 미용 수련을 겸한 마무리 수련이다.

III.

환단빛선도
수련 과정(修煉過程)

Ⅲ. 환단빛선도 수련 과정(修煉過程)

1. 총설(總說)

　환단빛선도 수련법은 천부경(天符經), 삼일신고(三一神誥), 성경팔계(聖經八戒) 366사事·참전계參佺戒) 등 우리 민족 전래의 삼대 경전(三大經典)의 가르침에 따라서 사람이 태어난 후 심기신(心氣身)에 깃든 삼망(三妄)인 악탁박(惡濁薄)을 되돌리는 세 길인 삼도(三途)의 지감(止感), 조식(調息), 금촉(禁觸)으로 정성(精誠)을 다하여 환전(桓田)을 닦는 선도 수련 공법(仙道修煉功法)으로서 이를 닦아 태어날 때 하늘로부터 품부(稟賦)받은 삼진(三眞)인 진성(眞性), 진명(眞命), 진정(眞精)으로 되돌려서 성통공완(性通功完)을 이루는 신기쌍수(神氣雙修)의 수련(心身修煉)이다.

　성통공완(性通功完)을 이루기 위하여 하늘(桓)과 교감(交感)하는 수련 공법으로서, 이 수련법은 현재까지 세상에 존재하는 각종 선종(仙宗)이나 기공수련법(氣功修煉法)의 제도(制度)나 요령(要領)과는 전혀 관련이 없는 심신(心身) 수련법이다. 이 공법(功法)은 우리 민족의 선조님들께서 대대로 물려주신 선도 문화(仙道文化)의 도맥(道脈)을 찾아서 그 원리(原理)인 지감(止感), 조식(調息), 금촉(禁觸)을 통(通)하여 삼진(三眞)으로 되돌리는 도(道)를 닦는 수련법이다. 삼망(三妄)인 악(惡)·탁(濁)·박(薄)을 씻어 내리고, 366가지 덕(德)과 선행(善行) 및 음덕(陰德)을 쌓아서 성(性)·명(命)·정(精)을 삼수의 진(三受之眞)인 삼진(三眞: 진성眞性·진명眞命·진정眞精)으로 되돌려서 성통공완(性通功完)을 이루는 민족 전래(民族傳來)의 정통 심신 수련법(正統心身修煉法)으로서 필자(筆者)인 환도철인(桓道哲人)이 선계(仙界)에서 오신 천사(天師)님의 지도(指導)를 받아 오롯이 직접 수련을 통(通)하여 일어나는 현묘(玄妙)한 증험(證驗)을 바탕으로 실제 수련 체험(修煉體驗)을 통하여 공법(功法)을 정리(整理)하여 체계화(體系化)한 것이다. 그러므로 이 수련 공법(修煉功法)은 모든 과정(過程)의 단계별 변화 현상(變化現狀)이 실제(實際)로 수련을 통(通)하여 일어나는 결과(結果)가 증명(證明)된 수련법이다. 따라서 이 경(經)의 수련에 사용(使用)되는 용어(用語)도 선조님께서 물려주신 경전(經典)에서 전하는 용어(用語)를 기반(基盤)으로 가급적(可及的) 순수(純粹)한 우리말을 표기(表記)하도록 노력하였으며, 전문적(專門的)인 선도 용어(仙道用語)도 본경(本經)의 수련 형식(修煉形式)에 맞도록 해역(解譯)하여 환단빛선도(桓檀빛仙道)의 맥(脈)을 되살리는 데 최선(最善)의 노력을 다하였다.

이 수련법은 현재 직접 수련 지도를 펼치고 있는 필자가 수련 체험(修煉體驗)을 통(通)하여 검증(檢證)한 공법(功法)이므로 의구심(疑懼心)을 갖지 말고, 믿고 수련 과정(修煉課程)에 따라서 차례로 열심히 노력하면 모든 과정에서 일어나는 현묘(玄妙)한 현상(現象)을 직접 체험(直接體驗)하여 자신(自身)의 것으로 만들 수 있게 구성하였다. 다만, 자기 자신(自己自身)의 생각하는 바를 따르지 말고 본경(本經)의 가르침에 따라서 정확한 자세(姿勢)와 오감(五感)과 칠정(七情)이 심연(深淵) 속으로 가라앉아 고요하게 숙정(肅靜)을 유지(維持)하여 서서히 숨을 고르며 정신(精神)을 정성(精誠)으로 모아서 비추며 수련에 임하면 날이 갈수록 순차적(順次的)으로 변화(變化)가 일어나게 되는 것이다.

도(道)는 스스로 길을 찾아가는 것이라고 했다. 자신의 의식(意識)으로 찾아가는 것이 아니라 무아(無我)의 무의식(無意識)에서 스스로 저절로 찾아가도록 환경(環境)을 만들어 주는 것이므로 그 길을 찾아가도록 하는 노력이 바로 수도(修道)인 것이다. 처음에는 인위적(人爲的)인 의식(意識)으로 순조롭게 잘 이끌어 나가야 한다. 도(道)는 몸 밖에서 찾는 것이 아니라 어디까지나 자신의 몸 안의 정신세계(精神世界)에서 찾아야 한다. 빛선도는 법과 제도, 용어 등의 규칙이나 요령이 수련으로 일어나게 될 현상을 미리 추측하여 이루려는 것 등 잡념에 얽매여 억지로 집착하면 절대로 도(道)를 이루어 낼 수가 없는 것이다.

빛선도 수련을 규정에 따라서 제대로 닦으면 하환전(下桓田)을 시작(始作)으로 신(神)과 기(氣)가 모이게 되므로 그 기(氣)를 배양(培養)하여 몸 안에서 순환(循環)하는 길인 기도(氣道)를 따라 스스로 현로(玄路)를 찾아서 열어가도록 유도(誘導)하는 과정(過程)이 바로 빛선도 수련 요령(修煉要領)이다. 이러한 요령을 따르지 않아서 생겨나는 수련의 역작용(逆作用)을 주운양 조사(朱雲洋祖師)께서 경고한 바 '선천(先天)에서의 연(鉛:납, 음陰)과 홍(汞:수은, 양陽)은 본질도 형체도 없음을 생각하지 않고, 오히려 띠(여러해살이풀)를 태우고 수은(홍汞)을 달구고 구리를 녹이고 썩어서 이 세상의 어리석은 사람들을 호리고 속여서 몸을 해치고 가정(家庭)을 망(亡)하게 한다. 이는 마치 보리를 심어 생각을 바꾸어 기장(좁쌀)을 수확하고자 함과 같고, 원을 그리는 컴퍼스를 써서 원을 그리지 않고 네모를 그리고자 함과 같은 것이다. 이러한 방문(旁門: 정도가 아닌 곁문)으로 들어가면 일생의 정력(精力)을 다 소진(消盡)하고 나이가 다하여 죽을 때까지 노인이 되어도 이룬 바가 없어 도리어 조사(祖師)가 헛된 말을 했노라 힐뜯을 것이다(불사선천연홍不思先天鉛汞, 본래무질무형本來無質無形, 극거소모농화卻去燒茅弄火, 건홍점동乾汞點銅, 광홀범우誆惑凡愚, 패신망가敗身亡家, 차유종맥이전사획서此猶種麥而轉思獲黍, 운규이망의구방야運規而妄意求方也, 차등방문此等旁門, 비진일생정력費盡一生精力, 궁연졸세窮年卒歲, 도노무성到老無成, 극방조사망어卻謗祖師妄語)'라고 하셨다.

이 수련의 일회(一回) 수련 시간은 약 한 시간 정도 걸리게 된다. 그러므로 하루에 한 시간만이라도 모든 시름을 지워서 잊어버리고 평온(平穩)한 마음을 지속하여 매일같이 꾸준하게 수련하면 단계별로 신체(身體)의 변화(變化)와 사유(思惟)의 세계(世界)가 나타날 것이다. 수련자마다 그 정도는 조금씩 다르기는 하지만 수련자의 마음과 정신이 맑아지면서 현명(賢明)해지는 현상이 나타나는 것을 증험(證

驗)하게 되는데, 그 변화를 느끼거나 어떤 형상(形相)이 나타날 때는 수련이 끝난 후에 선사(仙師)와 상담(相談)하여 순조롭게 이끌어 나가는 것이 중요한 자세이다. 이러한 수련을 연환(煉桓) 또는 환련(桓煉)이라고 하며, 이 연환은 감괘(坎卦☵)의 가운데 일양(一)과 이괘(離卦☲)의 가운데 일음(一陰 --)을 순양(純陽)으로 변화시켜서 건괘(乾卦☰)의 선천적인 양(陽)으로 만들고자 하는 것이 본래의 선학설(仙學說)이다. 이를 주운양(朱雲洋) 조사께서 지으신 《오진편천유(悟眞篇闡幽)》[150]에 '감(坎, 陰)을 취(取)하여 진이(眞離, 眞陽)를 만드는 취감진이(取坎眞離)라' 하였다.

가. 활공(活功)

활공은 선체조(仙體操)로서 일반 순련(一般順煉)과 강련(强煉), 그리고 청소년 순련(順煉)과 무련(武煉) 등 네 가지 공법(功法)이 있으며, 일반 순련(一般順煉)은 남녀노소가 함께 수련하는 기본 프로그램의 일종이고, 강련(强煉)은 정공(靜功)이 끝난 후에 마무리 수련으로 정확한 신취(神聚)와 순발력(順發力)이 필요하다. 그리고 청소년들이 수련하는 순련(順煉)과 무련(武煉)은 청소년 전용 프로그램으로 운용(運用)된다. 이는 신체(身體)의 균형 발달(均衡發達)과 정신 집중력(精神集中力)을 향상(向上)하여 현명(賢明)하게 성장(成長)시키는 수련 공법이다.

나. 정공(靜功)

정공은 빛선도의 중추적인 수련법으로서 성·명·정(性·命·精)을 연마(煉磨)하여 혼연일체(渾然一體)가 되어 혼원일기(混元一氣)를 이루도록 함으로써 도(道)를 이루는 가장 중요한 수련 과정이다. 이는 상고시대(上古時代)부터 천부경(天符經), 삼

---

150) 오진편천유(悟眞篇闡幽): 취감진이(取坎眞離) 공법의 선도서 이름. 저자 주운양(朱雲陽) 조사께서는 북종용문파의 조사(祖師)로서 이름은 원육(元育), 청(淸)나라 1700년대의 진인(眞人)이시다.

일신고(三一神誥), 성경팔계(聖經八戒) 등 삼대 경전(三大經典)을 통(通)하여 이어 온, 우리 민족 전래(民族傳來)의 정통(正統) 빛선도 수련법으로서 공력(功歷)에 따라 단계별로 차례로 수련하게 된다. 본경(本經)에서 사용하는 수련 과정별(修煉過程別) 명칭(名稱)은 빛선도 수련을 이루는 자세나 형상과 일어나는 현상을 각 단계의 이름으로 명명(命名)하였다. 그 단계별 수련 방법을 대강(大綱) 살펴보자.

첫째, 정 다스리기(精理成): 정(精)을 관리, 제어(管理制御)하여 정(精)의 남용(濫用)을 막고 원기(元氣)를 보강(補强)하여 체력을 증진(增進)하는 수련법으로서 이 수련은 초기 단계에 약 120일간 수련하여 기반(基盤)을 다지게 되며, 하환전(下桓田)에 신(神)과 기(氣)를 모이게 하고, 더불어 경·락맥을 열어서 유통(流通)할 수 있도록 기혈(氣穴)을 통(通)하게 하는 기초 연환법(基礎煉桓法)으로서 결과적으로는 신체를 기화(氣化)하여 수련을 원활하게 할 수 있는 요건을 갖추도록 기반(基盤)을 견고(堅固)히 하는 기초 수련(基礎修煉)이다. 초기 단계의 수련을 시작한 후 하환전(下桓田)까지 깊게 쉬는 숨 고르기가 명치 즉 구미혈 부근에서 갑갑하게 느껴지던 것이 어느 날부터 수월하게 뚫려 숨 고르기가 수월해지는 것을 느낄 수 있게 된다. 옛 선인께서는 이 현상을 '배고픈 시장기를 메우는 한 조각 점심을 맛보는 것과 같은 증험을 했다'라는 뜻으로 편향증험(片餉證驗)이라 했다.

이때부터는 구미혈에서 하환전까지 기(氣)의 통로가 열리게 되는데, 이것이 노자(老子)께서 이르신 현빈일규(玄牝一竅)이다. 현빈일규는 암소가 새끼를 가지듯이 음(陰, 진정眞精, 호虎, 연鉛)과 양(陽, 진성眞性, 용龍, 홍汞)이 어우러져 없던 생명을 잉태(孕胎)하는 현묘(玄妙)한 현상으로서 선도적(先導的)으로는 하나의 구멍 즉 기(氣)의 통로가 생긴다는 뜻이지만, 백맥(百脈)이 두루 통한다는 뜻으로도 쓰인다. 빛선도는 이 하환전(下桓田)으로 통하는 정관(精關)의 문(門)이 열려 기도(氣道)를 통(通)함으로써 백맥(百脈)을 모두 열어 순조로운 수련을 이끌어 갈 수 있게 된다.

그러므로 초기(初期)의 정확한 수련이 중요하다. 이를 일반적으로 백일축기(百日築基)라 한다.

둘째, 명 불리기(명단성命煅成): 앞의 정 다스리기(精理成)를 순조롭게 이루고 난 후에 프로그램의 순서에 따라서 자연스럽게 발전하여 기(氣)가 몸 전체로 퍼져나가게 하는 수련 단계이며, 명(命)을 불려서 생명(生命)을 건강하게 보전(保全)하는 수련법이다. 이 명 불리기(命煅成) 수련이 순조로이 잘 이루어지면 명관(命關)을 열어 몸 안에 기(氣)가 충만(充滿)하게 되는 것이다. 이 단계에서는 숨을 고르는 일식(一息)의 시간이 길어지면서 가슴이 답답하게 느껴지는 등 거부 반응(拒否反應)이 일어날 수 있으므로 무리(無理)하지 말고 부드럽게 순조로운 발전이 이루어지도록 정성(精誠)을 기울이는 각별한 노력이 필요하다. 이 수련의 상세한 변화와 발전은 그때그때에 선사(仙師)와 상의하여 대처해 나가는 것이 필요하다. 유의할 점은 앞에서도 언급한 바와 같이 이 단계에서는 잡상(雜相)이 더욱더 정확한 윤곽으로 나타나는 등 방해 요인(妨害要因)이 많이 생겨나므로 마음과 정신을 모아서 지키는 신취(神聚)가 흐트러질 수 있으므로 이러한 현상을 잘 다스려서 심신(心身)을 순조롭게 안정시켜야 한다.

이런 현상이 나타나지 않도록 안정(安靜)하기 위해서는 몸과 마음을 허령(虛靈)하게 유지하도록 노력해야 하며, 또 어떤 빛이나 상(相)이 나타나면 주시(注視)하거나 좇지 말고 무심(無心)하게 방관(傍觀)하는 것이 신취(神聚)가 흔들림이 없이 수련에 정성(精誠)을 다할 수 있는 것이다. 수련 중에 어떠한 형상(形像)이 나타나는 것은 어디까지나 자신의 잡념(雜念)이나 허망(虛妄)한 생각으로 나타나는 현상일 뿐이라는 것을 새겨서 대처(對處)해야 한다. 분명한 것은 어떤 상(相)이나 빛에 집착하여 좇거나, 그 어떠한 변화를 바라거나, 그 무엇이 보이거나 만들어지기를 바라서는 절대로 안 된다. 이러한 뜻(意)을 갖는 것은 스스로 수련의 발전을 해치는 결과를 만들게 된다는 사실을 꼭 기억(記憶)해야 한다.

셋째, 성 기르기(性養成): 마음(心)이 삼망(三妄)에 들어 박약(薄弱)해진 마음을 넓고 후덕(厚德)하게 기르고, 정신(精神)을 다스려 품성(稟性)을 맑고 자애(慈愛)롭도록 길러서 성관(性關)을 열어 참 본성(眞本性)에 들게 하는 수련으로서, 이는 도량(度量)을 넓혀서 연환(煉桓)을 성숙(成熟)시키고 모든 경락맥(經絡脈)을 열어서 자연의 기(氣)와 소통(疏通)하게 하는 수련 단계이다. 따라서 성 기르기 수련이 정상적으로 잘 이루어져 심연(深淵) 속으로 가라앉아 그 끝에 이르면 형이상(形而上)의 경지(境地)에 들어 고요한 정(靜)을 완성함으로써 무아(無我)의 무념무상(無念無想)에 들어 급기야는 무식(無息)을 이루게 된다. 이 단계에서 출신(出神)을 이루어야지만 다음 단계인 연성환허(煉性還虛) 수련으로 넘어갈 수 있다.

넷째, 연성환허(煉性還虛): 앞의 성 기르기(性養成)를 잘 수행하여 무식(無息)을 이룬 후에 수련이 순조롭게 잘 발전하면 이 단계부터는 성(性)·명(命)·정(精)의 음양(陰陽)을 함께 닦아서 허·공(虛·空)으로 사유(思惟)를 되돌리는 즉 환허(還虛)에 이르는 고급 수련 과정에 들게 된다. 성(性)을 닦아 그 끝에 이르는 것이 성신(性神)으로 변(變)하여 진성(眞性)을 이루는 것이다. 이 수련 단계는 빛선도의 완성 단계로, 특히 유의해야 할 점은 마음을 고요히 가라앉혀서 안정시킨 가운데 정신(精神)은 의시(意視)로 양 눈썹 사이의 명당혈(明堂穴) 뒤편을 시선의 뿌리라고 할 수 있는 즉 눈을 관장(管掌)하는 근원(根源)인 대뇌(大腦)의 성신(性神)의 눈인 의시(意視)를 통하여 신(神)을 모으는 명당혈(明堂穴) 뒷면의 신취점(神聚點)을 넌지시 비추며, 의시(意視)를 나누어 분의(分意)하여 하환전(下桓田)에서 한뜻(一意)으로 의식적(意識的)인 환주(桓周)를 운용하여 완성하면 일차적으로 하환전(下桓田)에 기막(氣膜)이 형성되어 그 안에서 하환주(下桓周)가 저절로 스스로 돌아가는 무위

(無爲)의 자전(自轉)이 이루어지는 진하환주(眞下桓周)로 발전하여 하환전(下桓田)의 중앙에 도태(道胎)가 생겨나서 정신(精神)이 몸 밖으로 분출(噴出)하는 하출신(下出神)을 이루게 된다.

또 공력(功力)이 더 깊어지면 기막(氣膜)의 범위가 중환전(中桓田)까지 커져서 이차적으로 하환전과 중환전을 아우르는 무위(無爲)의 진중환주(眞中桓周)가 이루어져 하환전(下桓田)과 중환전(中桓田) 사이의 중완혈과 중추혈의 중앙에 도태(道胎)가 형성(形成)되어 명신(命神)이 분출하여 앞 단계보다 좀 더 구체적인 중출신(中出神)을 이루게 된다. 이러한 중출신(中出神)을 이룬 후에 한 단계 더 발전하게 되면, 그다음에는 상환전(上桓田)까지 기막(氣膜)이 자라게 되고, 마지막으로 남은 한 점 천곡혈(天谷穴)의 기(氣)가 자연히 환주 범위(桓周範圍) 안으로 빨려 들어가게 되어 환지문(桓智門)이 열리고 하·중·상환전을 모두 아우르는 진대환주(眞大桓周)가 무위로 이루어지면 성·명·정(性命精)의 기(氣)가 모두 화합하여 정신이 몽롱해지면서 서서히 자신을 잊어버리는 무아(無我)의 무념무상(無念無想)에 들어 삼환전(三桓田)을 아우르는 무식(無息)으로 중환궁(中桓宮)의 전중혈(膻中穴)과 신도혈(神道穴) 사이에 기(氣)가 응집하여 형성된 도태(道胎)가 성숙(成熟)되면 삼환전(三桓田)의 성·명·정(性命精)이 혼연일체(渾然一體)가 되어 급기야는 몸 안의 기(氣)와 자연의 기(氣)가 하나가 되는 혼원일기(混元一氣)를 이루어 완전한 상출신(上出神)을 이루게 되는 것이다. 이 단계에서도 빛이나 도태(道胎)의 형상(形象)에 연연하거나 집중하지 말고 그저 모르는 척 초연(超然)히 방관(傍觀)하며 치우치며 수련에 정성(精誠)을 다하여야만 수련을 완성하는 경지(境地)에 이를 수 있다.

이와 같은 최고급 단계의 출신(出神)을 이루기 위해서는 수련자가 심신(心身)을 고요하게 가라앉히는 지감(止感)으로 모든 생각을 지워서 상(相)이 나타나지 않게 함으로써 나쁜 기운이 한 점도 스며들지 않게 되면 모든 것을 스스로 잊어버리고 그 자리에 항상 머무르는 정(精)과 몸 안으로 끌어들인 천기(天氣)와 정성으로 하나로 모은 성(性)과 명(命)·정(精)이 혼연일체(渾然一體)를 이루어 정적(靜寂)의 끝인 극치(極致)에 다다라서 무아(無我)의 사유 세계(思惟世界)에 빠져들어 무념무상(無念無想)을 이루면 무위자연(無爲自然)의 무식(無息)으로 도(道)를 완성(完成)하게 되는 것이다.

이처럼 수련(修煉)이 잘 진행되어 성숙(成熟)하면 수련자의 몸이 기화(氣化)하여 진기(眞氣)가 몸속에 충만(充滿)하게 된다. 그러한 완성(完成)에 들면 자신의 몸통이 유리관 같은 투명한 모습으로 보이게 되는데, 이것이 바로 태극(太極)에 이른 것으로서 성(性)과 명(命)·정(精)의 양기(陽氣)와 음기(陰氣)[-용(龍)과 호(虎), 홍(汞수은)과 연(鉛납)으로도 표현함]가 빨간색(양)과 노란색(음)의 올챙이 모양으로 나란히 질서 정연하게 유리병으로 변한 몸통의 가장자리를 순환(循環)하다가 혼돈(混沌)의 소용돌이로 변하여 혼연일체(渾然一體)를 이루면, 실제로는 형체(形體)가 없는 유리병 같은 기막(氣幕)의 상부(上部)가 열리면서 성신(性神)이 반짝이는 환화(桓花) 무리를 분출(噴出)하여 쏟아져 내리는 초상출신(初上出神)을 이루게 된다.

이같이 출신한 성신(性神)은 잠깐 칠흑 허공(漆黑虛空)에 머물렀다가 점차 밝아지면서 신(神)이 화창하게 밝은 허공을 두둥실 떠돌며 유영(遊泳)하는 현상이 나타난다. 이 현상은 하출신, 중출신, 상출신, 세 단계의 출신 현상이 각 단계(段階)로 일정 기간을 거치면서 차례로 연이어서 일어나게 되며, 그 마지막 단계가 상출신이다. 이처럼 단계적으로 출신이 발전하는 현상을 삼일신고(三一神誥)에서는 하철(下哲)·중철(中哲)·상철(上哲)이라 하였고, 일반 선학에서는 소약(小藥)·중약(中藥)·대약(大藥)을 이룬다고 하였다. 이러한 현상이 바로 허(虛)로 되돌아가는 환허(還虛)이다. 그리고 마지막의 삼환전무위(三桓田無爲)의 무식(無息)을 이루어 상출신(上出神)을 이루면 무극(無極)이라고 말하는 태허(太虛)로 되돌아가게 되는 것이다. 이와 같은 출신이 이루어지게 되면 내 몸의 기(氣)와 자연의 기(氣) 사이의 경계(境界)가 사라지고 하나가 되는 현상을 증험(證驗)하게 되는데, 이 단계가 이루어지면 수련의 완성 단계로서 성통공완(性通功完)을 이루어 득도(得道)하여 상철(上哲, 上仙, 聖人)이 되는 것이며, 이러한 태허(太虛)에 이르면 몸 안의 만병(萬病)이 사라지고 그야말로 신선(神仙) 같은 삶을 유지할 수 있는 금환(金桓)을 이루게 되는 것이다. 이를 일반 선학에서는 지인(至人), 현인(賢人), 진인(眞人), 금단(金丹) 등으로 부른다. 이와 같은 경지(境地)에 이르면 코에서 들고 나는 숨이 없어도 황홀(恍惚)하고, 음식을 먹지 아니하여도 배고픔을 느끼지 않는 벽곡(辟穀)[151] 수련을 할 수 있게 되는 것이다. 그리고 처음에 하출신(下出神)으로 허(虛)에 이르렀을 때는 칠흑(漆黑) 어두움밖에 안 보이지만, 점차 공력(功力)이 높아져서 중출신(中出神)을 이루면 사물의 물체가 안개 너머로 보이듯이 흐릿하게 보이다가 더 발전하여 상출신(上出神)을 이루면 점차 안개가 걷히고 여명이 밝아오듯이 온 누리가 환하게 밝아지면서 만물을 보고 듣고 느낄 수 있게 된다.

위에서 설명한 수련 과정을 단계별로 나누어 설명하였지만 실제로는 프로그램의 진행 순서에 따라서 수련하면 하환전에서 배양(培養)된 진기(眞氣)가 무르익어서 진정(眞精)으로 바뀌는데, 이 현상을 정(精)을 닦아 정신(精神)으로 변(化)하는 연정화진정(煉精化眞精)이라 한다. 이를 일반 선학(仙學)에서는 정(精)을 닦아 기(氣=命)로 바꾸는 연정화기(煉精化氣)라 한다. 공력(功力)이 깊어져서 한 단계 더 발전하면 진기(眞氣)가 중환전까지 커지게 되는데, 이는 명을 닦아 명신(命神)으로 변(化)하는 '연명화진명(煉命化眞命)'이라 한다.

일반 선학에서는 기(氣)를 닦아 신(神)으로 바꾸는 연기화신(煉氣化神)이라 한다. 그리고 진기(眞氣)가 커져서 삼환전(三桓田)으로 모두 차오르면, 성(性)을 닦아 성신(性神)으로 변(化)하는 '연성화진성(煉性化眞性)'이라 한다. 이를 일반 선학(仙學)에서는 신(神)을 닦아 길러서 허(虛)로 되돌리는 연신환허(煉神還虛)라 한다. 이 일

---

151) 벽곡(辟穀): 벽을 바라보며(面壁) 음식(飲食)을 먹지 않고 진기(眞氣)로 허기(虛飢)를 메우며 수련하는 것을 말함.

련의 수련 과정은 교육적인 편의를 위하여 단계적으로 나누어 설명하였으나, 수련을 게을리하지 않고 규범(規範)에 따라서 정성을 기울이면 스스로 저절로 순차적(順次的)으로 이루어지게 되는 현상이다. 바꾸어 말하자면 신체의 특정 부위나 의식(意識)으로 애써 무엇을 이루고자 하는 노력을 하지 않아도 스스로 저절로 이루어지는 것이므로 억지로 이루려는 뜻(意)을 품으면 안 된다. 그리고 모든 단계의 수련을 할 때는 심신(心身) 그리고 정신세계(精神世界)가 변화하며 일어나는 모든 현상을 선사(仙師)와 상의하여 순조롭게 발전시켜 나가야 한다.

다섯째, 연허성통(煉虛性通): 무위(無爲)의 삼환전(三桓田) 무식(無息)을 이룬 후에 태허(太虛)의 무극 세계(無極世界)에서 연환(煉桓)을 지속(持續)하면 드디어 성(性)을 깨우쳐 빛선도의 최고 경지(最高境地)라고 할 수 있는 연허성통(煉虛性通)을 이루어 삼일신고에서 이르는 성통공완(性通功完)으로 진성(眞性)을 이루어 높은 밝은 사람인 상철(上哲, 上仙)이 되어 만물의 이치를 깨달아 대중(大衆)들에게 이로움을 펼치고 수련자의 능력에 따라서 천선(天仙)을 이루어 염력(念力)이 높아져 육신통(六神通)이라고 하는 육감(六感)이 모두 밝아지게 되는 것이다.

2. 빛돌이 개념(神周 槪念)

빛돌이(神周)는 신(神)을 의시(意視)의 빛으로 돌려서 기(氣)를 양생(養生)하여 환전(桓田)에 모아서 전신(全身)에 분포(分布)하는 경락맥(經絡脈)을 자극(刺戟)하여 활성화(活性化)함으로써 기도(氣道)를 차례로 열어서 모두 통(通)하여 상호(相互) 간에 서로 연계(連繫)하는 수련 공법(修煉功法)이다. 신(神)은 육신(肉身)의 태양

(太陽)으로 시선(視線)은 눈(안眼, 목目)의 뿌리라고 할 수 있는 의시(意視)의 빛을 돌리는 빛돌이는 항상 주신취점(主神聚點)에 신(神)을 모아서 지키고, 분의(分意)로 빛을 돌리는 빛돌이와 일념(一念)으로 환전(桓田)에서 기(氣)를 배양(培養)하게 된다. 이는 후(候)와 정전기(靜電氣)가 발생한다. 이 신(神)의 빛은 자연의 빛인 일(日)과 양(陽)이나 광(光) 등과 함께 쓰인다.

그러므로 회주(回周)나 환주(桓周)를 할 때 특히 주의할 점은 신(神)을 의시(意視)로 비출 때, 끝까지 시선(視線)을 놓치지 않도록 유의해야 한다는 것이다. 그리고 인위적으로 돌리는 유위(有爲)의 빛돌이인 회주(回周)는 수평회주(水平回周), 임독맥회주(任督脈回周), 용오름회주(龍乘回周), 사지회주(四肢回周) 등이며, 수평회주(水平回周)는 기(氣)를 모아서 압축하는 취기공(聚氣功)이고, 그 이외의 모든 회주공(回周功)은 몸 안의 세포를 자극하여 활성화(活性化)함으로써 기혈 순환(氣穴循環)을 촉진하여 원활한 신진대사(新陳代謝)를 일으켜 세포의 활동을 활발하게 하고, 기(氣)를 통(通)하는 수련 공법이다. 또 일명 '하늘 돌이'로 칭하는 환주(桓周)는 빛선도의 기본환주(基本桓周)인 하환주(下桓周)와 도(道)를 이루어 무위(無爲)로 이루어지는 진하환주(眞下桓周)와 진중환주(眞中桓周) 그리고 진대환주(眞大桓周) 등이 있다. 따라서 모든 빛돌이는 지감(止感)으로 심신(心身)을 고요하게 가라앉히고 되도록 몸 안팎의 근육이 움직이지 않도록 이완(弛緩)하여 오로지 의시(意視)의 빛을 자연스럽게 돌려야 빛이 순조로이 잘 돌아가게 되어 취기(聚氣)와 신취(神聚)가 끊어짐이 없이 순조롭게 이루어진다. 성경팔계(聖經八戒) 제102사 무극(無極)에 '원기(元氣)가 털끝만치라도 끊기면 도(道)가 무너진다'라고 하였다(무극無極 원기元氣, 단약용발斷若容髮, 인도폐언人道廢焉). 여기서 원기가 끊어진다는 말은 무식(無息)이 끊어지면 안 된다는 뜻이다.

기본하환주(基本下桓周)를 억지로 하게 되면 신체의 어느 부분에 힘이 들어가게 되며, 특히 어깨에 힘이 들어가는 경우가 많으므로 숙달(熟達)이 될 때까지 수시로 마음을 가다듬으면서 긴장을 풀어주어야 순조로운 수련을 할 수 있게 되는 것이다. 참고로 한 가지 더 덧붙이자면 옛적에 정식(停息)이 없이 들이쉬고 내쉬는 숨쉬기만으로 수련할 때는 인위적으로 빛돌이를 하지 않아도 고요함이 정점(頂點)에 이르면 자연히 스스로 환주(桓周)가 일어날 수 있었다. 이것을 밖은 고요하고 안은 움직이는 정중동(靜中動)이라 하는 것이다.

그러나 그 시절에는 도(道)를 닦는 사람들이 수도(修道)에만 전념(專念)할 수 있었으므로 시간이 많이 소요(所要)되더라도 가능(可能)한 일이었지만, 항상 긴박(緊迫)한 현대 사회에서는 그렇게 수련에만 몰두할 시간도 마음의 여유도 없으므로 그것을 이룸에 어려움이 따르는 것이다. 그러므로 기본 환주인 하환주(下桓周)의 경우에는 숨을 멈추는 정식(停息)에서 환주(桓周)를 인위적(人爲的)으로 유도(誘導)하면 점차 숙달되면서 급기야는 스스로 무위(無爲)에 이르러 도(道)를 이루는 시간을 많이 단축(短縮)할 수 있게 되는 것이다. 다만, 억지로 무리하게 되면 도리어 해(害)가 되므로 자연스럽게 순조로이 이루어지도록 유도(誘導)하여 무위(無爲)의 기미(機微)인 무기(無機)가 나타나면 순응(順應)하여 잘 이끌어야 한다.

옛적에는 도(道)를 닦는 수행자(修行者)들이 거의 온종일 매일같이 수련을 해야 이룰 수 있던 도(道)를 인위적으로 이끌어 주면 하루에 1시간씩만 세상만사(世上萬事)를 지워서 모두 잊어버리고 잠겨 꾸준히 노력하면 10년 이내에 도(道)를 이룰 수가 있게 되는 것이다. 그리고 정(精)이 충만한 10대(代) 전후에 수련을 시작하면 5년 이내에 무위(無爲)에 들 수 있다. 이 하환주(下桓周)를 할 때는 풍차(風車)가 바람에 저절로 돌아가듯이 돌려야 하는데, 이는 정월 대보름날 쥐불놀이를 할 때 깡통에 구멍을 뚫어 불씨와 나무를 넣고 철사(鐵絲) 줄을 달아 줄을 잡고 균형을 유지(維持)하여 돌리면 어둠 속에서 환하게 원을 나타내는 것과 같이 돌려야 환주(桓周)가 잘 이루어질 수 있다. 환주가 정점(頂點)에 이르면 자기 자신도 모르게 줄은 사라지고 빛이 스스로 저절로 돌아가게 된다. 이같이 환주(桓周)를 할 때는 스스로 사라질 때까지 그 끈을 놓아서는 안 되는 것이다. 그 끈이 바로 시선(視線)이요, 빛의 줄이기 때문이다. 그러나 무위(無爲)에 들어 저절로 돌아가게 되면 줄도 빛도 모두 스스로 사라지게 된다. 이러한 과정은 정식(停息)에서 잘 이루어지는 현상이므로 혹자는 정식에서 모든 것이 이루어진다고 말하기도 한다. 이러한 환주(桓周)의 근원은 천기(天機)의 순환(循環) 등 자연의 원리를 근원으로 개발되었다. 그러므로 현대 수련법이 과거(過去)보다는 훨씬 더 효율적으로 진화·발전(進化發展)하였다는 것을 알 수 있다. 그리고 도립(倒立) 등 어려운 동작이 수반되는 수련을 할 때 신체의 어느 부위에 힘이 들어가거나 긴장하여 가라앉은 의식(意識)을 자극하면 순조로운 빛돌이가 이루어지지 않으므로 주의가 필요하다. 그리고 모든 환주(桓周)를 할 때 마음과 근육(筋肉)을 풀어서 마음(心)의 근원인 신(神)을 근육(筋肉)에 영향이 미치지 않도록 의시(意視)만으로 돌려야 한다.

가. 회주 요령(回周要領)

1) 수평회주(水平回周)

정 다스리기(精理成) 2단계를 마치고 들숨과 날숨으로 하는 숨 고르기(調息)를 마무리하는 정 다스리기 3단계(精理成三段階)를 시작할 때부터, 들숨을 들이쉴 때 하환전(下桓田) 중앙의 신취점(神聚點)에 신(神)을 모아서 의시(意視)를 넌지시 비추어 지키며 기도를 가늘게 열고 숨을 서서히 들이쉬면서 하환전에 기(氣)를 모아서 쌓고, 정신을 모아서 지키는 신취점(神聚點)인 관원혈과 양관혈을 축으로 시계 방향인 좌전우후좌(左前右後左)를 연속으로 잇는 동북서남동[東北西南東, 하환전의 좌측(동측) → 앞쪽의 관원혈(북) → 우측(서) → 뒤쪽의 양관혈(남) → 좌측(동)]으로 원을 그리는 수평회주(水平回周)로 하환전(下桓田) 중앙의 구심점(求心點)에 신(神)과 기(氣)가 모이는데, 이 지점이 신취점(神聚點)으로 기(氣)가 모여 압축되어 쌓게 하는 수련을 하게 된다. 이 수평회주(水平回周)는 들숨 때에 주로 운용하여 기(氣)를 모아서 압축하여 쌓게 되는데, 특히 기력(氣力)이 갑자기 떨어져 원활한 수련이 이루어지지 않을 때는 수평회주(水平回周)를 빠르게 회전시켜서 기(氣)를 급속 충전(急速充電)하듯이 보충(補充)하면 원활한 수련을 이끌어갈 수 있게 된다.

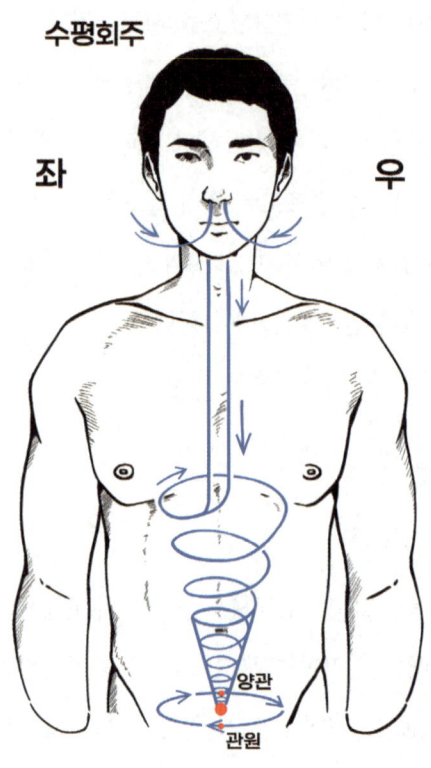

수평회주(回周)의 회전수(回轉數)는 정상적인 회주는 2초에 1회이다. 다만, 수련자의 필요에 따라서 빠른 회주는 1초에 1회~3회 이상을 자신의 숙련 정도(熟練程度)에 맞춰서 무리하지 않게 돌린다. 회주가 숙달(熟達)되어 안정(安定)하면 모래밭에 물이 스며들듯이 기(氣)가 스르르 가라앉는다. 이 수평회주는 자신의 건강 등 상태(狀態)에 따라서 그때그때 상황에 맞춰서 적절하게 운용(運用)하는 것이 좋다. 또 수평회주는 천기(天氣)를 인위적으로 몸 안으로 끌어모아 압축하여 저장함으로써 기력(氣力)을 북돋우어 쇠약한 건강을 급속 보완하여 강화(强化)할 수 있다. 이 수평회주는 회오리바람이 처음 만들어질 때 시계 방향으로 회전하며 힘을 모아서 반시계 방향으로 돌며 회오리를 일으켜 태풍이나 토네이도 같은 큰 힘으로 발전하는 자연(自然)의 원리(原理)를 응용(應用)한 것이다. 이는 하환전(下桓田)의 신취점(神聚點)에 신(神)을 모으고 시계 방향인 좌전우후좌(左前右後左)의 동북서남동(東南西北東)를 잇는 원을 그리며 반복적으로 수평회주(水平回周)를 하여 기(氣)를 응집(凝集)하는 수련이다. 이 수평회주

(水平回周)는 엉키지 않도록 적정하게 조절하여 부드럽게 서서히 리듬에 맞추어서 여유 있게 돌리면 기(氣)가 순조롭게 가라앉게 된다.

  이 수평회주(水平回周)를 처음 시작할 때는 빠르게 회전시키면 환전(桓田)의 중심에 시계태엽이 다 감아진 것처럼 꽉 막히는 현상이 일어나기도 한다. 이것은 기(氣)가 막히는 울체 현상(鬱滯現狀)이다. 이러한 현상이 일어날 때는 긴장을 풀어서 늦추고 서서히 부드럽게 이끌면 수련이 횟수를 거듭할수록 점차 엉키는 현상이 사라지고 순조로워지면서 깔때기 모양으로 기도(氣道)가 열리는 것이 보이는 듯이 느껴지면서 천기(天氣)를 끌어들여서 환전(桓田)의 중앙 신취점(神聚點)에 기(氣)가 모여서 강(强)하게 압축(壓縮)되는 것이다. 이 수평회주는 일반적인 숨 고르기의 2배 이상의 많은 천기(天氣)를 일시에 흡수하여 환전(桓田)에 갈무리하게 된다. 이처럼 기(氣)를 하환전(下桓田)에 모을 때는 심신(心身)이 차분히 가라앉아야 기(氣)가 잘 모이게 되는데, 기(氣)를 모아서 압축하는 데는 수평회주가 그 역할을 완전(完全)하게 할 수 있다. 이는 사람이 태어나 살아가면서 부모(父母)로부터 물려받은 선천의 진기(眞炁)가 날이 갈수록 점차 소모(消耗)되어 원기(元炁)가 쇠약(衰弱)해짐에 따라서 생로병사(生老病死)를 겪게 되는데, 이러한 현상은 나이가 많아지면서 노화(老化)가 진행되면 자연스럽게 소모(消耗)되는 원기(元炁)가 점차 늘어나고 보충(補充)되는 원기가 줄어들기 때문에 일어나는 현상이다. 그러므로 일반적인 평범한 폐 호흡(肺呼吸)으로는 선천의 기(先天之炁)가 소모되는 자연의 현상을 막을 수 없는 것이다. 그러므로 선도 수련(仙道修煉)을 통(通)하여 원기(元氣)를 보충(補充)하게 되는 것이다. 또 제아무리 오랫동안 공(供)들여서 수도(修道)하여 도인(道人)이 되고 기공(氣功)으로 다른 사람을 치료하는 뛰어난 기공자(氣攻士)라 할지라도 노화(老化) 등 여러 가지 사정(事情)으로 기력(氣力)이 떨어지면 공력(功力)이 줄어들어 질되면 수련이 원활하게 이루어지지 않으므로 기 치료(氣治療)를 순조롭게 할 수 없을 뿐만 아니라 늘 순조롭게 지속해

오던 일상생활도 점차 원활하게 할 수 없게 된다. 그리고 급기야는 삶을 마감하게 되는 것이 누구나 겪어야 하는 사람의 생로병사(生老病死)의 과정이다.

　원래부터 빛선도가 천수(天壽)를 늘리는 방법은 아니라 할지라도 빛선도를 생활화하여 열심히 수련해온 사람은 일반인과는 다른 수련 효과(修煉效果)라고나 할까? 그 어떤 특별한 건강(健康)과 더불어 좀 더 나은 아름답고 윤택(潤澤)한 삶을 유지(維持)할 수 있어야 마땅하다 할 것이다. 물론 빛선도를 수련하더라도 노쇠(老衰)해지는 현상을 완전히 막지는 못하겠지만, 건강(健康)을 조금 더 오래 유지하는 효과는 있다고 말할 수 있다. 그러므로 빛선도를 닦아서 성통공완(性通功完)을 이루어 천선(天仙)의 경지에 이르면 소모되는 진기(眞氣)를 온전히 복원할 수 있게 되는 것이다. 그리고 숨을 들이쉴 때 순방향으로 수평회주(水平回周)를 하는 것은 놀랍게도 노쇠(老衰)하거나 우환(憂患)으로 원기(元氣)가 떨어져 쇠약(衰弱)해짐으로 인하여 수련을 순조롭게 할 수 없거나, 나이가 들어감에 따라서 원만히 잘되지 않는 여러 가지 신체 현상들도 이 수평회주(水平回周)를 하게 되면 사고(事故)나 질환(疾患) 등으로 허약(虛弱)해지거나 나이가 들어가면서 쇠약(衰弱)으로 인(因)하여 숨 고르기가 힘들거나 얕아지고 숨 쉬는 시간도 짧아지며 거동(擧動)도 원활하게 할 수 없는 등의 모든 약화 현상(弱化現狀)을 원만하게 회복(回復)하여 현저(顯著)하게 개선(改善)할 수 있는 것을 알 수 있다.

　그리고 도(道)를 이루어 순조롭게 잘하던 무위(無爲)의 수련도 어느 날부터 안 되는 현상(現狀)을 다시 회복(回復)할 수 있게 되므로 수평회주를 잘 터득하여 활용(活用)하면 모든 현상이 정상적(正常的)으로 환원(還元)되어 천수(天壽)도 늘릴 수 있게 되는 것이다.

　한 가지 더 첨언(添言)한다면 기력(氣力)이 갑자기 떨어질 때는 수평회주를 주어진 시간 안에 최대한으로 빨리 회전시키는 수련을 정공 모든 과정(靜功全課程)에서 들숨 때에 활용(活用)하면 기(氣)를 원만(圓滿)하게 보충(補充)하여 모든 수련을 원활히 할 수 있게 된다. 다만, 기력(氣力)이 정상적으로 회복되면 수평빛돌이도 2초에 일 회씩 정상적으로 회주해야 한다. 이는 그야말로 획기적이라 할 만한 수련법(修煉法)의 개발(開發)이다.

○ 수평회주 숨 고르기 예시

1) 정상 들숨 2초에 1회, 4초 2회전, 날숨 정상 서서히 4초
2) 들숨 1초에 1회, 4초 빠른 4회전, 날숨 정상 서서히 4초
3) 정상 들숨 2초에 1회, 4초 2회전, 정식 정상 하환주 2초에 1회, 4초 2회전
4) 들숨 1초에 1회, 4초 빠른 4회전, 정식 정상 하환주 2초에 1회, 4초 2회전, 날숨 서서히 4초
5) 들숨 1초에 1회, 4초 빠른 4회전, 정식 빠른 하환주 1초에 1회, 4초 4회전, 날숨 서서히 4초

※ 들숨 때 숫자를 빠르게 세면 날숨도 빠르게 센다.

2) 임독맥회주(任督脈回周)

○ 기본 임독맥회주 순서

- 임맥(任脈, 11혈): 양 눈 밑의 승읍혈(承泣穴)에서 시작하여 턱 중앙의 승장(承漿)에서 합류 → 목의 천돌(天突) → 가슴의 전중(膻中, 단중) → 명치의 구미(鳩尾) → 그 아래 중완(中脘) → 배꼽의 신궐(神闕) → 그 아래 기해(氣海)·관원(關元) → 그 아래의 곡골(曲骨) → 성기와 항문 사이의 회음혈(會陰穴)을 잇는 회주(回周)를 한다. ※ 임맥 25혈 중에서 이 11혈을 주로 활용한다.

- 녹맥(督脈, 13혈): 회음혈(會陰穴)에 이어서 그 위쪽으로 꼬리뼈 끝의 장강혈(長強穴) → 요추 마지막 마디의 양관(陽關: 장강혈에서 위로 세 번째 혈) →

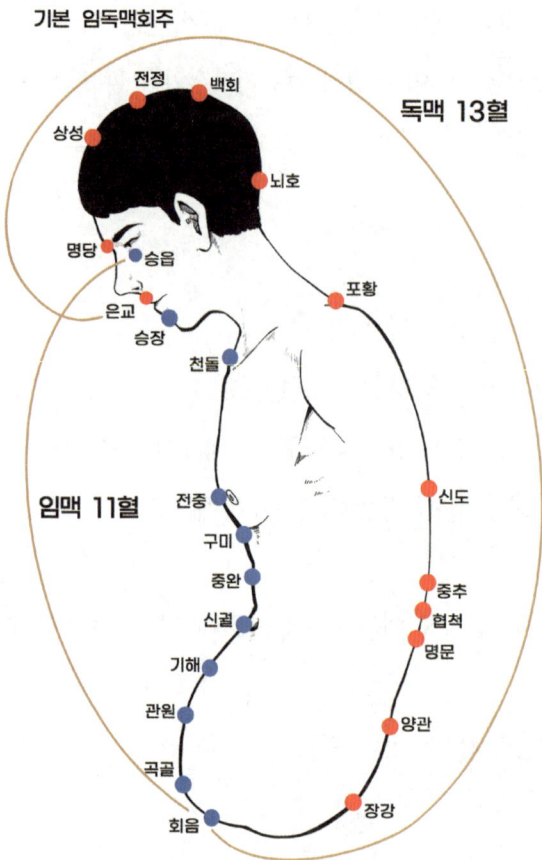

배꼽 정 뒤쪽의 명문(命門) → 마지막 갈비뼈와 척추가 만나는 곳의 협척혈(夾脊穴)[152] → 그 위의 중추혈(中樞穴, 척추 위에서 아래로 10번째) → 그 위로 신도혈(神道穴, 척추 위에서 아래로 6번째) → 척추 위쪽 첫째 혈인 포황(胞肓) → 머리 뒤 통수의 뇌호(腦戶) → 정수리 뒤쪽의 백회(百會) → 정수리 앞의 전정(前頂) → 숨구멍이 있던 곳의 상성(上星) → 양미간의 명당(明堂) → 수구혈을 관통하여 윗잇몸의 중앙에 있는 은교혈(齦交穴)[153]까지 위쪽으로 빛을 돌린다. 임맥에 비하여 독맥을 유통할 때는 협척을 거쳐 백회혈을 넘겨서 은교혈까지 이끄는데, 잘 돌아가지 않아 어려움이 있으므로 긴장을 완전히 풀고 순조롭게 잘 이끄는 요령을 터득(攄得)해야 수련이 원만하게 이루어진다. 이 경(經)에서 협척혈의 위치는 마지막 갈비뼈와

---

152) 협척혈(夾脊穴): 여러 설이 있으나, 환단빛선도는 마지막 갈비뼈와 척추가 이어지는 지점인 중추(中樞)와 척중(脊中) 사이가 협척혈(夾脊穴)이다. 이곳이 중추와 척중의 명칭에 나타나듯이 척추 기능의 중앙 지점이다. 이 협척은 회주할 때 기(氣)가 건너기 어려운 곳이다. 그리고 척추 24마디 중 아래에서 위로 12번째 척추와 위에서 아래로 12번째 척주의 사이라는 설과 척추 양측의 두 신장(腎臟)이 있는 곳이라는 설도 있다.

153) 은교혈(齦交穴): 윗입술과 연결되는 윗잇몸의 중앙 지점. 이 은교혈에 의시(意視)를 두면 기(氣)가 자연스럽게 은교혈에 스며들게 된다.

척추(脊椎)가 만나는 지점인 중추(中樞)와 척중(脊中) 사이다. 임독맥(任督脈)을 위주(爲主)로 수련하는 선파(仙派)에서는 소주천(小周天)이라 하여, 독맥 중의 장강, 협척, 포황혈을 삼관(三關)으로 특히 중하게 여기고 있다.
※ 독맥 31혈 중, 이 13혈을 주로 활용한다.

  본경(本經)에서 임독맥회주는 임독맥의 혈을 통(通)하는 수련으로서 임맥(任脈)은 음(陰)이요, 독맥(督脈)은 몸 안의 사기(邪氣)를 배출(排出)하는 경로(經路)로서 양(陽)이다. 이 임독맥의 혈맥을 통하기 위해서는 먼저 임독맥의 혈을 여는 수련을 하게 되는데, 이 수련이 잘 이루어져서 혈 자리가 열리면 각 혈 자리마다 그 주변에 기(氣)가 모여 부드러운 솜덩이처럼 뭉치는 것을 감지(感知)하게 된다. 이처럼 모인 기(氣)가 커져서 임독맥의 각 혈 자리가 서로 연결되어 대나무 속 같은 기(氣)의 통로가 형성되면 자연히 임독맥이 서로 통(通)하게 되는 것이다. 따라서 임독맥의 혈이 통하여 대환주(大桓周)가 이루어지면 보존(保存)한 정(精)을 뇌(腦)로 되돌리는 역할(役割)을 하게 되므로 임독맥을 통하는 수련은 중요하다. 옛 선인들은 이 임독맥회주는 자오묘유(子午卯酉)에서 열(熱, 환열桓熱, 열후熱候)이 일어난다고 하였는데, 임독맥의 자오묘유(子午卯酉)는 방위(方位)로 자(子)는 북(北), 오(午)는 남(南), 묘(卯)는 동(東), 유(酉)는 서(西)이며, 인체의 혈 자리로는 크게는 자(子)는 회음혈(會陰穴), 오(午)는 백회혈(百會穴), 묘(卯)는 독맥 중앙의 영대혈(靈臺穴), 유(酉)는 전중혈(膻中穴)이다. 이 자오묘유의 혈 자리는 계파별(系派別)로 수련 형식에 따라서 위치가 제각기 다르다.

가) 임독맥회주(回周) 1단계

  본경에서 이 임독맥회주는 임독맥의 기혈(氣穴)을 통(通)하게 하는 수련으로 활용(活用)하게 되며, 먼저 1단계는 시작 혈점인 양 눈 아래의 승읍(承泣)혈에 의시

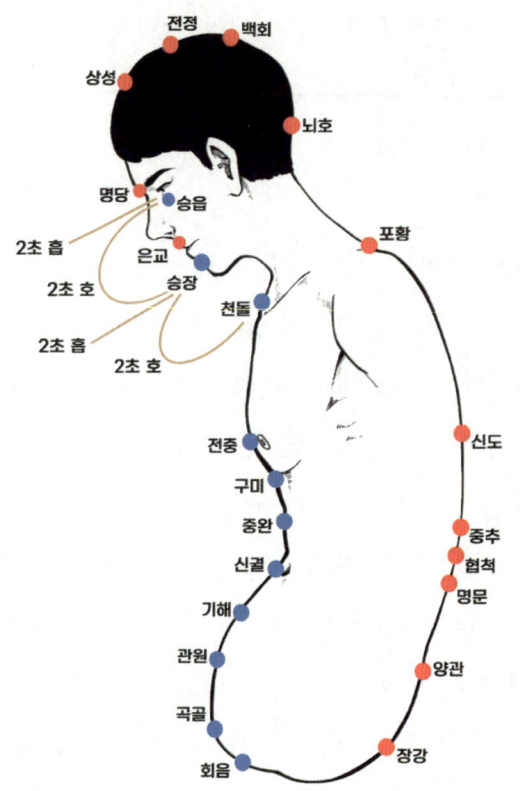

(意視)를 비추며 2초간 숨을 들여 쉬고 다음 혈 자리로 의시(意視)를 옮기면서 2초간 숨을 내쉬고 다음 혈 자리인 아래턱의 승장(承漿)혈에서 합류하여 2초간 숨을 들이쉬고, 다음 혈 자리로 옮기면서 숨을 내쉬고 들이쉬기를 반복하면서 아래로 천돌(天突) → 전중(膻中) → 구미(鳩尾) → 중완(中脘) → 신궐(神闕) → 기해(氣海) → 관원(關元) → 곡골(曲骨)을 거쳐 성기(性器)와 항문(肛門) 사이의 회음(會陰)혈에 의시(意視)가 이르게 하고, 회음혈에 이어서 꼬리뼈 끝부분 독맥의 시작점인 장강혈(長强穴), 그 위쪽으로 척추(脊椎)의 중앙선을 따라서 양관(陽關) → 명문(命門) → 협척(夾脊) → 중추(中樞) → 신도(神道) → 포황(胞肓) → 뇌호(腦戶) → 백회(百會) → 전정(前頂) → 상성(上星) → 명당(明堂) → 은교(齦交穴) 혈에 이르는 독맥을 따라서 차례로 의시(意視)를 돌린 후에 회주(回周)를 마친다. 1회 임독맥회주 시간은 96초가 소요된다.

나) 임독맥회주(回周) 2단계

숨 고르기가 4초 들이쉬고 4초 내쉬는 단계일 때는 숨을 들이쉬면서 4초간에 천기(天氣)를 끌어들이며 의시(意視)를 양 눈 아래의 승읍(承泣)혈에서 임맥을 따라서 밑으로 승장(承漿)에서 합류하여 → 천돌(天突) → 전중(膻中·단중) → 구미(鳩尾) → 중완(中脘) → 신궐(神闕) → 기해(氣海) → 관원(關元) → 곡골(曲骨) → 회음(會陰)혈에 이르기까지 차례로 연속하여 각 혈 점을 비추면서 빛을 돌리고, 연이어서 숨을 4초간 내쉬면서 회음혈에 이어서 독맥의 꼬리뼈 끝부분의 장강혈(長强穴) → 양관(陽關) → 명문(命門) → 협척(夾脊) → 중추(中樞) → 신도

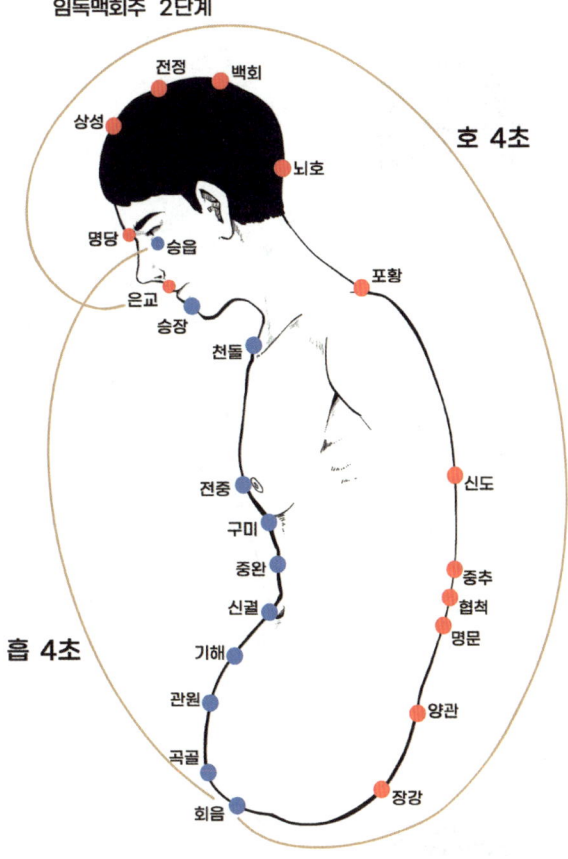

(神道) → 포황(胞肓) → 뇌호(腦戶) → 백회(百會) → 전정(前頂) → 상성(上星) → 명당(明堂) → 은교혈(齦交穴)에 이르는 혈점(穴點)을 차례로 경유(經由)하며 의시(意視)의 빛을 돌려야 한다. 다만, 임맥에 비하여 독맥을 유통할 때는 어려움이 있으므로 의식을 풀고 잘 이끄는 요령을 터득하도록 노력하여 순조로이 이끌 수 있도록 습득해야 한다. 이 1단계와 2단계는 혈 자리를 통(通)하게 히는 기초 수련이다. 이 임독맥의 혈 자리가 통(通)하게 되면 자연스럽게 유통(流通)이 잘 이루어지게 된다. 혈 자리가 통하지 않으면 순조로운 수련을 할 수가 없다.

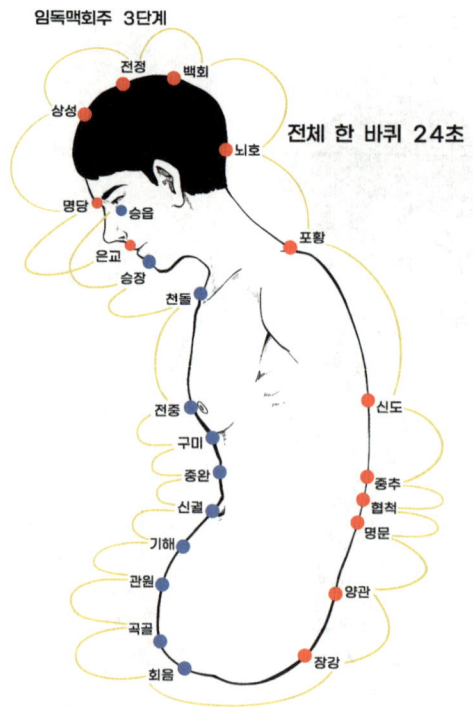

다) 임독맥회주(回周) 3단계

숨 고르기가 정식(停息) 24초 이상일 때에는 눈 밑의 승읍혈을 기점으로 1초에 한 혈 자리씩 의시(意視)를 연속적으로 거치며 시선(視線)의 빛을 쉼 없이 돌린다. 한 바퀴 돌리는 소요 시간은 24초이다.

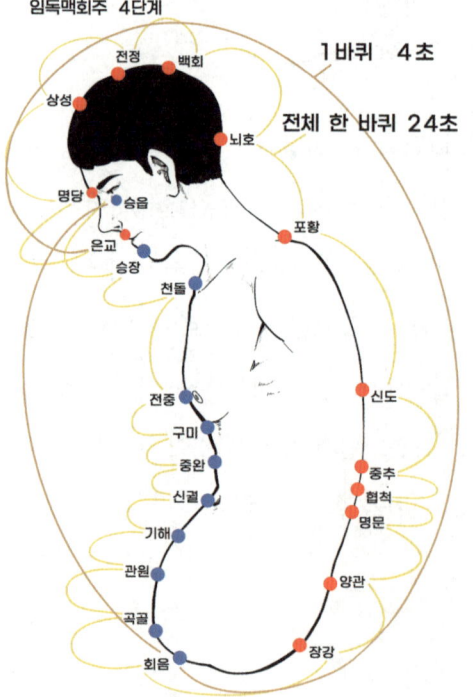

라) 임독맥회주(回周) 4단계

숨을 멈추는 시간이 30초 이상일 때는 처음 24초 동안에 1초에 한 혈 자리씩 승읍혈에서 차례로 혈 자리를 옮기면서 은교혈까지 임독맥회주를 한 번 한 후에 나머지 시간에는 임독맥을 4초에 한 바퀴씩 연속으로 이어서 돌리는 수련을 한다.

마) 임독맥회주(回周) 5단계

임독맥회주를 4초에 1회전씩 연속으로 돌리는 수련을 한다. 이는 승읍(承泣)에서 회음(會陰)까지 연이어서 은교(齦交)까지 연속으로 회주한다.

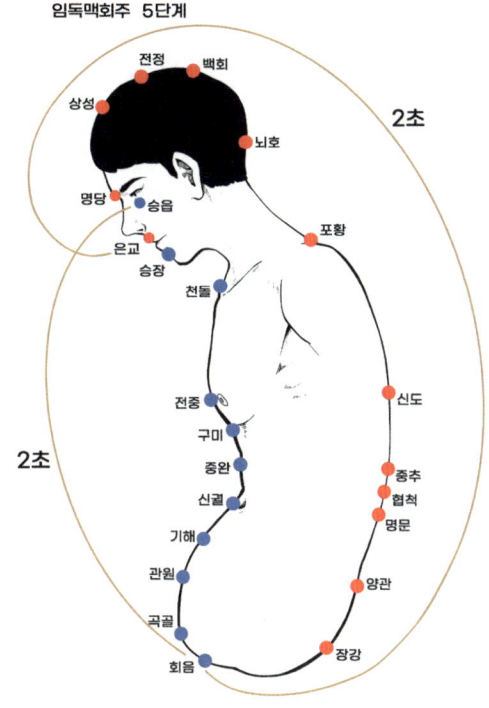

 이상의 임독맥회주는 선파(仙派)별로 수련 방법에 따라서 각기(各其) 다르게 운용되지만, 국내외의 수련법에서 두루 활용되고 있으며, 특히 중국 기계(氣界)에서는 각 선파(仙派)가 모두 활용하고 있는 수련 방법의 하나이다. 이를 백일축기(百日築基) 등으로 임독맥 위주로 수련하고 있는 선파(仙派)가 많이 있다. 이 수련법은 자신의 수련 단계에 맞는 숨 고르기를 하면서, 임맥에서 독맥으로 의시(意視)의 빛을 돌리는 회주(回周)를 하는 수련으로, 먼저 양 눈 밑의 승읍혈에서 시작하여 아래턱의 중앙에 있는 승장혈에서 합류하여 임맥을 따라서 아래로 회음혈까지 회주(回周)하고 연이어 장강혈에서 독맥을 따라 윗잇몸 중앙의 은교혈까지 회주(回周)하여 임독맥을 관통(貫通)하게 됨으로써 임독맥의 혈(穴)을 모두 열리게 하는 수련법이다. 이 임독맥 회주는 옛 선도 문헌(文獻)에 따르면 정 다스리기(精理成)로 선천(先天)의 정(精)을 연환(煉桓)하여 일기(一氣)를 합하여 선천(先天)의 기(炁)를 회복(回復)하는 수련법이라 하였다. 그 내용은 수련 형식에 따라서 각기(各其)

다르게 나타난다. 모든 기혈(氣穴)을 통(通)하는 데 임독맥유통(任督脈流通)은 중요하다. 그리고 선인(仙人)의 득도 수준(得道水準)에 따라서 자신이 이루어 낸 선(線)에서 도(道)를 모두 이룬 것으로 인식(認識)하여 논리(論理)를 전개하는 것을 각 선도서를 견주어 보면 알 수 있다.

3) 사지회주(四肢回周, 와영세蛙泳勢)

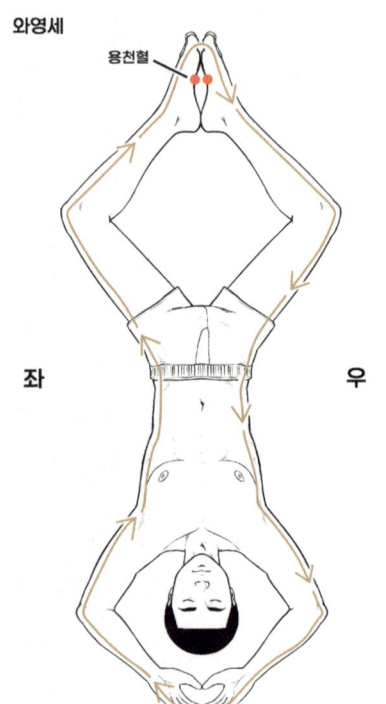

누워서 하는 와련(臥煉)으로 와영세(蛙泳勢)를 취하여 좌측 용천혈로부터 빛을 이끌어 다리의 측면을 거쳐 몸통의 측면을 따라서 위로 왼팔의 바깥쪽을 거처 왼손 중지 끝의 중충혈(中衝穴)까지 2초에 빛을 돌리고 이어서 오른손 중지 끝의 중충혈에서 몸통의 우측면을 따라서 오른발 용천혈까지 2초에 돌리는 회주(回周)를 자신의 정식(停息) 시간에 맞추어서 4초에 한 바퀴씩 연속으로 돌린다. 점차 숙달(熟達)되면 순조로운 빛돌이를 할 수 있게 된다. 이 사지회주는 기(氣)가 사지(四肢)를 두루 통(通)하게 하는 수련이다. 또 척추를 바르게 교정하여 나이가 들면서 척추가 굽는 현상을 예방한다.

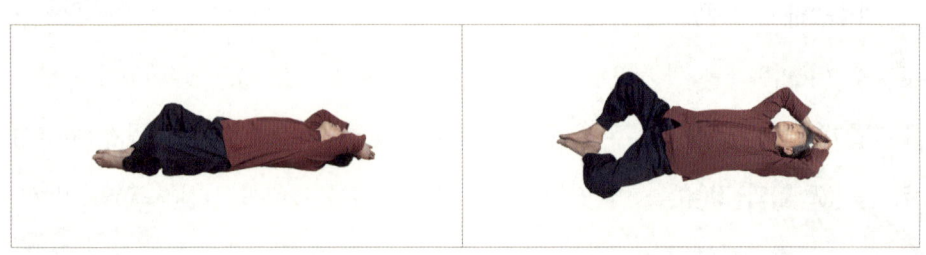

4) 용오름회주(용승회주龍乘回周)

용오름회주는 전신(全身)에 분포(分布)하고 있는 경락맥(經絡脈)의 혈(穴)을 열어서 기(氣)를 통(通)하고, 기도(氣道)를 열어 빛(桓)이 순조롭게 돌아가게 함으로써 원활한 수련이 이루어지게 하며, 기(氣)의 순환(循環)을 이끌어서 육체(肉體)를 활기차게 하는 수련(修煉)이다. 용오름회주는 상신용오름회주(上身龍乘回周)와 전신용오름회주(全身龍乘回周), 두 종류가 있다. 용오름회주는 들숨 때 수평회주로 압축한 기(氣)를 풀어서 나선형(螺旋形)으로 돌려서 위로 올리는 회오리를 일으키듯이 회주한다. 주의할 점은 수평회주에서 용오름회주로 전환(轉換)할 때 1초(一秒)의 여유를 두고 순조롭게 전환해야 잘 이루어지게 된다. 촌각상신·전신용오름회주나 들숨 때의 수평회주 등 모두 정상적인 회주는 2초에 일회전이다. 자신의 건강 상태 등을 고려하여 스스로 적응해 가는 것이 좋다. 그리고 이와 같은 천기(天氣)의 흐름은 지구(地球)의 북반구(北半球)에서 주로 일어나는 현상이다. 그러므로 남반구(南半球)에서는 대다수가 그 반대 현상이 일어나는 것이므로 빛돌이를 정반대로 운영해야 하는 것이 좋을 것으로 생각되므로 유의할 사항이다. 사람도 자연의 일부이므로 이처럼 빛선도는 모든 수련 과정이 하늘 기틀(천기天機)의 흐름과 같은 천기(天機)의 운기 현상(運氣現狀)에 따라 운영된다. 이와 같은 유위(有爲)의 일반적인 빛돌이는 기(氣)를 통(通)하는 것이 주된 목적이지만, 이 용오름회주가 숙달되면 신기하게도 참빛돌이(眞桓周)와 같은 무위(無爲)로 저절로 빛이 용오름 경로를 따라서 구렁이가 나무를 스르르 오르듯이 스스로 회오리치며 돌아가는 현상이 나타난다. 주의할 점은 스스로 용오름회주가 이루어지는 것을 두려워하거나 염려(念慮)하면 순조로운 수련을 방해하므로 순응해야 하며 그 요령을 숙지하여 지속적(持續的)으로 활용하는 것이 좋다. 따라서 하빛터에 원기가 모임에 따라서 자연히 사기를 몰아내고 몸 안의 세포를 활성화하여 기혈 순환(氣血循環)을 촉진하며, 신진대사(新陳代謝)를 원활히 하여 몸에 활기(活氣)가 넘치게 하는 수련이다.

○ 용오름회주 예시

① 수평회주 들숨, 1초에 1회 4초 빠른 4회전, 용오름회주 날숨 정상 2초 1회 4초 2회전

② 수평회주 들숨, 1초에 1회 4초 빠른 4회전, 정식 정상 용오름회주 2초 1회 4초 2회전 날숨, 서서히 4초간

③ 수평회주 들숨, 1초에 1회 4초 빠른 4회전 정식, 빠른 용오름회주 1초 1회 4초 4회전 날숨, 서서히 4초간

※ 들숨 때 수를 빠르게 세면, 날숨 때도 빠르게 센다.

가) 상신용오름회주(상신용승회주 上身龍乘回周)

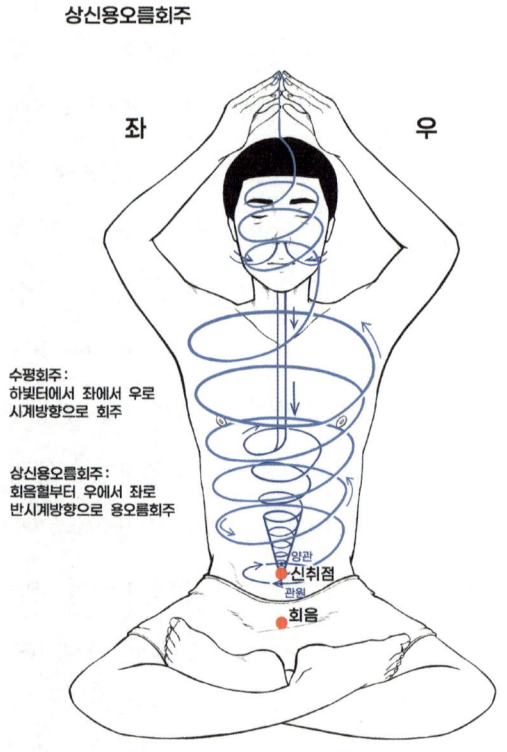

상신용오름회주는 몸자세를 바르게 세워서 허리를 꼿꼿하게 펴고 앉아서 양 손끝을 합지(合指)하여 머리 위에 삿갓을 씌우듯이 올리고 숨을 들이쉴 때는 하빛터(下桓田)에서 의시(意視)를 순방향으로 빠르게 돌리는 수평회주(水平回周)를 하여 기(氣)를 모아서 압축하고, 수평회주로 압축한 기(氣)를 회음(會陰)혈을 시작점으로 반시계 방향으로 용수철같이 풀어서 나선형(螺旋形: 용수철 모양)으로 위로 순조롭게 돌리며 기

(氣)를 배양(培養)하는 것이다.

수련자가 자세를 갖추고 숨을 들이쉬며 수평회주를 할 때 하빛터의 신취점(神聚點)을 기준(基準)으로 관원혈과 양관혈을 축으로 좌에서 우로 시계 방향으로 동북서남을 잇는 원을 그리며 1초에 한 바퀴 이상 능력에 따라서 적절하게 2~50회 정도 빛을 돌려서 시계태엽을 감듯이 순방향으로 수평빛돌이를 하여, 기(氣)를 아래로 이끌어 하빛터까지 가라앉혀서 압축하여 저장하게 된다. 수평회주의 정상적인 속도는 2초에 한 바퀴이다. 이어서 자신의 정식(停息) 시간에 맞춰서 하빛터(下桓田)의 북쪽인 회음혈을 시작점으로 반시계 방향으로 몸통의 가장자리를 회오리바람을 일으키듯이 의시(意視)로 상신의 가장자리를 따라 나선형(螺旋形)으로 압축을 서서히 풀듯이 반시계 방향인 오른쪽에서 왼쪽으로 의시를 돌려서 휘감아 올리며 기(氣)를 배양(培養)하며, 손끝으로 흘려서 사기(邪氣)를 배출(排出)하게 된다. 이 동작을 주어진 시간 내에서 반복하는 것이다. 소요 시간은 자신의 정식 시간에 맞춰서 반복하여 돌리게 된

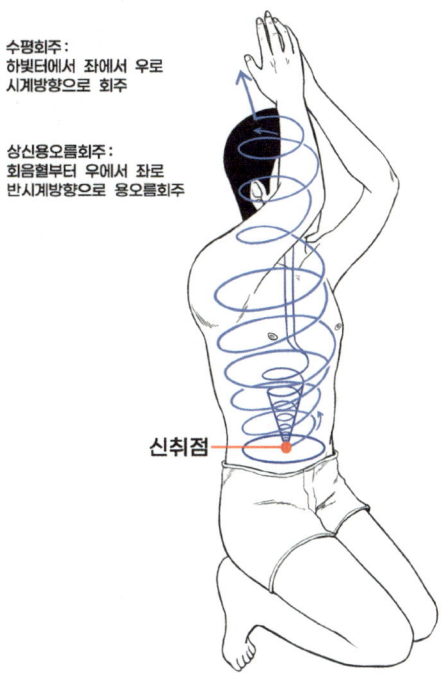

상신용오름회주

수평회주 :
하빛터에서 좌에서 우로
시계방향으로 회주

상신용오름회주 :
회음혈부터 우에서 좌로
반시계방향으로 용오름회주

신취점

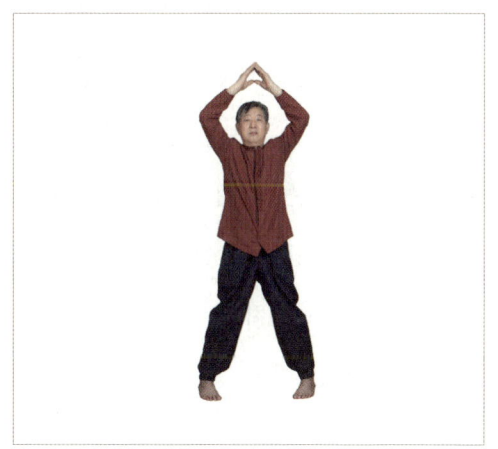

다. 정식 시간이 짧으면 느슨하게 돌리고, 길면 촘촘하게 많이 돌아가게 된다. 상신용오름회주는 앉아서 하는 좌세(坐勢)와 궤좌세(跪坐勢), 입세(立勢)가 있다.

이 상신용오름회주는 삼빛터와 연관되는 경맥(經脈)과 락맥(絡脈)을 함께 열어주는 수련법이다. 용오름회주를 할 때 심신(心身)을 느슨하게 풀어서(어떤 자세든지 간에) 긴장을 완화하고, 고요한 상태를 유지하여 숨을 들이쉬면서 정신(精神)을 모으는 신취점(神聚點)을 기준으로 의시(意視)를 모아서 수평회주를 빠르게 하여 기(氣)를 모아서 압축하고, 이어서 숨을 멈춘 정식(停息) 상태에서 봄철 들녘에서 어린 회오리바람이 피어나듯이 부드럽게 회음혈을 기준점으로 하여 오른쪽에서 왼쪽으로 반시계 방향으로 의시(意視)로 빛을 돌려서 몸통의 가장자리를 휘감아 용(龍)이 승천(乘天)하듯이 나선형(螺旋形)으로 2초에 한 바퀴씩 소용돌이를 일으키며 빛을 서서히 돌려서 경락을 모두 열어주게 된다. 이 수련은 빛으로 몸의 가장자리를 경·락맥을 따라 휘감아 돌리는 용오름회주로 기(氣)를 배양(培養)하고, 한편으로는 사기(邪氣)를 배출(排出)하는 수련이다. 그리고 이 상신용오름회주는 수평회주로 압축된 기(氣)를 풀어서 몸통을 휘감아 돌려 기(氣)가 몸속에 고르게 스며들게 할 뿐만 아니라 회오리치며 기로(氣路)를 열어 경·락맥을 통하게 하여, 태풍 같은 강한 힘을 일으키게 한다. 수련이 순조롭게 잘 이루어져서 숙련(熟練)되면 하환전(下桓田)에 모인 기(氣)가 회오리바람이 일듯이 자연스럽게 스스로 몸을 휘감아 돌아가는 용오름 현상이 실제로 일어나게 된다.

또 상신용오름회주는 숨을 내쉬거나 멈춘 상태에서 회오리를 일으키므로 기로(氣路)를 열어서 몸 안에 골고루 분산시키고 공력(功力)에 따라서 빛돌이를 원활하게 이끄는 수련이다. 상신용오름회주는 정공(靜功) 수련 때 명 불리기 이후 모든 과정에 활용하게 된다. 이 수련의 효과는 기(氣)를 상반신(上半身)에 골고루 분산하고, 삼빛터의 경락맥이 모두 열리게 하여 기(氣)를 통(通)하는 것이 주된 목적(目的)이다.

나) 전신용오름회주(전신용승회주 全身龍乘回周)

전신용오름회주를 입세(立勢)로 할 때는 발을 어깨너비로 벌리고 허리를 꼿꼿이 펴고 바르게 서서 양손을 합지하여, 머리 위에 삿갓을 씌우듯이 올리고 먼저 들숨 때 수평회주로 하환전(下桓田)에 기(氣)를 모아서 압축하고, 이어서 정식 때 발바닥의 용천혈부터 반시계 방향으로 용수철같이 풀어서 나선형(螺旋形)으로 위로 돌리며 기(氣)를 배양(培養)해야 한다. 이 전신 용오름회주는 입세(立勢)로 서서 하거나 와세(臥勢)로 누워서 수련하게 되는데, 반듯하게 누운 자세로 할 때는 양다리를 곧게 뻗어서 붙이고, 양 손끝을 마주 붙여서 합지(合指)하여 머리 위에 삿갓을 씌워서 수련하게 된다. 이 수련은 숨을 들이쉴 때 의시(意視)를 하환전(下桓田)의 신취점(神聚點)에 두고 자신의 숨 고르기에 맞춰서 들숨 때는 수평빛돌이를 하고 날숨이나 정식 때에 용오름회주를 한다. 수평빛돌이는 수련자의 상황에 따라서

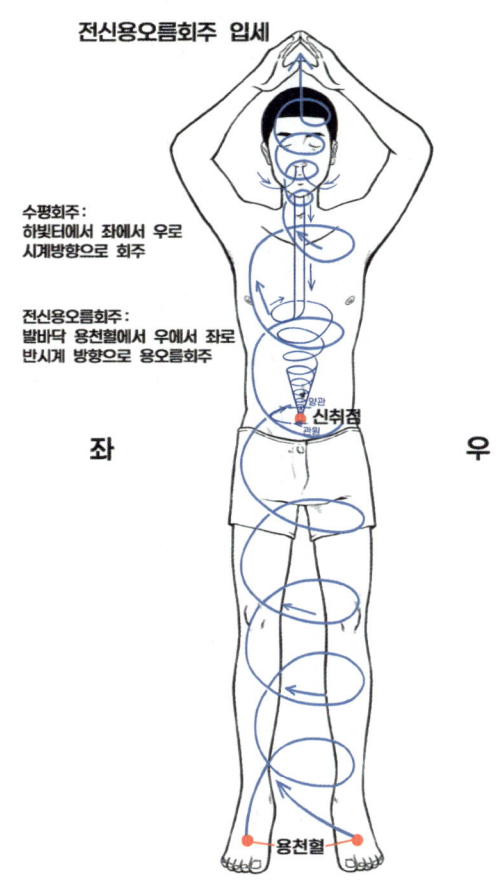

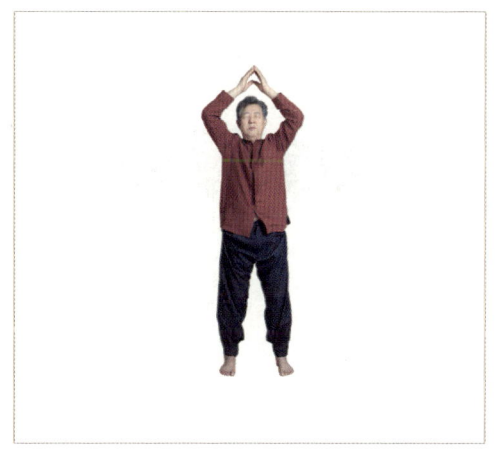

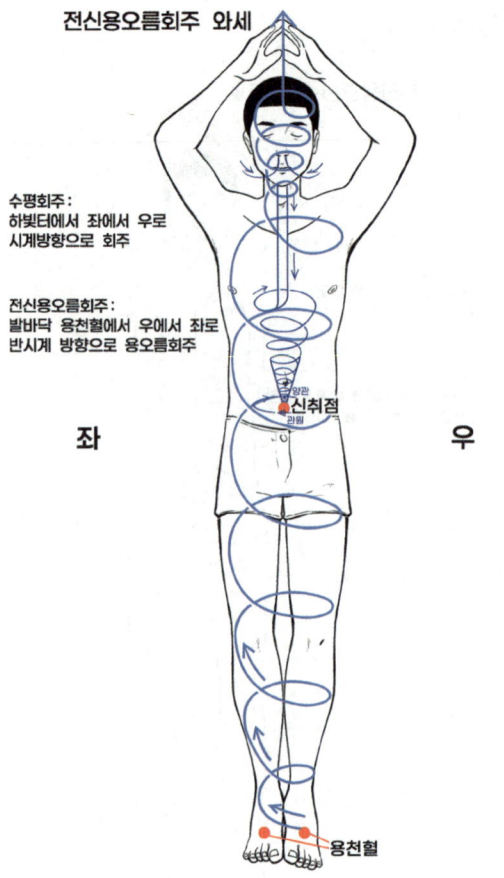

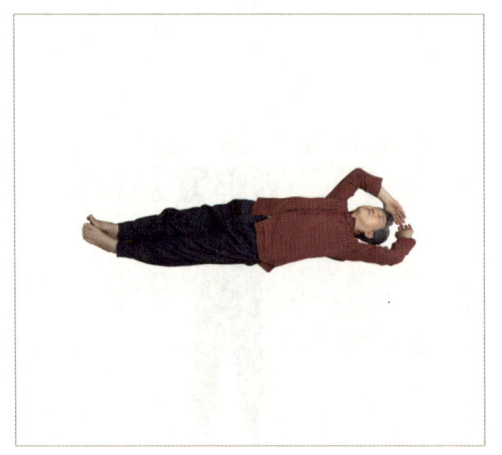

1초에 2회~50회 정도를 빠르게 회전하여 기(氣)를 모아서 압축(壓縮)한다. 이때는 긴장을 풀어서 늦추고 돌리면 기(氣)가 엉키지 않고 순조롭게 잘 모을 수 있다. 연이어서 들숨과 수평회주를 동시에 마치고, 숨을 내쉬거나 멈춘 정식 상태(停息狀態)에서 의시(意視)를 발바닥의 용천혈에서부터 시작하여 오른쪽에서 왼쪽으로 반시계 방향으로 서서히 압축을 풀듯이 용수철처럼 위로 손끝까지 몸의 가장자리를 자신의 정식에 맞춰서 빠르게 나선형(螺旋形)으로 휘감아 올리는 용오름회주로 기(氣)를 양생(養生)하며 위로 끌어올리면 기(氣)가 배양되는 한편, 손끝으로 사기(邪氣)가 자연히 배출된다. 따라서 사기는 배출되고 기(氣)는 몸 안에 쌓이게 된다.

이 수련은 몸을 빠르게 이완시킬 뿐 아니라 전신의 경맥과 락맥을 골고루 자극하여 활성화하고 기(氣)를 전신(全身)에 분산(分散)하는 수련이다. 1회 소요 시간은 자신의 정식 시간에 맞춰서 2회~100회를 회전시킨다. 빛돌이 횟수는 자신의 수련 단계와 능력을 고려하여 자기 수준(自己水準)에 맞도록 스스로 적절하게 조절하여 운용해야 한다. 숨을 고르는 시간이 짧으면 용오름회주 간격이 느슨하고 길면 상대적으로 그만큼 더 간격이 조밀하게 된다. 따라서 수련자의 일식(一息)이 길어질수록 효과가 더 좋아지게 되는 것이다. 이 용오름 빛돌이 수련은 신기(神奇)하리만치 기(氣)의 유통(流通)이 잘되게 하는 수련법이다. 이 수련의 효과는 기(氣)를 전신(全身)에 분산하고, 경락맥이 모두 통(通)하는 수련이다.

이 수련법은 전신(全身)의 경·락맥을 열어주는 수련법이므로 주로 정공(靜功)을 시작한 초기에는 상신용오름회주를 주로 하고, 수련이 끝나갈 즈음 마무리하기 전에는 전신용오름회주를 하여 빛터에 쌓인 기(氣)를 전신으로 고르게 휘감아 돌려서 온몸에 분산시키고 심신(心身)을 함께 풀어주는 수련이다. 이 전신용오름회주도 공력(功力)이 쌓이면 자연스럽게 회오리바람이 일어나듯이 스스로 휘감아 돌아 부드럽게 용솟음치며 흘려보내듯이 저절로 이루어지는 오묘한 현상이 일어나는 것을 증험하게 된다. 이 수련에서 특히 주의할 사항은 어느 특정 부위에 힘이 들어가거나 의시(意視)가 멈추면 빛돌이가 순조롭게 이루어지지 않게 된다는 것을 유의해야 한다.

나. 환주 요령(桓周要領)

1) 기본 하환주(基本下桓周)

일반적인 하환주(下桓周)는 빛선도의 기본적인 환주(桓周)로서 정공(靜功), 명 불리기(명단성命煆成) 1단계부터 숨을 들이쉬면서 수평빛돌이를 하여 기(氣)를 모으고 이어서 일시적으로 숨을 멈추는 정식(停息) 때에 정신(精神)을 신취점(神聚點)

에 모으고 의시(意視)하여 하환전의 북쪽에서 반시계 방향의 하좌상우하(북동남서북)를 잇는 원을 그리며 의식(意識)으로 의시(意視)의 빛을 비추어 빛돌이를 순조롭게 이끌면 기(氣)가 배양(培養)되는 수련이다. 이 기본 하환주는 양생법(養生法)의 원동력(原動力)으로서 정공(靜功) 수련을 할 때마다 수련하게 되는 중요한 수련 공법이므로 처음 환주(桓周) 수련을 시작할 때부터 정확하게 잘 익혀서 숙달(熟達)되도록 노력해야 한다.

의식적(意識的)인 하환주(下桓周)는 2초에 1회 돌리는 것이 정상(正常)적이다. 그리고 하환주(下桓周)는 기(氣)를 배양(培養)하는 정공(靜功), 명 불리기(명단성명煅成) 1단계 이후의 모든 수련 과정에 필수적으로 운용하게 되는 빛돌이다. 이 하환주(下桓周)가 발전하여 숙달(熟達)되면 급기야는 무위(無爲)의 수련이 이루어져 중·상환주로 스스로 발전하게 된다. 그리고 하환주를 할 때 특히 주의할 점은 의식적(意識的)인 의시(意視)로 빛을 돌리는 유위(有爲)의 환주(桓周)는 그 회전(回轉) 범위(範圍)가 하환전(下桓田)인 신궐혈과 회음혈 사이를 벗어나면 안 된다. 그러므로 의시(意視)를 하환전 내에서 순조롭게 잘 이끌어서 이탈하지 않도록 돌려야 한다. 하환주의 크기는 처음에는 배꼽 아래에서 회음혈까지 크게 돌지만, 상황에 따라서 콩알만 하게 작아졌다가 커지는 등 그 변화가 심하다. 최적의 크기는 지름 6cm 정도가 적정하다. 이 크기는 회음혈에서 기해혈 사이로 숙련이 되면 스스로 조절되어 정착하게 되므로 애써 크기를 조절하지 않아도 된다. 유위(有爲), 즉 인위적(人爲的)으로 빛돌이를 하여 숙달되면 심신(心身)이 고요하게 가라앉아 그 끝에 이른다. 그러면 바람이 일어나 기(氣)가 꿈틀거리며 기동(起動)하는 기미(機微)를 느끼게 되는데 이것이 바로 무기(無機)의 낌새이다. 이 수련은 이때부터 빛이 스스로 돌아가도록 심신을 가라앉혀 유도함으로써 무위(無爲)에 들게 하는 중요한 수련이다. 이 유위(有爲)의 하환주(下桓周)가 잘 이루어져야 모든 수련을 정상적으로 원활하게 발전, 향상(發展向上)시킬 수 있다. 따라서 이 유위(有爲)의 의식적(意識的)

인 하환주가 정상 궤도를 잘 순행(順行)하도록 숙달(熟達)하는 노력을 기울이는 데에 지극정성(至極精誠)을 다하여야 한다. 특히 주의할 점은 환주(桓周)가 하환전이 꽉 차도록 커졌다가 작아지기도 하는데, 하환전을 벗어나지 않으면 그 둘레가 크든 작든 상관없이 돌아가는 대로 순응해야 한다. 이 하환주는 정(精)을 위주로 다스리는 수련으로서 먼저 몸과 마음 그리고 정신(精神)을 고요하게 가라앉히는 지감(止感)으로 의시(意視)가 환전(桓田)의 중앙에 머물도록 해야 한다.

이를 순조롭게 이끌기 위해서 숨을 들이쉴 때 기(氣)를 모아서 압축하는 수평회주(水平回周)를 하게 된다. 이어서 숨을 멈추고 하환전(下桓田)의 회음혈을 시작점으로 하여 역방향(逆方向)인 반시계 방향으로 북(수水, 자子) → 동(목木, 묘卯) → 남(화火, 오午) → 서(금金, 유酉) → 북을 차례로 잇는 원을 그리며 하환주(下桓周)를 하면 하환전(下桓田)의 중앙 지점인 신취점(神聚點)에 기(氣)가 모이면서 성·명·정(性命精)이 화합하게 되는 것이다. 이 지점이 토부(土釜)이다. 유위환주(有爲桓周)를 시작한 후, 하환전(下桓田)에 기(氣)가 무르익어 충만(充滿)하게 되면 무식(無息)에 들어 저절로 스스로 풍차가 돌아가듯이 부드럽게 진하환주(眞下桓周)가 이루어지게 되는 것이다. 따라서 하환주(下桓周)가 진하환주(眞下桓周)로 발전하면 스스로 기도(氣道)를 찾아서 돌아가게 된다.

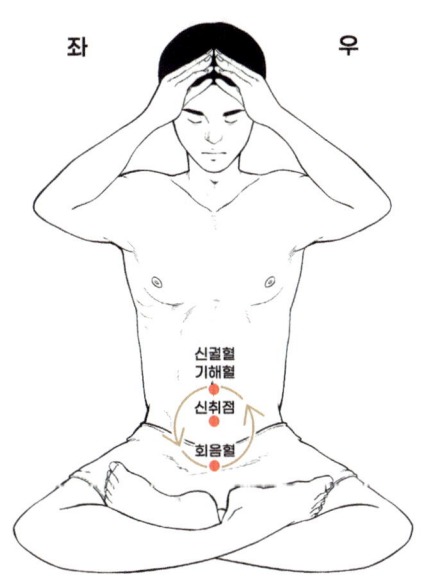
기본 하환주 진하환주

2) 진환주(眞桓周)

하환전(下桓田)에서 의식(意識)으로 2초에 한 바퀴씩 돌리는 기본 하환주(基本下

桓周)가 무르익으면, 무식(無息)에 들어 성·명·정(性命精)이 화합(和合)하면서 따뜻한 열기(熱氣)인 열후(熱候)가 일어난다. 그 경로(經路)를 따라서 바람에 풍차(風車)가 돌아가듯이 스스로 돌아가게 되면 환주열후(桓周熱候)가 일어난다. 이 열후(熱候)란 숨 고르기로 따뜻한 바람인 열풍(熱風)이 일어나는 것을 말한다. 이처럼 하환주(下桓周)로 환전(桓田)에 열후가 일어나면 기막(氣膜) 안에서 열후가 스스로 돌아가면서 커지게 되는데, 무위환주(無爲桓周)가 일어나 양기(陽氣)가 배양(培養)되고, 사기(邪氣)가 사라지면서 자연히 진기(眞氣)가 차오르게 된다. 일반 선학(仙學)에서는 열후가 서서히 일어나는 것을 문화(文火), 급격하게 열후가 뜨겁게 달아오르는 것을 무화(武火)라 한다. 이를 적절하게 조절하라고 하지만 실제로 수련 시작 초기의 미숙(未熟)할 때와 몸이 피로하거나 기력(氣力)이 쇠잔(衰殘)할 때는 숨 고르기가 안정되지 않아서 거칠어진다. 그러면 열기(熱氣)가 급속히 달아오르기도 하고, 수련이 익숙해지거나 안정이 되었을 때는 숨 고르기도 안정되어 저절로 부드러운 문화가 일어나게 되는 것이므로 억지로 열기(熱氣)를 조절하려고 애쓸 필요는 없다. 다만, 음양의 균형이 안 맞거나 심신(心身)의 안정(安定)이 이루어지지 않아서 급격히 열기(熱氣)가 달아오를 때는 수련을 잠시 멈추고 심신을 고요히 가라앉히는 것이 좋은 방법이다.

옛 선도서(仙道書)에는 무화(武火)와 문화(文火)를 적절하게 조절하는 것에 대한 예(例)가 많이 나타나고 있다. 예를 들면 임독맥을 위주로 하는 수련법은 모두가 무화와 문화를 인위적으로 조절하도록 가르치고 있다. 그것은 독맥으로 돌릴 때 열(熱)이 일어나면 기도를 이탈하는 경우가 많기 때문이다. 이는 임독맥의 혈이 완전히 통하지 않았기 때문에 일어나는 현상이다. 이를 오수양(伍守陽)[154] 조사(祖師)께서는 "문화(文火)의 부드러운 열후는 양기(陽氣)가 독맥을 따라서 상승

---

154) 오수양(伍守陽): '오수양'은 본명, 자·호는 충허자(沖虛子). 명말(明末)의 내단가(內丹家), 저서 《선불합종(仙佛合宗)》, 《천선정리(天仙正理)》를 지으셨다.

(上昇)할 때 일어난다"고 하였다.

 그러나 빛선도는 문·무화(文·武火)를 인위적으로 조절하지 않는다. 빛선도는 언제나 고요한 가운데 부드러운 회주(回周)로 임독맥을 통하기 때문이다. 그러나 신체(身體)가 수련을 받아들일 준비가 되지 않아서 의식(意識)으로 조절할 수 없는 상태가 되어 부득이 열후(熱候)가 무화(武火)로 돌변하여 급격히 뜨겁게 불덩이처럼 달아오르며 기로(氣路)인 척추의 독맥(督脈)을 이탈하여 먹구름처럼 퍼지며 치솟을 때는 수련을 즉시 멈추고 심신을 안정시켜 가라앉힌 후에 부드럽게 회주(回周)를 이끌어야 한다. 이러한 문·무화(文·武火)는 자연의 조건과 건강 상태 그리고 자신(自身)의 숙련 정도(熟煉定度)에 따라서 스스로 부드럽게 조절되도록 평소(平素)에 노력하는 것이 좋다.

 빛선도는 하환전(下桓田)을 위주로 닦는 수련이므로 이 열후(熱候)를 환전(桓田)에 은근하게 불을 지피듯이 잘 살려서 지속적(持續的)으로 유지(維持)하면, 무위자연(無爲自然)의 무식(無息)으로 발전하여 서서히 무르익듯이 환주(桓周)가 주행 경로(周行經路)를 따라서 스스로 잘 이루어진다. 그러면 기(氣)가 응집되어 도태(道胎)를 이루게 되고, 이 도태가 잘 자라면 출신(出神)을 이루게 되는 것이다. 또 이 무식(無息)이 이루어지면 환주(桓周)를 스스로 순행(順行)하여 부드러운 화후(火候)가 저절로 유지(維持)되는 것이다.

 따라서 공력(功力)이 향상되어 대환주(大桓周)로 발전하면 하환전(下桓田)의 찬 수기(水氣)가 열후(熱候)를 타고 위로 올라가서 상환전에서 따뜻한 양기(陽氣)와 융화하여 무위환주(無爲桓周)의 원리에 따라서 결로(結露)되어 감로수(甘露水, 입 안에 생기는 침. 상환전에 맺히는 이슬, 양 눈 아래로 쏟아지는 꽃비花雨 등)가 아래로 흘러내리거나, 약물(藥物=桓藥)이 되어 몸속의 모든 병을 씻어내려 낫게 하고, 또 상환전(上桓田)에서 하환전(下桓田)으로 흘러내려 성·명·정(性命精)이 화합하여 도태(道胎)를 잉태(孕胎)하게 되는 것이라고 옛 선인들은 말하고 있다. 이 현상을 일반 선학(仙學)에서는 목욕(沐浴)[155]이라 한다. 그리고 고대(古代)로부터 전해지는 선도서에 대주천(大周天)의 주행 경로를 후천팔괘(後天八卦)에 응용하여 이론(理論)을 펼치고 있으나, 본경(經)은 모두가 쉽게 이해할 수 있도록 일어나는 현상을 그대로 단순하게 알기 쉬운 우리말로 표현하였다.

가) 진하환주(眞下桓周)

성 기르기(性養成) 3단계부터는 의시(意視)를 명당혈(明堂穴)의 뒤쪽에 두고 수련하게 되는데, 이 수련이 정상적으로 잘 이루어져 하환전에 기(氣)가 모여 차오르게 되면 빛돌이가 순순히 부드럽게 잘 돌아가기 시작한다. 이때의 기(氣)가 몸을 영화롭게 하는 영기(榮氣)이며, 이 영기가 돌아가도록 호위하는 기(氣)를 위기(衛氣)라고 한다. 이 수련이 발전함에 따라서 빛이 저절로 원을 그리며 기(氣)를 배양(培養)하여 하환주(桓桓周)가 잘 이루어지면 기(氣)가 확산(擴散)하여 환전(桓田)에 불을 지피는 열후(熱候)를 일으켜 그 끝에 이르러 무위(無爲)의 수련에 들게 하는 수련의 원동력(原動力)이 되는 양생 수련(養生修煉)을 하게 된다.

이론적(理論的)으로는 이렇게 구분하지만 실제로는 영기(榮氣)와 위기(衛氣)는 일체(一體)가 되어 상호 작용(相互作用)을 하면서 사람의 몸 안에서 바람이 일렁이듯이 하환전(下桓田)의 하좌상우하(방위로는 북동남서북北東南西北)인 반시계 방향으로 그 궤도(軌道)를 따라서 스스로 저절로 돌아가는 무위(無爲)의 자전(自轉)을 진하환주(眞下桓周)라 하는 것이다. 이같이 공력(功力)이 쌓임에 따라서 기막(氣膜) 안에 기(氣)가 모여 쌓이게 되면 양생(養生)을 이루면서 환전(桓田)에 불을 지피듯

---

155) 목욕(沐浴): 수련이 무식(無息)에 들어 대환주(大桓周)를 이루면 나타나는 현상으로 상환전에 침이나 이슬이 맺혀서 하환전으로 흘러내리는 일련의 과정을 말한다. 실제로 도(道)를 이루면 상환전에서 아래로 빗발이 쏟아지는 것 같은 현상이 일어나기도 한다. 선학에서는 몸의 동쪽 묘시(卯時) 점에서 기(氣)를 머물게 하는 것을 목(沐), 서쪽 유시(酉時) 점에서 기를 머물게 하는 것을 욕(浴)이라고 한다. 이 목욕 현상이 이루어지면 심신(心身)이 정화(淨化)되어 모든 병이 낫는다.

이 열후가 환주(桓周)를 일으켜서 무아(無我)의 무위자연(無爲自然)의 무식(無息)에 들고, 그 안에 진기(眞氣)가 모이고 자라서 출신(出神)하면 그 범위가 스스로 점차 커지면서 발전하게 되는 것이다. 따라서 수련은 항상 정신(精神)을 의시(意視)로 시선(視線)의 빛을 돌리는 유위(有爲) 즉 인위적(人爲的)으로 시작한다. 수련 공력(修煉功力)이 깊어지면 자연히 환전 주위(桓田周圍)에 기막(氣膜)이 형성되어 신(神)을 지켜서 정관의 문(精關之門)을 열어 무아(無我)의 무위(無爲)에 들어 무식(無息)이 이루어지게 되는 것이다. 이 상태가 순조롭게 발전함에 따라 신(神)을 모아서 지키는 신취점(神聚點)에서 원을 그리며 진기(眞氣)를 모아 차례로 전신(全身)으로 확장되는 것이다. 이러한 진하환주(眞下桓周)는 환단빛선도 수련법에서는 지극히 중요한 수련 공법(修煉功法)으로 끊임없이 연속으로 유지(維持)되도록 잘 이끌어야 한다. 진환주가 끊어지면 무식(無息)은 그 즉시 멈추게 된다. 그러므로 기본 하환주(下桓周)를 완성하지 못하면 도(道)를 영원히 이룰 수가 없게 된다. 이같이 정관(精關)을 열어서 도(道)에 드는 현상을 노자(老子)께서는 현빈의 문(玄牝之門)이라 하였다. 따라서 진하환주로 인하여 양생(養生)되는 진기(眞氣)를 올바르게 잘 온양(穩養: 편안하게 기름, 순응順應)하면 상황에 따라서 약물(소약小藥)이 생겨나와 도태(道胎)를 이루고 스스로 발전하여 자연히 풍차가 스스로 돌아가게 된다. 마치 지구(地球)가 자전(自轉)하듯이 물레질이 저절로 일어나 진기(眞氣)를 양생(養生)하여 하환전(下桓田)에서 중환전(中桓田)을 거쳐 상환전(上桓田)까지 두루 차오르도록 자라게 되면, 선천의 기(先天之炁)와 후천의 기(後天之氣), 자연의 기(氣)와 몸 안의 기(氣)가 혼언일체(渾然一體)가 되어 혼원일기(混元一氣)를 이루어 하늘과 땅 사이에 가득 찰 만큼 커지게 되는 것이다. 이것이 바로 맹자(孟子)께서 말씀하신 호연지기(浩然之氣: 하늘과 땅 사이에 가득 찬 넓고 큰 氣)이다.

하환전(下桓田)에 형성된 기막(氣膜) 안에서 무식(無息)이 이루어지면 그 중앙에 진기(眞氣)가 응집되는데, 이를 도태(道胎)라 하는 것이며, 이 도태가 자라서 완성되면 정(精)의 신(神)이 몸 밖으로 나가는 하출신(下出神)을 이루는 것을 태아(胎兒)가 태어나는 것과 같은 출태(出胎)라 한다. 이 상태가 순조롭게 발전함에 따라 환주(桓周)로 신(神)을 모아서 지키는 신취점(神聚點)을 중심으로 원을 그리며 진기(眞氣)를 양생(養生)함에 따라 기파(氣波)가 일어나 차례로 전신(全身)에 확장되는 것이다. 이 수련은 항상 신취점(神聚點)을 의시(意視)로 비추는 유위(有爲) 즉 인위적(人爲的)으로 시작하여 수련이 점차 깊어지면 기막(氣膜)이 형성되고 그 안에서 무식(無息)이 이루어져 기막이 중환전(中桓田)을 거쳐 상환전(上桓田)으로 커지면서 발전하게 되는 것이다.

　이러한 현상에 대하여 음양오행(陰陽五行)을 기준으로 하는 선도서(仙道書)에는 환주(桓周)를 할 때 서(西)쪽에서 토(土) 지점인 중앙을 거쳐 북(北)쪽으로 돌려야 한다는 설(說)이 있으나, 빛선도는 중앙을 경유(經由)하지 않고 연이어서 정확한 원(正圓)을 그리며 회전시키면 수련이 깊어질수록 구심력(求心力)에 의하여 자연스럽게 환전의 중앙에 기(氣)가 모이게 하는 수련 방법이다. 기(氣)가 응집되어 스스로 하환주(下桓周)가 이루어져 도태(道胎)가 생겨나서 무르익으면 초출신(初出神)을 이루게 되는 것이다. 이 현상을 득도(得道)라 하며, 3단계 중 첫 번째 단계의 도(道)를 이루는 것이다. 이때 일어나는 출신 현상(出神現狀)은 칠흑(漆黑) 같은 어둠 속에 신(神)이 두둥실 떠 있는 현상(現狀)을 증험(證驗)하게 되는 것을 말한다. 이것이 바로 태어나기 이전의 허·무(虛·無)의 칠흑허공(漆黑虛空)으로 되돌아가는 환허(還虛)를 이루는 것이다. 이때의 환주 궤도(桓周軌道)는 무위환주(無爲桓周)이므로 스스로 하환주(下桓周)의 궤도(하환전의 신취점을 중심으로 일어나는 환주)를 찾아서 일각(一角)도 착오가 없이 정확하게 돌아간다. 이를 이루면 무후박(無厚薄)의 하철(下哲)이 된다. 이처럼 득도(得道)를 이루는 데 수평회주(水平回周)와 용오름회주(龍乘回周)가 많은 도움이 된다. 이러한 환련(桓煉)의 변화 현상(變化現狀)을 굳이 천체(天體)와 비교한다면 지구(地球)의 자전(自轉)과 같은 것이라고 할 수 있다.

나) 진중환주(眞中桓周)

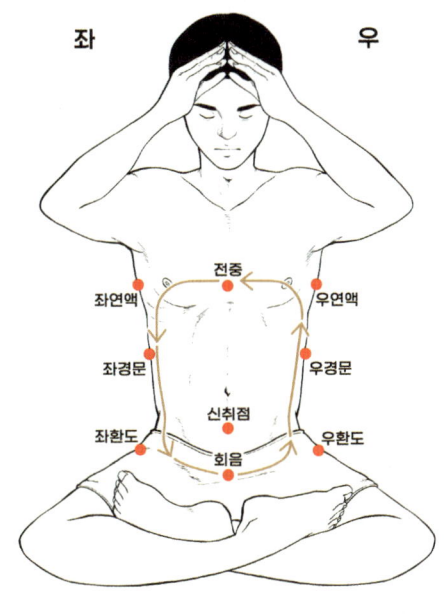

진중환주

정공(靜功) 수련을 시작한 후에 처음에는 하환주(下桓周)로 시작하여 무아(無我)에 들어 무식(無息)이 스스로 이루어지는 진하환주(眞下桓周)를 완성한 후에 기(氣)가 더 자라서 명(命)을 위주로 기(氣)를 불려서 2차로 기막(氣膜)이 확장되면서 중환전까지 차올라서 진중환주(眞中桓周)로 발전(發展)하는 현상(現狀)이 생긴다. 이때 빛이 저절로 순환(循環)하는 경맥(經脈)의 궤도(軌道)는 회음혈(會陰穴, 자子, 북)에서 시작하여 좌측 둔부(臀部)의 환도(環跳)를 거쳐 수직으로 올라가 좌측 마지막 갈비뼈의 경문(京門, 묘卯, 동)혈, 그 위로 좌측 겨드랑이의 연액혈(淵腋穴)에서 우측으로 돌아서 좌측 유두(乳頭)와 양 유두(兩乳頭) 중앙의 전중(膻中, 오午, 남)혈과 우측 유두(乳頭)를 거쳐 우측 겨드랑이의 연액혈(淵腋穴) 아래로 우측 경문혈(유酉, 서) 그 아래의 우측 둔부(臀部)의 환도(環跳)를 거치고 좌측으로 회음혈(會陰穴)을 잇는 원을 그리게 되는데, 확장된 기막(氣膜) 안에서 무식(無息)으로 무위환주(無爲桓周)가 이루어지는 것을 진중환주(眞中桓周)라 한다.

이 수련은 무아(無我)의 무위(無爲)에서만 저절로 일어나는 현상(現狀)이므로 조급한 관념(觀念)을 갖지 말고 서서히 순응(順應)해야 한다. 또 실제로 무위의 수련으로 진기(眞氣)가 중환전까지 차올라서 하·중환전(下·中桓田)을 아우르는 진중환주(眞中桓周)가 스스로 일어나 하환전과 중환전 사이인 중완혈과 중추혈 사이의 중환궁(中桓宮)에 기(氣)가 응집되는 도태(道胎)를 잉태(孕胎)하여 나타나는 현상으로서, 이때에는 하환주(下桓周) 때보다 좀 더 상세하고 선명하게 느껴지는 중출신 현상(中出神現狀)이 일어나게 된다. 이를 삼일신고에서는 중철(中哲)이라 하고, 일반 선학(仙學)에서는 중약(中藥)을 이루었다고 한다. 이 중출신이 이루어지면 명신(命神)이 천장(天障)에 떠올라서 칠흑 허공(漆黑 虛空)에 머물렀다가 어둠이 서서히 걷히고 흐릿한 안개 너머로 자신이 수련하는 모습을 어슴푸레하게 내려다볼 수 있게 된다. 이 현상에 대해 한 가지 알아두어야 할 점은 이 중환주(中桓周)는 무아(無我)에서 저절로 기도(氣道)가 열리면서 스스로 궤도(軌道)를 찾아서 돌아가게 된다는 것이다. 이 무위의 중환주가 이루어지는 현상을 교육적인 편의를 위하여 그 이루어진 궤도(軌道)를 나열한 것에 불과하다. 그러므로 따라 하려고 생각하면 안 된다. 이 현상을 천계(天界)에 비유하면 달(月)이 지구(地球)를 도는 것과 같다고 할 수 있다.

다) 진대환주(眞大桓周)

정공(靜功) 수련을 시작하여 의시(意視)를 정수리 명당혈(明堂穴)의 뒤쪽에 모으고, 하환주(下桓周)로 시작하여 진하환주(眞下桓周)로 발전하게 되면 그로 인하여 진기(眞氣)가 점차 자라서 그 범위가 커짐에 따라서 중환전(中桓田)을 거쳐 상환전(上桓田)까지 스스로 확장되면 삼환전(三桓田)을 모두 순환하는 대환주(大桓周)가 스스로 이루어지게 된다. 특히 유의해야 할 점은 이것은 오로지 중환주(中桓周)와 같이 무식(無息)

에 들어야 스스로 이루어지는 현상이므로 절대로 인위적으로 환주(桓周)의 범위를 의도적으로 무리하게 확장하려는 뜻(意, 志)을 가져서는 안 된다는 것을 재삼 강조(再三强調)한다. 그러므로 진대환주(眞大桓周)는 의시(意視)를 느슨하게 모아서 신취점(神聚點)을 비추며 성(性)을 위주로 길러서 이루어지는 무위자연(無爲自然)의 수련으로서 무위(無爲)의 하환주(下桓周)와 중환주(中桓周)를 이룬 후에 공력(功力)이 더 깊어져서 진기(眞氣)가 몸 안에 가득 차오르게 되면 하·중·상환전을 모두 아우르는 삼환전에 진기(眞氣)가 꽉 차오르게 된다. 따라서 환지문(桓智門)을 열어 진대환주(眞大桓周)가 저절로 스스로 이루어지는 것이다. 그러면 자연히 삼환전을 아우르는 기도(氣道)가 열리면서 회음(會陰, 자子, 북)혈에서 시작하여 좌측 둔부(臀部)의 환도(環跳)를 돌아 수직으로 올라가 좌측 옆구리 마지막 갈비뼈의 경문(京門)을 거쳐, 그 위로 옆구리의 연액혈(淵腋穴, 묘卯, 동) → 좌측 겨드랑이의 극천(極泉)혈과 어깨 안쪽의 견정(肩井)을 거쳐서 좌측 귀 끝 뒤편의 천용(天容)을 지나서 귀(耳) 상단에서 우측으로 꺾어져서 왼쪽 눈썹 밑을 거쳐서 양미간(兩眉間)의 명당(明堂, 오午, 남)혈을 지나 오른쪽 눈썹 밑을 돌아서 수직 아래로 천용, 그 아래 견정 그리고 우측 겨드랑이의 극천, 그 아래로 옆구리의 연액혈(淵腋穴, 유酉, 서西)을 지나 우측 마지막 갈비뼈의 경문을 따라 오른쪽 둔부(臀部)의 환도(環跳)를 거쳐 회음혈에 이르는 궤도(軌道)를 따라 진대환주(眞大桓周)가 이루어진다. 이 수련도 무위(無爲)의 진중환주(眞中桓周)가 발전하여 일어나는 진대환주(眞大桓周)이므로 시간관념(時間觀念)을 갖지 말고 흔들림이 없이 기(氣)의 흐름에 잘 순응(順應)함으로써 이룰 수 있다. 이러한 무위의 삼환전환주(三桓田桓周)가 이루어지면 전중혈(膻中穴)과 신도혈(神道穴) 사이의 중환궁(中桓宮)에 진기(眞氣)가 응집되는 도태(道胎)가 생겨나 완성되면 상출신(上出神)을 이루게 된다. 이 진대환주를 운진인(尹眞人)[156]께서는 묘유주천(卯酉周天)이라 하였다.

  이 진대환주(眞大桓周)는 진기(眞氣)가 자람에 따라서 기막(氣膜)의 범위가 하환전에서 중환전을 거쳐 상환전까지 차례대로 커지면서 발전하여 몸 전체에 진기(眞氣)가 꽉 차오르면서 모든 백맥(百脈)이 모두 열리게 되는 수련이다. 모든 혈맥을 열어서 기(氣)가 자유로이 왕래하게 되면 선천의 기(先天之炁)와 후천의 기(後天之氣), 몸 안의 기(氣)와 자연의 기(氣)가 하나가 되어 자연스럽게 스스로 삼환전 무위자연(三桓田 無爲自然)의 수련에 들게 되는 것이다. 이 수련이 무르익어서 진기(眞氣)가 차오르면 무아(無我)의 황홀경(恍惚境)에 젖어 들면서 상환전(上桓田, 두부頭部)의 상부(上部)가 열리고, 상출신(上出神)이 이루어지는 것이 성통공완(性通功完)이며, 이를 금환(金桓), 상철(上哲), 상선(上仙), 대약(大藥)을 이루었다고 하는 등 그 명칭이 다양하게 많이 있다. 이 무위자연의 대환주(大桓周)가 이루어져 상환전(上桓田)에서 분출(噴出)하는 상출신(上出神)을 이루게 되면, 이것이 비로소 완전한 도(道)를 이루는 것이다.

  이 현상을 천체(天體)에 비유(比喩)하면 지구가 달을 품고 태양을 도는 공전 현상(公轉現狀)과 같다고 할 수 있다. 일반 선학(仙學)에서는 이를 대주천(大周天), 수승화강(水丞火降), 자오묘유(子午卯酉) 등 여러 이름으로 부른다.

---

156) 윤진인(尹眞人 생몰미상): 명나라 태생으로 《성명규지》 저자. 《성명규지》는 그의 제자(미상)가 써놓은 것이라고 전해지고 있다.

IV.

기본 수련 과정

(基本修煉科程)

Ⅳ. 기본 수련 과정(基本修煉科程)

1. 활공(活功)

　활공(活功)은 선체조(仙體操)로서, 일반 순련(一般順煉)과 강련(强煉) 그리고 청소년 순련(靑少年順煉)과 무련(武煉) 등 네 종류가 있다. 이 수련은 생각을 모두 지우고 마음을 허령(虛靈)하게 비워서 심신(心神)의 긴장을 풀고 고요하게 유지하여 활공(活功) 리듬에 따라서 숨을 고를 때는 항상(恒常) 기도(氣道)를 열고 자연스럽게 쉬어야 하며, 정신 모으기(신취神聚)와 동작을 부드럽게 조화(調和)하여 훈훈하게 살랑이는 봄바람에 꽃잎이 하늘거리듯이, 새의 깃털이 나부끼듯이, 유연하게 리듬에 맞춰서 춤을 추듯이 순조롭게 이끌어야 하는 수련으로서, 숨 고르기는 산들바람이 품 안으로 소리 없이 스며들듯이 부드럽게 쉬어야 한다.

　또 활공(活功)은 모든 수련 과정에 기본적으로 발끝을 안으로 모아서 엄지발가락에 힘을 싣고 무릎을 굽혀서 탄력을 유지하여, 소를 타는 승우세(乘牛勢)로 숨을 들이쉴 때 엄지에 힘을 싣고 숨을 내쉴 때 엄지의 힘을 풀며 리듬에 맞춰서 율동으로 사지연골(四肢軟骨)과 척추(脊椎)를 부드럽게 자극하는 굴신(屈伸)을 연동(連動)으로 되풀이함으로써 연골을 통하여 기(氣)가 몸 안에 골고루 스며들게 하여 신체가 균형적인 성장을 할 수 있도록 건강하게 양육(養育)한다. 또 발끝을 안으로 모으면 엄지에 힘을 잘 실을 수 있으며, 몸의 균형이 유지된다. 그리고 발톱 뿌리 안쪽에 있는 태돈(太敦)혈[157]은 성장혈(成長穴)이고, 무릎 관절(關節)은 성장판

---

157)　태돈(太敦)혈: 족태음비경(足太陰脾經)으로 엄지발가락의 끝마디 발톱 뿌리의 안쪽 지점.

(成長板)이므로 엄지발가락에 의시(意視)와 힘을 모으는 것은 척추 관절 등 모든 뼈마디의 연골을 건강하게 가꾸어 성장과 발육(成長發育)을 촉진한다.

따라서 엄지발가락 끝의 태두혈(太頭穴)[158]을 주기적으로 자극하는 동작이 숙달되면 그 파동이 뇌로 전달되어 시원하게 맑아지는 것을 느낄 수 있다. 또 신체(身體)의 주요(主要) 혈(穴) 자리를 자극(刺戟)하여 그 기능(機能)을 회복(回復)하고 기혈(氣穴)을 통(通)하여 숨 고르기를 원활하게 늘리는 역할(役割)을 한다. 그리고 신체(身體)의 균형(均衡) 있는 성장 발달(成長發達)을 촉진(促進)하고, 두뇌 기능(頭腦機能)을 활성화(活性化)한다.

그러므로 활공은 강한 것과 약한 것(强弱), 느린 것과 빠른 것(緩急), 둥근 것과 곧은 것(圓, 直)을 조화(調和)하는 수련이다. 이러한 전제 조건(前提條件)을 갖추어 순서에 따라 수련하게 되는 것이다. 이 수련법은 활공(活功)의 기본이 되는 수련으로서 간결(簡潔)하고 부드러운 동작으로 경직(硬直)된 경혈(經穴)을 풀어주고 척추(脊椎)와 요추(腰椎) 및 모든 관절(關節) 등 연골(軟骨)을 유연(柔軟)하게 완화(緩和)하여 건강하게 가꾸어 성장 발육(成長發育)을 촉진(促進)하고 수련을 원활(圓滑)히 할 수 있도록 신체적인 요건을 갖추게 한다. 기(氣)를 몸 전체에 골고루 퍼지게 함은 물론 강련(强煉)으로 체력을 증진하고 얼굴을 아름답게 가꾸는 얼굴 건강 미용 수련을 함께하여 짧은 시간에 많은 운동 효과가 일어나게 한다.

또 활공(活功)은 숨을 고르며 팔, 다리와 척추를 함께 움직이는 부드러운 굴신(屈伸)으로 율동(律動)하여 정공(靜功) 수련 전후에 정공(靜功)으로 일어날 수 있는 기(氣)가 막히는 울체 현상(鬱滯現狀)이나 어깨 결림과 허리통증 등의 병을 예방(豫防)하거나 완화(緩和)하여 신체를 건강하게 가꾸는 중요한 수련(修煉)이다.

또 율동과 숨 고르기로 몸의 안팎을 골고루 자극(刺戟)하므로, 몸에 병증이 있

---

158) 태두혈(太頭穴): 엄지발가락 끝의 한가운데 지점. 태두에 정신을 집중하면 두뇌(頭腦)를 맑게 하여 집중력이 좋아진다.

을 때는 조기에 발견(早期發見)할 수가 있다. 또 이 수련은 청소년의 신체를 고르게 성장 발육(成長發育)하게 도와주고, 성인은 장년기를 넘기면서 신장(身長)이 줄어드는 현상을 예방하여 지속적(持續的)으로 성장(成長)하게 한다. 그리고 활공(活功)은 모든 빛선도 수련 과정에서 수행(修行)하게 되는 기본적(基本的)인 수련 요건(修煉要件)을 충족(充足)하도록 보완(補完)하는 동작 수련(動作修煉)이므로 지극정성(至極精誠)을 다하여 수련해야 한다.

이 활공은 일반인(一般人)은 순련(順煉)과 강련(强煉)으로 정공(靜功)을 원활하게 수행(修行)할 수 있도록 보완(補完)하고, 청소년은 순련(順煉)과 무련(武煉)을 연계(聯繼)하여 운용(運用)하게 된다. 활공은 빛선도의 기본 수련으로 활공(活功)이 순조롭게 잘 이루어지면 몸을 율동할 때 끈끈하게 탄력이 느껴진다. 숨 고르기가 순조롭게 이루어지도록 보완하거나 마무리할 때 마음(心)과 신체(身體)를 이완(弛緩)시키는 필수적(必須的)인 수련 과정(修煉過程)이다.

궁극적(窮極的)으로 빛선도 수련은 겉은 부드럽고 순하나 속은 꿋꿋하고 곧은 강한 체형으로 다듬는 외유내강(外柔內剛)을 이루는 내련(內煉)이므로 어디까지나 숨 고르기(調息)에 중점을 두고 구령의 빠르고 느림에 구애(拘礙)됨이 없이 정신(精神)과 동작(動作)을 무리 없이 부드럽게 조화(調和)하여 순조롭게 이끌도록 정성(精誠)을 기울여야 한다.

활공 수련 때 긴장감이 몸에 배어 있으면 피로(疲勞)가 쌓인다. 그러므로 긴장(緊張)을 완전히 풀고 느긋하게 즐기면서 수련해야 한다. 이 활공(活功)에서 사용되는 형(形)과 세(勢)는 각 형별(各 形別)로 연결되는 일련의 동작은 형(形)이라 하고, 동작별로 구분되는 각각(各各)의 자세(姿勢)는 세(勢)라 한다.

가. 일반 순련(一般順煉)

순련은 수련을 원활하게 할 수 있도록 몸의 기반(身體 基盤)을 다져서 수련 기초(修煉基礎)를 튼튼히 하는 기본 수련(基本修煉)이므로 몸을 부드럽게 조절(調節)하는 굴신(屈伸)으로 균형 감각(均衡感覺)을 높이고, 숨 고르기를 원활(圓滑)하게 할 수 있도록 심신(心身)을 풀어주며, 신(神)을 모아서 지키는 신취 능력(神聚能力)을 높인다.

그리고 숨을 들이쉴 때 척추(脊椎)의 제일 위쪽에 있는 포황(胞肓)혈에서 아래로 협척(夾脊)을 거쳐 순차적(順次的)으로 맨 끝의 장강(長强)혈까지 풀어주며, 그 반대로 내쉴 때는 아래의 장강혈에서 위로 포황혈까지 몸 안의 모든 연골(軟骨)을 유연(柔軟)하게 풀어주고 기(氣)를 모아 육신을 건강하게 유지(維持)한다. 또 몸의 긴장(緊張)을 완화(緩和)하는 수련이므로 나이가 들면서 뼈마디가 점차 굳어지는 현상을 미연(未然)에 방지(防止)하여 성장(成長)을 지속(持續)하게 하는 수련이다. 특히 관절염(關節炎), 요통(腰痛), 오십견(肩) 등 관절(關節)과 척추(脊椎) 관련 질병을 치유(治癒)하거나 예방(豫防)하는 효과가 있다.

첫째, 숨 고르기(調息)는 구령과 리듬에 맞춰서 부드럽게 숨을 고른다. 그다음은 자신(自身)의 능력(能力)에 따라서 순차적(順次的)으로 늘려나가야 한다. 또 숨 고르기 요령(要領)은 순조롭게 환전(桓田)에 기(氣)를 모아서 쌓는 것이 목적(目的)이므로 항상(恒常) 기도(氣道)를 열고, 들숨은 부드럽고 깊게 들이쉴 때 동작을 유연(柔軟)하게 굴신(屈伸)하고, 날숨은 가늘고 길게 내쉬면서 동작을 원래의 자세로 서서히 원위치로 한다.

그리고 음양(陰陽)의 균형 유지(均衡維持)를 위하여 들숨과 날숨의 길이가 같게 고르는 것이 원칙이다. 구령과 리듬에 맞추어 수련하면 자연히 숨의 균형이 이루어지겠지만, 다르게 조절하였을 경우에는 마음으로 수를 세며 들숨과 날숨의 길이를 맞추어야 한다. 또 본경(本經)에서 사용하는 숨 고르기는 정상적(正常的)인 사람의 기본 숨쉬기 수준(水準)이므로 우려하는 마음을 갖지 말고 긍정적이고 편안한 자세로 수련해야 한다.

다만, 호흡기 계통(呼吸器 繼統)에 이상이 있거나 허약한 사람은 들숨과 날숨을 각각 자신의 능력에 맞도록 시작하여 점차 늘리면 얼마 가지 않아서 정상적(正常的)인 숨 고르기를 할 수 있게 된다. 숨을 거칠게 쉬는 것은 절대 금물이다. 숨 고르기는 억지로 참거나 길게 쉬려고 애쓰지 말고 자신의 건강 상태에 따라서 항상 부드럽고 자연스럽게 잘 이루어지도록 순응해야 한다. 또 수련 자세는 도표에 의하되 자세별로 각각 숨 고르기와 정신 모으기 그리고 동작을 부드럽게 조화하여 순조롭게 6회씩 반복한다.

둘째, 의시(意視)는 신취점(神聚點)을 넌지시 비추며 심신(心神)을 고요하게 안정(安定)시킨다. 유의할 점은 신취점(神聚點)이 바뀌어 옮길 때, 시선(視線)이 흩어지지 않도록 순조롭게 잘 이끌어야 신(神)이 흔들리지 않는다.

셋째, 동작(動作)은 심신(心身)이 안정(安定)된 자세(姿勢)를 유지하여, 숨 고르기(調息)와 정신 모으기(神聚) 그리고 동작(動作)을 부드럽게 조화(調和)하여 정성(精誠)을 들여서 숨 쉬는 리듬과 속도에 맞추어서 술렁술렁 춤을 추듯이 사지연골(四肢軟骨)과 척추(脊椎)를 연동(連動)하는 율동(律動)으로 모든 움직임이 흐트러짐이 없도록 일사불란(一絲不亂)하게 순조로이 잘 이끌어야 한다.

또 동작과 신취점(神聚點)을 바꿀 때는 숨 고르기와 시선(視線)이 흩어지지 않도록 유의하여 일 초(一初)의 여유를 두고 순조롭게 잘 이끌어야 한다. 이 율동은 기(氣)를 전신에 골고루 스며들도록 하는 것이다. 활공에서 유의(有意)할 점(點)은 신체의 어느 부분에 힘이 강하게 들어가거나 무리한 동작은 절대 금물(絶對禁物)이다. 신체의 어느 특정 부위에 힘이 강하게 들어가면 기(氣)의 순환(循環)을 방해(妨害)하게 되어 순조로운 수련이 이루어질 수 없으므로 주의가 필요하다.

나. 일반 순련 기본형(一般順煉基本形)

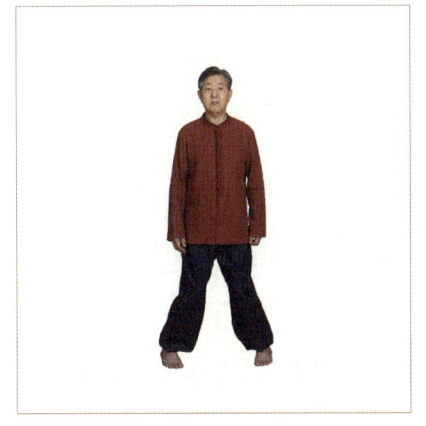

1) 승우세(乘牛勢)

정면으로 서서 발을 넓게 벌리고 발끝을 안으로 모아 엄지발가락에 힘을 싣고 무릎을 약간 굽혀서 탄력을 유지하는 자세로 소를 타는 자세를 말한다. 이 자세는 활공의 기본자세이므로 빛선도는 승우세로 시작하여 승우세로 끝을 맺는다.

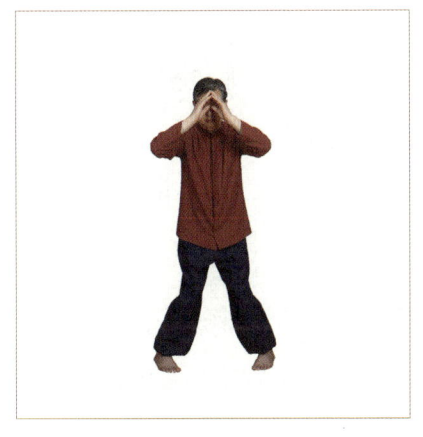

2) 정입세(定立勢)

발을 넓게 벌리고 발끝을 안으로 모아 엄지발가락에 힘을 싣고 무릎을 약간 굽혀서 탄력을 유지하는 소를 타는 승우세(乘牛勢)로 양 손끝을 합지(合指)하여 검지 끝을 앞 머리 중앙의 신정혈(神庭穴)앞에 두고 서는 자세이다.

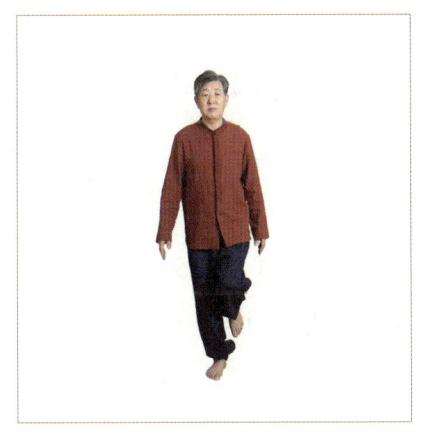

3) 반굴세(半屈勢)

정면으로 서서 한쪽 무릎을 굽히고 서는 자세로서, 우반굴세(右半屈勢)는 우측 무릎을 약간 굽혀서 엄지발가락에 힘을 싣고 왼발의 힘을 빼고 서는 자세이며, 이 굴세(屈勢)는 항상 고정(固定)하는 다리의 무릎을 굽히는 것이다. 발을 바꾸면 좌반굴세(左半

屈勢)이다. 그리고 정면으로 향하여 바르게 서서 한쪽 무릎을 굽힐 때는 정면 반굴세라 한다.

다. 일반 순련형(一般順煉形)

일반 순련은 기본 수련(基本修煉)으로 정신(精神)을 모으는 신취점(神聚點)을 의시(意視)로 넌지시 비추며 들숨과 날숨으로 정공(靜功)을 원활하게 수행할 수 있도록 체형(體形)을 가꾸는 수련(修煉)이다.

빛선도는 모든 수련 과정(過程)이 외유내강(外柔內剛)을 이루는 내련(內煉)이므로 숨 고르기에 중점을 두어야 하며, 순련(順煉)이 끝날 때까지 숨이 순조롭게 잘 이루어지도록 이끄는 것이 중요하다.

또 동작(動作)은 사지연골(四肢軟骨)과 척추(脊椎)를 부드럽게 연동(連動)하며 숨을 고르는 수련이므로 사람이 나이가 들면서 관절(關節)과 척추(脊椎)가 점차 굳어지는 현상을 평소에 수시로 부드럽게 풀어주게 되므로 건강을 유지하는 데 긴요(緊要)한 예방 수련법(豫防修煉法)이다.

신체(身體)의 모든 관절(關節)이 건강하면 면역력(免疫力)이 좋아진다. 특히 신취점과 동작을 바꿀 때 숨 고르기와 시선(視線)이 흩어지지 않도록 주의(注意)해야 한다. 그리고 별도의 구령(口令)이 없으면 머리는 몸통의 움직임에 자연스럽게 따라야 한다. 또 숨 고르기는 숙련도(熟煉度)에 따라서 스스로 자신이 감당할 수 있는 한 능력껏 조절(調節)하여 흡·정·호(呼·停·吸)에 이르도록 발전시킬 수 있다.

제1형 기본자세(基本姿勢)

양발을 넓게 벌리고 발끝을 안쪽으로 모아서 엄지발가락에 힘을 싣고 무릎을 굽혀서 소를 타는 승우세(乘牛勢)로 탄력(彈力)을 유지하여, 머리를 앞으로 약간 숙이고 양 손가락 끝을 마주 붙여서 합지(合指)하여 검지 끝을 앞머리 가운데의 신정혈

(神庭穴) 앞에 두는 정입세(定立勢)로 심신(心身)을 완전히 풀어서 이완(弛緩)하여 안정 상태(安定狀態)를 유지(維持)하고 눈은 감거나 반쯤 내려 감고, 하환전(下桓田)를 넌지시 비추며 의시(意視)하고, 숨을 서서히 부드럽고 깊게, 가늘고 길게 고른다.

숨을 들이쉴 때 엄지발가락에 힘을 싣고, 숨을 내쉴 때 엄지발가락의 힘을 풀며 숨 고르기와 정신 모으기(神聚) 그리고 동작을 부드럽게 조화하여 리듬에 맞춰서 연분홍 꽃바람에 나뭇잎이 하늘하늘 춤을 추듯이 율동(律動)으로 사지연골(四肢軟骨)과 척추(脊椎)를 부드럽게 자극하는 굴신(屈伸)을 연동(連動)으로 정성(精誠)을 다하여 각형을 순조롭게 6회씩 반복한다.

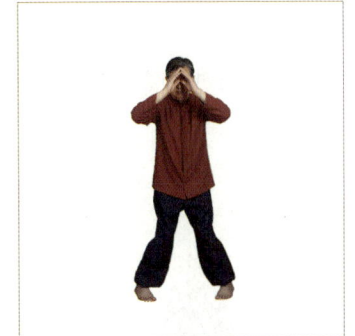

제2형 몸통 틀기(신통진 身筒紾)

승우세(乘牛勢)로 탄력(彈力)을 유지하고 서서 양팔을 자연스럽게 늘어뜨리고 몸 자세를 바르게 척추(脊椎)를 꼿꼿하게 펴서 양손 중지 끝의 중충혈(中衝穴)을 의시(意視)하고 하나, 숨을 들이쉴 때 무릎을 폈다 굽히며 몸통과 팔을 동시에 왼쪽으로 서서히 틀고 둘, 숨을 내쉴 때 무릎을 폈다 굽히며 몸통과 팔을 동시에 오른쪽으로 서서히 틀기를 반복한다.

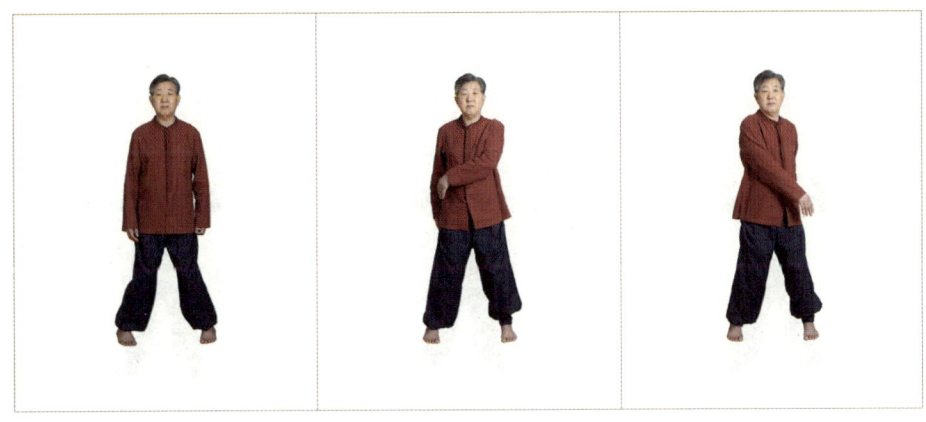

제3형 손끝 들기(수지거手至擧)

승우세(乘牛勢)로 탄력을 유지(維持)하고 서서 계속하여 양 중충혈을 의시(意視)하며 하나, 숨을 들이쉴 때 무릎을 펴며 양 손끝을 동시에 왼쪽으로 서서히 들어올리고 둘, 숨을 내쉴 때 무릎을 굽혔다 펴며 양 손끝을 오른쪽으로 서서히 들어올린다. 셋, 다시 숨을 들이쉴 때 무릎을 굽혔다 펴며 양 손끝을 오른쪽으로 서서히 들어올리기를 반복한다.

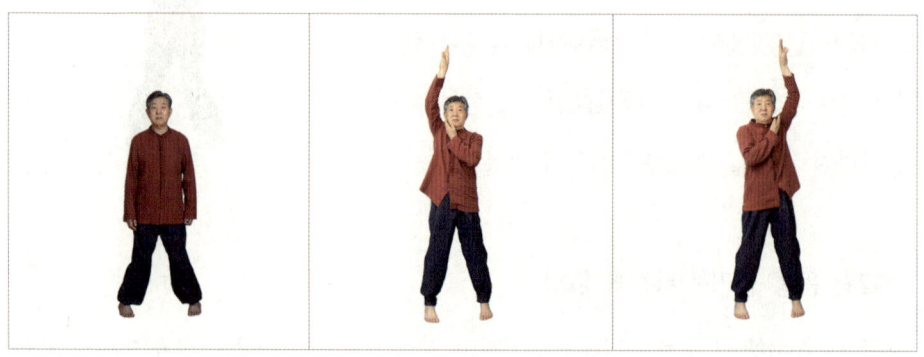

제4형 손 세워 흔들기(수립요手立搖)

승우세로 탄력(彈力)을 유지하여 중충혈(中衝穴)에 의시(意視)를 모으고 척추를 곧게 펴서 얼굴은 정면을 향하여 손을 펴서 어깨와 수직으로 세우고 하나. 숨을 들이쉴 때 무릎을 폈다 굽히며 양손을 동시에 왼쪽으로 서서히 흔들고 둘, 숨을 내쉴 때 무릎을 폈다 굽히며 양손을 오른쪽으로 서서히 흔들기를 반복한다.

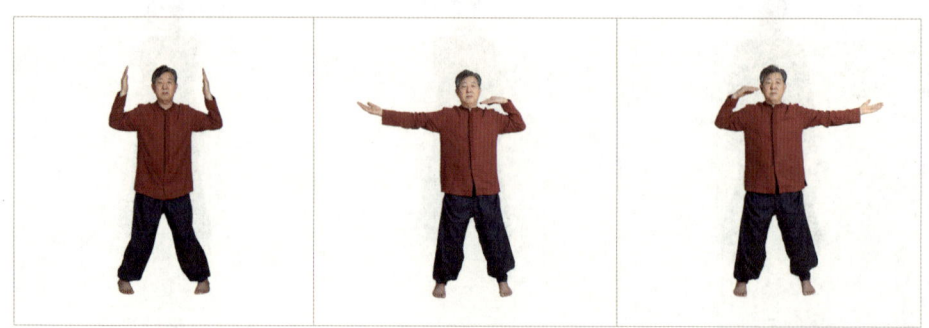

제5형 손바닥 밀어 올리기(장추상掌推上)

승우세로 탄력(彈力)을 유지하여 척추를 곧게 펴고 서서 양 손바닥(양장兩掌)을 하늘을 받들듯이 어깨에 얹고 노궁혈(勞宮穴)을 의시(意視)하며 하나, 숨을 들이쉴 때 무릎을 피면서 양 손바닥을 서서히 밀어 올리고 둘, 숨을 내쉬면서 무릎을 굽히며 손을 서서히 원위치(元位置)로 하기를 반복한다.

제6형 수평 원형 돌리기(수평원형주水平圓形周)

승우세로 탄력(彈力)을 유지하여 양손 중충혈(中衝穴)을 의시(意視)하고, 척추를 곧게 펴서 의식(意識)이나 힘(力)이 한 곳에 몰리지 않도록 중지 끝을 맞대어 합지(合指)하여 팔을 수평으로 원형(圓形)을 만들고 하나, 숨을 들이쉴 때 무릎을 폈다 굽히며 원형을 왼쪽으로 서서히 돌리고 둘, 숨을 내쉴 때 무릎을 폈다 굽히며 원형을 오른쪽으로 서서히 돌리기를 반복한다.

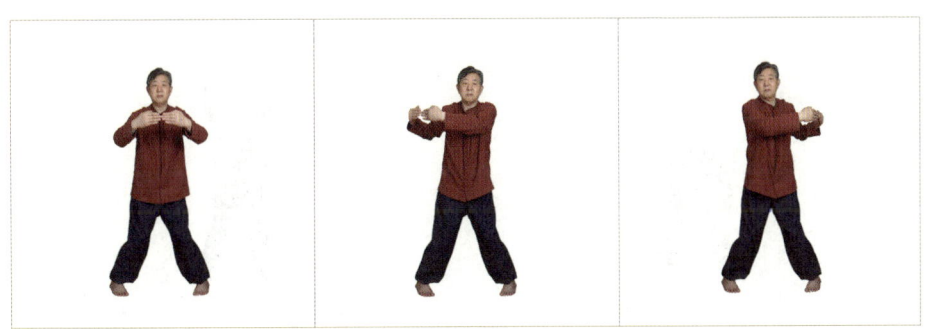

제7형 원형 들기(원형거상圓形擧仩)

 승우세(乘牛勢)로 탄력(彈力)을 유지하여 상체를 앞으로 숙이고 팔 원형을 아래로 내려서 중충혈(中衝穴)을 의시(意視)하고 하나, 숨을 들이쉴 때 무릎을 펴며 원형을 왼쪽으로 서서히 들어 올리고 둘, 숨을 내쉴 때 무릎을 굽혔다 펴며 원형을 오른쪽으로 서서히 들어 올린다. 둘, 숨을 들이쉴 때 무릎을 굽혔다 펴며 원형을 왼쪽으로 서서히 들어 올리기를 반복한다.

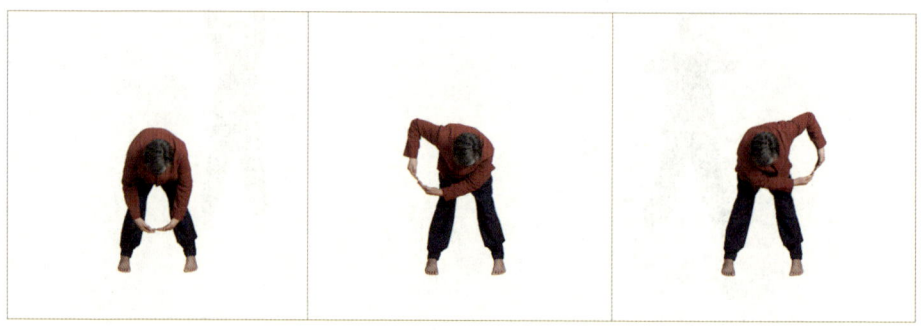

제8형 원형 밀어 올리기(원형추상圓形推仩)

 승우세(乘牛勢)로 탄력(彈力)을 유지하여 상체를 숙여서 원형을 아래로 내리고 중충(中衝)을 의시(意視)하며 하나, 숨을 들이쉴 때 무릎과 상체를 펴며 원형(手圓形)을 머리 위로 서서히 밀어 올리고 둘, 숨을 내쉴 때 무릎과 상체를 굽히며 원형을 아래로 서서히 원위치(元位置)로 하기를 반복한다.

제9형 척추 운동(脊椎運動)

　승우세(乘牛勢)로 탄력(彈力)을 유지하여 상체를 숙이고 팔을 늘어뜨려서 양 중충혈(兩中衝穴)을 의시(意視)하고 하나, 숨을 들이쉴 때 무릎과 상체를 펴며 팔을 펴서 양 손끝을 뒤로 서서히 젖히고, 숨을 내쉴 때 무릎과 상체를 굽히며 양손 끝을 앞으로 서서히 밀어 올리기를 반복한다. 이 수련은 특히 척추를 맨 위의 포황(胞肓)혈에서 맨 아래 장강(長強)혈까지 또 그 반대로 차례로 풀어주고, 또한 손가락의 모든 관절도 풀어준다.

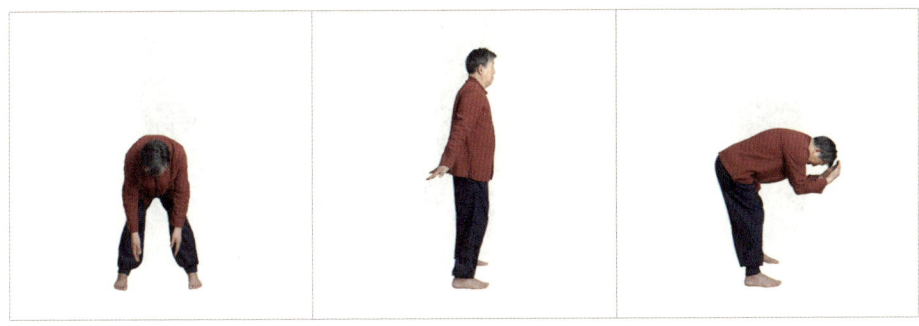

제10형 등뼈 운동(脊椎運動)

　승우세로 탄력(彈力)을 유지하여 양 손가락 끝을 모두 마주 붙여서 합지하고, 양 중충혈(兩中衝穴)을 의시(意視)하며 하나, 숨을 들이쉴 때 무릎과 상체를 펴며 합지한 손끝을 서서히 밀어 올리고 둘, 숨을 내쉴 때 무릎과 상체를 굽히며 손끝을 아래 다리 사이로 서서히 내리밀기를 반복한다.

제11형 썰매 동작(설轄 動作)

승우세(乘牛勢)로 탄력(彈力)을 유지하여 양손을 느슨하게 감아쥐고 양손 중충(兩手中衝)을 의시(意視)하며 하나, 숨을 들이쉴 때 무릎과 상체를 펴며 썰매를 타는 동작으로 양팔을 뻗어서 앞으로 서서히 들어 올리며 양손 중충에 기(氣)를 모으고 둘, 숨을 내쉴 때 무릎을 굽히며 양손을 뒤로 서서히 저어서 기(氣)를 배양하는 썰매 동작을 반복한다.

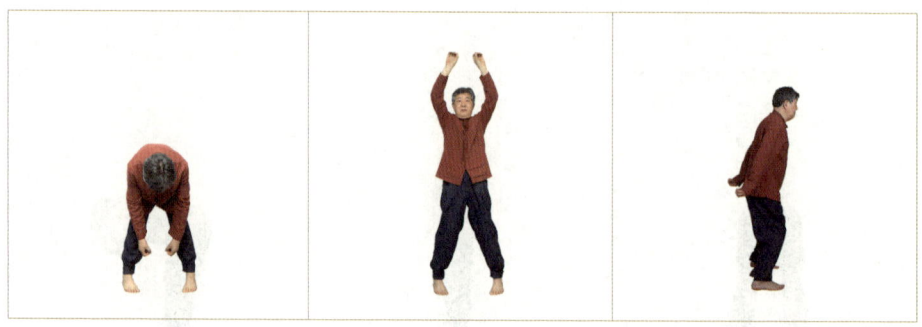

제12형 요추 돌리기(요추회주腰椎回周)

가) 승우세로 탄력(彈力)을 유지(維持)하여 상체(上體)를 숙이고 양팔을 아래로 늘어뜨려서 양 중충혈(兩中衝穴)을 의시(意視)하고 하나, 숨을 들이쉴 때 상체와 손끝으로 크게 원을 그리며 요추(腰椎)를 왼쪽으로 서서히 반 바퀴 돌리고 둘, 숨을 내쉴 때 요추(腰椎)를 서서히 마저 돌리기를 반복한다.

나) 이어서 반대로 앞 자세를 유지하여 양 중충혈(兩中衝穴)을 의시(意視)하고 하나, 숨을 들이쉴 때 상체와 손끝을 동시에 크게 원을 그리며 요추(腰椎)를 오른쪽으로 서서히 반 바퀴 돌리고 둘, 숨을 내쉴 때 요추(腰椎)를 서서히 마저 돌리기를 반복한다.

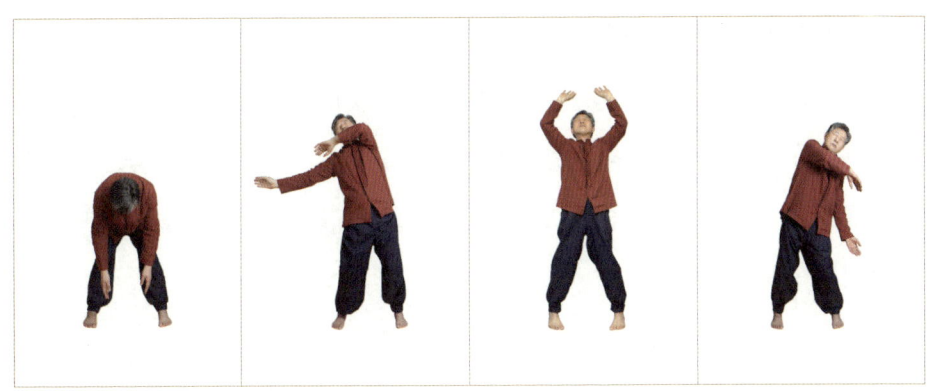

제13형 허리 운동(요운동 腰運動)

 승우세(乘牛勢)로 탄력(彈力)을 유지하여 양손(兩手) 중지 끝을 맞대어 합지(合指)하고, 원형을 만들어 머리 위로 올려서 양 중충혈(兩中衝穴)을 의시(意視)하고 하나, 숨을 들이쉴 때 무릎을 폈다 굽히며 상체(上體)를 서서히 왼쪽으로 젖히고 둘, 숨을 내쉴 때 무릎을 폈다 굽히며 상체를 서서히 오른쪽으로 젖히기를 반복한다.

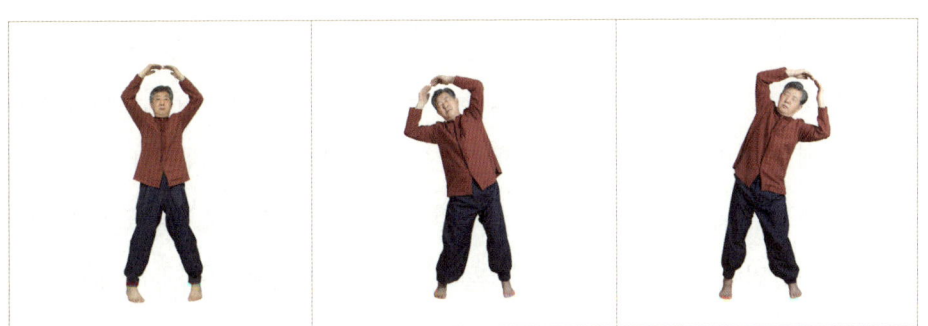

제14형 하체 운동(下體運動)

승우세(乘牛勢)로 탄력(彈力)을 유지하여 척추(脊椎)를 곧게 펴고 팔 원형을 수평으로 내려서 의시(意視)는 양 중충혈(兩中衝穴)을 계속 비추고 하나, 숨을 들이쉴 때 무릎을 서서히 굽히며 최대한 쪼그려 앉고 둘, 숨을 내쉴 때 무릎을 펴며 서서히 일어서기를 반복한다.

제15형 전굴 날개 동작(전굴익前屈翼動作)

가) 오른쪽 다리를 곧게 펴서 발을 수평으로 지지하고 왼발을 앞으로 내디디고 앞, 뒷발을 직각으로 탄력(彈力)을 유지하는 좌전굴세(左前屈勢)로 왼쪽 무릎과 상체를 굽혀서 양팔을 아래로 늘어뜨려서 의시(意視)는 양 중충혈(兩中衝穴)에 두고 하나, 숨을 들이쉴 때 오른발은 고정하고 왼쪽 무릎과 상체를 펴며 양팔을 날개를 펼치듯이 좌우로 펼쳐서 중지 끝이 서로 맞닿도록 손끝을 서서히 위로 밀어 올려서 모으고 둘, 숨을 내쉴 때 왼쪽 무릎과 상체를 굽히며 양팔을 펼쳐서 서서히 아래로 내려서 교차하는 날개 동작을 반복하며 척추를 아래위로 순차적(順次的)으로 풀어준다. 팔을 교차할 때 안팎으로 한 번씩 바꾸어 준다.

나) 발을 바꿔서 왼쪽 다리를 곧게 펴서 발을 수평으로 지지하고 오른발은 직선 앞으로 내디디고 앞, 뒷발을 직각으로 유지하는 우전굴세(右前屈勢)로 무릎과 상체를 굽혀서 탄력(彈力)을 유지하고 양팔을 아래로 늘어뜨려서 양 중충혈(兩中衝穴)을 의시(意視)하며 하나, 숨을 들이쉴 때 오른쪽 무릎과 상체를 펴며 양팔을 날개를 펼치듯이 좌우로 펼쳐서 중지 끝이 서로 맞닿도록 손끝을 서서히 위로 밀어 올려서 모으고 둘, 숨을 내쉴 때 오른쪽 무릎과 상체를 굽히며 양팔을 펼쳐서 서서히 아래로 내려서 교차하는 날개 동작을 반복하며 척추를 풀어준다. 팔을 교차할 때 안팎으로 한 번씩 바꾸어 준다.

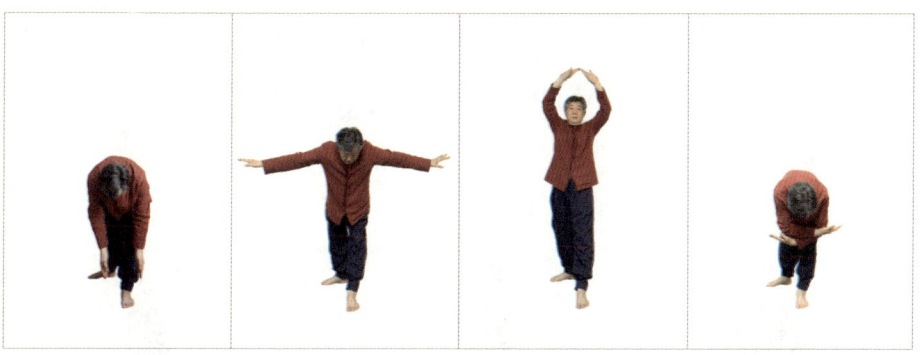

제16형 발 흔들기(족요足搖)

- 발을 원위치로 하여 양팔을 45도 각으로 펼치고

가) 정면(正面) 반우굴세(半右屈勢)로 탄력(彈力)을 유지하고 균형을 유지하여 눈을 뜨고 의시(意視)는 왼발 용천혈(湧泉穴)에 두고 오른쪽 무릎을 약간 굽혀서 오른발 엄지에 힘을 모으고, 왼발의 힘을 빼고 상체를 오른쪽으로 약간 기울여서 균형을 유지하여 하나, 숨을 들이쉴 때, 오른쪽 무릎을 부드러운 연동(軟動)으로 서서히 펴며, 상체를 뒤로 젖히며 왼발을 앞으로 서서히 들어 올리고 둘, 숨을 내쉴 때 연동(軟動)으로 무릎을 서서히 굽히며 상체를 앞으로 숙이며 왼발을 뒤로 서서히 흔드는 동작을 반복한다. 노약자는 몸통

을 오른쪽으로 틀어서 양 손끝으로 바닥을 짚고 좌측 다리를 앞으로 뻗어서 들고, 용천혈을 의시하며 앞뒤로 흔든다.

나) 발을 바꿔서 반좌굴세(半左屈勢)로 서서 탄력(彈力)을 유지하여 의시(意視)는 오른발 용천혈(湧泉穴)에 두고 좌측 무릎을 약간 굽혀서 엄지발가락에 힘을 모으고 상체를 왼편으로 약간 기울여서 균형을 유지하고 하나, 숨을 들이쉴 때 왼쪽 무릎을 부드러운 연동(軟動)으로 서서히 펴며, 상체를 뒤로 서서히 젖히며 오른발의 힘을 빼고 앞으로 서서히 들어 올리고 둘, 숨을 내쉴 때 연동(軟動)으로 무릎을 서서히 굽히며 상체를 앞으로 숙이며 오른발을 뒤로 서서히 흔드는 동작을 반복한다. 노약자는 몸통을 왼쪽으로 틀어서 손가락 끝으로 바닥을 짚고 오른쪽 다리를 앞으로 뻗어서 들고, 용천혈을 의시하고 앞뒤로 서서히 흔든다.

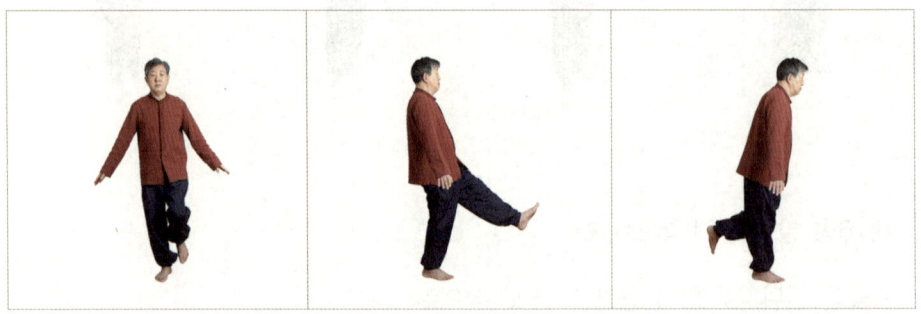

※ 이 형부터 23형까지는 노약자 등 거동이 불편한 사람은 양손 끝으로 바닥을 짚고 한쪽 무릎을 꿇어서 수련한다.

※ 노약자

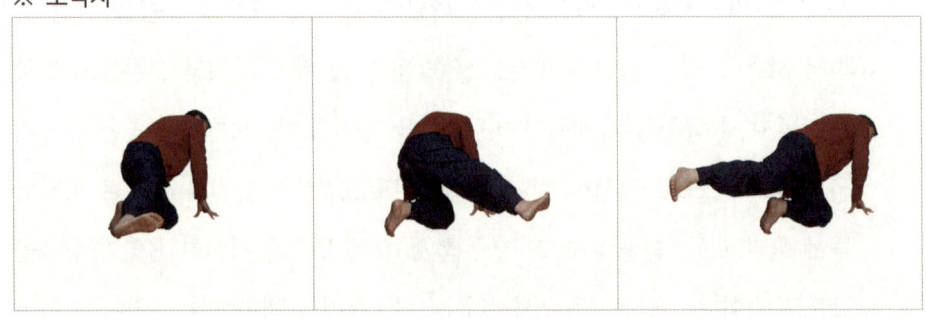

제17형 발 들기(족거足擧)

- 양 손끝을 맞붙여서 합지(合指)하여 가슴 앞에 두고

가) 정면 반우굴세(半右屈勢)로 서서 탄력(彈力)을 유지하여 오른쪽 무릎을 약간 굽혀서 엄지발가락(大指)에 힘을 싣고, 왼발 용천혈(湧泉穴)을 의시(意視)하며 몸통을 오른쪽으로 약간 기울여서 무릎을 굽히고 균형을 유지하여 왼발의 힘을 빼고 하나, 숨을 들이쉴 때 왼쪽 다리를 곧게 뻗어서 발을 옆으로 서서히 들어 올리고 둘, 숨을 내쉴 때 발을 서서히 내리기를 반복한다. 노약자는 오른쪽 무릎을 꿇고 몸통을 오른쪽으로 틀어서 손끝으로 바닥을 짚고 왼쪽 다리를 옆으로 뻗어서 용천혈을 의시하고, 서서히 들어 올렸다 내리기를 반복한다.

나) 발을 바꿔서 반좌굴세(半左屈勢)로 서서 왼쪽 무릎을 굽혀서 엄지발가락(大指)에 힘을 싣고 탄력(彈力)을 유지하여 오른발 용천혈(湧泉穴)을 의시(意視)하며 몸통을 왼쪽으로 기울여서 무릎을 굽히고 균형을 유지하여 하나, 숨을 들이쉴 때 오른발의 힘을 빼고 서서히 옆으로 최대한 들어 올리고 둘, 숨을 내쉴 때 발을 서서히 내리기를 반복한다. 처음에는 움직이는 발끝으로 바닥을 짚었다가 들기를 반복하다가 점차 숙달되면 바닥에 닿기 전에 들어 올린다. 노약자는 왼쪽 무릎을 꿇고 몸통을 왼쪽으로 틀어서 손끝으로 바닥을 짚고 오른쪽 다리를 앞으로 뻗어서 용천혈을 의시하고, 서서히 들어 올렸다 내리기를 반복한다.

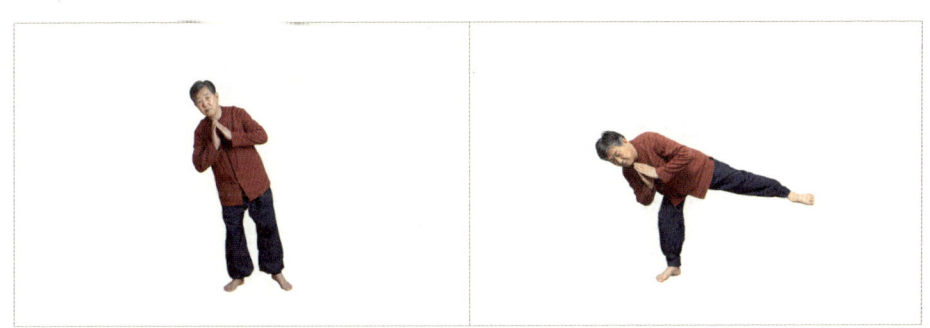

※ 노약자

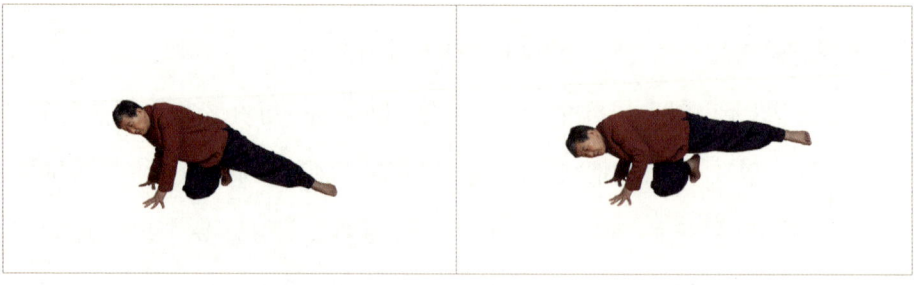

제18형 발차기(족축足蹴)

- 합지(合指)한 손을 가슴 앞에 두고

가) 자세를 바꿔서 정면 반우굴세(半右屈勢)로 오른쪽 무릎을 굽혀서 탄력을 유지하고 몸통을 오른쪽으로 기울여서 오른쪽 엄지발가락에 힘을 싣고 왼발을 들어서 용천혈(湧泉穴)을 의시(意視)하며 하나, 숨을 들이쉴 때 왼발을 차듯이 서서히 끝까지 뻗고 둘, 숨을 내쉴 때 발을 서서히 원위치로 하기를 반복한다.

나) 자세를 바꿔서 반좌굴세(半左屈勢)로 왼쪽 무릎을 굽혀서 탄력을 유지하고 몸통을 왼쪽으로 기울여서 왼발 엄지에 힘을 싣고, 오른발을 들어서 용천혈(湧泉穴)을 의시(意視)하고 하나, 숨을 들이쉴 때 오른발을 차듯이 서서히 끝까지 뻗고 둘, 숨을 내쉴 때 서서히 원위치로 하기를 반복한다. 이 형도 처음에는 움직이는 발끝으로 바닥을 짚었다가 차기를 반복하다가 점차 숙달되면 바닥을 짚지 않고 들어 올린 채로 뻗기를 반복한다. 노약자는 한쪽 무릎을 꿇고 양 손끝으로 반대편 바닥을 짚고 한쪽 발을 들어서 용천혈을 의시하고, 차듯이 서서히 뻗었다가 당기기를 반복한다.

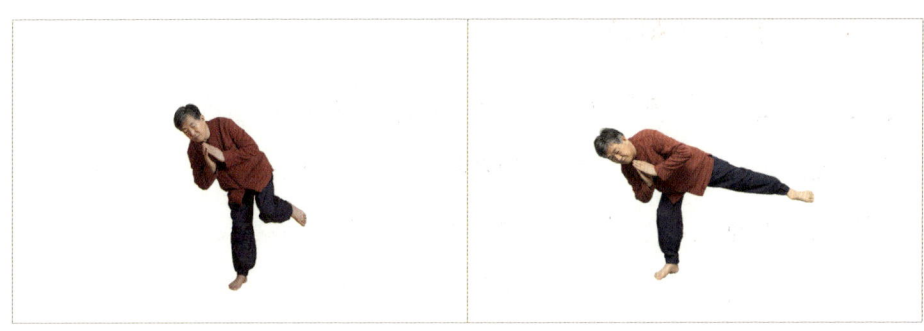

※ 노약자

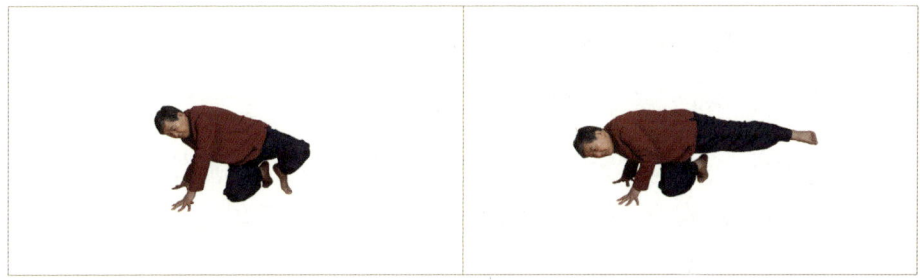

제19형 안정형(安定形)

마지막으로 발을 넓게 벌리고 승우세로 탄력(彈力)을 유지하여, 양발 엄지에 힘을 싣고 무릎을 굽혀서 양 손가락 끝을 마주 붙여서 합지(合指)하여 검지(檢指) 끝을 신정혈(神庭穴) 앞에 두는 정입세(定立勢)로 하환전을 의시(意視)하고 심신(心身)을 고요하게 가라앉혀서 숨을 서서히 고르며 안정시켜서 정공(靜功)에 대비(對備)한다.

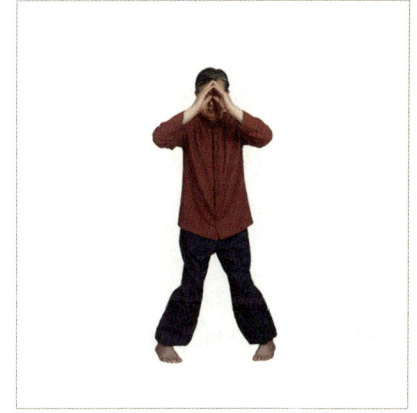

라. 일반 강련형(一般强煉形)

 강련은 정공(靜功) 수련에 이어서 경직(硬直)된 몸과 마음 그리고 쌓인 기(氣)를 풀어서 기로(氣路)가 막히는 울체 현상(鬱滯現狀)을 완화(緩和)하는 마무리 수련이다. 아울러서 체력(體力)을 강화하고 특히 얼굴과 목의 체지방과 주름을 제거하거나 생기지 않게 예방하는 얼굴 건강 미용으로 아름답고, 수려(秀麗)하게 가꾸는 체형 관리(體型管理)를 한다. 이 수련은 신체(身體)를 전반적으로 이완(弛緩)시키고 체력(體力)을 강화(强化)하며, 얼굴 피부를 아름답고 건강하게 가꾸는 종합적(綜合的)인 체형 조절(體型調節)을 이루도록 구성(構成)되어 있다. 그러므로 숨 고르기(調息)는 구령에 따라서 들숨과 날숨으로 부드럽고 깊게, 가늘고 길게 고르면서 수련이 끝날 때까지 순조롭게 끊이지 않도록 이어져야 하며, 특히 신취점(神聚點)과 동작을 바꿀 때 숨 고르기와 의시(意視)가 흐트러지지 않도록 유의하여 수련해야 한다. 의시(意視)는 하환전(下桓田), 손바닥의 노궁혈, 엄지발가락 끝, 발바닥의 용천혈, 배꼽 뒤쪽의 명문혈 등 각 형별(各形別)로 신취점(神聚點)을 무심한 듯 넌지시 비추며, 숨 고르기와 정신 모으기 그리고 동작을 부드럽게 조화하여 리듬에 맞춰서 율동으로 순조롭게 잘 운용하도록 노력해야 한다. 강련(强煉)은 엄지발가락 끝을 자극하고 신취점(神聚點)을 여러 혈점으로 바꾸면서 의시(意視)를 모으는 수련이 많은데, 이는 집중력을 높이고 정신을 맑고 건강하게 유지하여 치매 등 질병을 예방하는 효과가 있다.

제1형 준비 자세(準備姿勢)

 이 수련은 다리를 느슨히 자연스럽게 뻗어서 양 발꿈치를 붙이고 편안한 자세로 앉아서, 양팔의 상박(上膊)을 옆구리에 붙이고 왼손가락 위에 오른손가락을 가지런히 얹어서 첩지(疊指)하여 엄지를 붙이고, 하환전(下桓田)을 의시(意視)하며, 눈을 감거나 반쯤 내려 감고, 숨을 서서히 고르면서 심신(心身)을 고요하게 가라앉힌다. 강련(强煉)은 정공(靜功)으로 경직(硬直)된 몸과 마음 그리고 기(氣)를 풀어주고 체력을 강화하며 특히 얼굴과 목의 주름과 체지방을 제거(除去)하여 아름답게 가꾸는 얼굴 건강 미용을 겸하였으므로 정성을 다하여 수련해야 한다.

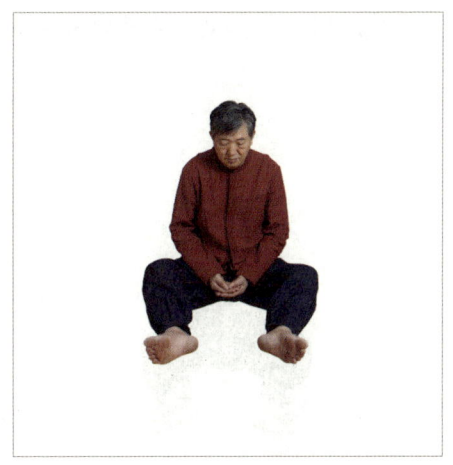

제2형 두피 가꾸기(두피 관리頭皮管理)

숨을 지속적(持續的)으로 고르면서 의시(意視)는 하환전(下桓田)을 비추고, 양 손가락 끝을 가지런히 하여 앞이마의 머리털이 시작되는 중앙의 신정혈(神庭穴)과 그 좌우 모서리의 두유혈(頭維穴)을 거치며 골고루 두들겨서 자극하고, 다시 앞머리 중앙의 신정혈로부터 그 위로 상성(上星), 전정(前頂), 백회혈(百會穴)을

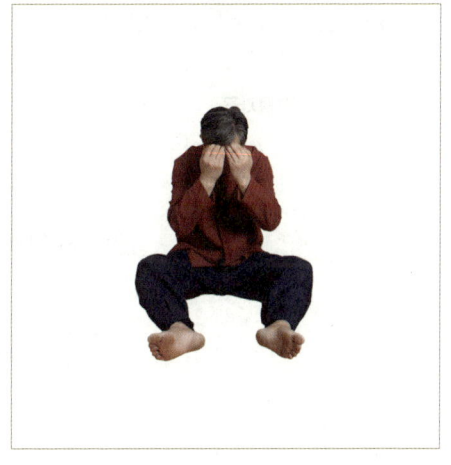

차례로 골고루 두들겨 자극하고, 연이어서 좌우상하를 골고루 두들겨서 자극한다. 그다음에는 양 손끝으로 머리를 앞에서 뒤로 거스르며 골고루 빗겨 준다. 이 수련은 두피와 모발을 건강하게 가꾸어 머리카락이 세거나 빠지는 것을 예방하거나 회복하는 효과가 있다.

제3형 잇몸 가꾸기(치경 관리齒莖 管理)

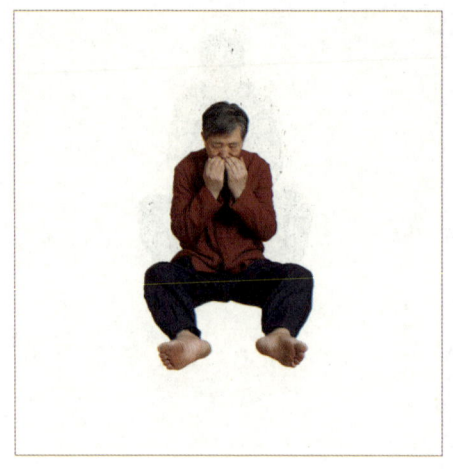

숨 고르기를 지속하며 하환전(下桓田)을 의시(意視)하고, 양 손끝을 가지런히 하여 아래위 좌우로 잇몸을 골고루 문질러 자극한다. 이어서 입을 다물고 아래위 치아를 10여 회 맞부딪쳐서 잇몸을 건강하게 가꾼다. 치석(齒石)을 예방하고 잇몸을 건강하게 유지할 수 있다.

제4형 혈맥 자극(穴脈 刺戟)

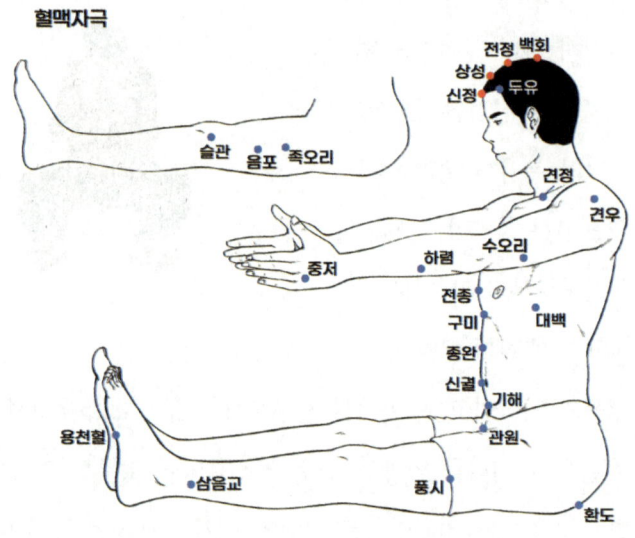

숨을 서서히 고르며 의시(意視)는 하환전(下桓田)을 비추고, 경혈(經穴)을 손끝으로 자극하여 풀어준다. 첫째는 양 손끝으로 어깨의 견정(肩井), 견우혈(肩髃穴)을

차례로 자극하고 팔등을 타고 내려가며 수오리(手五里), 하렴(下廉)을 거쳐 손등의 중저혈(中渚穴)까지 연이어 자극한다. 이어서 목 아래의 천돌혈(天突穴), 양 유두(兩乳頭) 가운데의 전중(膻中)혈, 그 아래 명치의 구미(鳩尾)혈, 그 아래 중완혈(中脘穴) 그리고 배꼽의 신궐(神闕)혈, 그 아래의 기해(氣海)·관원(關元)혈까지 연이어서 자극하고, 이어서 허리 부위의 마지막 갈비뼈 아래 대맥(帶脈) 그 아래로 대퇴(大腿) 상부(上部)의 환도(環跳)를 거쳐 양쪽 다리 바깥쪽을 타고 내려가면서 대퇴(大腿) 가운데 풍시(風市), 그 아래 무릎 바깥쪽을 거쳐 정강이 바깥쪽의 족 3리(足三里)[159]를 거쳐 발바닥의 용천(湧泉)혈까지 차례로 두들겨서 자극한다. 그다음에는 양쪽 다리 안쪽으로 거슬러 올라가면서 발목 위의 삼음교(三陰交)를 거쳐서, 무릎 안쪽의 슬관(膝關), 다리 안쪽 허벅지 중앙의 음포(陰包)를 거쳐서 그 위의 족 5리[160]까지 연이어서 두들겨 준다. 이어서 환도(環跳) 안팎을 강하게 자극한다.

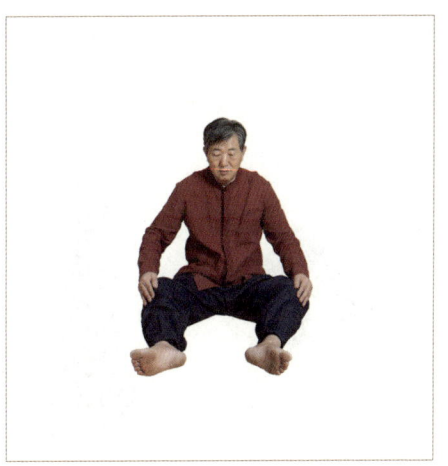

다음은 양다리를 느슨하게 뻗어서 양 손바닥으로 양 무릎 종지뼈를 잡고 바깥쪽으로 8회 정도 부드럽게 돌리며 연골(軟骨)을 풀어주고 이어서 안쪽으로 8회 정도 돌려서 풀어준다. 이 수련은 손끝을 단련하고 혈 자리를 풀어주며, 몸의 긴장을 완화한다.

---

159) 족(足) 3리: 무릎 아래 3치(9.09cm) 정강이 바깥에 있는 혈(穴).
160) 족(足) 5리: 허벅지의 위쪽 사타구니 아래쪽에 있는 혈(穴).

제5형 삼지 도립(三指倒立)

　순조롭게 숨을 고르며 양손 삼지(三指: 무지, 검지, 중지)를 무지가 전방으로 향하도록 어깨와 나란히 무릎 앞으로 짚고 의시(意視)는 양손 중지 끝의 중충혈에 두고, 머리를 바닥에 대고 손끝 발끝으로 몸통을 들어서 양발 끝을 앞으로 바짝 당겨서 균형을 유지하여 숨을 들이쉰 후에 멈추고 양발을 서서히 위로 들어 올려서 물구나무서기를 한 후에 숨을 내쉰다. 이어서, 숨을 들이쉬면서 양발을 좌우로 넓게 폈다가 숨을 내쉬면서 모으기를 6회 반복한 후에 양발을 서서히 내린다. 그 다음 바르게 꿇어앉아서 양 손바닥을 펴서 무지(拇指)와 검지(檢指) 사이에 서로 마주 끼고 수평으로 들어서 좌우로 세 번씩 흔들어 긴장을 풀어준다. 이 수련도 어려운 동작이므로 숙달이 될 때까지 무릎을 꿇고 삼지(三指)에 근력(筋力)이 붙을 때까지 꾸준히 노력하면 점차 순응할 수 있게 된다.

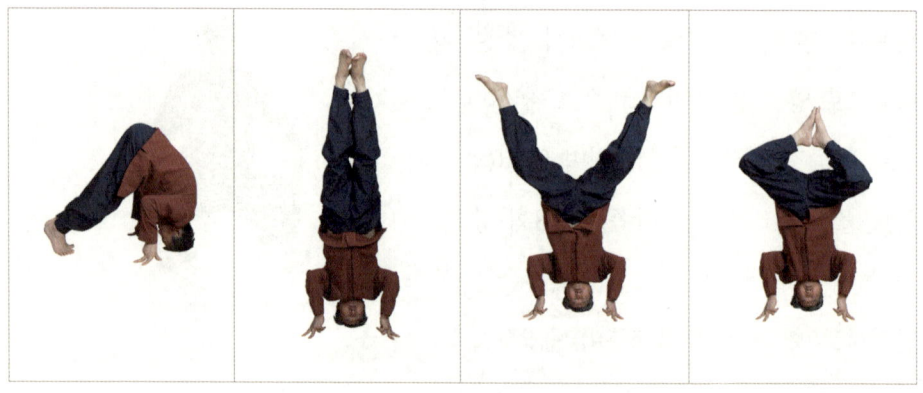

제6형 괄약근 운동(括約筋 運動)

　숨 고르기(調息)를 잘 유지하면서 양손 끝을 세워서 엄지가 몸 쪽으로 향하도록 뒤로 짚고 상체를 약간 뒤로 젖혀서 균형을 유지하여 양쪽 다리를 앞으로 뻗어서 들고 발끝을 세워서 양발 엄지 끝을 의시(意視)하고 하나, 숨을 들여 쉬며 양발을 좌우로 서서히 펼치고 둘, 숨을 내쉬며 반동으로 양발을 가운데로 서서히 모으며 엄지발가락을 부딪치는 동작을 10회 반복한다. 이어서 다리를 바닥에 내려놓고 머리를 뒤로 젖혀서 좌우로 흔들어 긴장을 풀어준다. 이 괄약근 운동은 처음에는 엄지발가락을 서로 맞부딪치는 것이 서툴러도 숙달되어 잘 부딪치면 그 전율이 상환전(머리, 뇌)까지 전달되는 것이 느껴진다. 이 수련은 괄약근(括約筋)을 강화하고, 머리의 뇌(腦) 기능을 활성화하는 효과가 있다.

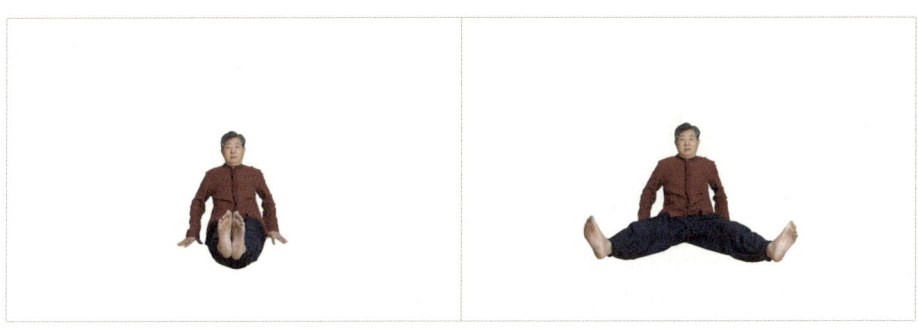

제7형 발 넘겨 괄약근 운동(족월 괄약근 운동足越括約筋運動)

이어서 숨을 고르며 양발을 머리 뒤로 넘겨서 양손으로 허리를 짚고, 의시(意視)는 양발 엄지 끝에 두고 하나, 숨을 들이쉴 때 양발을 좌우로 서서히 펼치고 둘, 숨을 내쉬며 반동으로 양발을 가운데로 서서히 모으며 자연스럽게 엄지발가락을 맞부딪치는 동작을 10회 반복한다. 그다음 원위치로 앉아서 양손으로 양발 끝을 각각 잡고 몸통을 좌우(좌3, 우3)로 흔들어서 긴장을 풀어준다.

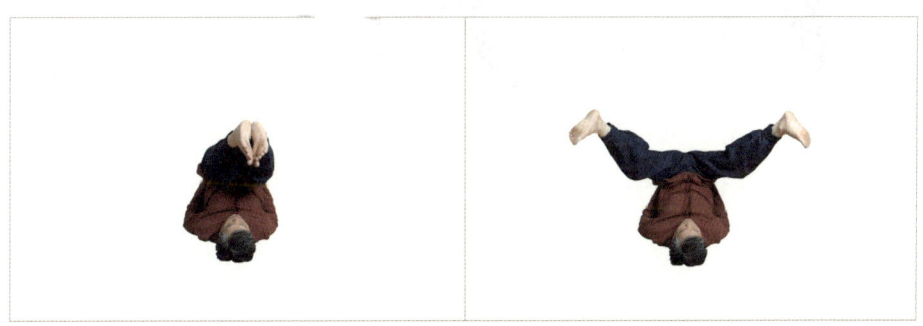

제8형 발끝 밀어 올리기(족지추상足至推仩)

가) 이어서 숨을 고르며 자세를 바꿔서 삼지(三指)를 앞으로 어깨와 나란히 짚고 (전식前拭) 손끝, 발끝으로 몸통을 들어 올려서 오른발 엄지 끝에 힘을 모으고, 왼발 엄지 끝의 태두혈(太頭穴)을 의시(意視)하고 하나, 숨을 서서히 들이쉬면서 왼발 끝을 위로 서서히 끝까지 밀어 올렸다가 둘, 숨을 내쉴 때 서서히 원위치(元位置)하기를 6회 반복한다.

나) 발을 바꿔서 왼발 엄지 끝에 힘을 모으고, 오른발 엄지 끝의 태두혈을 의시(意視)하여 하나, 숨을 들이쉬면서 오른발 끝을 서서히 위로 끝까지 밀어 올리고 둘, 숨을 내쉴 때 원위치하기를 6회 반복하며 몸의 균형을 유지한다. 처음에는 힘든 자세이므로 숙달될 때까지 무릎을 꿇고 수련하는 것이 좋다. 이 수련의 효과는 엄지발가락 끝의 태두혈(太頭穴)에 의시(意視)를 비추어서 뇌를 맑게 하고, 또 다리의 탄력을 유지하여 튼튼하게 하며, 엉덩이와 다리의 체지방을 정리하여 근력을 강화하고 탄력을 유지하며 균형을 잡아주며 발뒤꿈치 근육(筋肉: 아킬레스Achilles 건腱)을 강화한다는 것이다.

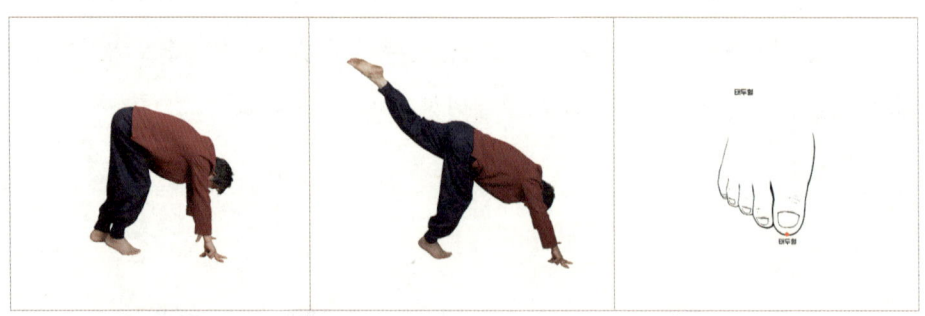

※ 노약자

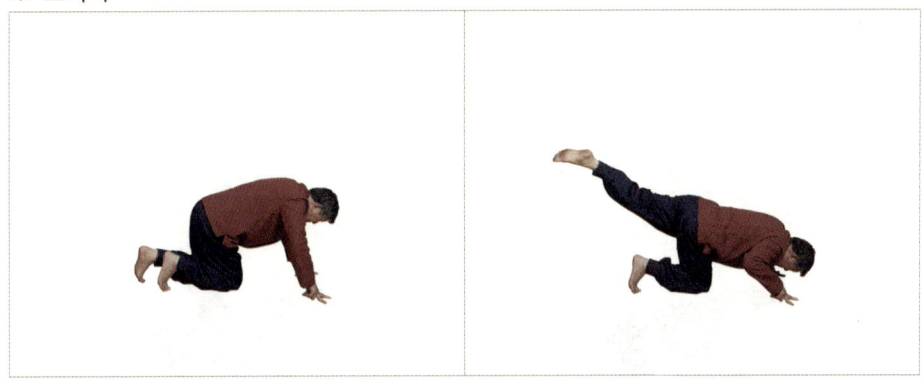

제9형 양손 끝 뒤로 짚고 발끝 밀어 올리기
(양수지후식족지추상兩手至後揰足至推仩)

가) 숨을 고르면서 엄지손가락이 앞으로 향하도록 양손 끝을 뒤로 짚거나, 어깨 넘겨서 짚고(兩手至肩越埴), 손끝과 발끝으로 몸통을 들어 올려서 오른발 엄지 끝에 힘을 모으고, 왼발 엄지 끝의 태두혈에 의시(意視)를 비추며, 하나, 숨을 들이쉬면서 왼발 끝을 서서히 끝까지 밀어 올리며 기(氣)를 모으고 둘, 숨을 내쉴 때 발을 서서히 내리며 기(氣)를 배양하기를 6회 반복한다.

나) 이어서 발을 바꿔서 왼발 엄지 끝에 힘을 모으고 오른발 엄지 끝의 태두혈에 의시(意視)를 비추며 하나, 숨을 들이쉴 때 오른발 끝을 위로 서서히 끝까지 밀어 올리며 기(氣)를 모으고 둘, 숨을 내쉴 때 발을 서서히 원위치하며 기(氣)를 배양하는 동작을 6회 반복한다. 이 수련도 처음에는 힘든 자세이므로 숙달이 될 때까지 무릎을 꿇고 수련하는 것이 좋다. 유의할 점은 앞의 8형과 이 형은 다리 이외의 부분은 율동을 최소화하는 것이 좋다. 이어서 바르게 꿇어앉아서 양팔을 좌우 수평으로 펼쳐서 춤을 추듯이 좌우로 각 3회씩 흔들어 긴장을 풀어준다. 이 수련은 사지의 근력을 강화하고 엉덩이

의 탄력을 유지하며 발뒤꿈치의 근육(筋肉: 아킬레스Achilles 건腱)을 강화하고 집중력을 향상한다.

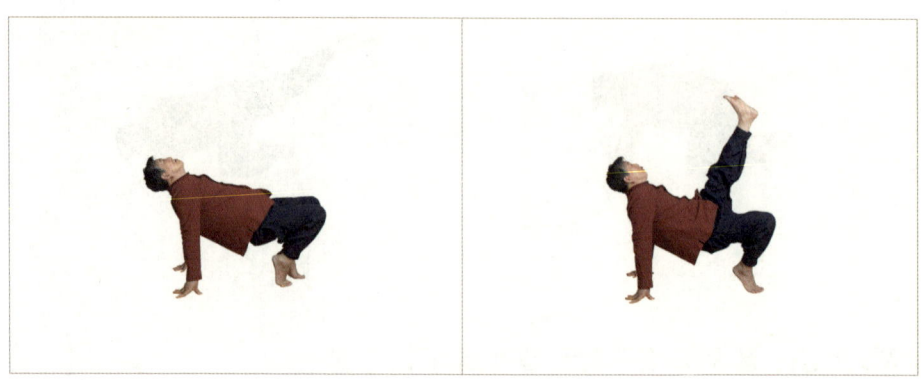

※ 노약자

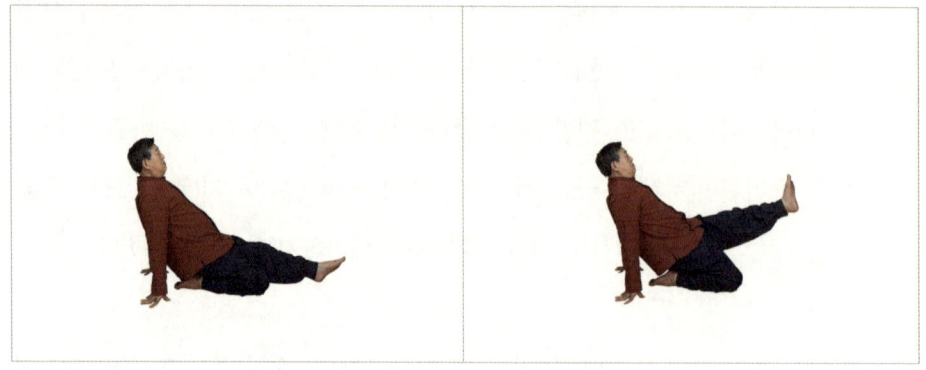

※ 양손 어깨 넘겨서 짚고 발끝 밀어 올리기(양수견월식족지추상兩手肩越揤足至推上)

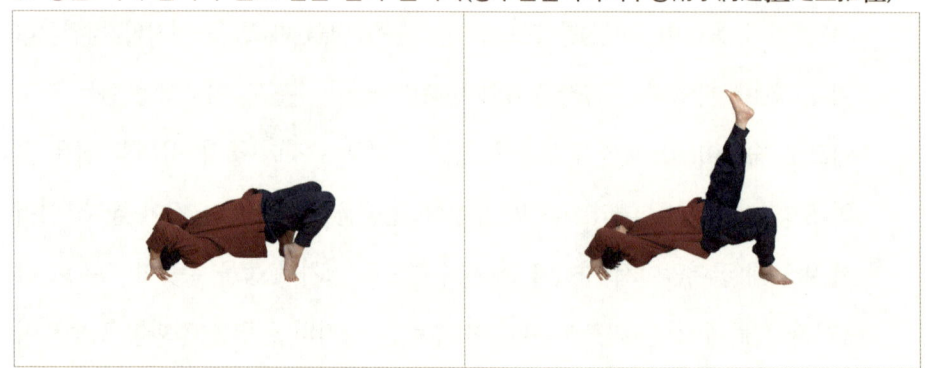

제10형 삼지 팔 굽혀 펴기(삼지수굴신三指手屈伸)

숨을 계속 고르며 양손 삼지(무지, 검지, 중지) 끝을 앞으로 어깨와 나란히 짚고, 양손 중충을 의시(意視)하며, 양다리를 붙이고 뒤로 뻗어서 균형을 유지하여 삼지 끝과 발끝으로 몸통을 들고 팔 굽혀 펴기를 한다. 하나, 숨을 부드럽게 들이쉬며 팔을 서서히 굽히고 둘, 숨을 내쉴 때 팔을 서서히 펴기를 10회 반복한다. 이어서 무릎을 꿇고 바르게 앉아서 양손의 힘을 빼고 가볍게 5~6회 털어서 손가락의 긴장을 풀어준다.

이 동작도 어려우므로 무리하게 억지로 하지 말고 처음 시작할 때는 팔에 근력(筋力)이 생길 때까지 무릎을 꿇고 수련하는 것이 좋다. 이 수련으로 삼지(三指) 끝을 단련하면 정신(精神)이 맑아지고 집중력이 향상되며 팔의 근력을 강화한다.

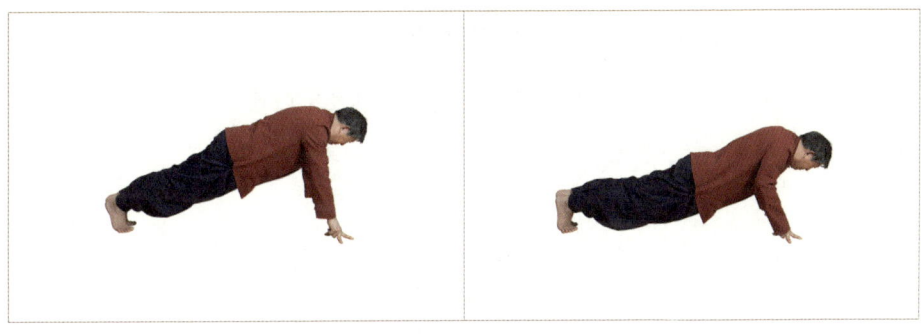

제11형 얼굴 건강 미용(안면顔面健康美容)

얼굴 건강 미용 수련은 단순한 미용뿐만 아니라 얼굴 피부의 신진대사(新陳代謝)를 촉진하고 혈액 순환을 원활히 하여 피부를 건강하게 가꾸며, 알레르기성 피부 질환을 예방 및 치유하고, 얼굴에 생기가 넘치게 할 뿐 아니라 눈(안眼)의 피로(疲勞)를 풀어주고, 얼굴과 목의 주름과 체지방을 제거하며, 모공이 드러나지 않게 줄여주고, 얼굴과 목의 주름살도 사라지게 된다.

그 외에 기미와 주근깨를 없애고 얼굴 미백 효과(美白效果)가 일어나는 등 얼굴을 더욱더 건강하고 아름답게 가꾸는 얼굴 자연 건강 미용 수련이다. 또 두 겹, 세 겹의 목 체지방을 제거하여 턱선을 수려(秀麗)하게 가꿀 수 있는 획기적인 자연 얼굴 건강 관리법이다. 이 얼굴 건강 미용 수련은 누구나 다른 프로그램과 별도로 스스로 익혀서 수련할 수 있도록 구성되어있다. 특히 좋은 점은 정기적(定期的)인 수련을 못 하더라도 이 프로그램을 이용하여 아침에 일어나서 10분, 저녁에 잠자리에 들기 전에 10분 정도만 수련하면 기본적인 건강을 유지하면서 얼굴과 목을 아름답게 가꿀 수 있다는 점이다. 그러므로 특히 바쁜 생활에 쫓기는 여성들에게 자신의 건강과 아름다움을 스스로 보존하고 유지하는 데 좋은 얼굴 건강 수련이다.

그러나 신체를 아름답게 가꾸는 것은 자기 자신의 부단한 노력이 필요하다. 이는 부지런한 사람들만이 누릴 수 있는 특권이자 행복이라고 말할 수 있다. 이 수련을 실제 체험해 보면 얼굴 피부가 나날이 밝아지고 체지방이 사라지며 얼굴이 밝고 환(브라이트bright)하게 빛나는 등 더욱더 젊고 아름답고 건강한 모습으로 회복할 뿐 아니라 얼굴 피부의 노화(老化)를 현저(顯著)하게 지연(遲延)시키는 효과가 있다는 것을 알 수 있다.

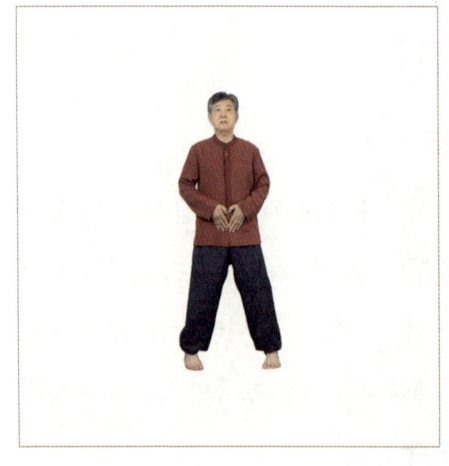

가) 준비 자세

숨을 계속 고르며 서서히 일어서서 양발을 넓게 벌리고 발끝을 안쪽으로 모아서 엄지발가락에 힘을 싣고, 양 무릎을 약간 굽혀서 소를 타는 승우세(乘牛勢)로 탄력을 유지하여, 배꼽 뒤쪽의 명문혈(命門穴)에 의시(意視)를 비추며 양손 무지(拇指)의 손톱이 있는 등과 검지(檢指)의 측면을 서로 맞대어 붙이고 양 손바닥으로 배꼽 아래의 하환전을 바짝 감싼다.

나) 목덜미 긴장 풀기(후경긴장이완後頸緊張緩和)

승우세(乘牛勢)를 계속 유지하면서 의시(意視)는 명문혈(배꼽의 정 반대편 뒤쪽 척추)을 비추고, 먼저 머리를 뒤로 젖혀서 좌우로 각 3회씩 흔들어서 목의 긴장을 풀어준다.

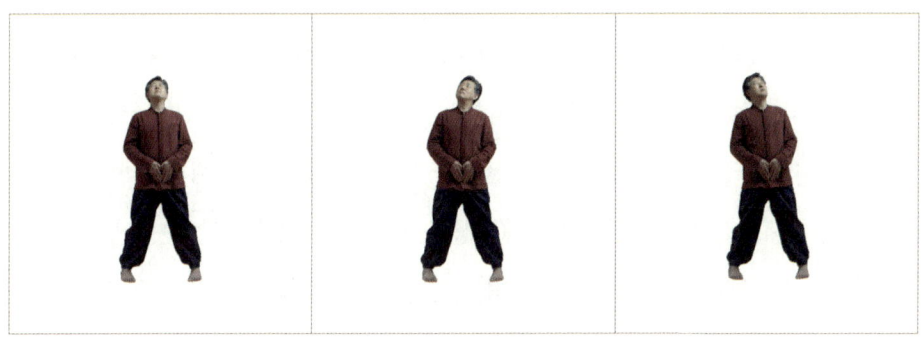

다) 기 받기 목 운동(氣受頸運動)

환전(桓田)의 기(氣)를 손바닥에 전도(傳導)받을 때는 자세가 흐트러지지 않도록 하환전을 잘 감싸고 유지하여 하나, 구령에 숨을 서서히 들이쉬면서 율동으로 무릎을 펴며 목의 주름살이 완전히 펴지도록 머리를 서서히 뒤로 젖힌다. 머리를 뒤로 젖힐 때는 입을 앙다물어야 주름이 잘 펴진다. 둘, 구령에 숨을 서서히 내쉬면서 율동으로 무릎을 굽히며 머리를 아래로 서서히 끝까지 내려서 숙인다.

이 동작을 연속으로 20회 정도 실시해 손바닥에 기(氣)를 전도(傳導)받는다. 이

수련은 앞의 순련(順煉)과 정공(靜功) 수련으로 몸에 기(氣)가 많이 쌓여 있는 상태(狀態)이므로 목 운동 횟수(回數)를 줄여서 하는 것이다. 그러나 이 수련을 별도로 분리하여 따로 수련할 때는 기(氣)를 손바닥에 내려 받는 율동을 100회 이상 실시하는 것이 좋다.

그리고 특히 중요한 사항은 수련 기간이 1년 이상 된 사람은 들숨을 들이쉴 때 하환전(下桓田)까지 천기(天氣)를 서서히 들이쉬면서 의시(意視)는 양 눈 밑의 승읍(承泣)혈에서 아래턱의 승장혈을 거쳐 천돌 → 전중 → 구미 → 중완 → 신궐 → 기해 → 관원 → 곡골을 차례로 거쳐 화음혈까지 임맥(任脈)을 따라서 쉼 없이 연이어 내리는 임맥 회주(回周)를 하고, 날숨을 내쉴 때는 화음혈에 이어서 의시(意視)를 꼬리뼈 끝의 장강혈에서 그 위로 양관 → 명문 → 협척 → 중추혈(中樞穴: 척추의 중앙) → 신도혈(神道穴: 전중혈의 뒤쪽 척추) → 포황(척추의 위에서 첫째 마디) → 뇌호(후두부) → 백회혈을 거쳐 전정(前頂)·상성(上星) → 미간의 명당(明堂)을 지나 윗잇몸의 은교(齦交)혈에 이르기까지 독맥(督脈)을 따라서 연이어 의시(意視)를 돌린다. 즉 임독맥회주(回周)를 동시에 행하는 것이다. 다만, 이 얼굴 건강 미용 수련만 별도로 할 때는 임독맥회주를 하지 않는다.

라) 목 긴장 풀기(경 긴장 완화 頸緊張緩和)

숨을 고르며 양손을 허리에 짚고, 목에 힘이 들어가지 않도록 유의하여 머리를 왼쪽으로 3회 돌리고, 이어서 머리를 오른쪽으로 3회 돌린 후 머리를 뒤로 젖혀서 좌우로 각 3회씩 흔들어서 긴장을 풀어준다.

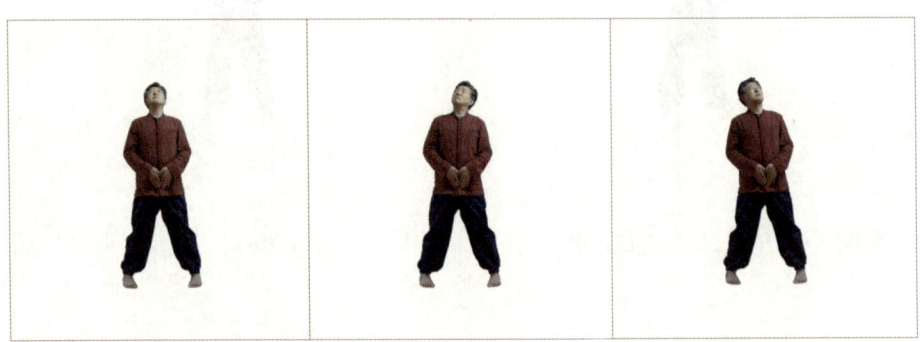

마) 얼굴 안마(안면 안마顔面 按摩)

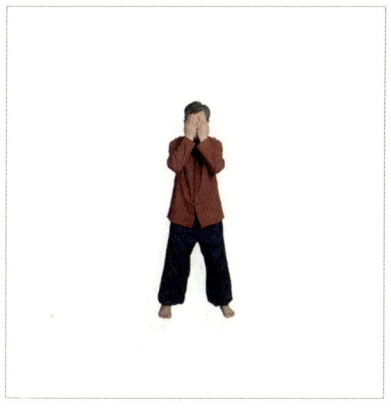

숨을 계속 고르며, 손바닥에 흡수한 기(氣)를 얼굴에 직접 주입하는 얼굴 안마를 한다. 손에 흡수된 기(氣)를 양 손바닥을 맞대어 30회 정도(동절기에는 50회) 마찰하여 기(氣)를 활성화 한다. 다음에 양손의 작은 손가락(小指)을 코 양 옆에 붙이고 손바닥으로 얼굴을 감싼다. 이때 주의할 점은 눈앞에 공간이 생기지 않도록 잘 밀착하고 숨을 골라야 한다. 약 5초간 기(氣)를 흡수시킨 후, 밀착된 손바닥으로 얼굴 피부 밑의 체지방을 아래위로 6회 정도 흔들어서(체지방이 많은 사람은 빠르게 많이 흔들어 준다) 풀어준 다음 멈추고 손바닥이 처지지 않게 잘 붙이고 다시 약 5초간 숨을 고르며 기(氣)를 안정시킨 후에 손을 뗀다.

바) 양 볼 다지기(양개돈兩頰砘)

다시 양 손바닥을 30회(동절기 50회) 정도 마찰하여 기(氣)를 활성화한 후에 양 손의 무지(拇指)와 검지(檢指) 사이로 양 귓불(이수耳垂)을 잡고, 손바닥으로 양 볼을 감싸고 지그시 눌러서 약 5초간 숨을 고르며 기(氣)를 흡수시킨 후에 손바닥을 아래위로 6회 정도 흔들어서 피하 지방을 풀어준 다음 멈추고 손바닥이 처지지 않게 잘 붙이고 다시 약 5초간 숨을 고르며 기(氣)를 안정시킨 후에 손을 뗀다. 양 볼의 기(氣)를 활성화하여 체지방을 이완(弛緩)하는 수련이다.

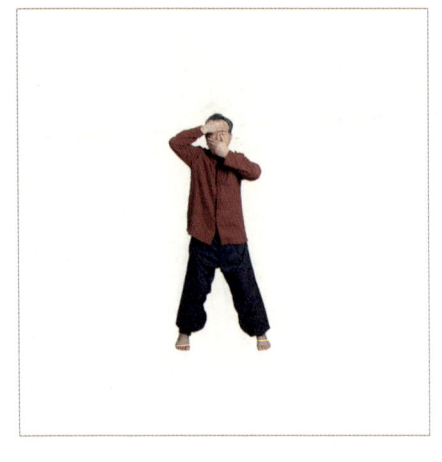

사) 턱·이마 가꾸기(이맥 관리頤額管理)

숨을 계속 고르며, 다시 양 손바닥을 30회(동절기 50회) 정도 마찰하여 기(氣)를 활성화한 후에 왼손 엄지를 코에 대고 손바닥은 입 언저리의 턱을 감싸고, 오른 손바닥은 이마를 감싸서 밀착시키고 약 10초간 숨을 고르며 기(氣)를 흡수한 후에 마친다. 이 수련은 턱과 이마의 주름을 펴고 턱살이 일그러지지 않게 가꾼다. 특히 축농증이 있는 사람은 엄지를 아픈 쪽 코에 대고 양쪽이 다 아픈 경우는 하루씩 번갈아 대면 치병(治病)에 도움이 된다.

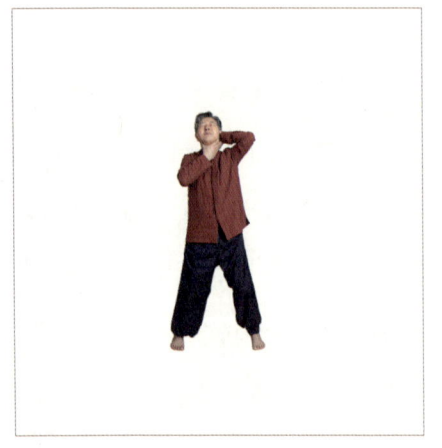

아) 목 가꾸기(경 관리頸管理)

숨을 계속 고르며, 다시 양 손바닥을 30회(동절기 50회) 정도 마찰하여 기(氣)를 활성화한 후에 머리를 뒤로 젖혀서, 오른손 무지(拇指)와 검지(檢指)를 펴서 손바닥을 앞 목에 밀착시키고, 왼손은 손가락을 가지런히 하여 목 뒤에 붙여서 감싸고 약 10초간 숨을 고르며 기(氣)를 흡수시킨 후에 손을 떼고 마무리한다. 이 수련은 목의 체지방을 풀어주고 주름을 펴는 효과가 있다.

2. 숨 고르기(調息)

 마지막으로 승우세로 탄력을 유지하여 양손을 아래로 내리고 양 중충을 의시하며 하나, 숨을 들이쉬면서 율동으로 무릎을 펴며 양손을 좌우로 펼쳐서 크게 원을 그리며 손끝이 맞닿도록 서서히 위로 모으고, 둘, 숨을 내쉬면서 무릎을 굽히며 합지한 손끝을 직선 아래로 서서히 끝까지 내리는 동작을 3회 반복한다.

 다음에는 반대로 하나, 숨을 들이쉬면서 무릎을 펴는 율동과 함께 합지한 손끝을 직선 위로 서서히 끝까지 밀어 올리고, 둘, 숨을 내쉬면서 율동으로 무릎을 굽히며 양손을 좌우로 펼쳐서 원을 그리며 서서히 아래로 내리는 동작을 3회 실시한다. 마지막으로 손을 내릴 때는 국기를 향하여 양발을 가운데로 모으고 바른 자세로 서서 눈을 크게 뜨고 차렷! 국기에 대하여 경례! 바로! 수고하셨습니다.

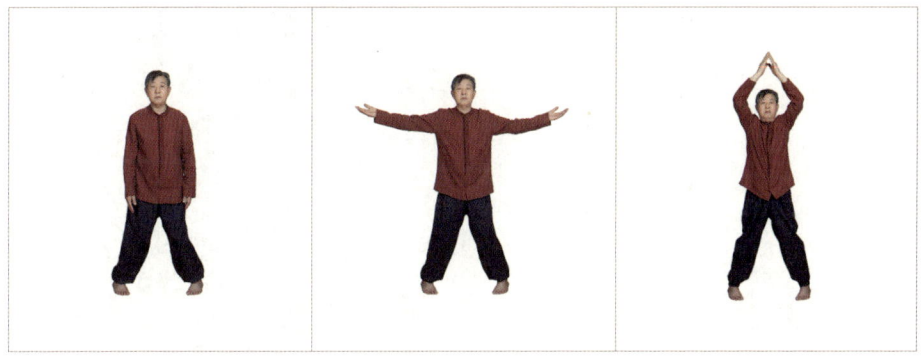

V.

청소년 수련 과정

V. 청소년 수련 과정

1. 총론(總論)

　우리 민족이 영원 세세(永遠世世)토록 부흥(復興)을 유지하기 위해서는 청소년이 건강하고 밝게 잘 자라나야 한다. 그러나 인류 문화(人類文化)가 급격히 발전하면서 청소년들은 심신(心身)이 완전히 형성되기도 전에 사회적 환경(社會的環境)의 영향(影響)을 받아 어쩔 수 없이 경쟁(競爭) 대열(隊列)에 휩싸이게 된다.
　따라서 현대 사회(現代社會)의 청소년들은 기계적(機械的)으로 성적(成績)을 높이는 데만 치중(置重)하는 시험 선수(試驗選手)가 되어 자신(自身)을 돌이켜볼 마음의 여유가 전혀 없이 종종걸음으로 학교로 학원으로 도서관으로 전전하며 불철주야(不撤晝夜)로 노력할 수밖에 없으므로 명랑(明朗)하고 슬기로워야 할 학생들의 정신세계(精神世界)가 정서적(情緒的)으로 삭막(索莫)할 수밖에 없는 현실(現實) 속에 살아가고 있는 모습이 안타까울 따름이다.
　정신(精神)이 삭막(索莫)해지면 인성(人性)이 정상적으로 사회에 적응하지 못하는 부작용이 일어나기 마련이다. 그러므로 청소년들이 슬기롭고 지혜(智慧)로운 사고방식(思考方式)을 가질 수 있도록 인성(人性)을 지도(指導)하기 위해서는 하루에 단 한 시간 정도만이라도 모든 근심 걱정을 하얗게 지워서 허령(虛靈)하게 모든 것을 잊어버리고 빛선도를 통하여 세상(世上)을 순수(純粹)하게 관조(觀照)해야 한다. 또한 지혜(智慧)로 사물(事物)의 실상(實像)을 바라보며, 모든 것을 내려놓고 조용한 마음으로 자신(自身)을 뒤돌아보고 가다듬을 수 있는 여유를 갖게 함으로써 스스로 마음을 바르게 가꾸어 올바른 길을 찾아 나아갈 수 있도록 여유 있는 생활을 유도(誘導)해 나가야 할 것이다.

빛선도는 단순한 운동이 아니라 청소년들이 정상적(正常的)으로 성장하고 발육(成長發育)할 수 있도록 하고, 무엇보다도 마음(心)과 정신(精神)을 맑고 건강하게 가꾸어 줄 뿐만 아니라 바르고 맑고 순(順)하게 가꾸도록 정서(情緖)를 이끌고 깨우쳐서 마음이 지극히 착한 선(善)인 지선(至善)에 닿도록 선화(善化)하도록 지도하기 때문이다. 무엇보다 더 중요한 변화는 인성(人性)을 바로잡아서 이념(理念)을 긍정적(肯定的)인 사고(思考)로 바꾸어 준다는 것이다.

그리고 창의력(創意力)이라는 것은 인위적으로 억지로 채우려고 애쓴다고 해서 채워지는 것이 아니다. 빛선도를 닦아서 마음과 생각을 하얗게 지우고 무식(無息)에 들어 성(性)을 깨우치면, 순수한 창의력이 저절로 스스로 채워지는 것이다. 이러한 사고는 자신이 뜻하는 바를 스스로 이룰 수 있는 의지(意志)를 갖게 하는 것이다.

주역(周易) 《계사상전(繫辭上傳)》에 '일음일양(一陰一陽)의 작용(作用)을 도(道)라 하며, (도를) 이어받은 것을 선(善)이라 하고, (도를) 이룬 것을 성(性)이라 한다(일음일양지위도一陰一陽之謂道, 계지자선야繼之者善也, 성지자성야成之者性也)'고 하였다.

또 증자(曾子)[161]께서 지으신 사서(四書)의 하나인 《대학(大學)》[162]에는 '몸을 닦으면 마음이 바르다(정심수신야正心修身也)'고도 했다. 이는 삼망(三妄: 악惡·탁濁·박薄)에 젖은 마음을 '고요(靜)가 끝에 닿아 허(虛)에 이르면 (선천의 순수하고 착한) 본래의 마음으로 되돌린다'라는 뜻이다. (지정지허반본至靜至虛反本)

---

161) 증자(曾子, BC 505~435): 중국 노나라 남무성(南武城) 사람으로 공자 10대 제자의 한 사람. 이름은 참(參), 자는 자여(子輿)이며, 저서로는 《대학(大學)》과 《효경(孝經)》이 있다. (대학)

162) 대학(大學): 사서(四書: 대학大學·중용中庸·논어論語·맹자孟子)의 하나로 경(經)과 전(傳)의 두 부분으로 나뉘어 있으며 경은 공자께서 말씀하신 바를 기술하였고, 전은 증자(曾子)의 견해를 그 제자들이 기록한 것이라고 한다.

또 빛선도 수련으로 사람 몸의 내면에서 열기(熱氣)가 일어나서 몸 안을 두루 순환(循環)하게 함으로써 내면의 운동을 통하여 신체(身體)는 물론 뇌 활동(腦活動)을 활성화하고, 집중력(集中力)을 향상(向上)시켜서 슬기롭고 현명하게 자랄 수 있게 하는 것이다. 특히 좋은 점은 의욕(意慾)이 향상되어 스스로 지향(志向)하는 목표(目標)를 찾아서 적극적(積極的)으로 대처(對處)하는 슬기로운 사회생활(社會生活)을 영위(營爲)할 수 있게 하는 것이다.

그러므로 빛선도가 추구(推究)하는 도(道)는 궁극적(窮極的)으로 성(性, 양陽, 마음, 神)을 위주로 닦는 수련법이다. 이 성(性)이라는 것은 태어날 때부터 하늘로부터 품부(稟賦)받은 순수한 본성(本性)이기 때문이다.

자사자(子思子)[163] 선생님께서 지으신 《중용(中庸)》[164] 제1장 천인론(天人論) 첫 편에 성(性)에 대하여 이르기를 '하늘이 명(命)한 성(性)이요(천명지위성天命之謂性), 성(性)을 따르는 것이 도(道= 인도(人道))를 회복(回復)하는 것'으로 보았다. 이는 곧 천부경(天符經)에서 道, 솔성지위도(率性之謂道)이며, 도(道)를 닦는 것이 가르침(교敎)이라 하는 것과 같다. (수도지위교修道之謂敎)

이 본성(本性)은 인·의·예·지·신(仁·義·禮·智·信) 등으로 표현(表現)되는 사람이 살아가는 데 지켜야 할 일련의 도리(道理)의 개념을 포괄하는 광의(廣義)의 개념으로써 공자(孔子)께서 말씀하시는 사람이 살아가면서 항상 지켜야 할 상도(常道)이며, 인간으로서 행(行)해야 하는 삶의 도리(道理)와 이치(理致)이다.

이는 넘치지도 처지지도 않는 고요하고 잠잠한 정적(靜寂)과 같은 마음으로 닦고 익히는 가운데 올바른 관념(觀念)인 참뜻의 진의(眞意)가 생겨나서 중화(中和, 중황中黃, 중환궁中桓宮, 무기토戊己土, 조화調和)를 이루면 몸과 마음이 순수한

---

163) 자사자(子思子): 본명은 공급(孔伋), 자는 자사(子思)이다. 춘추전국(春秋戰國)시대 사상가. 자사의 제자로 맹자(孟子)가 있다. 저서로 《중용(中庸)》이 있다.

164) 중용(中庸): 중용은 어느 한쪽으로 치우침이 없이 올바름이 변함이 없는 상태를 이르는 것이다. (중용)

선(善)을 이루는 것이므로 이것이 바로 인간 본연(本然)의 본성(本性)을 이르는 삼극일체(三極一體)의 천지인합일(天地人合一)에 이르는 것이므로 인도(人道)도 지극정성(至極精誠)을 다하면 곧 환도(桓道)에 부합(符合)하는 것이다.

따라서 빛선도는 선조(先祖)님께서 상고시대(上古時代)부터 천부경(天符經), 삼일신고(三一神誥), 성경팔계(聖經八戒)를 통하여 대대로 물려주신 심신 수련법이므로 항상 감사하는 마음을 담아서 정성(精誠)을 다하여 수련해야 한다.

이 청소년 수련법은 순련(順煉)과 무련(武煉)을 연계하여 즐기며 가볍고 부드럽게 수련하게 된다. 시대가 흐르면서 공자 학파(孔子學派) 중에서도 《포박자(抱朴子)》를 지은 갈홍(葛洪), 《소학》을 편찬하신 주자(朱子) 등 여러 유학자도 도학(道學)을 함께 수학(修學)하여 인도(人道)의 개념을 천도(天道)까지 확장(擴張)하는 경향(傾向)이 나타난다.

2. 수련 요령(修煉要領)

청소년 수련도 빛선도의 일종(一種)이므로 정성(精誠)을 다하는 숨 고르기로 신체(身體)를 기화(氣化)하여 성(性)을 깨우치게 하는 것이 그 목적(目的)이다. 몸 안에 기(氣)를 모아서 배양(培養)하는 수련이 함께 이루어지지 않고 동작(動作) 위주로 수련하게 되면 영화 속의 무술이요, 허수아비의 흔들거림이요, 힘만 소모(消耗)하는 노역(勞役)이 되고 말 따름이다.

그러므로 몸과 마음을 모두 풀어서 이완(弛緩)시키고 사념(思念)을 지워서 잡념이 없는 순수한 마음가짐으로 숨을 부드럽게 잘 고를 수 있도록 가다듬는 것이 절대적으로 중요하다. 그리고 숨 고르기(調息)로 모아서 쌓은 기(취기聚氣)를 배양

(培養)하여 전신(全身)에 퍼지도록 하는 산포(散布)를 위하여 숨을 들이쉴 때 엄지발가락에 힘을 싣고, 숨을 내쉴 때 엄지발가락의 힘을 풀며 리듬에 맞춰서 율동으로 사지연골(四肢軟骨)과 척추(脊椎)를 자극하는 부드러운 굴신(屈伸)으로 연동(連動)함으로써 연골(軟骨)과 척추(脊椎)를 이완(弛緩)하여 보다 더 강하게 보완하는 것이다.

이 수련은 숨 고르기가 순조롭게 잘 이루어지면 동작도 자연스레 잘 이루어지게 된다. 따라서 몸 안의 사기(邪氣)는 사라지고 기(氣)가 차오르도록 기(氣)를 골고루 퍼트리는 활공(活功)이 필요하지만 어디까지나 수련을 시작해서 끝날 때까지 항상 기도(氣道)를 열고, 부드러운 숨 고르기로 기(氣)를 모아 배양(培養)하는 데 중점(重點)을 두고 원활하게 기(氣)가 잘 스며들도록 율동(律動)을 겸하는 것이다.

따라서 청소년은 순련(順煉)과 무련(武煉)을 적절하게 연계하여 수련하게 된다. 그리고 순련은 천기(天氣)를 몸 안에 모아서 쌓이게 하고, 무련(武煉)은 기(氣)를 유통(流通)시켜서 배양(培養)하는 수련이다. 기본적(基本的)인 수련 요령(要領)은 숨 고르기와 척추(脊椎)와 관절(關節) 등 골격(骨格)과 팔과 다리를 연동(連動)하여 정상적인 성장과 발육(成長發育)이 이루어지게 한다. 따라서 순조로운 숨 고르기와 춤사위처럼 완만하고 부드러운 동작으로 몸의 기혈 유통(氣血流通)을 원활하게 하며, 엄지발가락의 성장혈(成長穴)인 태돈혈(太敦穴)과 성장판인 무릎을 부드럽게 자극하여 육신을 정상적으로 건강하게 발육(發育)하고, 특히 정신(精神)을 의시(意視)로 모으는 신취점(神聚點)에 비추어 집중력을 높이고 뇌세포(腦細胞)를 활성화하며, 잡념(雜念)이 스며들지 않게 함으로써 항상 맑고 깨끗한 정신(精神)과 선(善)하고 건전한 마음을 유지하도록 하여 두뇌(頭腦)를 명석(明晳)하게 깨우치고 신체(身體)를 건강(健康)하고 고르게 성장·발육(成長發育)하도록 하는 기능(機能)을 하게 된다.

이 활공(活功)은 겉으로는 고요하게 심신(心身)과 사념(思念)을 정숙(靜肅)하게 안정시키고, 몸 안에는 기(氣)를 모아서 배양(培養)하여 전신(全身)으로 유통(流通)하면서 체세포(體細胞)를 자극(刺戟)하여 신체(身體)의 모든 기능(機能)을 활성화(活性化)하는 작용(作用)을 한다. 또한 신체의 균형을 유지하고 면역력(免疫力)을 높여 병균이 몸 안으로 침투(浸透)하는 것을 방지(防止)하고 또 인체(人體)를 스스로 맑게 가꾸는 자정(自淨) 능력을 활성화(活性化)하여 기혈(氣血)과 세포 등의 묵은 것을 몰아내고 새롭게 생성(生成)하는 신진대사(新陳代謝)를 원활하게 하며, 아울러 정신(精神)을 활발하게 움직이게 되므로 뇌세포(腦細胞)를 활성화하여 집중력을 높이고, 의시(意視)를 비추어 전신(全身)을 환하게 밝혀 사념(思念)을 씻어 내리고 마음(心)과 정신(精神)을 청정(淸淨)하고 맑게 정화(淨化)하는 수련(修煉)이다.

첫째, 자세는 발을 넓게 벌리고 발끝을 안으로 모아서 양발 엄지에 힘을 싣고 서서 탄력을 유지하는 승우세(乘牛勢)로 앞뒤 좌우로 움직이면서 신(神)을 모아서 지키는 신취점(神聚點)에 의시(意視)로 무심한 듯 넌지시 비추며 숨 고르기와 굴신(屈伸)을 율동(律動)으로 연동(連動)하는 동작과 부드럽게 조화하여 리듬에 맞추어 춤을 추듯이 순조롭게 수련해야 한다.

둘째, 눈을 뜨거나 반쯤 내려 감고 정신(精神)을 모을 때는 의시(意視)로 신취점(神聚點)을 비추며, 팔을 움직일 때는 주로 중지 끝의 중충혈(中衝穴)이나 손바닥 가운데의 노궁혈(勞宮穴) 또는 작은 손가락 뿌리 부분의 후계혈(後谿穴)[165]에 의시를 비추고, 다리를 움직일 때는 발바닥의 용천혈(湧泉穴)이나 엄지발가락 끝의 태두혈(太頭穴)을 의시(意視)하게 된다. 한의학(韓醫學)에서는 엄지발가락이 건강하면 두뇌(頭腦)도 건강하고, 중충(中衝)을 의시(意視)하면 집중력을 높인다고 한다. 따라서 중지 끝의 중충과 엄지발가락 끝에 정신(精神)을 집중하는 동작이 활공에서 많이 활용된다.

---

165) 후계혈(後谿穴): 손바닥 측면, 작은 손가락 뿌리 부분의 살이 두툼해지는 부분에 있는 혈 자리.

이때 주의할 점은 눈을 뜨고 있으면 육안(肉眼)으로 보게 되므로 육안(肉眼)으로 사물을 보거나 의식하지 말고, 마음의 눈인 의시(意視)로 사물을 넌지시 비추도록 노력(努力)하여 습관(習慣)이 되도록 해야 한다. 그리고 눈을 뜬 채로 의시(意視)하기 위해서는 눈의 초점을 풀어서 사물(事物)을 의식(意識)하지 말고 의시(意視)로 신취점(神聚點)을 무심한 듯 넌지시 비추어야 한다. 정신(精神)을 의시(意視)로 비추면 대뇌(大腦)의 활동을 촉진하고 두뇌(頭腦)를 맑게 정화(淨化)하여 그 기능을 향상하게 되고 특히 집중력이 좋아진다.

 그러나 청소년들은 활기차고 예민(銳敏)하므로 의시 집중(意視集中)을 정확(正確)하고 신중(愼重)하게 해야 한다. 특히 주의력 결핍증(注意力 缺乏症), 과잉행동장애(過剩行動障碍, ADHD) 등의 증상이나, 정신(精神)이 산만(散漫)하거나, 집중력(集中力)이 현저히 떨어지는 조현병(調絃病) 등의 증세(症勢)가 있는 청소년은 상환전(上桓田)인 머리(뇌腦)에 정신을 모으거나(神聚) 의시(意視)가 오래 머물게 해서는 절대로 안 되는 것이다. 특히 머리 부위의 상환전(上桓田) 내부의 뇌(腦)에 의시(意視)가 머물지 않도록 주의해야 한다. 그리고 용오름회주(龍乘回周) 때는 시선(視線)이 육신(肉身)의 가장자리인 피부 안으로 회전(回轉)하도록 잘 이끌어야 한다. 수련 규칙을 잘 이해하고 엄격하게 지켜야 수련을 순조롭게 닦을 수 있다.

 또 중지(中指) 끝의 중충(中衝)을 주(主)로 의시(意視)하는 것은, 중충혈(中衝穴)을 밝혀서 집중력을 높이는 것이다. 이러한 모든 수련 방법은 혈기(血氣)를 잠잠하게 누그러뜨리고, 덕(德)이 충만(充滿)한 성품(性品)이 되도록 선화(善化)하기 위한 것이다.

 그러므로 청소년 수련은 의시(意視)의 시선(視線)이 흐트러지지 않고 신취점(神聚點)에 지속적(持續的)으로 머무르게 하는 것이 제일 중요하다. 또한, 여러 가지 병(病)의 증상(症狀)이 있는 사람은 정성껏 꾸준하게 수련하면 점차 마음이 맑아지면서 건강을 되찾게 된다. 청소년들은 의시(意視)를 활발하게 움직이면 자연스럽게 대뇌(大腦)의 활동이 원활하게 되므로 두뇌 발달(頭腦發達)을 촉진하여 더욱

더 총명(聰明)하게 성장(成長)할 수 있으므로 스스로가 하면 된다는 의지(意志)로 긍정적이고 적극적인 마음으로 수련하는 것이 좋은 영향을 미친다.

또 본경(本經)의 지침대로 정확하게 수련하지 않으면 상태가 더 나빠질 수도 있다는 것을 유념(有念)하기 바란다. 그리고 청소년 활공(活功)을 할 때, 의시(意視)를 비추는 신취점(神聚點)의 위치는 손을 움직일 때는 주로 중지(中指) 끝의 중충혈(中衝穴)을 비추지만, 손바닥을 위주로 수련할 때는 노궁혈(勞宮穴)을 비추게 된다.

또 발을 이용할 때는 발바닥의 용천혈(湧泉穴)에 의시(意視)를 비추거나, 엄지발가락 끝의 태두혈(太頭穴)에 의시를 두는 등 신취점(神聚點)이 수련형에 따라 바뀌므로 잘 적응하도록 해야 한다.

셋째, 몸과 마음 그리고 정신(精神)의 긴장을 완전히 풀고 안정시킨 상태에서 수련하는 것이 중요하다. 활공(活功)도 숨 고르기(조식調息)가 깊어짐에 따라서 신체의 기능을 고르게 향상하는 것이므로 마음과 정신 등 어느 한 곳에라도 힘이 들어가게 되어 긴장하면 울체(鬱滯)가 생겨나서 순조로운 수련을 할 수 없게 되는 것이다.

빛선도는 내련(內煉)이므로 모든 수련 과정에서 숨 고르기가 제일 중요하다. 따라서 수련이 끝날 때까지 순조로운 수련이 유지되도록 유의하여 각 형을 8회씩 반복한다. 이 수련은 특히 신(神)을 지키는 신취 능력(神聚能力)을 높이고 두뇌(頭腦)를 명석(明晳)하게 하며, 신체를 고르게 성장, 발육(成長發育)하는 동작 수련(動作修煉)이므로 자세(姿勢)를 바꿀 때, 숨 고르기와 시선(視線)이 흐트러지지 않도록 정성(精誠)을 다하여 수련해야 한다.

그리고 청소년 활공은 심신(心身)이 안정된 자세를 유지하여 숨 고르기와 정신 모으기(神聚) 그리고 동작(動作)을 부드럽게 조화하여 리듬에 맞추어 춤을 추듯이 술렁술렁 순조롭게 수련해야 한다. 특히 유의할 점은 신체의 어느 부위에 힘이 상하게 들어가거나 의식(意識)이 흩어지거나 숨을 거칠게 몰아쉬는 것은 절대 금물이다. 몸이나 정신(精神) 등 신체의 어느 특정 부위에 힘이 강하게 들어가거나 과하게 의식(意識)하면 기(氣)의 순환을 방해하게 되므로 주의가 필요하다.

그리고 수련을 긍정적으로 즐기며 해야 한다. 억지로 하게 되면 긴장하여 나쁜 스트레스가 쌓여 피로하므로 수련을 안 하느니만 못하게 된다.

가. 숨 고르기(調息) 요령

숨 고르기는 심신(心神)을 가다듬어 고요히 가라앉히고 신(神)을 모아서 지키는 신취점(神聚點)을 의시(意視)로 무심한 듯 넌지시 비추며 항상 기도를 열고 들숨은 서서히 부드럽고 깊게, 날숨은 서서히 가늘고 길게 골라야 한다. 동작을 과격하게 무리하면 숨 고르기가 거칠어지고 정신 모으기(神聚)가 흐트러지므로 하늘하늘 춤을 추듯이 순조롭게 이루어지도록 노력해야 한다.

숨 고르기는 자신의 능력(能力)에 따라서 스스로 무리 없이 조절하여 차례로 늘려 나가야 한다. 청소년들의 깊은 숨 고르기는 폐활량(肺活量)을 확장하고, 신체 기능(身體機能)을 원활(圓滑)하게 한다.

숨을 고를 때, 심신(心身)을 완전히 풀어서 이완(弛緩)하고, 정신(精神)은 의시(意視)를 통하여 무심한 듯 넌지시 신취점(神聚點)을 비추며, 부드러운 동작과 조화하여 순조롭게 수련해야 한다. 들숨은 서서히 부드럽게 고르고 깊게 들이쉬고, 날숨은 서서히 가늘고 길게 연이어서 순조롭게 이끌어야 한다.

그리고 숨을 거칠게 몰아쉬는 것은 금하는 것은 숨을 몰아쉬면 기(氣)가 모이지 않고 흩어지기 때문이다. 숨을 정확하게 조절하기 위해서는 행공 구령 리듬에 맞춰서 마음속으로 수를 세면서 들숨과 날숨의 길이를 맞추는 것이 좋다.

또 동작과 신취점을 바꿀 때 숨과 시선이 흩어지지 않도록 순조로이 잘 이끌어야 한다. 그리고 숨(息) 길이를 늘리고자 할 때는 날숨을 먼저 늘리고 순조로워지면 들숨을 점차 늘려 나가도록 노력해야 한다.

나. 숨 고르기 예시

1) 하나, 구령에 들숨. 둘, 구령에 날숨. - 200일
2) 하나, 구령에 들숨. 둘, 셋 구령에 날숨. - 150일
3) 하나, 둘, 구령에 들숨. 셋, 넷 구령에 날숨. - 150일
4) 하나, 구령에 들숨. 둘에 정식. 셋 구령에 날숨. - 200일
5) 하나, 구령에 들숨. 둘, 셋에 정식. 넷 구령에 날숨. - 150일
6) 하나, 구령에 들숨. 둘, 셋에 정식. 넷, 다섯 구령에 날숨. - 150일
7) 하나, 둘, 구령에 들숨. 둘, 셋에 정식. 넷, 다섯 구령에 날숨.
8) 하나, 구령에 들숨. 둘, 셋, 넷에 정식. 다섯 구령에 날숨.

보기 7), 8)번 중, 하나를 선택하여 꾸준히 활용한다.

* 위의 숨 고르기가 순조롭게 잘 이루어지면 요령을 바꾸어서 준비 자세를 취하며 숨을 들이쉴 때 기를 모으고 첫 구령에 동작하고, 두 번째 구령에 숨을 내쉬는 숨 고르기를 반복하여 기(氣)를 활성화하면 더 좋은 효과를 낼 수 있다.

다. 신(神)을 지키는 요령

정신(精神)은 항상 의시(意視)를 통하여 수련형(形)에 따라서 가운뎃손가락(중지 中指) 끝의 중충혈(中衝穴), 손바닥 가운데의 노궁혈(勞宮穴), 작은 손가락 뿌리 부분의 후계혈(後谿穴), 발바닥의 용천혈(湧泉穴), 엄지발가락 끝의 태두혈(太頭穴) 등 신취점을 비춘다. 주의할 점은 신취점(神聚點)을 바꿀 때 시선(視線)이 흩어지지 않도록 유의하여 순조롭게 잘 이끌어야 한다. 신(神)을 의시(意視)로 신취점에 모으는 수련은 신취 능력(神聚能力)을 향상하고, 정신(精神) 집중력을 높이며, 두뇌(頭腦)를 맑게 가꾸어 총명(聰明)하게 성장, 발육(成長發育)하는 것이므로 특히 중요하다.

라. 동작

활공(活功)은 모든 수련 과정(修煉過程)에 동작(動作)이 수반(隨伴)되므로 사지연골(四肢軟骨)과 척추(脊椎) 등 성장판을 부드럽고 순조로운 연동(連動)으로 자극하여 신체를 고르게 성장, 발육(成長發育)하도록 정성(精誠)을 기울여야 한다.

마. 수련 자세

수련 자세는 도표에 따른다.

3. 청소년 순련(靑少年順煉)

순련(順煉)은 심신(心身)을 고요하게 풀어서 이완(弛緩)하여 균형 감각(均衡感覺)을 유지(維持)하고, 숨 고르기(調息)를 원활(圓滑)하게 조절할 수 있도록 안정을 유지하여, 정신(精神)을 모아서 지키는 신취점(神聚點)에 기(氣)를 모아서 배양(培養)하고, 의시(意視)를 비추어 집중력을 향상하는 수련이다.

이 수련은 정신 집중력을 높여 두뇌(頭腦)를 명석(明晳)하게 깨우치고, 신체를 고르게 성장, 발육(成長發育)하여 활력이 넘치게 하는 동작 수련이다. 따라서 사념(思念)이 생기지 않도록 모든 생각을 지우고 마음을 공허(空虛)하게 비워야 하며, 몸의 긴장을 완전히 푼 다음에 몸과 마음을 고요하게 가라앉히고 숨 고르기와 정신 모으기 그리고 동작을 부드럽게 조화(調和)하여 수련을 마칠 때까지 순조롭게 연속적으로 지속하여야 한다.

가. 청소년 순련 기본형(順煉基本形)

1)~3)형은 일반 기본형과 같다.

4) 완전히 굽혀 앉는 자세 (완굴세完屈勢)

오른 무릎을 완전히 굽히고 앉는 우완굴세(右完屈勢)는 정면으로 서서 먼저 우측 무릎을 완전히 굽혀서 엄지발가락에 힘을 싣고 최대한 낮은 자세로, 왼발을 옆으로 뻗고 앉는 자세이며, 발을 바꾸면 좌완굴세(左完屈勢)이다.

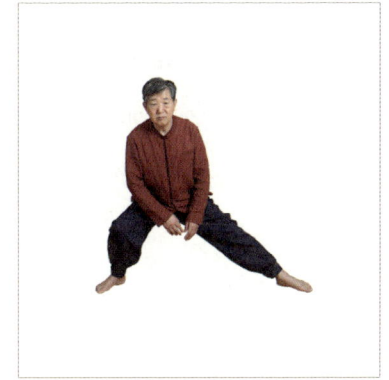

5) 외발 서기(편족립片足立)

왼발 서기(左足立)는 왼쪽 무릎을 굽히고 균형을 유지하여 엄지발가락에 힘을 모아서 오른 다리를 왼쪽 무릎 위에 얹고 앉듯이 서는 자세이다. 발을 바꾸면 오른발 서기(우족립右足立)가 된다.

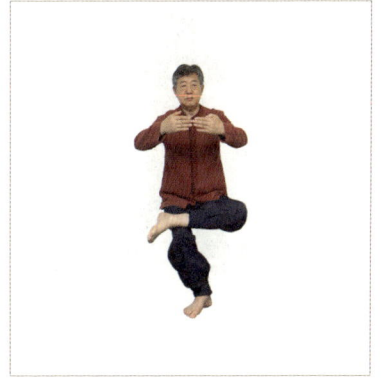

나. 청소년 순련형(靑少年順煉形)

이 수련은 청소년의 기본 수련(基本修煉)으로 의시(意視)는 항상 형별 신취점[神聚點: 중지(中指) 끝의 중충혈(中衝穴), 손바닥 가운데의 노궁혈(勞宮穴), 손바닥 측면의 후계혈(後谿穴), 발바닥의 용천혈(湧泉穴), 엄지발가락 끝의 태두혈(太頭穴),

하환전(下桓田) 등을 무심한 듯 넌지시 비추고, 숨을 고르며 무리 없이 원만(圓滿)하게 수련이 잘 이루어지도록 노력해야 한다.

순련은 제1형에서 15형까지로 수련 요령은 숨을 들이쉴 때 기(氣)를 신취점(神聚點)에 모으고 숨을 내쉴 때 기(氣)를 배양(培養)한다. 그리고 숨 고르는 방법(方法)은 숙련도(熟練度)에 따라서 스스로 조절(調節)할 수 있다. 동작은 리듬에 맞춰서 부드럽게 연동(連動)으로 율동(律動)하고 연분홍 꽃바람에 꽃잎이 하늘하늘 춤을 추듯이 조화(調和)하여 수련한다. 머리는 몸의 동작에 따라서 순조롭게 움직여야 한다.

제1형 준비 자세(準備姿勢)

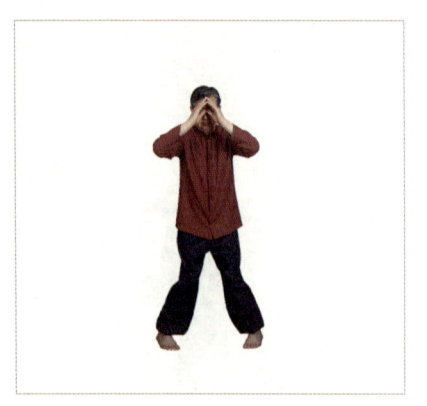

먼저 양발을 넓게 벌려서 발끝을 안쪽으로 모아 엄지발가락에 힘을 싣고, 무릎을 굽혀서 소를 타는 승우세(乘牛勢)로 탄력(彈力)을 유지하여, 머리를 앞으로 약간 숙여서 양 손가락 끝을 마주 붙여서 합지(合指)하고, 검지 끝을 앞머리 가운데의 신정혈(神庭穴) 앞에 두는 정입세(定立勢)로, 의시는 양 손 중지 끝의 중충혈(中衝穴)에 두고, 눈은 뜨거나 반쯤 내려 감고 눈의 초점을 풀어서 사물(事物)을 의식(意識)하지 말고, 의시(意視)로 신취점(神聚點)을 무심한 듯 넌지시 비추며, 심신(心身)을 지감(止感)으로 고요하게 가라앉힌다.

숨을 들이쉴 때 엄지발가락에 힘을 싣고, 숨을 내쉴 때 엄지발가락의 힘을 풀며 리듬에 맞춰서 율동으로 사지연골(四肢軟骨)과 척추(脊椎)를 부드럽게 자극하는 굴신(屈伸)을 연동(連動)하며 수련한다. 숨 고르기와 정신 모음 그리고 동작을 순조롭게 조화하여 각 형을 8회씩 반복한다.

이 수련은 정신 집중력을 높여 두뇌(頭腦)를 명석(明晳)하게 깨우치고, 신체를 고르게 성장, 발육(成長發育)하여 활력이 넘치게 하는 동작 수련이다. 청소년 활공(活功)도 빛선도이므로 숨 고르기에 중점을 두고 동작과 신취점(神聚點)을 바꿀 때 숨과 시선(視線)이 흩어지지 않도록 유의해야 한다. 빛선도는 선조(先祖)님께서 아주 오랜 옛적부터 천부경·삼일신고·성경팔계(聖經八戒)를 통하여 대대로 물려주신 보배로운 심신 수련법이므로 늘 감사하는 마음을 담아 정성을 다하여 수련해야 한다.

제2형 몸통 틀기(신통진身筒紾)

승우세(乘牛勢)로 탄력(彈力)을 유지하여 몸자세를 바르게 허리를 꼿꼿하게 펴고 양팔을 자연스럽게 늘어뜨려서 중지(中指) 끝의 중충(中衝)에 의시(意視)를 비추며 하나, 숨을 들이쉴 때 무릎을 폈다 굽히며 몸통과 팔을 왼쪽으로 함께 틀며 양손 중충에 기(氣)를 모으고 둘, 숨을 내쉴 때 무릎을 폈다 굽히며 몸통과 팔을 오른쪽으로 틀며 기(氣)를 배양(培養)하기를 반복한다.

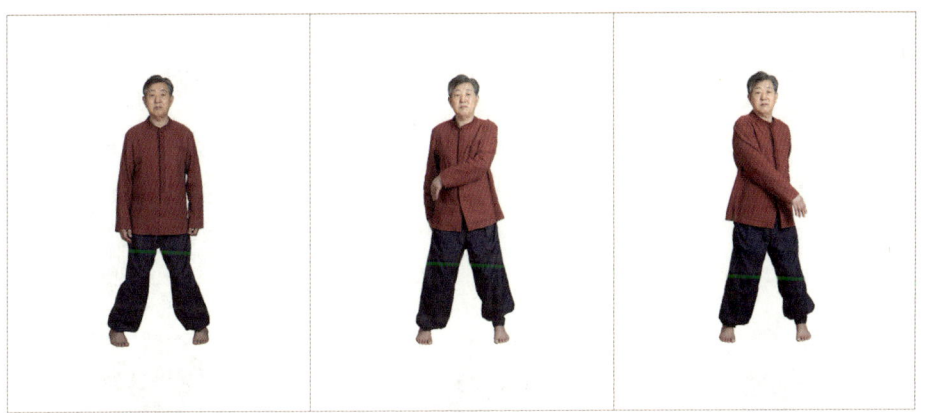

제3형 손끝 들기(수지거수手至擧)

승우세(乘牛勢)로 탄력(彈力)을 유지하여, 양팔을 펴서 의시(意視)는 중지(中指) 끝의 중충(中衝)을 비추며 하나, 숨을 들이쉴 때 무릎을 펴며 양 손끝을 왼쪽으로 서서히 들어 올리며 중충에 기(氣)를 모으고 둘, 숨을 내쉴 때 무릎을 굽혔다 펴며 양 손끝을 오른쪽으로 서서히 들어 올리며 기(氣)를 배양하기를 반복한다.

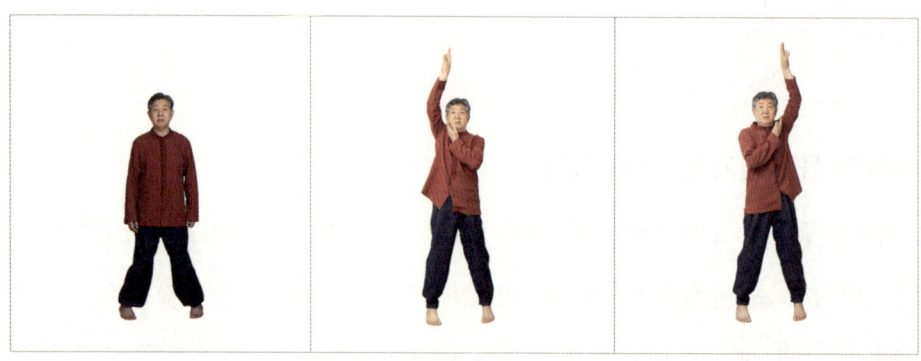

제4형 손 세워 흔들기(수립요手立搖)

승우세로 탄력(彈力)을 유지하여, 의시(意視)는 중충(中衝)을 비추며 정면을 향하여 승우세(乘牛勢)로 서서 양손을 펴서 어깨와 수직으로 세우고 하나. 숨을 들이쉬면서 무릎을 폈다 굽히며 양손을 왼쪽으로 서서히 흔들며 양 중충에 기(氣)를 모으고 둘, 숨을 내쉴 때 무릎을 폈다 굽히며 양손을 오른쪽으로 서서히 흔들며 기(氣)를 배양하기를 반복한다.

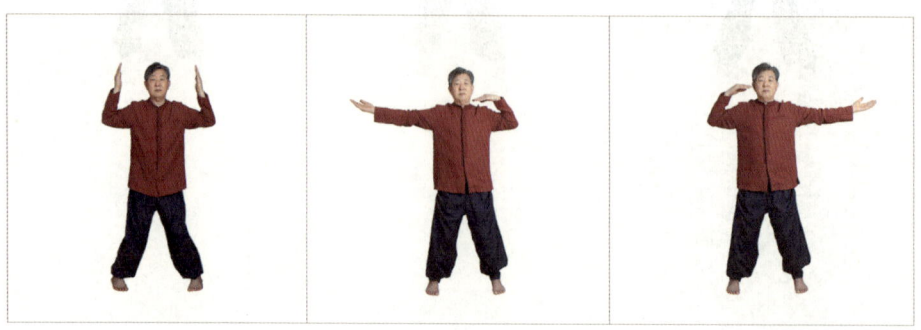

제5형 손바닥 밀어 올리기(장추상掌推上)

승우세(乘牛勢)로 탄력(彈力)을 유지하여 척추를 곧게 펴고 양 손바닥(兩掌)을 펴서 하늘을 받들듯 어깨에 얹고 의시(意視)는 손바닥 가운데 노궁혈(勞宮穴)을 비추며 하나, 숨을 들이쉴 때 무릎을 펴며 양 손바닥을 서서히 위로 밀어 올리며 노궁혈에 기(氣)를 모으고 둘, 숨을 내쉴 때 무릎을 굽히며 손을 서서히 아래로 원위치하며 기(氣)를 배양하기를 반복한다.

제6형 수평 원형 돌리기(수평원형주水平圓形周)

승우세(乘牛勢)로 탄력(彈力)을 유지하여 팔을 수평으로 들어서 가운뎃손가락(중지中指) 끝을 맞대어 합지(合指)하고, 원형을 만들어 중충(中衝)을 의시(意視)하고 하나, 숨을 들이쉴 때 무릎을 폈다 굽히며 원형을 좌측으로 서서히 돌리며 중충에 기(氣)를 모으고 둘, 숨을 내쉴 때 무릎을 폈다 굽히며 원형을 오른쪽으로 서서히 돌리며 기(氣)를 배양하기를 반복한다.

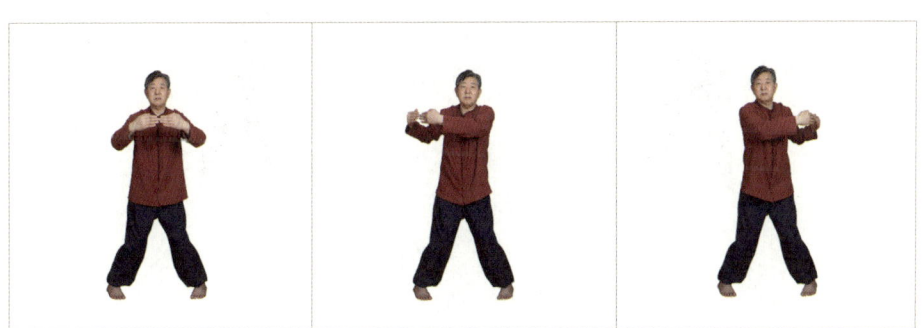

제7형 원형 들기(원형거圓形擧仕)

승우세로 탄력(彈力)을 유지하여 상체를 앞으로 숙이고 팔 원형을 아래로 내려서 중충(中衝)을 의시(意視)하고 하나, 숨을 들이쉬면서 무릎을 펴며 원형을 왼쪽으로 서서히 들어 올리며 중충에 기(氣)를 모으고 둘, 숨을 내쉴 때 무릎을 굽혔다 펴며 원형을 오른쪽으로 서서히 들어 올리며 기(氣)를 배양하기를 반복한다.

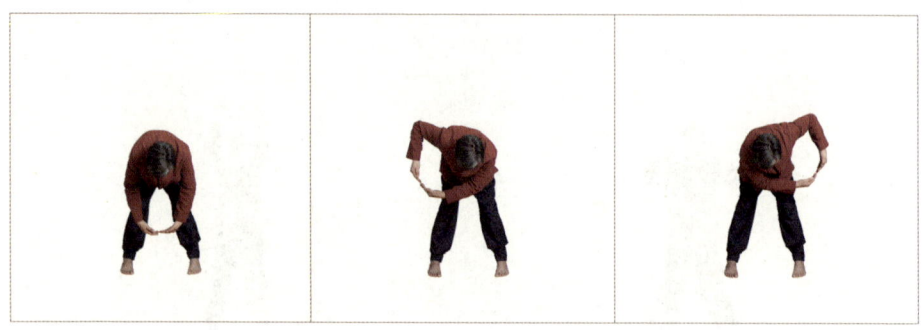

제8형 원형 밀어 올리기(원형추상圓形推仕)

승우세로 탄력(彈力)을 유지하여 상체를 숙이고 팔 원형을 아래로 내리고 의시(意視)는 중충혈(中衝穴)을 비추며 하나, 숨을 들이쉴 때 무릎과 상체를 펴며 원형을 머리 위까지 서서히 밀어 올리며 중충에 기(氣)를 모으고 둘, 숨을 내쉴 때 무릎과 상체를 굽히며 원형을 아래로 서서히 원위치로 하며 기(氣)를 배양하기를 반복한다.

제9형 손끝 밀어 올리기(手至推仩)

앞 자세를 이어서 상체를 숙이고 팔을 늘어뜨려서 의시(意視)는 중충(中衝)을 비추며 하나, 숨을 들이쉴 때 무릎을 펴며 양 손끝을 왼쪽으로 서서히 밀어 올리며 중충에 기(氣)를 모으고 둘, 숨을 내쉴 때 무릎을 굽혔다 펴며 양 손끝을 오른쪽으로 서서히 밀어 올리며 기(氣)를 배양하기를 반복한다.

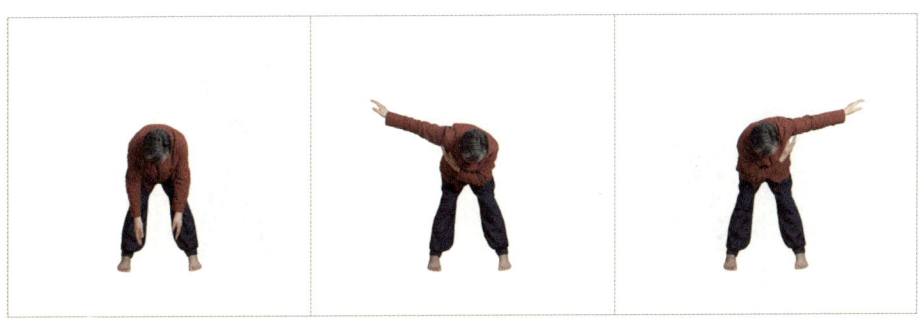

제10형 척추 운동(脊椎運動)

앞 자세를 이어서 상체를 숙이고 팔을 늘어뜨려서 의시(意視)는 중충(中衝)을 비추며 하나, 숨을 들이쉴 때 무릎과 상체를 펴며 손끝을 서서히 뒤로 젖히며 중충에 기(氣)를 모으고, 숨을 내쉴 때 무릎과 상체를 굽히며 양 손끝을 앞으로 서서히 밀어 올리며 기(氣)를 배양(培養)하기를 반복한다.

이 수련은 특히 척추를 맨 위의 포황혈(胞肓穴)에서 맨 아래 장강혈(長强穴)까지 또 그 반대로 차례로 풀어주며, 또한 손가락의 모든 관절도 풀어준다.

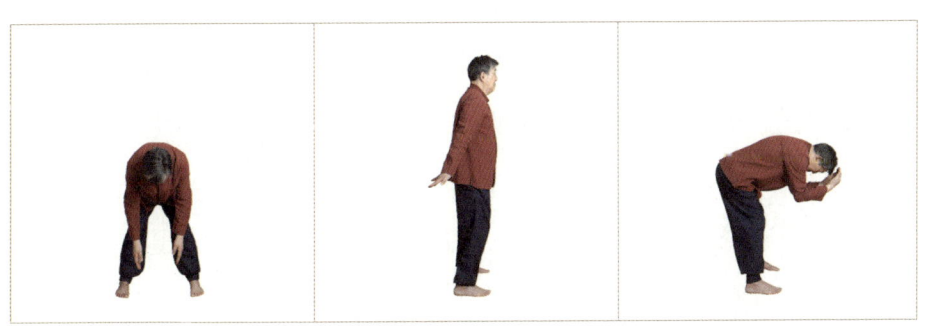

제11형 등뼈 운동(脊椎運動)

앞 자세를 이어서 양 손가락 끝을 맞붙여서 합지(合指)하고 의시(意視)는 양 중충(中衝)을 비추며, 하나, 숨을 들이쉴 때 무릎과 상체를 펴며 팔을 뻗어서 손끝을 위로 서서히 밀어 올리며 중충에 기(氣)를 모으고 둘, 숨을 내쉴 때 무릎과 상체를 굽히며 손끝을 서서히 다리 사이로 내리밀며 기(氣)를 배양하기를 반복한다.

제12형 요추 돌리기(腰椎回周)

가) 승우세(乘牛勢)로 탄력(彈力)을 유지하여 상체를 앞으로 약간 숙이고 양팔을 아래로 늘어뜨려서 의시(意視)는 양 중충(兩中衝)을 비추며 하나, 숨을 들이쉴 때 상체와 손끝으로 크게 원을 그리며 요추(腰椎)를 왼쪽으로 반 바퀴 돌리며 양 중충에 기(氣)를 모으고 둘, 숨을 내쉴 때 요추(腰椎)를 마저 돌리며 기(氣)를 배양하기를 반복한다.

나) 다시 반대로 양 중충을 의시하고 하나, 숨을 들이쉴 때 상체와 손끝으로 크게 원을 그리며 요추(腰椎)를 오른쪽으로 반 바퀴 돌리며 중충에 기(氣)를 모으고 둘, 숨을 내쉴 때 요추(腰椎)를 마저 돌리며 기(氣)를 배양하기를 반복한다.

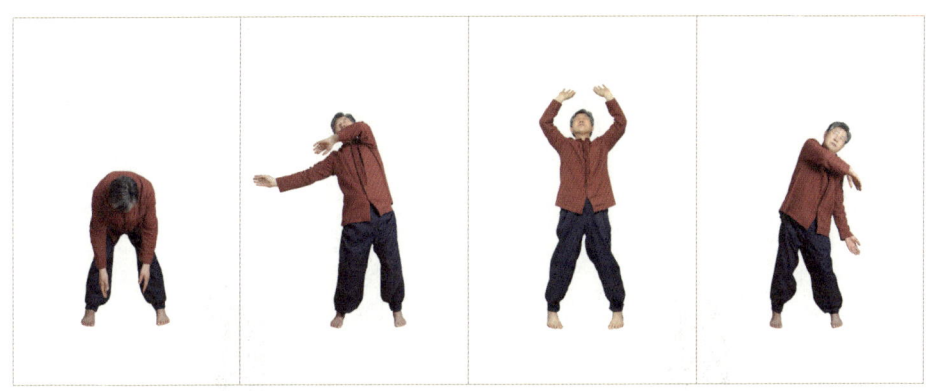

제13형 허리 운동(腰運動)

승우세로 탄력(彈力)을 유지하여 척추를 곧게 펴고 양손(兩手) 중지 끝을 맞대어 합지(合指)하여 원형을 만들어 머리 위로 올려서 중충을 의시하고 하나, 숨을 들이쉴 때 무릎을 폈다 굽히며 상체(上體)를 서서히 왼쪽으로 젖히며 양 중충에 기(氣)를 모으고 둘, 숨을 내쉴 때 무릎을 폈다 굽히며 상체를 서서히 오른쪽으로 젖히며 기(氣)를 배양하기를 반복한다.

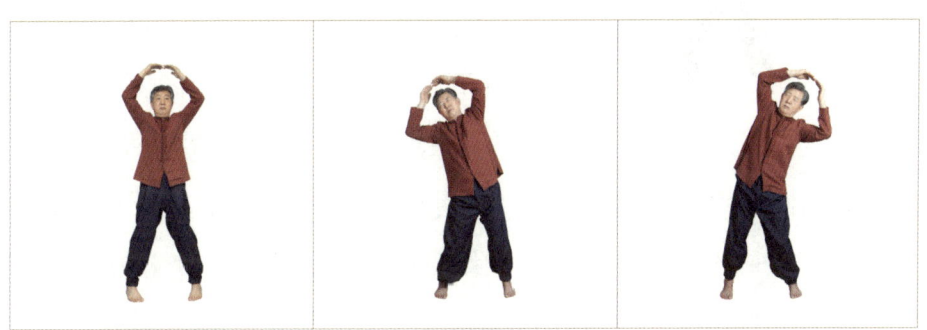

제14형 하체 운동(下體運動)

이어서 팔 원형을 수평으로 내려서 의시(意視)는 양 중충(中衝)혈을 비추며 하나, 숨을 들이쉴 때 무릎을 서서히 굽혀서 최대한 쪼그려 앉으며 중충에 기(氣)를 모으고 둘, 숨을 내쉴 때 무릎을 서서히 펴고 일어서며 기(氣)를 배양하기를 반복한다.

제15형 상신용오름회주(上身龍乘回周)

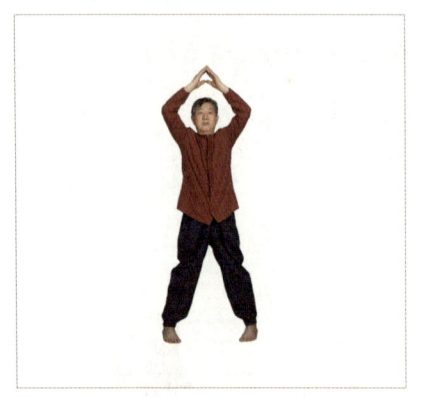

승우세(乘牛勢)로 무릎을 굽혀서 탄력(彈力)을 유지하여 엄지발가락에 힘을 싣고 상체를 바르게 펴고 양 손끝을 마주 붙여서 합지(合指)하여 머리 위에 삿갓을 씌우듯이 올리고 하나, 숨을 들이쉴 때 하환전(下桓田)에서 시계 방향인 왼쪽에서 오른쪽으로 원을 그리며 수평회주(水平回周)를 1초에 한 바퀴씩 빠르게 4회 정도 돌려서 하환전(下桓田)에 기(氣)를 모아 압축(壓縮)한다. 둘, 숨을 서서히 내쉴 때 회음(會陰)혈에서 위로 손끝까지 반시계 방향(反時計方向)의 나선형(螺旋形)으로 의시(意視) 2초에 한 바퀴씩 서서히 2회 정도 돌리거나, 빠르게 1초에 한 바퀴씩 4회 정도 돌려서 기(氣)를 배양(培養)하는 상신용오름회주를 반복한다. 이 수련은 기(氣)를 전신(全身)에 분산하고, 사기(邪氣)를 배출(排出)하는 수련이다.

4. 청소년 무련(武煉)

 무련(武煉)은 순련(順煉)에 이어서 연속적으로 이어지는 수련 공법으로서 제16형부터 제40형까지이며, 정신 집중력(精神集中力)을 높이고 몸의 균형을 잡아주며 순발력(瞬發力)을 향상(向上)하는 수련이다.

 그러므로 이 수련은 성장기(成長期)의 청소년들이 맑고 건강한 정신과 육체를 유지할 수 있도록 지도하는 수련 공법이다. 따라서 수련을 할 때는 무리하거나 서두르지 말고 느긋하게, 여유 있고 차분하게 자연스러운 숨 고르기(調息)와 정신 모으기(神聚) 그리고 동작(動作)을 부드럽게 조화(調和)하여 서서히 발전하도록 정성(精誠)을 다하여 노력해야 한다.

 이 무련은 공격적(攻擊的)인 무술(武術)이 아니다. 무련도 빛선도이므로 숨 고르기에 중점(重點)을 두고 정성으로 기(氣)를 모아서 배양하고 풀어주는 환련(桓煉)으로 심신(心身)과 정신(精神)을 건강하게 가꾸는 동작 수련(動作修煉)이다. 무련(武煉)도 순련(順煉)과 더불어 청소년들이 수련하는 활공(活功)의 일종이다.

 다만, 자세(姿勢)의 난도(難度)가 조금 높은 편이므로 수련이 순조롭게 조화하도록 더욱 세심한 노력을 기울일 필요가 있다. 그리고 청소년들이 빛선도를 시작하기에 제일 적절한 시기(時期)는 청소년 시절이다. 선조로부터 물려받은 진정(眞精)을 비롯한 삼진(三眞)이 손실(損失)되기 이전의 지능(知能)이 많이 발달하는 왕성(旺盛)한 시기(時期)이기 때문이다. 청소년 시절에 수련을 시작(始作)하여 맑고 순수한 기(氣)를 쌓으면 5년 이내에 도(道)를 이룰 수가 있을 뿐만 아니라 급기야(及其也)는 많은 청소년이 큰 성과(成果: 무식無息, 상철上哲, 대성大聖)를 이룰 수 있을 것이다.

 오늘날 대성(大聖: 큰 성인)이 나타나지 않는 것은 수련 방법이 미흡한 면도 있지만, 무엇보다도 수련 중에 부질없는 잡상(雜想)을 떠올리거나 허황(虛荒)된 기대

(期待)를 품기 때문이기도 하다. 또 현대 사회는 영화, 텔레비전, 인터넷 등 선정적(煽情的)인 매개체(媒介體)를 많이 활용하게 되므로 정(精)을 낭비(浪費)하게 되는 것이 제일 큰 요인으로 생각된다.

이 수련은 무엇보다도 청소년들을 가르치고 이끌어서 마음을 선화(善化)시키고 감정(感情)을 후덕(厚德)하게 가꾸어 각박한 세태(世態)를 개선(改善)하고, 더불어 지적(知的)인 능력(能力)을 향상하는 성통(性通)을 이루어 차세대의 주인(主人)인 현명(賢明)한 인재(人才)를 양성(養成)하는 데 그 목적이 있다. 따라서 활공이 순조롭게 잘 이루어지면 정공(靜功) 위주의 수련으로 전환(轉換)하여 수련하면 좀 더 빠른 시일 내에 확실한 성과(成果)를 이루어 낼 수 있게 된다.

제16형 양 손바닥 밀기(양장추兩掌推)

승우세(乘牛勢)로 탄력(彈力)을 유지하여, 양 손바닥(兩掌) 가운데 노궁혈(勞宮穴)을 의시(意視)하고 하나, 숨을 들이쉴 때 양손으로 눈을 뭉치듯이 기(氣)를 불려서 양 손바닥 가운데 노궁혈(勞宮穴)에 모으고 둘, 숨을 내쉬는 리듬에 맞춰서 무릎을 펴며 왼손 엄지에 오른손 엄지를 대고 양손 인지(人指) 측을 붙여서 지지하여 양 손바닥을 반원(半圓)으로 모으고 서서히 정면으로 내밀며 기(氣)를 배양한다. 둘, 숨을 들이쉴 때 무릎을 굽히며 손을 원위치로 하는 동작을 반복한다.

제17형 양손 돌려 손바닥 밀기(양수회주장추兩手回掌推)

가) 반우굴세(半右屈勢)로 오른 무릎을 굽히고 왼발을 앞으로 내디뎌서 탄력(彈力)을 유지하여 양손을 아래로 내리고 하나, 숨을 들이쉴 때 양 손바닥(양장兩掌) 가운데 노궁혈(勞宮穴)을 의시(意視)하며, 양팔을 동시에 앞에서 뒤쪽으로(아래, 앞, 위, 뒤, 아래 下前上後下) 크게 원을 그리며 3회 돌려서 기(氣)를 모으고 둘, 숨을 내쉴 때 오른 무릎을 펴며 양 손바닥을 10cm 정도 나란히 정면으로 서서히 내밀며 기(氣)를 배양한다. 둘, 숨을 들이쉴 때 오른 무릎을 굽히며 팔을 돌려서 노궁혈에 기(氣)를 모으는 동작을 반복한다.

나) 발을 바꿔서 반좌굴세(半左屈勢)로 왼쪽 무릎을 굽히고 오른발을 앞으로 내디뎌서 탄력(彈力)을 유지하여 양팔을 아래로 내리고 하나, 숨을 들이쉴 때 양 손바닥(양장兩掌) 가운데 노궁혈(勞宮穴)을 의시(意視)하며, 양팔을 동시에 앞에서 뒤쪽으로 (아래, 앞, 위, 뒤, 아래 下前上後下)로 크게 원을 그리며 3회 돌리고 둘, 숨을 내쉴 때 왼 무릎을 펴며 양 손바닥(兩掌)을 10cm 정도 나란히 정면으로 서서히 내밀며 기(氣)를 배양한다. 둘, 숨을 들이쉴 때 왼쪽 무릎을 굽히며 팔을 돌려서 기(氣)를 모으기를 반복한다.

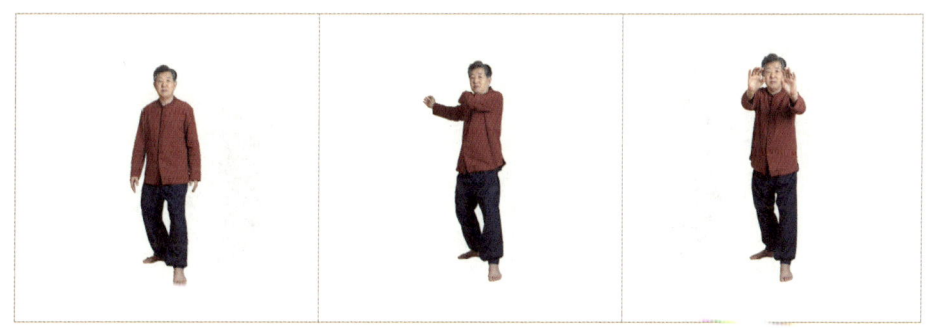

제18형 한 손바닥 밀기(편장추片掌推)

가) 반우굴세(半右屈勢)로 오른 무릎을 굽히고 왼발의 힘을 빼서 앞으로 내디디고 탄력(彈力)을 유지하여 양 손끝(兩手至)을 합지하여 하나, 숨을 들이쉴 때 합지한 손을 가슴 앞으로 당기며 왼손 가운데 노궁(좌수노궁左手勞宮)혈을 의시(意視)하고 둘, 숨을 내쉴 때, 오른 무릎을 펴며 왼손바닥(左掌)을 정면(正面)으로 서서히 내밀며 기(氣)를 배양하고, 오른손(우수右手)은 아래로 내려서 급소(急所, 음낭陰囊)를 방어한다. 둘, 숨을 들이쉴 때 오른 무릎을 굽히며 합지한 손을 가슴 앞으로 당기며 왼손 노궁에 기(氣)를 모으기를 반복한다.

나) 발을 바꿔서 반좌굴세(半左屈勢)로 왼 무릎을 굽히고 오른발의 힘을 빼서 앞으로 내디디고 탄력(彈力)을 유지하여 양 손끝을 합지하고 하나, 숨을 들이쉴 때 합지한 손을 가슴 앞으로 당기며 오른손 가운데 노궁혈(勞宮穴)을 의시(意視)하고 둘, 숨을 내쉴 때, 왼 무릎을 펴며 오른 손바닥(右掌)을 정면으로 서서히 내밀며 기(氣)를 배양하고, 왼손(좌수左手)은 아래로 내려서 급소(急所)를 방어(防禦)한다. 둘, 숨을 들이쉴 때 왼 무릎을 굽히며, 합지한 손을 가슴 앞으로 당기며 오른손 노궁(右手勞宮)혈에 기(氣)를 모으기를 반복한다.

제19형 양손 측 치기(양 수측[166]타兩手側打)

가) 우완굴세(右完屈勢)로 오른 무릎을 완전히 굽히고 왼발(좌족左足)의 힘을 빼고 옆으로 뻗어서 탄력(彈力)을 유지(維持)하여 양 손끝을 합지하고 하나, 숨을 들이쉴 때 합지한 손을 왼쪽 어깨(좌견左肩)에 올리며 양손 후계혈(後谿穴)을 의시(意視)하고 둘, 숨을 내쉴 때 오른 무릎을 펴며 양손 측면(양수측兩手側)을 10cm 정도 나란히 정중앙으로 서서히 내려치며 기(氣)를 배양한다. 둘, 숨을 들이쉴 때 오른 무릎을 굽히며, 합지한 손을 왼쪽 어깨에 서서히 올리며 양손 후계혈에 기(氣) 모으기를 반복한다.

나) 자세를 바꿔서 좌완굴세(左完屈勢)로 왼 무릎을 완전히 굽히고 오른발(우족右足)의 힘을 빼고 옆으로 뻗어서 탄력(彈力) 유지하여 양 손끝을 합지하고 하나, 숨을 들이쉴 때 합지한 손을 오른 어깨(우견右肩)에 올리며 양손 측면의 후계혈(後谿穴)을 의시하고 둘, 숨을 내쉴 때 왼 무릎을 펴며 양손 측면(兩手側)을 10정도 나란히 정중앙으로 서서히 내려치며 기(氣)를 배양한다. 둘, 숨을 내쉴 때 왼 무릎을 굽히며 합지한 손을 오른 어깨에 올리며 양손 후계혈에 기(氣) 모으기를 반복한다.

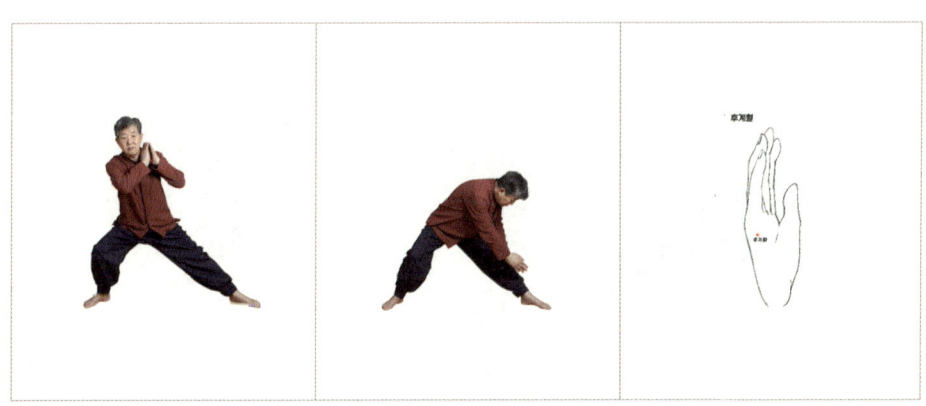

---

166) 수측(手側): 손바닥 측면.

제20형 한 손 측 치기(편수측타片手側打)

가) 우완굴세(右完屈勢)로 오른 무릎을 완전히 굽히고 왼발(좌족左足)을 옆으로 뻗어서 탄력(彈力)을 유지하고 양 손끝을 합지(合指)하여 하나, 숨을 들이쉴 때 합지한 손을 왼쪽 어깨(좌견左肩)에 올리며 왼손(좌수左手) 후계혈(後谿穴)을 의시(意視)하고 둘, 숨을 내쉴 때 오른 무릎을 서서히 펴며, 왼손 측면(좌수측左手側)을 정중앙으로 서서히 내려치며 기(氣)를 배양하고, 오른손(우수右手)은 아래로 내려서 급소(急所)를 방어한다. 둘, 숨을 들이쉬며 오른 무릎을 굽히며 왼손 후계혈에 기를 모으기를 반복한다.

나) 자세를 바꿔서 좌완굴세(左完屈勢)로 왼 무릎을 완전히 굽히고 오른발을 옆으로 뻗어서 탄력(彈力)을 유지하여, 양손 끝을 합지하고 하나, 숨을 들이쉴 때 양손을 오른 어깨(우견右肩)에 올리며 오른손(우수右手) 후계혈(後谿穴)을 의시(意視)하고 둘, 숨을 내쉴 때 왼 무릎을 펴며 오른손 측면(우수측右手側)을 정중앙으로 서서히 내려치며 기(氣)를 배양하고 왼손(좌수左手)은 아래로 내려서 급소(急所)를 방어한다. 둘, 숨을 들이쉬며 왼 무릎을 굽히며 왼손 후계혈에 기(氣) 모으기를 반복한다.

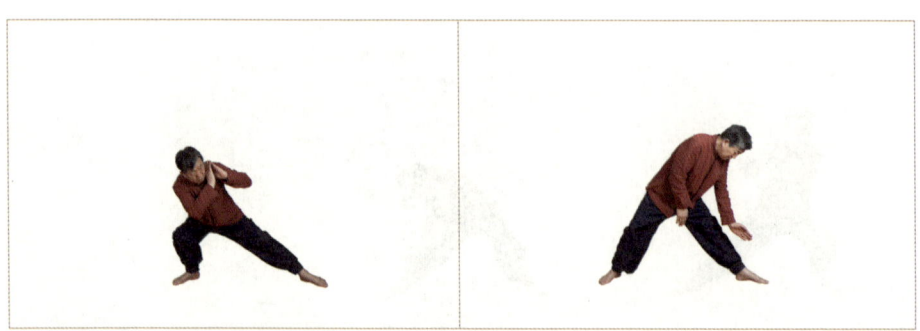

제21형 양 손끝 밀기(양수지[167]추兩手至推)

　승우세(乘牛勢)로 탄력(彈力)을 유지하고, 양 손끝(兩手至)을 합지하여 하나, 숨을 들이쉴 때 양손을 가슴 앞으로 서서히 당기며 양손 중충혈(中衝穴)을 의시(意視)하고 둘, 숨을 내쉬는 리듬에 맞춰서 무릎을 펴며 양 손끝을 동시에 수평으로 10cm 정도 나란히 정면으로 내밀며 기(氣)를 배양하는 동작을 반복한다.

제22형 한 손끝 밀기(편수지추片手至推)

가) 반우굴세(半右屈勢)로 오른 무릎을 굽히고 왼발의 힘을 빼서 앞으로 내디디고 탄력(彈力)을 유지하여 양 손끝을 합지(合指)하고 하나, 숨을 들이쉴 때 합지한 손을 가슴 앞으로 당기며 왼손 중충(좌수중충左手中衝)을 의시(意視)하고 둘, 숨을 내쉴 때 오른 무릎을 펴며 왼손 끝(좌수지左手至)을 정면(正面)으로 서서히 내밀며 기(氣)를 배양하고, 오른손(우수右手)은 아래로 내려서 급소(急所)를 방어한다. 둘, 숨을 들이쉴 때 오른 무릎을 굽히며 합지한 손을 가슴 앞으로 당기며 왼손 중충(左手中衝)에 기(氣)를 모으기를 반복한다.

나) 자세를 바꿔서 반좌굴세(半左屈勢)로 왼 무릎을 굽히고, 오른발의 힘을 빼서

---

167)　수지(手至): 손가락 끝.

앞으로 내디디고 탄력(彈力)을 유지하여 양 손끝을 합지하고 하나, 숨을 들이쉴 때, 합지한 손을 가슴 앞으로 당기며 오른손(우수右手) 중충(中衝)을 의시(意視)하고 둘, 숨을 내쉴 때 왼 무릎을 펴며 오른손 끝(우수지右手至)을 정면으로 서서히 내밀며 기(氣)를 배양하고, 왼손(좌수左手)은 아래로 내려서 급소(急所)를 방어한다. 둘, 숨을 들이쉴 때 왼 무릎을 굽히며 양손을 합지하여 가슴 앞으로 당기며 오른손 중충(右手中衝)에 기(氣)를 모으는 동작을 반복한다.

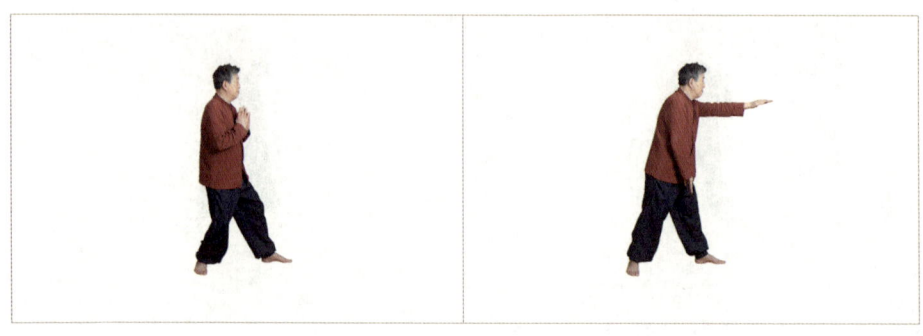

제23형 양손 중지 밀기(양수중지추兩手中指推)

승우세(乘牛勢)로 탄력(彈力)을 유지하여 양 손끝을 합지하여, 하나, 숨을 들이쉴 때, 합지한 손을 가슴 앞으로 당기며 양손 중지(中指) 끝의 중충을 의시(意視)하고 둘, 숨을 내쉴 때 양 무릎을 펴면서 양손을 느슨하게 감아쥐고 양 중지(兩中指) 끝이 정면을 향하도록 구부려서 동시에 10cm 정도 나란히 앞으로 내밀며 기(氣)를 배양한다. 둘, 숨을 들이쉴 때 양 무릎을 굽히며 양손 중충에 기(氣)를 모으는 동작을 반복한다.

제24형 한 손 중지 밀기(편수중지추片手中指推)

가) 반우굴세(半右屈勢)로 오른 무릎을 굽히고 왼발의 힘을 빼서 앞으로 내디디고 탄력(彈力)을 유지하여 양 손가락 끝을 마주 붙여서 합지(合指)하여 하나, 숨을 들이쉴 때 합지한 손을 가슴 앞으로 당기며 왼손 중지 끝의 중충(左手中指至中衝)을 의시(意視)하고 둘, 숨을 내쉴 때 왼 무릎을 굽히고 오른 무릎을 펴며 왼손을 느슨하게 감아쥐고 중지(中指) 끝이 정면을 향하도록 구부려서 서서히 내밀며 기(氣)를 배양하고, 오른손은 아래로 내려서 급소(急所)를 방어한다. 둘, 숨을 들이쉴 때 오른 무릎을 굽히며 왼손 중충에 기(氣)를 모으기를 반복한다.

나) 자세를 바꿔서 오른발의 힘을 빼서 앞으로 내딛고 왼 무릎을 굽히는 반좌굴세(半左屈勢)로 탄력(彈力)을 유지하고 양 손끝을 마주 붙여서 합지(合指)하여 하나, 숨을 들이쉴 때 합지한 손을 가슴 앞으로 당기며 오른손 중충(右手中衝)을 의시(意視)하고 둘, 숨을 내쉴 때 오른 무릎을 굽히고 왼 무릎을 펴며 오른손을 느슨하게 감아쥐고 중지(中指) 끝이 정면을 향하도록 구부려서 서서히 내밀며 기(氣)를 배양하고, 왼손은 아래로 내려서 급소(急所)를 방어한다. 둘, 숨을 들이쉴 때 왼 무릎을 굽히며 합지한 손을 가슴 앞으로 당기며 오른손 중충에 기(氣)를 모으는 동작을 반복한다.

제25형 썰매 동작(설轄動作)

승우세(乘牛勢)로 탄력(彈力)을 유지하여 양손을 느슨하게 감아쥐고 하나, 숨을 들이쉴 때 무릎을 펴며 양손을 느슨하게 감아쥐고 뻗어서 썰매 타는 동작으로 앞으로 서서히 들어 올리며 양손 중충(兩手中衝)을 의시(意視)하고 둘, 숨을 내쉴 때 무릎을 굽히며 양손을 내려서 서서히 뒤로 저어서 양손 중충(中衝)에 기(氣)를 배양한다. 둘, 숨을 들이쉴 때 무릎을 굽히며 양손 중충을 의시하여 기를 모으는 동작을 반복한다.

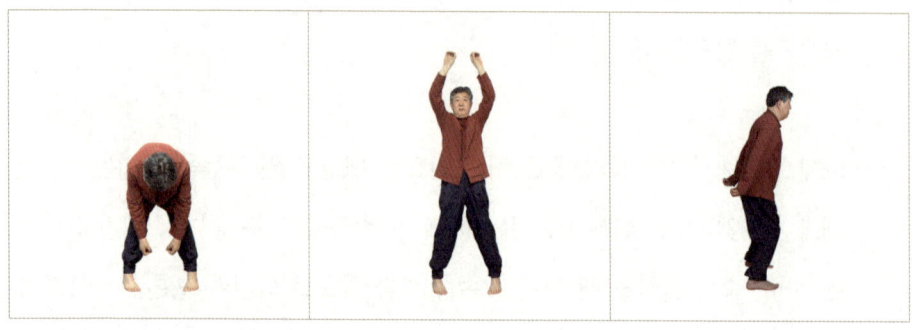

제26형 날개 동작(익翼動作)

승우세(乘牛勢)로 탄력(彈力)을 유지하여 양손을 아래로 늘어뜨려서 양손 중충(兩手中衝)을 의시(意視)하고 하나, 숨을 들이쉴 때 무릎을 펴며 양손을 날개를 펼치듯이 좌우로 펼쳐서 중지 끝이 서로 맞닿도록 서서히 위로 들어 올리며 양손 중충에 기(氣)를 모으고 둘, 숨을 내쉴 때 양 무릎과 상체를 굽히며 양팔을 서서히 아래로 내려서 교차(交叉)하며 기(氣)를 배양하는 날개 동작을 반복한다. 팔을 교차할 때 안팎으로 한 번씩 바꿔서 교차한다.

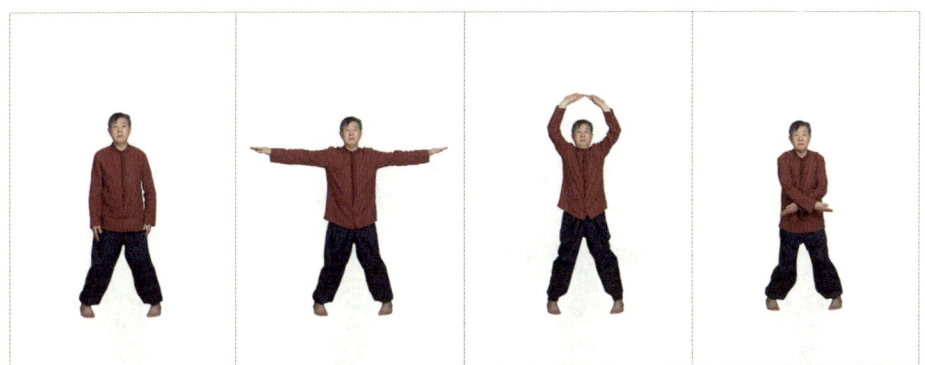

제27형 전굴 날개 동작(전굴 날개 동작前屈翼動作)

가) 오른발은 수평으로 고정하고 왼발을 앞으로 내디디고 굽혀서 좌전굴세(左前屈勢)로 탄력(彈力)을 유지하며 앞발과 뒷발을 직각으로 유지하고 왼 무릎을 굽혀서 상체를 숙이고 양팔을 나란히 늘어뜨려서 양손 중충(兩手中衝)을 의시(意視)하며 하나, 숨을 들이쉴 때 왼쪽 무릎과 상체를 펴며 양손을 날개를 펼치듯이 좌우로 펼쳐서 중지 끝이 서로 맞닿도록 서서히 위로 들어 올리며 양손 중충에 기(氣)를 모으고 둘, 숨을 내쉴 때 왼쪽 무릎과 상체를 굽히며 양팔을 펼쳐서 서서히 아래로 내려서 팔을 교차하며 기(氣)를 배양하는 날개 동작을 반복한다. 팔을 교차할 때 안팎으로 한 번씩 번갈아 바꾸어 준다.

나) 자세를 바꿔서 오른발을 앞으로 내디디고 굽혀서 탄력(彈力)을 유지하여 앞뒷발을 직각으로 유지하는 우전굴세(右前屈勢)로 오른 무릎을 굽혀서 상체를 숙이고 양팔을 나란히 늘어뜨려서 양손 중충(兩手中衝)을 의시(意視)하며 하나, 숨을 들이쉴 때 오른 무릎과 상체를 펴며 양손을 날개를 펼치듯이 좌우로 펼쳐서 양손 중지 끝이 서로 맞닿도록 서서히 위로 들어 올리며 양손 중충에 기(氣)를 모으고 둘, 숨을 내쉴 때 오른 무릎과 상체를 굽히며 양손을 펼쳐서 서서히 아래로 내려서 팔을 교차하며 기(氣)를 배양하는 날개

동작을 반복한다. 팔을 교차할 때 안팎으로 한 번씩 번갈아 바꾸어 준다.

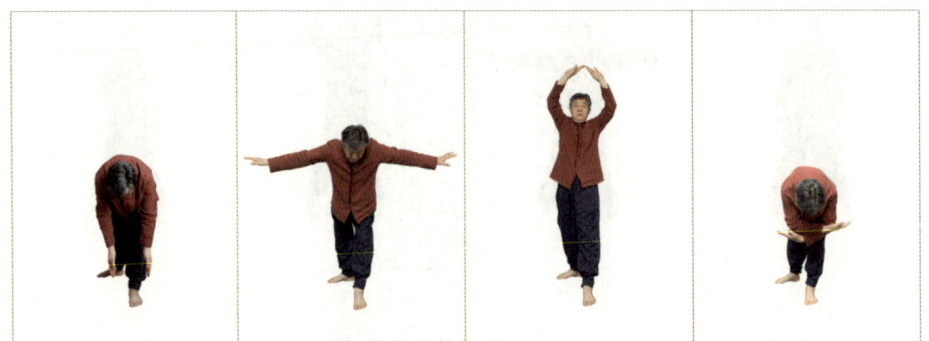

- 발을 원위치하여 양팔을 45도 각으로 펼치고

제28형 발 흔들기(족요足搖)

가) 정면반우굴세(正面半右屈勢)로 오른 무릎을 약간 굽혀서 엄지발가락에 힘을 모으고 탄력을 유지하여 왼발의 힘을 빼서 용천혈(湧泉穴)을 의시(意視)하고, 상체를 오른쪽으로 약간 기울여서 균형을 유지하여 하나, 숨을 들이쉴 때 오른 무릎을 부드럽게 연동(軟動)으로 펴면서 상체를 뒤로 서서히 젖히며, 왼발을 서서히 앞으로 들어 올리며 용천혈에 기(氣)를 모으고 둘, 숨을 내쉴 때 오른 무릎을 연동으로 굽히며 상체를 앞으로 숙이고 왼발을 서서히 뒤로 흔들며 기(氣)를 배양하는 동작을 반복한다.

나) 정면반좌굴세(正面半左屈勢)로 바꾸어 왼 무릎을 약간 굽혀서 엄지발가락에 힘을 모으고 탄력을 유지하여 오른발의 힘을 빼서 용천혈(湧泉穴)을 의시(意視)하고 상체를 왼쪽으로 약간 기울여서 균형을 유지하여 하나, 숨을 들이쉴 때 왼 무릎을 부드럽게 연동(連動)으로 펴며, 상체를 뒤로 서서히 젖히고, 오른발을 앞으로 들어 올리며 용천혈에 기(氣)를 모으고 둘, 숨을 내쉴 때 왼

무릎을 연동으로 굽히며, 상체를 앞으로 숙이고, 오른발을 서서히 뒤로 흔들며 기(氣)를 배양하는 동작을 반복한다.

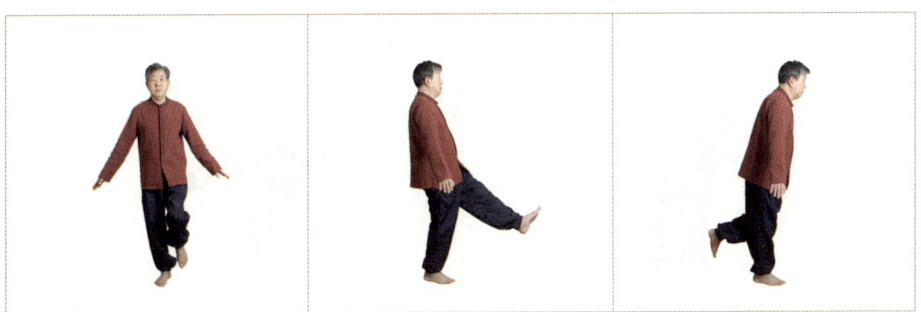

제29형 발 들기(족거足擧)

- 양 손끝을 마주 붙여서 합지(合指)하여 가슴 앞에 두고

가) 정면반우굴세(半右屈勢)로 오른 무릎을 약간 굽혀서 엄지발가락(大指)에 힘을 싣고 탄력을 유지하여 왼발의 힘을 빼고 용천혈(湧泉穴)을 의시(意視) 하며 몸통을 오른쪽으로 젖혀서 균형을 유지하고 하나, 숨을 들이쉴 때 오른 무릎을 연동(連動)하며 왼발을 서서히 옆으로 들어 올리며 용천혈에 기(氣)를 모으고 둘, 숨을 내쉴 때 오른 무릎을 연동하며 왼발을 서서히 내리며 용천혈에 기(氣)를 배양하는 동작을 반복한다.

나) 자세를 바꿔서 반좌굴세(半左屈勢)로 왼 무릎을 약간 굽혀서 엄지발가락(大指)에 힘을 싣고 탄력을 유지하여, 오른발의 힘을 빼서 용천혈(湧泉穴)을 의시(意視)하고 몸통을 왼쪽으로 기울여서 균형을 유지하여 하나, 숨을 들이쉴 때 왼 무릎을 연동하며 오른발을 서서히 옆으로 들어 올리며 용천혈에 기(氣)를 모으고 둘, 숨을 내쉴 때 왼 무릎을 연동하며 오른발을 서서히 내리며 용천혈에 기(氣)를 배양하는 동작을 반복한다. 처음에는 움직이는 발끝

으로 바닥을 짚었다가 들기를 반복하다가 점차 숙달되면 바닥에 닿기 전에 들어 올린다.

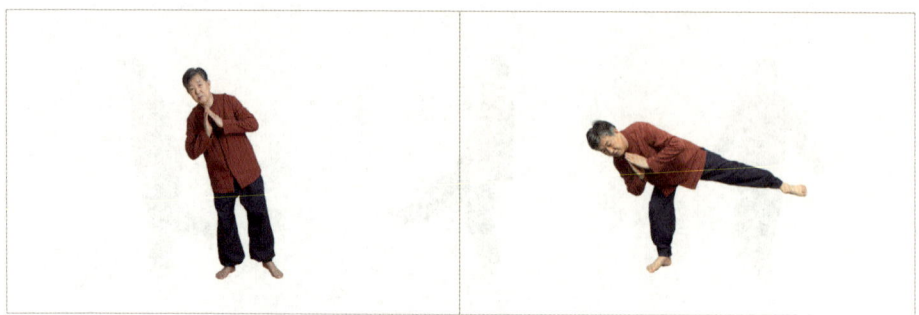

- 앞 자세에 이어서 합지(合指)한 손을 가슴 앞에 두고

제30형 발차기(족축足蹴)

가) 정면 반우굴세(半右屈勢)로 바꿔서 오른 무릎을 굽혀서 탄력을 유지하여 왼발 용천혈(湧泉穴)을 의시(意視)하고 몸통을 오른쪽으로 기울여서 균형을 유지하여 하나, 숨을 들이쉴 때 오른발 엄지에 힘을 싣고 왼발을 들어서 옆으로 서서히 뻗으며 용천혈에 기(氣)를 모으고 둘, 숨을 내쉴 때 왼발을 서서히 당기며 용천혈에 기(氣)를 배양하는 동작을 반복한다.

나) 자세를 반좌굴세(半左屈勢)로 바꿔서 왼 무릎을 굽혀서 탄력을 유지하여 오른발 용천혈(湧泉穴)을 의시(意視)하고 몸통을 왼쪽으로 기울여서 균형을 유지하여 하나, 숨을 들이쉴 때 왼발 엄지에 힘을 싣고 오른발을 옆으로 서서히 뻗으며 용천혈(湧泉穴)에 기(氣)를 모으고 둘, 숨을 내쉴 때 오른발을 서서히 당기며 용천혈에 기(氣)를 배양하는 동작을 반복한다. 처음에는 움직이는 발끝으로 바닥을 짚었다가 차기를 반복하다가 점차 숙달되면 바닥을 짚지 않고 들어 올린 채로 뻗는다.

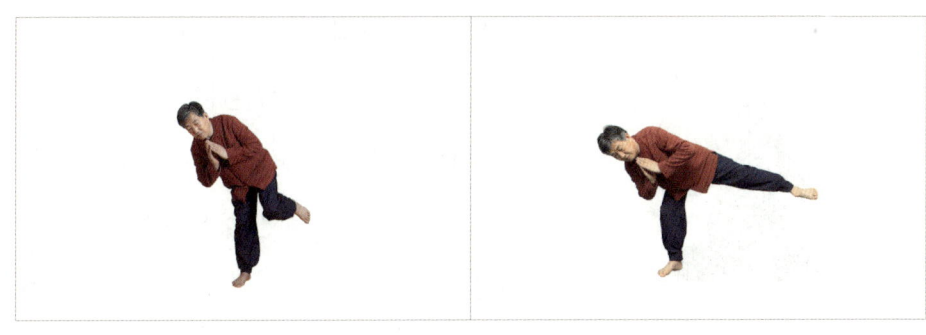

제31형 외발 서기(편족참片足立)

가) 반우굴세(半右屈勢)로 오른 무릎을 굽혀서 탄력을 유지하고 왼 다리를 오른 무릎 위에 올리고 앉듯이 서서 양손 중지 끝을 맞대어 합지(合指)하고 수평으로 원형을 만들어 양 중충(中衝)을 의시(意視)하며, 숨 고르기를 반복한다.

나) 자세를 바꿔서 반좌굴세(半左屈勢)로 왼 무릎을 굽혀서 탄력을 유지하고 오른 다리를 왼 무릎 위에 올리고 앉듯이 서서 양손 중지 끝을 합지(合指)하고 수평으로 원형을 만들어 양 중충(中衝)을 의시(意視)하며 숨 고르기를 반복한다.

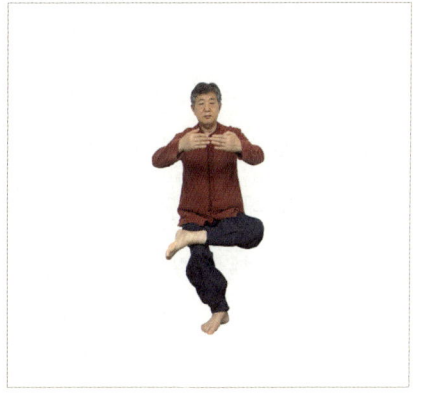

제32형 정좌 조식(靜坐調息)

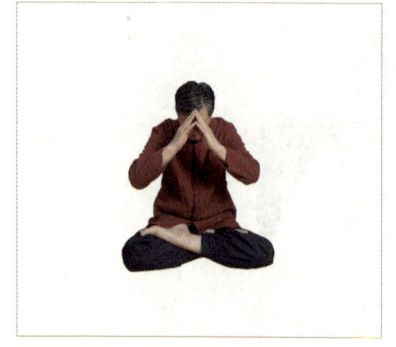

편안한 자세로 앉아서 왼 손가락 위에 오른 손가락을 가지런히 얹어서 첩지(疊指)하여 엄지를 붙이고 의시(意視)는 하환전(下桓田)을 비추며 심신(心身)을 고요하게 가라앉히고 하나, 숨을 서서히 들이쉴 때 하환전에 기(氣)를 모으고 둘, 숨을 서서히 내쉴 때 기(氣)를 배양하기를 약 10분간 반복한다.

제33형 삼지도립(三指倒立)

숨을 고르며 의시(意視)는 양손 중지 끝의 중충(中衝)을 비추고, 양손의 삼지(三指: 무지, 검지, 중지)를 어깨와 나란히 무릎 앞으로 짚고 머리를 바닥에 대고 손끝, 발끝으로 몸통을 들어서 양 발끝을 앞으로 바짝 당겨서 균형을 유지하여 숨을 들이쉰 후 멈추고 양발을 서서히 들어 올린 후 숨을 내쉬고 하나, 숨을 들이쉴 때 발을 양옆으로 서서히 펼치며 중충에 기(氣)를 모으고 둘, 숨을 내쉴 때 발을 서서히 모으며 기(氣)를 배양하기를 반복한 후 양발을 서서히 내린다.

이 수련도 어려운 동작이므로 숙달이 될 때까지 무릎을 꿇고 꾸준히 노력하면 삼지(三指)에 근력(筋力)이 붙으며 점차 순응할 수 있게 된다.

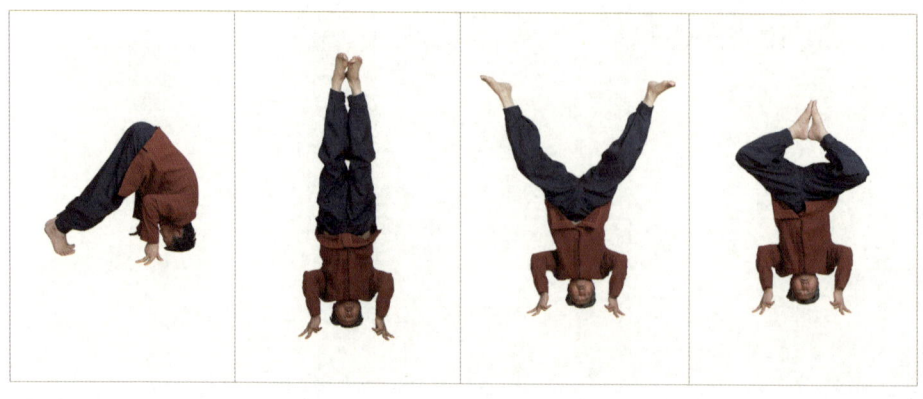

제34형 괄약근 운동(括約筋 運動)

숨 고르기(調息)를 잘 유지하면서 양손 끝을 세워서 엄지가 몸통으로 향하도록 몸 뒤쪽으로 짚고 상체를 뒤로 약간 젖혀서 균형을 유지하여 양다리를 앞으로 뻗어서 들고, 양발 엄지 끝의 태두혈(太頭穴)을 의시(意視)하고 하나, 숨을 들이쉴 때 양발을 좌우로 펼치며 양 엄지발가락에 기(氣)를 모으고 둘, 숨을 내쉴 때 반동으로 양발을 서서히 모으며 자연스럽게 양발 엄지를 맞부딪치며 기(氣)를 배양하는 동작을 반복한다.

이 괄약근 운동은 처음에는 엄지발가락을 부딪치는 것이 서툴지만 숙달이 되어 잘 부딪치게 되면 그 부딪치는 전율이 상환전까지 전달되는 것이 느껴진다. 이 수련은 괄약근(括約筋)을 강화하고, 머리의 뇌 기능(腦機能)을 활성화하며 다리를 튼튼하게 하고, 엉덩이와 다리의 체지방을 정리하여 균형을 유지한다.

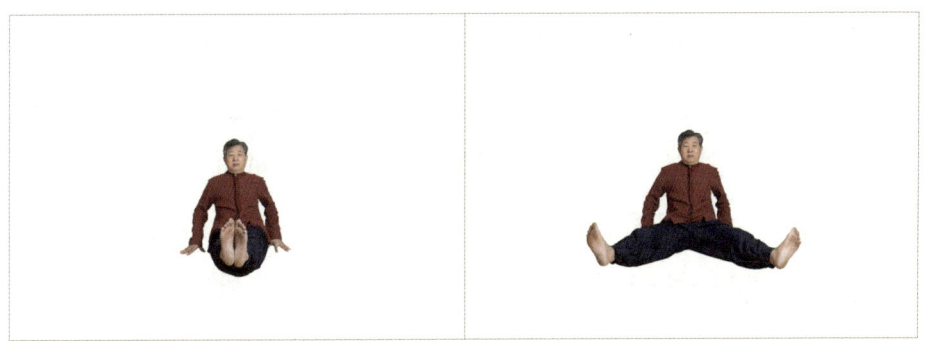

제35형 발 넘겨 괄약근 운동(족월 괄약근 운동足越括約筋運動)

이어서 숨을 고르며 양발을 머리 뒤로 넘겨서 양손 허리에 짚고 의시(意視)는 양발 엄지 끝에 두고 하나, 숨을 들이쉴 때 양발을 양옆으로 서서히 펼치며 양발 엄지 끝에 기(氣)를 모으고 둘, 숨을 내쉴 때 반동으로 양발을 서서히 모으며 자연스럽게 양발 엄지를 부딪치며 기(氣)를 배양하는 동작을 반복한다.

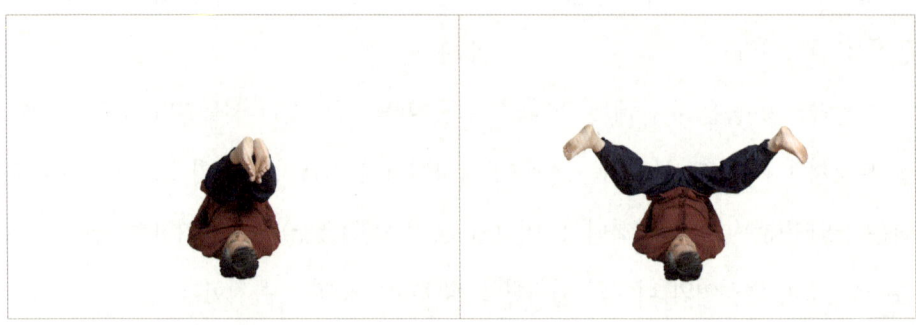

제36형 발끝 밀어 올리기(족지추상足至推上)

가) 삼지(三指)를 어깨와 나란히 무릎 앞으로 짚고 손끝과 발끝으로 몸통을 들어서 오른발 엄지에 힘을 모으고 왼발 엄지 끝을 의시하며 하나, 숨을 서서히 들이쉴 때 왼발 끝을 서서히 밀어 올리며 왼발 엄지에 기(氣)를 모으고 둘, 숨을 내쉴 때 발을 서서히 내리며 기(氣)를 배양하기를 반복한다.

나) 발을 바꿔서 왼발 엄지에 힘을 모으고 오른발 엄지 끝을 의시하고 하나, 숨을 들이쉬면서 오른발 끝을 서서히 밀어 올리며 엄지발가락에 기(氣)를 모으고 둘, 숨을 내쉴 때 발을 서서히 내리며 기(氣)를 배양하기를 반복한다. 이 수련은 처음에는 어려운 자세이므로 숙달이 될 때까지 무릎을 꿇고 수련하는 것이 좋다. 또 엄지발가락 끝의 태두혈(太頭穴)에 의시(意視)를 모아서 뇌를 맑게 하고 다리를 튼튼하게 하며, 엉덩이와 다리의 체지방을 정리하여 균

형을 유지하고, 발뒤꿈치 근육(筋肉: 아킬레스 Achilles 건腱)을 강화한다.

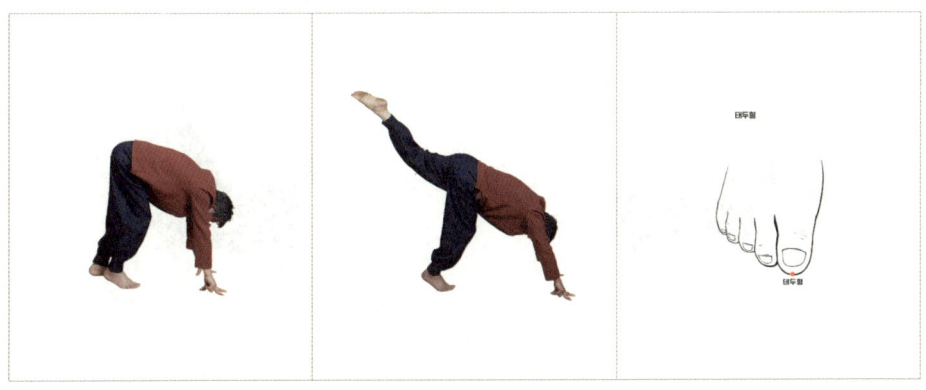

제37형 양 손끝 뒤로 짚고 발끝 밀어 올리기
(양수지후식족지추상兩手至後揎足至推上)

가) 숨을 고르면서 양손 무지(拇指)가 앞으로 향하게 손끝을 뒤로 짚거나, 양 손끝을 어깨 뒤로 넘겨서 짚고(양수지견월식兩手至肩越揎) 손끝과 발끝으로 몸통을 들어 올려서 오른발 엄지에 힘을 모아서, 왼발 엄지 끝을 의시(意視)하고 하나, 숨을 들이쉬면서 왼발 끝을 서서히 밀어 올리며 엄지발가락에 기(氣)를 모으고 둘, 숨을 내쉴 때 발을 서서히 내리며 기(氣)를 배양하기를 반복한다.

나) 발을 바꾸어서 왼발 엄지에 힘을 모아서 오른발 엄지 끝을 의시(意視)하고 하나, 숨을 들이쉴 때 오른발 끝을 서서히 밀어 올리며 엄지발가락에 기(氣)를 모으고, 둘, 숨을 내쉴 때 발을 서서히 내리며 기(氣)를 배양하기를 반복한다. 이 수련도 처음에는 어려운 자세이므로 숙달이 될 때까지 무릎을 꿇고 수련하는 것이 좋다.

또 엄지발가락 끝의 태두혈(太頭穴)에 의시(意視)를 모아서 뇌를 맑게 하고 다리를 튼튼하게 하며, 엉덩이와 다리의 체지방을 정리하여 균형을 유지하며, 발뒤꿈치 근육(筋肉: 아킬레스 Achilles 건腱)을 강화한다.

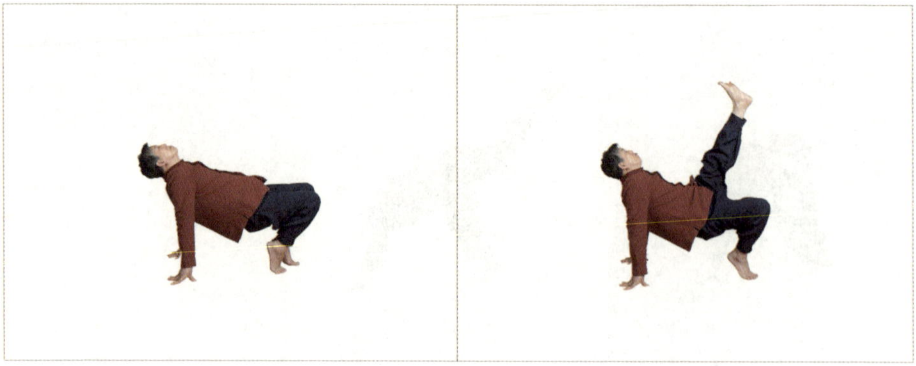

※양손 어깨 넘겨서 짚고 발끝 밀어 올리기(양수견월식족지추상兩手肩越搘足至推仩)

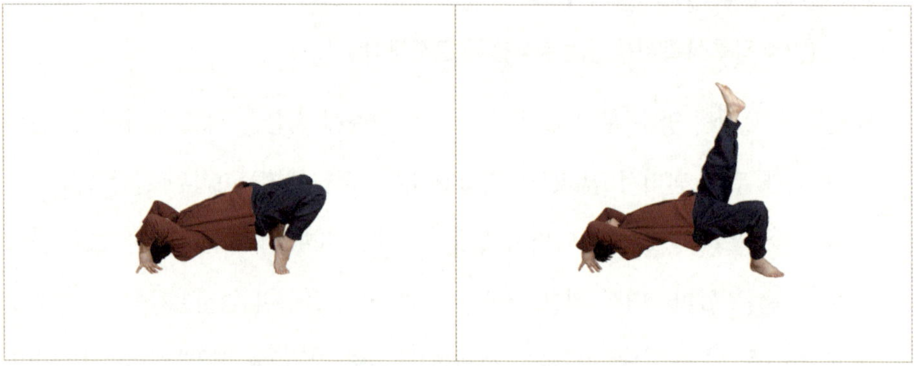

제38형 삼지 팔 굽혀 펴기(삼지수굴신三指手屈伸)

숨을 계속 고르며 양손 삼지(무지·검지·중지) 끝을 어깨와 나란히 무릎 앞으로 짚고, 의시(意視)는 양손 중지 끝의 중충혈을 비추며, 양다리를 붙이고 뒤로 뻗어서 균형을 유지하여 삼지 끝과 발끝으로 몸통을 들고 팔 굽혀 펴기를 한다. 하나, 숨을 들이쉴 때 팔을 서서히 굽히며 양 중충에 기(氣)를 모으고, 숨을 서서히 내쉴 때 팔을 펴며 기(氣)를 배양하기를 반복한다. 어려운 동작이므로 처음에는 무리하게 억지로 하려고 애쓰지 말고, 팔에 근력(筋力)이 생길 때까지 무릎을 꿇고 수련하는 것이 좋다. 이 수련으로 삼지(三指) 끝을 단련하면 정신(精神)이 맑아지고 집중력이 향상되며 팔의 근력을 강화한다.

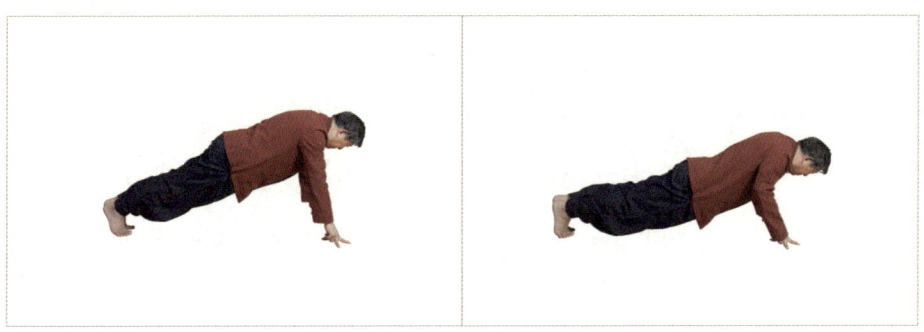

제39형 전신 용오름 회주(全身龍乘回周)

발을 어깨너비로 벌리고 허리를 꼿꼿이 펴고 바르게 서서 탄력을 유지하여 양 손끝을 마주 붙이고 합지(合指)하여 머리 위에 삿갓을 씌우듯이 올려서 하환전(下桓田)을 의시(意視)하고 일념(一念)으로 하나, 숨을 들이쉴 때 왼쪽에서 오른쪽으로 원을 그리며 1초에 한 바퀴씩 빠르게 4회 이상 수평회주로 기(氣)를 모아서 압축하고 둘, 숨을 내쉴 때 발바닥의 용천혈부터 오른쪽에서 왼쪽으로 2초 또는 1초에 한 바퀴씩 2~4회 이상 나선형으로 서서

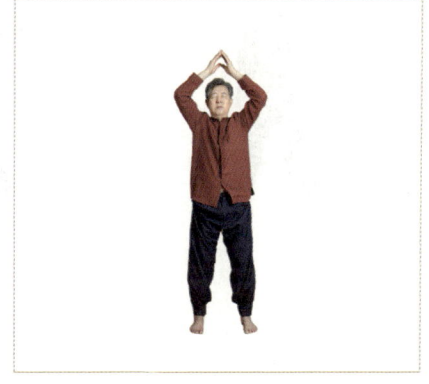

히 빛을 돌려서 풀어 올리며 기(氣)를 배양(培養)하는 전신용오름회주들 반복힌다. 이 수련은 기(氣)를 전신(全身)에 분산시키고, 사기(邪氣)를 배출(排出)한다.

제40형 숨 고르기(調息)

 마지막으로 승우세(乘牛勢)로 탄력을 유지하여 양팔을 아래로 내리고 양 중충을 의시하며 숨을 들이쉬면서 율동으로 무릎을 펴며 양손을 좌우로 펼쳐서 크게 원을 그리며 중지 끝이 맞닿도록 서서히 위로 모으고, 숨을 내쉬면서 무릎을 굽히며 합지한 손끝을 직선 아래로 서서히 끝까지 내리는 동작을 3회 실시한다.

 다음에는 반대로 숨을 들이쉬면서 무릎을 펴는 율동과 함께 합지한 손끝을 직선 위로 끝까지 서서히 밀어 올리고, 숨을 내쉬면서 율동으로 무릎을 굽히며 양손을 좌우로 펼쳐서 원을 그리며 서서히 아래로 내리는 동작을 3회 실시한다. 마지막으로 손을 내릴 때는 국기를 향하여 양발을 가운데로 모으고 바른 자세로 서서 눈을 크게 뜨고 차렷! 국기에 대하여 경례! 바로! 수고하셨습니다.

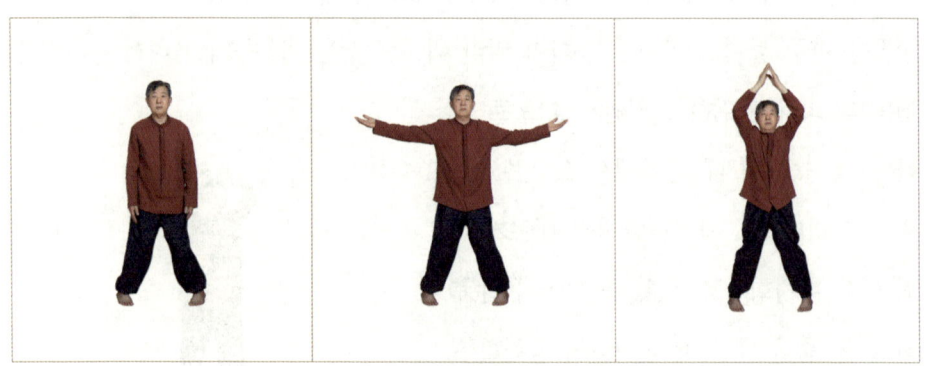

VI.

정공(靜功) 수련(修煉)

VI. 정공(靜功) 수련(修煉)

　정공(靜功)은 마음을 위주로 다스리는 수련이므로 하늘마음(天心)같은 크고 넓은 덕(大廣德)을 품고, 꾸밈이 없는 순결(純潔)한 한국춘란소심(韓國春蘭素心)처럼 청아(淸雅)하게 맑고 밝은 마음가짐으로 수련하는, 빛선도의 중추적(中樞的)인 수련공법이다. 선조님께서 물려주신 삼대 경전(三大經典)의 가르침에 따라서 사람이 태어난 후 심기신(心氣身)에 깃든 삼망(三妄)인 악탁박(惡濁薄)을 빛선도(仙道)로써 세 길(三途)인 지감(止感), 조식(調息), 금촉(禁觸)으로 성·명·정(性·命·精)을 신기쌍수(神氣雙修)로 닦아서 태어날 때 품부(稟賦)받은 삼진(三眞)인 진성(眞性), 진명(眞命), 진정(眞精)으로 되돌려 성통공완(性通功完)을 이루어 밝은 지혜(智慧)로 온 누리에 이치(理致)를 펼쳐 사람들을 이롭게 하는 심신 수련법(心身修煉法)이므로 감사하는 마음을 담아 정성(靜成)을 다하여 수련해야 한다.

　다만, 빛선도 수련은 자신의 노력으로 스스로 자연에 순응하여 극복(克服)해 나가야 하는 일련의 수행 과정(修行過程)이다. 그러므로 도(道)라 하는 것이다. 따라서 도(道)라는 것은 어려운 과정(난 과정難過程)을 이겨낸다는 뜻이 함축(含蓄)되어 있다.

　그러므로 수도(修道)가 아무리 어렵고 힘들어도 즐거운 마음으로 초연(超然)히 감수(甘受)하며 슬기롭게 넘기도록 노력해야 한다. 그리고 도(道)는 심신(心身)이 고요하게 안정된 가운데 기(氣)가 몸 안에서 현로(玄路)를 스스로 찾아갈 수 있도록 환경을 조성해 나가는 일련(一連)의 과정(過程)이라고 말할 수 있다.

　수도(修道)할 때 주의할 점은 자세이다. 처음에는 바른 자세로 척추를 곧게 세우고 수련을 시작하지만, 수련이 정상적으로 잘 이루어지게 되면 체형이 스스로 적응하여 원활한 수련에 적합한 자세로 변하게 되므로 억지로 자세를 바로잡으려고 애쓰지 말고, 변화에 잘 순응(順應)해야 한다.

  그 요령은 숨 고르기와 정신 모으기 그리고 동작을 순조롭게 조화(調和)하여 들숨은 서서히 부드럽고 깊게, 날숨은 서서히 가늘고 길게 고르면서 의시(意視)는 재 속의 불을 바라보듯이 넌지시 신취점(神聚點)을 비추며 지극히 자연스럽게 수련해야 한다. 주의할 점은 신취점과 동작을 바꿀 때 숨 고르기와 시선(視線)이 흩어지지 않도록 유의하여, 모든 수련은 하면 된다는 의지(意志)로 순조롭게 잘 이끌어야 한다.

  정공(靜功)의 수련 단계는 정(精)을 다스려 충만하게 하는 정 다스리기(정리성 精理成), 명(命)을 불려서 생명(生命)을 보전하는 명 불리기(명단성命煅成), 바른 마음(心)과 정성(精誠)으로 성(性)을 길러서 본성(本性)으로 되돌리는 성 기르기(성양 性養成), 그리고 고급 수련 과정인 성(性)을 길러서 허(虛)로 되돌리는 연성환허(煉性還虛)와 마지막으로 최고급 단계(最高級段階)인 허(虛)를 연마(煉磨)하여 성통공완(性通功完)을 이루어 대도(大道)를 완성하는 연허성통(煉虛性通) 등 크게 다섯 단계의 중추적인 수련 공법(修練功法)으로 구성되어 있다.

  모든 정공 수련 과정(靜功修煉過程)은 가운데를 지키는 것이 중요(重要)하다. 이를 주운양(朱雲陽, 주원육) 조사께서는 '가운데를 지켜서 하나를 품는다(수중포일 守中抱一)'고 하였다. 특히 정공(靜功) 수련 때에 심신(心身)이 긴장(緊張)하면 피로(疲勞)가 쌓이게 되므로 긴장을 풀어서 이완(弛緩)하는 것도 중요하다. 또한 삼일신고(三一神誥)의 삼진(三眞)인 성·명·정(性命精)에 대하여 태백일사(太白逸史), 삼신오제본기(三神五帝本紀)에는 '대변경(大辯經)에 이르기를 성·명·정(性命精)은 신(神)을 지키는 수신(守神)으로 도(道)를 이루는 세 관문(三關門)인 삼관(三關)이다'라고도 적혀 있다.

  이것이 빛선도를 닦는 중추적인 요강(要綱)이다. 다음은 빛선도의 정공(靜功) 단계별 수련 과정이다.

1. 정 다스리기(精理成)

  정 다스리기(精理成)는 정(精)을 관리, 제어(管理制御)하여 원기(元氣)를 충만(充滿)하게 하는 수련으로서 이는 신(神)으로 그 가운데를 지켜서 하나로 화합(和合)하는 중화(中和)[168]로 중용(中庸)을 이루는 것이 수련의 기본 목표(基本目標)이다.

  여기서 말하는 가운데는 하환전(下桓田)의 중앙 지점, 즉 관원혈(關元穴)과 양관혈(陽關穴)을 잇는 수평선상과 회음혈에서 수직 위로 교차하는 중앙의 신취점(神聚點)에 정신(精神)을 모으고 기도(氣道)를 항상(恒常) 열어 두고 순조롭게 숨을 고르는 수련이 바로 그 가운데를 지켜서 정(精)을 위주로 하나(정성명합일精性命合一, 삼극합일三極合一, 혼원일기混元一氣)를 일궈내는 그 첫 단계 공부이다.

  모름지기 빛선도를 닦는 환련(桓煉)이라는 것은 천기(天氣)를 몸 안의 환전(桓田)으로 이끌어서 신(神)을 한곳으로 모아 지키고, 고요한 정적(靜寂)에 들게 하여 심신(心身)이 안정되면 빛을 돌려서 운동(運動)이 일어나고, 그 운동이 바람(風)과 열(熱)을 일으켜 기(氣)를 배양(培養)하며 일어나는 열후(熱候)가 몸 안의 기류(氣流)를 스스로 흐르게 하여 공력을 쌓아가는 연공(煉功)이다.

  이를 이루기 위해서는 무엇보다도 바른 마음을 가지고 임해야 한다. 이 바른 마음은 모든 욕심을 온전히 버리는 하늘마음 같은 지극히 풍성(豊盛)하고 넓으며 후덕(厚德)한 마음을 유지하면서 지극정성(至極精誠)으로 가다듬은 마음을 말한다. 결국 환련은 가린 것 없이 텅 비어 맑고 고요한 마음으로 맺힌 데 없이 허령(虛靈)하게 비워서 전신(全身)의 긴장을 풀고 안정(安定)시켜 심신(心神)을 고요하게 유지하면서 숨 고르기와 정신 모음 그리고 동작을 부드럽게 조화(調和)하여 수련을 순조롭게 이끌어야 하는 수련 공법이다.

---

168) 중화(中和): 유학(儒學)으로는 덕성이 가운데로 화합하는 중화를 이루어 중용(中庸)을 잃지 않는 현상을 일컫지만, 대의(大意)는 서로 성질이 다른 물질이 섞여서 그 중간의 성격을 띠게 하는 과정을 말한다.

지나치지도 않고 치우치지도 않으며 모자라지도 넘치지도 않는 중화(中和)의 작용(作用)으로 항상 변함이 없는 중용(中庸)의 마음을 유지하게 되면 도(道)를 쉬이 이룰 수 있게 된다. 이러한 중용의 도(中庸之道)[169]를 이룬다는 것이 그리 쉬운 일은 아니겠으나, 마음을 다스려 안정을 잘 이룬다면 못 이룰 바도 아닐 것이다. 아울러서 제철에 나는 싱싱한 과일과 음식을 잘 챙겨 먹어야 정(精)이 건강하고 두터워지는 것이다. 또, 정력(精力)을 낭비(浪費)하는 것은 절대 금물(絕對禁物)이다. 이는 삼일신고(三一神誥)에서 이르는 금촉(禁觸) 중에서 제일 중요한 금기(禁忌)사항으로 후손(後孫)을 생산(生産)하는 일 등 꼭 필요한 경우 이외에는 이성(異性)과의 접촉(接觸)을 피(避)하는 것이 절대적(絕對的)으로 필요하다.

옛 선인(仙人)께서 이르시기를 도(道)를 완성(完成)하면 양관(陽關: 정이 흐르는 통로)이 막히게 되어 정(精)이 소모(消耗)되지 않으므로 오래 살 수 있다고 하였다.

이것이 바로 태우의 환웅 임금님께서 말씀하신 '조식보정 장생구시(調息保精, 長生久視)'이다. 이는 본경(本經)에서 말하는 정(精)을 다스려 대대로 물려받은 원기(元炁)를 보강(補強)하여 진정(眞精)을 이루는 정 다스리기 수련을 말한다. 또, 좋은 음식을 섭취(攝取)하면 그 진액(津液)은 정(精)이 된다.

따라서 미곡(米穀)을 담식(淡食: 싱거운 음식)하는 것이 양정(養精)에 제일 좋다고들 말하기도 한다. 밥을 지을 때 한가운데 물이 모이게 되는데, 이때 미곡(米穀)의 정액(精液)이 가운데로 모이게 된다. 이것을 먹으면 남자의 정액(精液)이 만들어진다고 한다.

불과 이십여 년 전만 하더라도 우리나라에서는 가운데 밥을 먼저 떠서 웃어른께 드리는 관습(慣習)이 있었다. 정욕(情慾)을 절제(節制)하지 않으면 정(精)을 과도(過度)하게 소모(消耗)하게 되므로 정기(精氣)가 쇠(衰)하여 병(病)이 들게 된다. 그

---

169) 중용의 도(中庸之道): 사람이 살아가면서 항상 한쪽으로 치우치지 않게 가운데를 지키는 중용의 도리(中庸之道理, 人道, 상도常道)를 말한다.

뿐만 아니라 정(精)을 남용(濫用)하면 애써 이룬 도(道)마저도 잃어버리게 된다. 황정경(黃庭經)[170]에는 '정(精)을 지켜서 낭비(浪費)하지 않으면 능(能)히 오래 살 수 있을 것이다'라고 하였다.

또 수련을 주어진 법칙에 따라서 숨 고르기가 부드럽고(유柔) 깊게(深), 가늘고(세細) 길게(長) 고르게(면面) 잘 이루어지면 환전(桓田)에 기(氣)가 점차 모이면서 갑갑하던 숨 고르기가 수월해지고 심신(心身)이 편안해지면서 황홀해지는 것을 느낄 수 있다. 이런 현상이 일어나는 것은 숨 고르기가 정상적으로 잘 이루어지고 있다는 증좌(證左)이다. 이 수련 공법(修煉功法)은 심신(心神)을 고요하게 가라앉혀서 정적(靜寂)에 들게 하는 마음 수련과 기(氣)를 환전(桓田)에 모아서 배양(培養)하는 연환(煉桓)이 기본 원리(基本原理)이다.

이처럼 환전(桓田)에 기(氣)가 모이도록 수련하기 위해서는 무엇보다도 신(神)을 지키는 신취점(神聚點)을 잘 의시(意視)하고 모아서 지켜야 하는데, 이러한 집중을 잘 유지(維持)하기 위해서는 수련 중에 그 어떤 형상(形像)을 떠올리거나 잡념(雜念)을 연상(聯想)하거나, 신체를 움직이거나 큰소리를 듣거나 몸이 외부의 충격을 받거나 의식이나 육신을 스스로 움직이게 되면 정신(精神)이 흐트러지게 되므로 주의가 필요하다. 정신(精神)이 흐트러지면 의시(意視)도 흩어지게 되는 것이기 때문이다.

이러한 의시(意視)의 집중(集中)이 잘 이루어지는지 아닌지에 따라서 수련의 성패(成敗)가 좌우(左右)되는 것이므로 빛선도 수련 중에는 항상 이 신취(神聚)에 특히 유의(有意)해야 한다.

신(神) 모으기를 잘 이루어 그 끝에 다다르면 어떠한 내·외부적인 충격(衝擊)이 있어도 흔들림이 없이 잘 수련할 수 있도록 고정(固定)된다. 이것을 입정(入定)이라 한다. 따라서 초기 수련(初期修煉)을 바른 자세로 정성껏 하지 않으면, 수많은

---

[170] 황정경(黃庭經): 도가(道家)의 경전으로 신선이 되는 장생법(長生法)으로, 7언 운문(七言韻文)으로 이루어져 있다. (선도 사전)

날과 해(年)를 거듭하여 공(供)을 들여도 환전(桓田)에 기(氣)가 모이면서 일어나는 따뜻한 열후(熱候) 등의 현묘(玄妙)한 증험(證驗)을 맛볼 수 없다.

즉 빛선도는 초기 수련이 잘못되면 아무리 오랜 세월이 지나도 정상적인 발전을 이룰 수가 없다는 뜻이다. 그러므로 이 초기 단계의 수련을 잘하기 위해서는 숨 고르기나 정신 모으기와 동작을 절대로 무리하지 말고 순조롭게 잘 이끄는 것을 습관화(習慣化)하는 것이 무엇보다도 중요하다. 그리고 의시(意視)를 신취점(神聚點)에 모을 때 시선이 흩어지지 않도록 잘 지켜야 하며, 특히 신취점을 두 군데 이상으로 분의(分意)할 때는 분의는 의식하지 않고 주 신취점(主神聚點)을 의시해야 한다. 또 수련 중에 숨 고르기가 갑갑하게 느껴지거나 동작이 불편하거나 몸에 이상 징후(異狀徵候)가 나타나면 곧바로 선사(仙師)와 상의하여 바로잡아 나가야 한다.

그리고 다른 유형의 선도(仙道)나 기공(氣功) 등의 수련자 또는 선도 서적(仙道書籍)에 있는 수련법을 흉내 내거나 따라 하는 것은 절대로 안 된다.

다른 유형의 수련은 그 수련 방법이 제각각 다르므로 혼선이 일어나게 되어 수련을 방해하게 되고, 또 시중(市中)의 옛 선도서를 해역한 책들은 대부분이 수련 결과를 위주로 그 효과를 극대화하거나 호기심을 유발하도록 논리(論理)를 펼치는 경우가 많으므로 선도(仙道)의 체계(體系)를 완전하게 이해(理解)하지 못한 초보자(初步者)에게는 아무런 도움이 안 될 뿐만 아니라 잘못 해석하면 오히려 해(害)가 될 수도 있기 때문이다.

그리고 이 정(精)을 다스린다는 것은 정기(精氣)를 위주로 닦아 성명(性命)을 화합하여 정신(精神)[171]으로 변(化)하여 진정(眞精)을 이루는 연정화진정(煉精化眞精)이라 한다.

---

171) 정신(精神): 여기서 정신(精神)은 사전(辭典)의 '참되고 바른 마음'이 아니라 환련(桓煉)으로 정(精)을 닦아 그 이루어냄이 형이상(形而上)의 경지인 정신(精神)으로 변(化)하여 진정(眞精)됨으로써 출신을 이루게 하는 그 이룸의 현상을 말한다. 이는 삼관(三關)의 삼신(三神)으로 성신(性神, 진성眞性)과 명신(命神, 진명眞命)도 있다.

빛선도를 이루는 세 관문(三關門) 중에서 그 첫째 문인 정관(精關)이다. 이 수련을 옛 선인들께서는 정(精)을 다스려 기(氣)를 쌓는 연정축기(煉精蓄氣)또는 정(精)을 달구어 기(氣)로 변화시키는 연정화기(煉精化氣) 등 여러 이름이 있다. 이 수련은 하환전(下桓田)에 기(氣)를 모아 쌓는 것이 완성되어 그 증험(證驗)이 나타날 때까지 수련해야 한다. 장자양(張紫陽)[172]진인께서 쓰신 금단사백자(金丹四白字)[173]에 '연정(煉精)이라는 것은, 금정(金精)은 주사(朱砂)[174]를 불려(煉) 양기(陽氣)가 되고, 수은(水銀, 홍홍)을 삶아 금정(金精)이 된다(주사연양기朱砂煉陽氣, 수은팽금정水銀烹金精)'고 하였다.

즉 이는 원정(元精)을 기르는 것으로서, 정력(精力)이나 정액(精液)의 정(精)이 아니다. 금정(金精)은 연환(煉桓)으로 양기(陽氣) 즉 원기(元氣, 眞氣)를 기르는 것이지(금정여양기金精與陽氣), 입이나 코로 숨 쉬는 일반적인 기(氣)가 아니라고 한 것이다.

그리고 정신 상태(精神狀態)를 바로 잡아 모으는 능력(能力)을 높이고 숨 고르기를 안정(安定)시켜서 부드러운 숨을 통하여 자연의 기(氣)를 끌어들여서 모이도록 다지는 단계로서 자연의 기(氣)를 몸 안의 하환전(下桓田)에 모으고 쌓아서 기틀(기기基機)을 다지는 중요한 수련이므로 지극(至極)한 정성(精誠)이 필요하다.

이를 위해서는 먼저 몸과 마음 그리고 정신(精神)의 긴장을 풀고 안정(安定)시켜서 생각과 마음을 허령(虛靈)하게 비우고 바른 마음을 유지하여 정성(精誠)을 다하는 숨 고르기(調息)와 정신 모으기(神聚) 그리고 동작(動作)을 상호 조화(相互調和)하여 순조롭게 이끌어야 한다. 이 정 다스리기(精理成) 수련을 정확하게 숙지(熟知)하지 않으면 도(道)를 이룰 수가 없다.

---

172) 장자양(張紫陽): 본명은 장백단(張佰端)이며 호(號)는 자양진인(紫陽眞人)이다. 북송시대(907~1127) 사람으로 《금단사백자(金丹四白子)》 등 많은 저서를 남겼다. (중국 인물 사전)

173) 금단사백자(金丹四百字): 장자양 진인(자양진인紫陽眞人)께서 지으신 금단을 이루는 과정을 사백자(四百字)로 지으신 글.

174) 주사(朱砂): 광물질로서 수은(汞)과 황(黃)을 화합한 한약재(韓藥材)로 단사(丹砂) 또는 진사(辰砂)라고 한다. 본고(本稿)는 음기(陰氣)인 정(精)을 닦아 진정(眞精)으로 화(化)하는 수련 과정을 말한다.

가. 정 다스리기(精理成) 1단계

정 다스리기(精理成) 1단계 수련은 정신(精神)이 산만한 상태(狀態)를 바로잡아 안정(安定)시켜서 신취 능력(神聚能力)을 높이고, 깊고 부드러운 숨 고르기를 통하여 자연(自然)의 기(氣)를 끌어들여 환전(桓田)에 모아서 다지는 단계로서 자연의 기(氣)를 몸 안의 하환전(下桓田)에 쌓아서 정(精)의 기틀(기기基機)을 다지는 수련이므로 지극(至極)한 정성(精誠)이 필요하다.

숨 고르기는 의시(意視)로 정신(精神)을 모으는 하환전의 신취점(神聚點)인 임맥의 관원혈과 독맥의 양관혈을 잇는 중앙 지점과 회음혈에서 수직 위로 만나는 지점에 의시(意視)를 모으고 들숨은 서서히 부드럽고 깊게 2~4초, 날숨은 서서히 가늘고 길게 2~4초를 자신의 능력(能力)에 맞추어서 순조롭게 잘 골라야 한다.

이를 위해서는 먼저 몸과 마음 그리고 정신(精神)의 긴장을 풀고 안정(安定)시켜서 생각과 마음을 공허(空虛)하게 비우고 바른 마음을 유지하여 정성(精誠)을 다하여 순조롭게 수련해야 한다. 이 단계가 빛선도를 시작하는 첫걸음이므로 자세(姿勢)도 같은 자세를 오래 유지하면 불편하고 눈을 감으면 오만 잡상(五萬雜像)이 출현(出現)하여 정신(精神)이 흩어지며, 숨 고르기도 거칠어지고 끊어지는 등 여러 가지 현상이 일어나게 되므로 부드럽고 원활한 수련이 잘 이뤄지지 않기 마련이다.

더불어서 정신을 바짝 차리고 더 잘하려고 애를 써서 숨을 고르면 숨이 차서 가빠지게 된다. 또 동작도 억지로 무리하면 불편하여 수련에 지장(支障)을 주거나 다치기 일쑤다.

그러므로 자기 자신 외에는 그 누구도 대신할 수 없는 것이기 때문에 스스로 자세를 잘 가다듬어서 정신을 바짝 차리고 숨을 부드럽게 조절하면서 꾸준히 노력하는 것만이 길(道)을 열어가는 방법을 찾을 수 있는 것이다. 이 단계부터는 기혈(氣穴)을 통(通)하게 하는 임독맥회주 1단계를 같이 수련한다.

○ 수련 일수: 30일

○ 주신취점(主神聚點): 관원혈(關元穴)과 허리뼈인 요추의 마지막 마디(장강혈에서 위로 세 번째 혈)의 양관혈(陽關穴)을 잇는 수평선의 가운데와 회음혈에서 수직 위로 이어지는 선(線)이 교차(交叉)하는 중앙 지점. 즉 하환전(下桓田)의 가운데 지점이다.

○ 준비 자세

단정(端正)히 양 발바닥을 합장하고 앉아서 양팔의 상박(上膊)을 옆구리에 붙이고 왼손가락 위에 오른손가락을 가지런히 얹어서 첩지(疊指)하여 엄지를 붙이고 편안한 자세로 의시(意視)는 하환전(下桓田)에 두고 숨을 서서히 고른다.

정(精) 다스리기는 빛선도의 기반(基盤)을 다지는 중요한 수련으로서 들숨은 서서히 부드럽고 깊게, 날숨은 서서히 가늘고 길게 고르면서 의시(意視)는 넌지시 신취점(神聚點)을 비추고, 동작을 바꿀 때 숨과 시선이 흩어지지 않도록 유의하여 모든 수련은 하면 된다는 의지(意志)로 수련해야 한다.

빛선도는 선조님께서 물려주신 심신 수련(心身修煉)으로 성통공완(性通功完)을 이루어 밝은 지혜(智慧)로 온 누리에 모든 사물(事物)의 조리(條理)에 맞는 이치(理致)를 펼치는 보배로운 심신 수련법이므로 늘 감사하는 마음을 담아 정성을 다하여 수련해야 한다.

빛선도는 숨(息)을 순조롭게 고르는 요령을 터득하는 것이 중요하다. 그러므로 숨을 고르는 요령을 스스로 찾아서 습득(習得)해 나가는 것이 필요하다. 호흡기 계통(呼吸器系統)이 약한 사람은 2초부터 시작하여 점차 늘려 나가는 것이 좋다. 숨은 몸과 마음 그리고 정신(精神)을 지감(止感)으로 고요하게 안정시킨 후에 하환전(下桓田)의 중앙 지점에 무심한 듯 넌지시 의시(意視)를 비추면서 잘 지키고, 서서히 부드럽고 가늘게 깊이 숨을 골라야 하며, 동작을 자연스럽게 취하면서 숨이 순조롭게 연속(連續)으로 끊어지지 않고 잘 이어지도록 유지(維持)하는 노력이 필요하다.

○ **수련 효과**: 수련 중에 복부(腹部)가 더부룩하고 갑갑한 느낌이 들다가, 꾸준히 노력하면 점차 환전(桓田)에 온기(溫氣)가 돌면서, 숨 고르기가 어느 시점부터 편하고 수월해지면서 온몸이 시원하게 느껴지게 된다. 그 이후부터는 기(氣)의 통로가 열려서 숨 고르기가 순조로워지며 몸 안에 기(氣)가 잘 모여서 쌓이게 된다. 이러한 현상을 옛 선인들은 편향증험(片餉證驗) 이라 하였다.

○ **수련 자세**: 정 다스리기 1단계(별첨 3)

나. 정 다스리기(精理成) 2단계

이 수련은 자세를 바르게 가다듬어서 집중이 흐트러지지 않도록 의시(意視)를 하환전(下桓田)의 신취점(神聚點)에 잘 모아서 지키고 숨을 서서히 부드럽고 깊게, 가늘고 길게 고르면, 취기(聚氣)가 정상적으로 잘 이루어지고 신(神)을 지키는 신취 능력(神聚能力)이 향상되므로, 숨 고르기가 한층 더 수월하게 잘 이루어져서 일식(一息)의 시간이 들숨 4~8초, 날숨 4~8초로 좀 더 길어지는 등 수련 능력이 전반적으로 좋아지는 단계이다.

결국 환전에 기(氣)가 쌓여 정착(定着)하면서 정·성·명(精性命)이 서로 사귀면서 프로그램의 진행에 따라 몸 안의 기도(氣道)를 차례로 열어가는 과정이다. 특히 유의할 점은 의학 상식(醫學常識)에 견주어서 숨을 쉬는 시간적인 길이가 늘어나는 것을 두려워하지 말고 점차 더 늘리도록 노력해야 한다.

다만, 수련자에 따라서 적응이 빠르기도 하고 늦기도 하므로 조급하게 서두르지 말고 자신의 능력에 맞춰서 여유롭게 익혀 나가는 자세가 필요하다. 이 단계도 혈(穴) 자리를 여는 임독맥회주 1단계를 함께 수련한다.

○ **수련 일수**: 40일(이 수련 일수는 표준적 예시이므로 얽매이지 말고 자신의 능력에 따라서 스스로 적응해 나가야 한다)

○ **주신취점(主神聚點)**: 하환전(1단계와 같음)

○ **수련 효과**: 앞 단계에서 일어나는 증상(症狀) 외에 몸에서 물이 흐르는 것 같은 느낌이 들거나, 얼굴에 벌레가 기어 다니는 것 같은 느낌, 또 손(手) 등 신체의 어느 부분에 정전기 현상(靜電氣現狀)이 나타나고, 얼굴 체지방이 서서히 가라앉으며 윤기가 흐르기 시작하며, 몸에서 힘이 솟아나는 느낌이 든다. 이러한 증상(症狀)은 하환전(下桓田)에 기(氣)가 잘 쌓이고 있는 현상이 나타나는 증좌(證左)이므로 좋은 기적 현상(氣的現狀)이다.

따라서 이 단계를 정확하게 잘 수련하면 기(氣)의 통로(通路)가 점차 열리며 숨 고르기가 수월해지는데, 이 현상을 노자(老子)께서는 현빈일규(玄牝一竅)라 하였다. 여기서 현빈(玄牝)이란 현(玄)자는 검을 현 자로 심오(深奧)하게 묘(妙)하다는 뜻이며, 빈(牝) 자는 암컷 빈 자로 암컷이 없던 생명을 잉태(孕胎)하듯이 무(無)에서 유(有)를 생산(生産)하는 현묘(玄妙)한 현상이 일어난다는 뜻이다.

그리고 일규(一竅)란 한 개의 구멍이라는 뜻인데, 이 구멍은 모든 기도(氣道) 즉 백맥(百脈)이 통(通)한다는 뜻으로도 쓰이며, 하늘 문이 열린다는 뜻으로도 쓰인다. 즉 이 현빈일규는 허(虛)·무(無)의 상태에서 무엇이 생겨나는 것과 같이 구미혈에서 하환전까지 현묘한 구멍이 생겨나듯이 기혈(氣穴)이 통(通)하여 기도(氣道)가 열린다는 뜻이다.

주로 많은 사람이 수련을 시작한 후에 얼마간의 기간이 경과(經過)하면 하환전(下桓田)의 주변이 따뜻해지는 것을 느끼게 되는데, 체질(體質)에 따라서 차갑게 느껴지는 사람도 있겠으나, 수련을 거듭하면 모두가 따뜻한 기운(氣運)이 돌게 된다. 노자(老子)께서는 이 현빈일규(玄牝一竅)를 '우주 만물(宇宙萬物)을 생성(生成)

하는 구멍'이라 하여 모든 수련을 이룰 수 있는 기도(氣道)가 하환전까지 열리기 시작한다는 뜻이므로 이때부터는 숨 고르기가 막힌 구멍이 뚫린 듯이 수월해지고 한 번에 숨 쉬는 시간(一息)이 더욱더 길어져서 수련을 원활하게 할 수 있게 된다.

○ **수련 자세**: 정 다스리기 2단계(별첨 4)

다. 정 다스리기(精理成) 3단계

수련 자세를 바르게 가다듬고 심신(心身)을 고요하게 안정하여 의시(意視)는 하환전(下桓田)의 신취점(神聚點)을 넌지시 비추며 지키고, 들숨은 서서히 부드럽고 깊게 수평회주(水平回周)로 기(氣)를 모으고, 날숨은 서서히 가늘고 길게 고르며, 기(氣)를 양생(養生) 한다.

이 단계는 초기 단계(初期段階)의 수련이 점차 숙련(熟煉)됨에 따라서 하환전의 정(精)을 다스려 원기(元氣)를 충만(充滿)하게 하는 기틀을 완전하게 다지는 마무리 단계로써, 정(精, 음陰, 곤坤)과 성(性, 양陽, 건乾)·명(命, 쌍규圭의 中性, 氣)이 서로 화합할 수 있도록 숨 고르기와 신(神)을 지키는 의시 능력(意視能力)을 정착(定着)시키는 과정(過程)으로써 수련이 점차 익숙해지면 숨 고르기도 들숨 8~12초 날숨 8~12초 정도로 늘어나며, 부드럽고 깊게 들이쉬고, 가늘고 길게 내쉬는 요령(要領)도 함께 익숙해지게 된다.

이 단계부터는 숨을 들이쉴 때 수평회주(水平回周)로 신취점(神聚點)에 기(氣)를 모아서 압축하는 수련을 시작하게 된다. 이는 자신의 숨 고르기 시간에 맞추어 숨을 들이쉴 때 기도(氣道)를 열고 2초에 한 바퀴씩 신취점(神聚點)을 중심으로 시계 방향인 왼쪽에서 오른쪽으로 원(圓)을 그리며 수평회주를 하여 아랫배 임맥의 관원혈과 독맥의 마지막 요추의 양관혈을 축으로 좌전우후(左前右後)로 빛을 돌려 그 중앙의 신취점(神聚點)에 기(氣)를 모아서 압축(壓縮)하고, 날숨은 서서히 내쉬어야 한다.

이 시점을 그 가운데를 지켜서 고요함이 그 끝에 이르러 기로(氣路)가 열리는 신(神)을 지키는 세 관문(三關門) 중에 그 첫째 관문(關門)인 정관(精關)이며, 일반 선학(仙學)에서는 현관(玄關, 현빈玄牝)이라고 하는 것이다.

이는 빛선도 수련으로 일어나는 지극히 현묘(玄妙)한 작용이 일어나게 된다. 삼환전(三桓田)에서 각각 단계적(段階的)으로 도(道)를 이룰 때마다 관문(關門)을 여는 현상(現狀)이 일어난다.

이 단계는 기혈(氣穴)의 원활한 유통을 위해서 수평회주와 임독맥회주 2단계를 수련하게 된다.

○ **수평회주 예시**
  1) 들숨, 2초 1회, 정상 4초 2회전, 날숨, 서서히 4초
  2) 들숨, 1초 1회, 4초 빠른 4회전, 날숨, 서서히 4초

○ **수련 일수**: 50일

○ **주신취점(主神聚點)**: 하환전(앞과 같음)

○ **수련 효과**: 숨 고르기가 순조롭게 잘 이루어지면서 편안(便安)하고 수월해진다. 수련이 정상적으로 잘 유지되면 신(神)을 지키는 신취 능력(神聚能力)이 좋아지고 자세가 안정되어 정착하면서 하환전(下桓田)에 기(氣)가 쌓이는 느낌이 보이는 듯하고, 눈을 감으면 나타나던 의식적(意識的)인 상념(想念)은 잦아들게 된다. 또 정전기 현상(靜電氣 現狀)이 더 많이 일어나고, 얼굴의 체지방이 사라지면서 더욱더 영롱하게 빛나게 되며, 온몸에 활기가 차오르기 시작한다.

처음으로 수평회주(水平回周)를 시작하였으므로 서툴고 불편하게 느껴질 수 있으나, 점차 숙달되면 몸 안에 기(氣)를 모아서 쌓는 요령을 터득(攄得)하여 자연스

럽게 보다 많은 기(氣)를 쌓으며 원활한 수련을 이끌 수 있게 된다.

　이즈음에 욕심을 내어서 숨 고르기를 좀 더 잘 이루려고 억지로 무리하게 애를 쓰면 가슴이 답답하고 배의 근육이 뻣뻣하게 경직되면서 아프게 느껴지기도 한다. 이러한 울체(鬱滯)나 경직 현상(硬直現狀)이 나타날 때는 숨을 좀 더 짧고 순하게 조절하여 부드럽게 고르면 배의 근육이 풀어지면서 숨쉬기가 훨씬 더 수월하게 되므로 순조로운 수련을 할 수 있게 된다.

　이 단계에서 특히 유의할 점은 몸에서 정력(精力)이 강하게 솟아오르는 것을 느낄 수가 있는데, 이를 절제(節制)하지 못하고 남용(濫用)하면 수련을 시작하지 아니함만 못하게 된다. 그것은 정기(精氣)가 정신(精神)으로 바뀔 때 성·명·정(性命精)이 화합하여 일기(一氣)로 변하여 대대로 물려받은 선천(先天)의 기(炁)와 융화(融和)하도록 하는 것이 수련의 목적이기 때문에 정(精)을 과(過)하게 많이 소모(消耗)하면 이러한 발전을 이룰 수가 없게 되는 것이다. 따라서 아까운 시간과 돈만 낭비하는 꼴이 되고 만다. 꼭 유념하여 대처(對處)해야 할 사항임을 강조하는 바이다.

　○ 수련 자세: 정 다스리기 3단계(별첨 5)

2. 명 불리기(명단성命煅成)

　명 불리기(命煅成)는 명(命)을 불려서 생명(生命)을 보전(保全)하는 명기양성공(命氣養成功)이다. 그 기본적인 원리(原理)는 하환전(下桓田)에 뜻(意, 마음, 神)을 지키는 의시(意視)를 비추어 기(氣)를 불리면 명기(命氣)가 양기(陽氣)가 되는 명신(命神)으로 변하여 사람이 태어나기 이전부터 간직하고 있던 선천(先天)의 진양(眞陽)인 양신(陽神)에 흡수되어 상호 융화(相互融和)하여 삼진(三眞)인 진명(眞命)

에 이르게 하는 수련이다.

 이 수련은 하환전의 정 다스리기(精理成)를 잘 이루어 명(命)의 빛을 이끌어 열후(熱候)가 일어나면 기(氣)가 많이 쌓이게 되므로 신체의 균형을 유지하면서 군살이 빠지고 탄력 있는 몸매를 갖추게 될 뿐만 아니라 얼굴이 건강하게 화색(華色)으로 빛나기 시작한다. 또 몸이 기화(氣化)하면서 비만(肥滿)한 근육(筋肉)을 풀어주어 유연한 몸으로 바뀌게 되면 면역력(免疫力)이 한층 더 좋아지게 된다.

 이전 단계까지의 기초 수련 단계를 마치고 이 단계부터는 숨 고르는 방법이 흡·정·호(吸·停·呼)로 바뀌면서 일시적으로 숨 고르기가 불편하게 느껴지지만, 점차 숙달되면서 기(氣)를 모으는 취기(聚氣)와 신을 지키는 신취(神聚) 요령이 익숙해지고, 선도 수련(仙道修煉)의 의미(意味)를 이해(理解)하면서 순조롭게 적응(適應)할 수 있게 된다. 따라서 숨 고르기(調息)와 신(神)을 지키는 신취점(神聚點)에 의시(意視)를 두고 안정된 자세(姿勢)로 숨을 들이쉴 때 수평회주(水平回周)로 기(氣)를 모아서 압축하고, 이어서 숨을 멈추는 정식(停息) 때 기본환주(基本桓周)인 하환주(下桓周)를 의시(意視)의 빛으로 돌려서 기(氣)를 배양(培養)하게 되는데, 정식은 들숨과 날숨의 길이와 상관(相關)없이 가급적 2배 이상 길게 유지한 후 숨을 서서히 내쉬는 숨 고르기가 이루어지도록 노력해야 한다.

 이러한 숨 고르기가 빛선도의 표준(標準)적인 조식(調息)이므로 잘 익혀서 습관화(習慣化)하여 원활하게 잘 이루어지면 빛선도를 본격적으로 잘 수련(修煉)할 수 있게 된다. 특히 주의할 점은 숨을 고르며 수평회주(水平回周)에서 하환주(下桓周)로 전환할 때, 일 초(一秒)의 여유를 두고 잘 이끌어야 순조롭게 잘 돌릴 수 있다.

 이 단계부터는 몸 전체에 기(氣)가 두루 미치게 하는 수련으로서, 세 단계로 나누어 수련하게 된다. 이 명 불리기(명단성命煅成) 세 단계를 경유(經由)하면서 수련이 무르익기 시작하므로 한층 더 수련에 정진(精進)하게 되면 수련자에 따라서 다소 차이는 있겠지만 언젠가는 모두가 스스로 이룰 수 있게 되는 것이므로 조급히 서두르지 말고 차분하게, 굳건히 여유롭게 지속하여 수련에 정성(精誠)을 기울여야 한다.

또 수련 중에 더 많은 빛이나 상(相)이 나타나는 현상을 잘 대처하여 의식(意識)이나 의시(意視) 등으로 절대로 쫓지 말고, 그저 수수방관(袖手傍觀)하면서 모르쇠로 일관(一貫)하며 신(神)을 잘 지켜서 수련에 집중하는 특별한 주의가 필요하다. 그래야만 순차적(順次的)으로 수련이 깊어지면서 발전(發展)을 이룰 수 있게 되는 것이다.

이 방관(傍觀)에 대하여 한 예를 들면, 영화 〈뷰티풀 마인드(아름다운 마음)〉가 있다. 이 영화는 미국의 프린스턴 대학원을 졸업하고 교수로 재직한 실존 인물을 모티브(motive: 동기, 원동력)로 제작되었다고 한다. 극 중(劇中)의 주인공인 천재 수학자(天才數學者) 존 내쉬는 조현병(調絃病)이라는 정신 질환자(精神疾患者)였으나, 항상 자신(自身)에게 나타나는 망상(妄想)이나 환상(幻像) 속의 사람들이 실제 인물인 것으로 착각하고 살았었다. 그러나 주위 사람들이 그가 병이 든 것을 알게 되어 정신 병원에 입원시키게 되는데, 그 자신은 정신병자가 아니라 주변에 나타나는 인물들이 실제로 존재하는 것으로 착각(錯覺)하고 의사들과 부인에게 모함이라고 주장하면서 퇴원(退院)시켜 주기를 바라게 된다. 그의 아내는 남편의 뜻에 따라 퇴원을 시켰으나, 다시 환상에 사로잡혀 부인을 해치려 하므로 이 증상(症狀)을 들은 병원 측에서 부인에게 다시 입원시킬 것을 권고한다. 그 부인이 먼저 남편과 상의하자, 남편 존은 매일 나타나는 인물 중에 어린아이가 세월이 십 년 이상 많이 흘렀어도 그 모습이 변하지 않는 것을 보고 스스로 깨달아서 자신이 병자임을 인식(認識)하게 되고, 자신이 병임을 알았으므로 낫게 할 방법을 스스로 찾겠다며 부인에게 시간을 달라고 부탁(付託)하여 이를 들어주게 된다. 존 내쉬는 병을 극복하기 위해 환상(幻像)들이 수시로 나타나서 수작을 부려도 이를 방관(傍觀)하는 태도(態度)를 굳게 지키는 데 최선의 노력을 다하고, 그의 부인도 헌신적으로 지원하여 드디어 존이 교수로 복직하여 노벨상을 받는 성공을 거두게 된다.

이 이야기에서 존이 스스로 환상(幻像)을 방관(傍觀)하는 노력을 하지 않았더라면 한 천재(天才) 수학자가 영원히 정신 병원에서 사라지고 말았을 것이다. 수련 중에 나타나는 상(相)을 방관하는 것이 얼마나 중요한지를 알게 해주는 내용이므로 소개하는 바이다. 방관(傍觀)이라는 단어는 사회적으로 책임을 회피하는 방관자(傍觀者)로 인식되고 있지만, 빛선도 수련에서는 도(道)를 이루는 중요한 방법의 하나로 쓰인다.

이러한 수련이 정상적으로 순조롭게 이루어져야 몸속의 기(氣)와 자연의 기(天氣)가 하나로 조화(調和)하여 무(無)·허(虛)로 돌아가는 수련의 완성(完成)을 이룰 수 있는 기틀을 원만하게 다져 나갈 수가 있게 되는 것이다. 이 명 불리기(명단성命煅成)는 명(命)을 위주로 명기(命氣)를 닦아 성(性)과 정(精)을 화합하여 명신(命神)으로 변(化)하여 진명(眞命)에 이르게 하는 연명화진명(煉命化眞命)이라 한다.

가. 명 불리기(命煅成) 1단계

명 불리기 수련도 자세를 바르게 가다듬고 심신(心身)을 고요하게 안정하여 의시(意視)는 하환전(下桓田)의 신취점(神聚點)을 넌지시 비추며 들숨은 서서히 부드럽고 깊게 고르며, 수평회주(水平回周)로 기(氣)를 모아 압축하여 쌓는다. 정식(停息) 때는 마음을 허령(虛靈)하게 비우고 순조로이 하환주(下桓周)를 이끌어 기(氣)를 배양(培養)하며, 날숨은 서서히 가늘고 길게 고르며 심신(心神)을 가라앉힌다.

이 단계부터는 숨을 들이쉬고 멈추었다가 내쉬는 흡·정·호(吸·停·呼)로 숨 고르기를 시작하면서 들숨 4초, 정식 4초, 날숨 4초를 시작으로 점차 숨 고르는 시간을 늘려나가게 되므로 숨을 쉬는 요령이 많이 달라지는 한층 더 발전(發展)하는 전환 단계(轉換段階)이다. 따라서 더욱더 많은 정성(精誠)을 들여야 잘 적응(適應)해 나갈 수 있게 된다.

그리고 숨을 들이쉴 때는 앞 단계와 같이 수평회주로 하환전에 기(氣)를 모아서 압축하고, 이어서 정식(停息) 상태에서 신(神)을 모아서 지키는 신취점(神聚點)

을 기준(基準)으로 2초에 한 바퀴씩 반시계 방향인 오른쪽에서 왼쪽으로 북동남서북(北東南西北: 아래쪽의 회음혈 → 하환전의 좌측 → 그 위쪽의 신궐혈 또는 기해혈 → 하환전의 우측과 그 아래 회음)을 잇는 원을 그리는 하환주(下桓周)를 연속(連續)으로 돌려서 기(氣)의 활동을 활성화하면 취기(聚氣)와 신취(神聚) 요령이 숙달(熟達)되면서 사념(思念)이 점차 줄어들게 된다. 그러나 수련자의 상태(狀態)에 따라서 환주(桓周)가 반대 방향으로 돌아갈 때는 정신을 가다듬어 긴장을 늦추고 바르게 돌아가도록 잘 이끌어야 한다.

 따라서 환주(桓周)가 잘 이루어져서 원활하게 명(命)·성(性)·정(精)의 기(氣)를 화합(和合)하여 하환전(下桓田)에 쌓이게 된다. 이 단계부터는 좀 더 세밀(細密)하게 주의하여 노력해야 하는 과정이다. 따라서 모든 생각을 지우고 마음을 공허(空虛)하게 비우는 것이 안정적으로 유지되도록 노력해야 하며, 몸과 마음은 긴장을 최대한으로 풀어서 안정시켜야 신취(神聚)가 잘 이루어져서 점진적으로 발전·향상(發展向上)시켜 나갈 수 있게 되는 것이다.

 그리고 신취점(神聚點)을 의시(意視)로 무심한 듯 넌지시 여유롭게 비추고, 숨고르기가 끊어짐이 없이 순조롭게 잘 이루어지면 자연스럽게 수련을 잘 이어나갈 수 있게 된다는 것을 유념해야 한다.

 빛선도의 원리(原理)는 의념(意念)으로 무엇을 이루려고 의식(意識)하여 노력하는 것이 아니라 순리에 따라서 정확한 수련을 순조롭게 이끌어 스스로 성·명·정(性命精)이 혼연일체(渾然一體)를 이루어 정착하면 선천(先天)의 기(氣)와 후천(後天)의 기(氣) 및 자연의 기(氣)와 몸속의 기(氣)가 상호 융회(相互融和)하여, 하나를 이루는 혼원일기(混元一氣)가 되어 진기(眞氣)를 쌓을 수 있는 수련 과정이다. 이 단계에서 고요함이 그 끝에 닿아서 정적(靜寂)이 가라앉으면 그동안에 수련으로 쌓은 기(氣)가 농롱(朦朧)하게 가라앉으며, 움직이기 위해 꿈틀거리는 기미(機微, 낌새)가 나타나게 되는데, 바로 이 시점을 그 가운데를 지켜서 고요함이 그 끝에 이르러 기로(氣路)가 열리는 세 관문(三關門) 중에 둘째 관문(關門)인 명관(命關)이 열리는 낌새이다.

이때 하환전(下桓田)에서 하환주(下桓周)를 의시(意視)로 이끌면 빛이 순조롭게 좌에서 우로 반시계 방향으로 회전이 이루어지게 되는 것이다. 그러므로 빛선도 수련의 성패(成敗)는 바로 이 정성(精誠)이 깃든 심신(心身)의 안정(安定)으로 신취(神聚)를 잘하느냐 못하느냐에 달려 있다고 해도 과언(過言)이 아니다.

정신일도 하사불성(精神一到 何事不成)이라 했던가? 정신을 한곳으로 모으면 무슨 일인들 못 이루리오! 이 단계부터는 취기(聚氣)하여 압축(壓縮)하는 수평회주(水平回周), 기(氣)를 불리는 하환주(下桓周), 기(氣)를 통(通)하게 하는 상신용오름회주, 임독맥회주 2단계와 사지회주 그리고 전신용오름회주를 함께 수련하게 된다.

○ 숨 고르기 예시

1) 들숨 때 정상 수평회주 2초에 1회 4초간 2회전, 정식 때 정상 하환주 2초에 1회 4초간 2회, 날숨 서서히 4초간

2) 들숨 때 빠른 수평회주 1초에 1회 4초간 4회전, 정식 때 정상 하환주 2초에 1회 4초간 2회, 날숨 서서히 4초간

3) 들숨 때 빠른 수평회주 1초에 1회 4초간 4회전, 정식 때 빠른 하환주 1초에 1회 4초간 4회전, 날숨 서서히 4초간(자신의 숨 고르기 능력에 따라 적정하게 조절하여 운용해야 한다.)

○ 수련 일수: 180일

○ 주신취점(主神聚點): 하환전(전과 같음)

○ 수련 효과: 심신(心身)과 신취력(神聚力)이 점차 안정되며 수평회주(水平回周)와 하환주(下桓周) 등 빛돌이를 함으로써 취기(聚氣)가 본격적으로 잘 이루어져서 수련이 성숙(成熟)되는 단계이다.

따라서 몸이 유연하게 풀리면서 수련이 원활하게 잘 이루어지는 효과가 나타나기 시작한다. 그리고 신취 능력(神聚能力)이 향상(向上)되는 정도에 따라서 정상적인 기(氣)의 발현 현상(發現現狀)인 빛이 보이거나 어떤 형상(形相)이 나타나기도 하는데, 이를 방관(傍觀)으로 무시(無視)하고 수련에 열중해야 한다.

또 몸이 허약하던 사람이 입맛이 돌아와서 음식을 많이 먹게 되는데, 이는 수련에 적응하면서 에너지가 많이 소비되어 일어나는 정상적인 현상이므로 많이 먹힐 때는 많이 먹는 것이 좋다. 많이 먹으면 일시적으로 체중이 늘어나고 몸이 무거워지기도 하지만 시간이 지나면서 영양이 충족되면 스스로 조절되어 음식 섭취량이 줄어들고, 몸속에 기(氣)가 많이 쌓이면서 지방(脂肪)이 줄어들게 되므로 걱정하지 않아도 된다. 그러므로 억지로 체중 조절을 위해 음식량을 줄이려고 노력할 필요는 없다. 이런 현상을 자연스럽게 극복하는 것도 앞으로 수련 과정에서 유의(留意)하여 챙겨야 할 사항 중의 하나이다.

이 단계는 하환주(下桓周)를 시작하여 숨 고르기를 통하여 몸 안으로 모아들인 천기(天氣)와 몸 안의 기(氣)가 서로 융화(融和)하게 하는 단계로서 숨 고르기가 잘 이루어져 환전(桓田)에 기(氣)가 모이게 되면 점차 즐거운 마음으로 수련에 열중할 수 있게 된다. 따라서 무엇보다도 좋은 점은 얼굴에 화색(華色)이 돌고 온화(溫和)해져 다른 사람의 호감(好感)을 사게 되므로 사회생활도 원만하게 잘 할 수 있게 된다.

○ **수련 자세**: 명 불리기 1단계(별첨 6)

나. 명 불리기(命煅成) 2단계

이 단계도 수련 자세를 바르게 가다듬고 심신(心身)을 고요하게 안정하여 의시(意視)는 하환전(下桓田)의 신취점(神聚點)을 넌지시 비추어 지키며 들숨은 서서히 부드럽고 깊게 고르며 수평회주(水平回周)로 기(氣)를 모아서 쌓고, 정식(停息) 때는 마음을 허령(虛靈)하게 비우고 순조로이 하환주(下桓周)로 기(氣)를 배양하며,

날숨은 서서히 가늘고 길게 고르는 요령은 같다.

그러나 이 단계는 명 불리기(명단성命煅成)를 성숙(成熟)하게 하는 단계로서 숨 고르기 요령은 1단계와 같으나, 숨 고르기가 발전하여 들숨 4초 이상, 정식 8초 이상, 날숨 4초 이상으로 일식(一息)의 길이가 더욱 길어지게 된다. 그러므로 정성(精誠)이 깃든 수련이 이어지면 신취(神聚)와 조식(調息)이 안정되고 동작도 부드러워지면서 수련이 정착(定着)하는 단계이다.

또 몸 안에 취기(聚氣)가 잘 이루어져 체질(體質)이 기화(氣化)하면서 전반적으로 안정되기 시작한다. 이즈음에는 특히 잡상(雜想)이나 망상(妄想)이 더 많이 나타나게 되는데, 빛이나 어떠한 상(相)들이 나타나더라도 이를 방관(傍觀)하거나 무시(無視)하고 신(神)을 모아서 지키는 신취(神聚)가 흔들리지 않도록 특히 유의(有意)해야 한다. 이러한 상(相)을 의식하면 올바른 수련이 이루어지지 않고 환영(幻影)이 생기는 등 나쁜 현상이 일어나게 된다. 그러므로 이러한 것들을 염두에 두지 말고 전반적인 수련을 올바르게 유지하도록 정성(精誠)을 기울여야 한다.

이 단계는 하환주, 수평회주, 상신용오름회주와 임독맥회주 2단계 및 사지회주 그리고 전신용오름회주를 함께 수련한다.

○ 수련 일수: 200일

○ 주신취점(主神聚點): 하환전(앞과 같음)

○ 수련 효과: 이 단계는 빛선도 수련이 정착(定着)되는 단계로서 숨을 쉬는 일식(一息)의 시간이 점진적(漸進的)으로 더 길어지게 된다. 이처럼 숨 고르기가 길어지는 것을 두려워하지 말아야 한다는 것을 거듭 강조(再三强調)하는 바이다. 이러한 현상은 수련이 정상적으로 잘 이루어져서 나타나는 발전 현상이므로 두려움을 가지고 억제하면 수련을 망(亡)쳐서 발전할 수가 없게 되는 것이다.

그리고 몸 안에서 물이 흐르거나 벌레가 기어 다니는 것 같은 느낌과 빛(光)과 상(相)이 저항(抵抗)을 하듯이 많이 나타나는 등 여러 가지 보이고 느끼는 바가 더욱더 많아진다. 이러한 상(想)이 점차 잦아들고 이를 대처하는 요령을 습득하여 수련이 제자리를 잡아서 몸 안에 기(氣)가 차오르게 되면 수련자가 누워 있는 몸의 주위에 천기(天氣)가 모여들어 농도가 짙은 끈끈하고 부드러운 기층(氣層)이 형성되어 물침대에 누워 있는 것 같은 감촉(感觸)을 느낄 수 있게 된다.

하지만 이때 기(氣)가 모이는 현상은 전체(全體)가 아니고 부분적(部分的)이다. 그러나 공력(功力)이 깊어지면 점차적으로 더 발전하도록 노력을 아끼지 말아야 한다. 이즈음부터는 지방(脂肪)은 점점 줄어들고 몸에 기(氣)가 차오르므로 기 체질(氣體質)로 바뀌어 수련이 성숙(成熟)해지는 단계이므로 빛이나 상(相)을 관망(觀望)하는 자세도 자연스럽게 익숙해지게 된다. 따라서 정기적인 수련 시간 이외에도 걸어 다니거나 차를 타거나, 앉아 있을 때 등 언제 어디서나 깊은 숨 고르기가 몸에 배어 환전조식(桓田調息)이 자연스럽게 잘 이루어지게 되므로 체질(體質)의 기화(氣化)가 빨라지게 된다.

○ **수련 자세**: 명 불리기 2단계(별첨 7)

다. 명 불리기(命煅成) 3단계

이 단계도 수련 자세를 바르게 가다듬고 심신(心身)을 고요하게 안정하여 의시(意視)는 하환전(下桓田)의 신취점(神聚點)을 넌지시 비추며 들숨은 서서히 부드럽고 깊게 고르며 수평회주를 하고, 정식(停息)은 마음을 허령(虛靈)하게 비우고 순조로이 하환주(下桓周)를 하며, 날숨은 서서히 가늘고 길게 고른다.

또 이 단계는 명 불리기(명단성命煅成) 수련의 마무리 과정으로서, 조식(調息)과 신취(神聚) 및 동작(動作)이 모두 안정되면서 전반적으로 수련이 원활하게 잘 이루어지며 수련자의 몸(身)도 기 체질(氣體質)로 바뀌어 수련이 정착(定着)하는 단계이므로 이때 수련을 게을리하면 지금까지 쌓아온 공력(功力)이 일시(一時)에 무너질 수 있으므로 더욱더 정성(精誠)과 열성(熱誠)을 쏟아서 집중해야 안정된 수련을 정착시켜 나갈 수 있게 된다. 수련이 안정되면, 빛선도의 원리(原理)를 깨달으며 스스로 적응하게 되는 것을 느낄 수 있게 된다.

이즈음부터는 숨 고르기는 물론 정신 모으기와 동작 등 모든 수련 과정이 안정적으로 순조롭게 잘 이루어지게 되므로 하환전(下桓田)에 기(氣)가 많이 쌓이게 되므로 정상적으로 수련이 잘 이루어지면, 명(命)을 위주로 명기(命氣)를 닦아 성(性)과 정(精)을 화합하여 명신(命神)으로 변(化)하여 진명(眞命)을 이루는 명기화진명(命氣化眞命)으로 발전하게 된다. 이 수련이 정착하면 정(精)을 뇌(腦)로 되돌릴 수 있게 된다. 이는 성·명·정(性命精)이 혼연일체를 이루어 일어나는 현상의 한 가지이다. 이러한 명·성·정(命性精)의 화합이 이루어지기 시작하면 이때부터 그 고요함이 새벽 호수에 가라앉은 물과 같이 잔잔해지면서 무아(無我)의 무식(無息)을 이룰 수 있는 기반(基盤)이 조성(造成)되는 것이다.

따라서 숨 고르기는 한층 더 발전하여 들숨 6초 이상, 정식 12초 이상, 날숨 6초 이상으로 길어지게 된다.

이 단계는 수평회주, 하환주(下桓周), 상신용오름회주, 임독맥회주 2단계, 사지회주, 전신용오름회주를 함께 수련한다.

○ 수련 일수: 230일

○ 주신취점(主神聚點): 하환전(앞과 같음)

○ 수련 효과: 이 단계의 수련이 잘 이루어지면 먼저 수련이 순조로워지면서 정력(精力)도 충만(充滿)하게 되므로 더욱더 정(精)을 잘 다스려서, 낭비(浪費)하지 않는 것이 무엇보다도 중요하다.

그리고 기(氣)를 느끼는 감각(感覺)이 한층 더 좋아지고 빛이나 상(相)에 대한 대처 능력도 한층 더 좋아지기 시작한다. 또 몸 주위에 형성되는 천기(天氣)의 밀도(密度)가 높아지고 그 범위가 넓어져서 사지(四肢)를 움직이면 고무줄로 끌어당기는 것 같이 팽팽하게 천기가 따라서 움직이는 것을 느낄 수 있게 된다. 이 느낌은 손과 발, 사지(四肢)를 고무줄로 나무에 메어 놓고 끌어당기는 것 같은 느낌이다.

이때부터는 병(病)에 대한 저항 능력(抵抗能力)도 현저히 향상되는 것을 알 수 있게 된다. 감기가 들듯 말듯이 하다가도 걸리지 않는다든지, 오감(五感)의 능력도 자신의 체질(體質)에 따라서 현저하게 향상하고 변화하는 것을 느낄 수 있다. 다른 사람과 악수를 하게 되면 상대방이 감전(感電)된 것같이 깜짝 놀라며 손을 뿌리치기도 한다. 이즈음에는 몸의 기화(氣化)를 완성하는 단계이므로 전신(全身)에 기(氣)가 가득히 차오르게 되므로 자연의 기(氣)가 몸 주위로 응집(凝集)되어 팔다리를 움직일 때마다 기(氣)를 느낄 수 있게 되는 것이다.

그리고 깊은 숨 고르기가 몸에 배게 되므로 자연스럽게 생활화가 이루어져서 깨어있을 때는 물론 잠을 잘 때도 깊은 숨 고르기가 이루어지게 된다. 그러므로 옛 선인들처럼 온종일 수련에 매진(邁進)하지 않아도 몸의 기화(氣化)를 빨리 이룰 수 있게 되는 것이다. 이 단계에서는 수련할 때 어떤 선사(仙師: 조사祖師, 천사天師) 또는 조상(祖上)이라는 환영(幻影)이 나타나서 수련 지도(修煉指導)를 해주기도 하는데, 처음에는 시험(試驗)을 하듯이 규정대로 잘하고 있는 수련을 잘못한다며 사리(事理)에 맞지 않는 엉터리 수련 방법을 가르쳐 주기도 하므로 이를 무조건 방관(傍觀)하거나 무시(無視)해야 한다.

○ 수련 자세: 명 불리기 3단계(별첨 8)

3. 성 기르기(성양성性養成)

성(性)을 기른다는 것은 성(性)을 위주로 연환(煉桓)하여 삼망(三妄: 악탁박)을 참 진(眞)으로 되돌리고, 늘 고요함을 잊지 않는 진성(眞性)을 이루어 성신(性神)이 출신(出神)하여 환허(還虛)에 이르게 하는 수련으로서 마음을 후덕(厚德)하게 넓혀서 도타운 사랑을 베푸는 자애(慈愛)가 깃들도록 연환(煉桓)하는 단계이다.

이는 의념(意念)의 신(神)이 아닌 원신(元神: 타고난 先天의 신, 형이상의 神)을 연마(煉磨)하여 허(虛)에 이르는 수련이다. 그러므로 성(性)을 키워 넓히는 것은 즉 양성(養性)하는 것을 말하며, 이 양성(養性)은 후천(後天)의 기(氣)인 성·명·정(性命精)을 닦아서 선천(先天)의 진기(眞炁)와 융화(融和)하여 우주(宇宙)의 근본 원리(根本原理)인 본연(本然)의 성(性)인 본성(本性)으로 되돌리게 하는 수련이다.

가. 그러므로 이 수련은 성(性)을 길러서 본성(本性)으로 되돌리는 성 기르기(성양성性養成, 양陽, 상환궁上桓宮)와 조식(調息)으로 기(氣)를 불리는 명 불리기(명단성命煅成, 중성中性, 중환궁中桓宮) 그리고 정(精)을 다스려 보존(保存)하는 정 다스리기(정리성精理成, 음陰, 하환궁下桓宮) 등 이 세 가지를 함께 닦아야 이룰 수 있는 고난도(高難度)의 수련으로서, 성(性)은 신(神)으로 성신(性神)인 양(陽)이며, 명(命)의 명신(命神)은 양(陽)과 음(陰)이 공존하는 중성(中性)이고, 정신(精神)은 오행상(五行上)의 음(陰)이다. 이 성(性)·명(命)·정(精)을 함께 닦는다는 것은 몸과 마음 즉 신(神)과 기(氣)를 함께 닦는다는 의미이다. 또 성(性)·명(命)·정(精) 즉 양(陽)과 음(陰)을 동시에 닦아 양(陽)인 성(性)과 중성(中性)인 명(命) 그리고 음(陰)인 정(命精)이 순양(順陽)으로 변화한 성신(性神)과 명신(命神) 그리고 정신(精神)을 일념(一念)으로 모아 혼연일체(渾然一體)를 이루는 수련이다.

이와 같은 몸 안의 신(神)은 하느님과 같은 신령(神靈)한 신(神)이 아니라 의지적

(意志的)으로 빛선도를 닦아 기(氣)가 신(神)으로 변(化)하는 이룸으로써 양신(陽神)으로 변(化)하여 응집(凝集)하게 되는 형이상의 신(神, 몸 안의 하느님, 桓님)으로 모든 신(神)은 양신(陽神)으로 진기(眞氣)인 것이다.

따라서 공력을 이루어 성통공완(性通功完)을 이룬 성신(性神)이 바로 자신의 형이상학(形而上學)의 사유(思惟)의 세계(世界)요, 무위(無爲)의 정신세계(精神世界)로서 종교계(宗教界)에서 이를 신성시(神聖視)하는 것을 알 수 있다. 그러므로 성신(性神: 여기서는 性의 神)과 명신(命神: 여기서는 命의 神)·정신(精神: 여기서는 精의 神)의 성·명·정(性命精)의 융화(融和)는 일양(一陽)과 일음(一陰) 즉 선천의 기(先天之炁)와 후천의 기(後天之氣), 이기(二氣)를 화합(和合)시켜 혼원일기(混元一氣)의 무위자연(無爲自然)의 도(道)를 이루게 하는 그 시작점(始作點)이 되는 것이다.

이처럼 무위(無爲)의 수련에 들면 입이나 코로 드나드는 숨이 없이 스스로 내련(內煉)을 이루는 무식(無息)이 이루어지게 되는데, 한 가지 유의할 점은 마음(性)과 숨고르기(조식調息, 기氣) 그리고 음(陰)과 양(陽) 중에 어느 한쪽만 닦거나, 어느 한쪽에 치우쳐서 연환(煉桓)하면 본성(本性)을 깨우치는 도(道)를 이룰 수가 없는 것이다.

즉 성(性) 기르기는 성(性)을 위주로 성기(性氣)를 닦아서 명(命)과 정(精)을 화합하여 성신(性神)으로 변(化)하여 진성(眞性)을 이루는 연성화진성(煉性化眞性)이다. 이는 마음(心)을 위주로 다스려 성(性)을 맑게 하는 성(性)기르기는 '마음을 닦아 성(性)을 맑게 하는 연심정성(煉心瀞性)'과 같은 것이므로 이는 곧 성(性)·명(命)·정(精)을 함께 연마(煉磨)하여 가운데로 화합(和合)하는 연성화진성(煉性化眞性)에 이르는 도(道)를 이루는 천지문(天智門)을 동시에 열어 성(性)을 깨우치게 되는 것이다. 따라서 천지만물(天地萬物), 즉 격물(格物)의 이치(理致)를 깨달아 온 누리에 이로움을 펼치는 격물치지(格物致知)[175]의 수련법이 되는 것이다.

---

175) 격물치지(格物致知): 주자학(朱子學·小學)의 용어로서 사물의 이치를 궁구하여 깨달아서 명확하게 앎을 세상에 펼치는 것이라고 해석 하지만 필자는 세상의 모든 사물의 이치를 완전히 깨닫는 것은 도(道, 성통性通)를 이루어 형이상(形而上)에 들어야 가능하다고 본다.

이 격물치지(格物致知)는 세상 모든 사물의 이치를 궁구(窮究)하여 앎을 세상에 펼치는 것이므로 격물(格物)을 궁구(窮究)하여 그 이치를 깨닫는 것으로 해석되지만, 실제(實際)로는 학문 공부만으로 이룰 수 없는 형이상(形而上)의 경지이다. 따라서 성통(性通)의 깨달음을 이루어야 천지자연(天地自然)과 만물(萬物)의 격물치지(格物致知)를 온전히 깨달아 교화(敎化)를 펼칠 수가 있게 되는 것이다. 이 경지에 다다르면 삼극일체(三極一體)의 원리(原理)를 터득(攄得)한 것이다. 따라서 성통공완(性通功完)으로 지혜(知慧)를 펼칠 수 있는 깨달음을 이루는 것이다.

그리고 성 기르기(性養成)는 도(道)를 이루는 세 관문(三關門) 중에서 제일 중요한 셋째 관문(關門)으로 도(道)를 완성하는 성관(性關)이다. 석화양(石和陽, 숭은자 崇隱子, 석공石公, 출몰 미상) 진인(眞人)께서는 '성(性)은 이치(理)이니 의당 그 몸(身)을 즐겁게 기르고, 그 몸이 극히 즐거우면 성(性)은 여지를 남기며, 지혜(智慧)의 빛이 생기고, 성통(性通)을 이룬 사람은 마음이 원심(元心: 태어날 때의 본성)이 된다. 성(性)이 죽으면 마음(心)이 죽고, 마음(心)이 마르면 성(性)이 고독하다. 그러므로 도(道)가 있다. (도인은 무위無爲에 들어) 즐거운 마음으로 성(性)을 기른다. 성(性)은 쓰임이 있으니, 의당 청렴하며 무릇 바깥일이 분란(紛亂)스러우면 나의 성체(性體: 몸과 마음)가 모두 움직이고, 오직 고요함이 극히 안정되어 그 끝에 이르고 즉 (성통性通을 이루어도) 마음의 사색(思索)에 티끌이 있으면 오관(五官)[176]이 들어온다. 즉 마음의 쓰임이 적으면 성(性)이 스스로 나타난다(성지위리야性之爲理也, 의락기신이양지宜樂其身以養之 지락기신至樂其身, 성유여지性有餘地, 이혜광생而慧光生, 성자심지원야性者心之元也, 성사즉심사性死則心死,심고즉성고心枯則性孤, 고유도자故有道者, 낙심이양성야樂心以養性也, 성지위용야性之爲用也, 의렴宜廉 범외무분운凡外務紛紜, 개이오성체皆移吾性體, 유안정지극惟安靜至極,

---

[176] 오관(五官): 오감(五感)을 일으키는 시視, 청聽, 후嗅, 미味, 촉觸의 다섯 가지 감각 기관을 일으켜 고요(靜)를 해치는 사기(邪氣)이다.

즉심지사색유진則心之思索有塵, 이오관진입유수而五官進入有數, 즉용소이성자견의則用小而性自見矣'고 하였다. 이전 단계까지는 몸 안에 기(氣)를 쌓아서 의시(意視)를 인위적(人爲的)인 유위(有爲)로 빛을 유통(流通)하였으나, 이 단계부터는 혈(穴) 자리가 열려 몸 안의 기(氣)와 자연의 기(氣)가 상호 유통할 수 있게 되는 고차원의 수련이다.

그리고 성 기르기(性養成) 1단계 수련을 마치고 지도자 교육(指導者敎育)을 이수(履修)하면 다른 사람을 지도할 수 있는 지도자 자격(指導者資格)을 취득(取得)하게 되므로, 숙련(熟練)된 빛선도 수련자의 자격(資格)과 면모(面貌)를 갖추게 된다. 주원육(朱元育) 조사(祖師)께서는 '성(性)이란 영원토록 변(變)하지 않는 원신(元神)이요, 명(命)이란 허무(虛無)한 조기(祖炁)요, 정(精)은 만물(萬物)의 시작이 되는 지극한 정(精)이다'라고 하였다. 그리고 장자양(張紫陽) 진인께서는 '성(性)은 원신(元神)이고, 명(命)은 원기(元氣)'라 하였다.

이러한 수련의 완성을 위해서는 오로지 수련을 게을리하지 말고 꾸준히 공(功)을 들여 공부(工夫)를 지속하여 성통(性通)을 이루어야 그 목적(目的)을 달성(達成)할 수 있게 된다. 그리고 바른 마음(正心)으로 심신(心神)을 텅 비우고 허령(虛靈)하게 가다듬어서 신(神)을 모으는 지점을 한결같이 무심한 듯 넌지시 비추어 지키며, 정성을 다하여 수련에 임하는 것이 중요하다.

이러한 정성(精誠)은 도(道)를 성취하겠다는 염원(念願, 뜻意)을 평소에 마음속에 품고 있어야 이루어질 수 있는 것이다. 이를 이루어 고요함이 가라앉아 정점(頂點)에 이르면 무아(無我)에 들어 자신을 잊어버리는 증험(證驗)을 하게 된다. 맹목적(盲目的)으로 시간만 보내서는 절대로 이룰 수 없는 것이다.

그리고 유의할 점은 무의식(無意識)으로 자신을 잊어버리는 것처럼 느껴지지만, 신(神, 意視)은 항상 꺼지지 않고 끊임없이 은근히 살아 움직이고 있어야 하므로 무위자연(無爲自然)의 무식(無息)을 이루면 신(神)도 스스로 조절(調節)되어 적절하게 잦아들어 느낄 수 없을 정도로 잠잠히 가라앉게 되는 것이다. 이 무위(無爲)의 현상이 일어날 때 환한 빛이 나타나게 되는데, 이때 신(神)이 흔들리면 무위(無爲)가 일어나지 않고 기미(機微)가 스르르 사라지게 순순히 따르는 것이 지극히 된다. 그러므로 초연(超然)하게 고요함을 유지하고 그 정황(情況)에 맡기는 것이 중요하다.

그리고 이러한 초기 단계(初期段階)에는 무아(無我)에 들더라도 깜박깜박 졸듯이 잠깐씩 이루어지므로 이를 수련자 자신이 느끼지 못하고 지나치는 경우가 많이 생긴다. 그리고 현대인들은 바쁜 생활 관념(生活觀念)을 항상 지니고 있으므로 스스로가 편안하고 쉽게(安易) 대처(對處)하여, 몸 풀기나 스트레칭 정도로 가볍게 생각하게 되는데, 그런 마음가짐으로 수련하게 되면 같은 시간을 투자(投資)하고도 정성(精誠)이 없는 수련을 하게 되어 평생(平生)을 수련하더라도 도(道)를 이룰 수가 없게 되는 것이다. 누구나 다 같이 바쁜 시간을 쪼개어서 하는 수련이므로 습관화되기까지 어려움이 따르더라도 지침서대로 정성을 다하여 좋은 성과(成果)를 얻도록 노력하는 것이 현명한 공부 자세(工夫姿勢)이다.

따라서 이 단계는 성(性)을 기르는 바른 마음과 신(神)이 흔들림이 없이 정착(定着)하도록 노력하여 양신(陽神)을 배양(培養)하는 단계로서 3단계로 나누어 수련하게 되며, 빛선도 수련의 원리(原理)를 순차적(順次的)으로 차분하게 깨우쳐 나가도록 최선의 노력(努力)을 다해야 한다.

다시 한번 강조하건대 이 단계는 지금까지 지속(持續)하여 닦아온 바른 마음을 항상 흐트러지지 않도록 유지(維持)하고 정성(精誠)에 정성을 더하여 수련에 매진(邁進)하는 것만이 무념무상(無念無想) 무아(無我)의 경지(境地)에 들어 무위자연(無爲自然)의 무식(無息)을 이루어 음양(陰陽)이 생겨나기 이전(以前)의 무극(無極)인 태허(太虛)에 이르는 성통공완(性通功完)을 이룸으로써 자아 완성(自我完成)을 이루어 조영득쾌락(朝永得快樂), 즉 언제나 화평한 마음으로 무병장수(無病長壽)의 황홀하고 즐거운 삶을 누릴 수가 있게 되는 것이다.

이 황홀한 삶이란 형이상(形而上)의 현상이므로 글이나 말로는 설명하기가 부족하고 스스로 도(道)를 터득(攄得)하여 그 증험(證驗)을 맛보아야 그 깊은 뜻을 헤아릴 수 있을 것이다.

가. 성 기르기(性養成) 1단계

성 기르기(性養成) 1단계는 전문 과정(專門 過程)의 첫 단계로서 수련 자세를 바르게 가다듬고 심신(心身)을 고요하게 안정하여 의시(意視)는 형(形)에 따라 주신취점(主神聚點)을 넌지시 비춘다. 들숨은 서서히 부드럽고 깊게 수평회주(水平回周)로 기(氣)를 모아 압축하고, 정식(停息)은 마음을 허령(虛靈)하게 비우고 현재까지 숙달된 하환주(下桓周)를 습관적으로 순조롭게 이끌며, 날숨은 서서히 가늘고 길게 고른다. 그리고 바른 마음 자세로 심신(心神)을 최대한 안정시키고 몸의 긴장을 완전히 풀어서 이완(弛緩)하여 신취점(神聚點)에 신(神)을 모아 지키는 것이 자연스럽게 이루어지도록 노력하는 것이 중요하다.

이 단계에서는 신취점이 여러 곳으로 바뀌게 되는데, 집중하는 의시(意視)가 흔들리지 않도록 유의(有意)하여, 하환전(下桓田), 양쪽 유두 사이의 전중혈(膻中穴), 손바닥 가운데의 노궁혈(勞宮穴), 구미혈(鳩尾穴) 아래의 중완(中脘)혈, 항문과 성기 사이의 회음혈(會陰穴) 등을 의시(意視)하며 한뜻(一意)으로 집중(集中)이 흐트러지지 않게 하는 주의(注意)가 필요하다. 이를 위해서는 기(氣)가 모든 경락맥(經絡脈)을 관통(貫通)하도록 고요한 가운데 쉼 없이 수련에 매진(邁進)하여 수련이 자연스럽게 정착하도록 신취점(神聚點)과 환주(桓周)가 흩어지지 않게 의시(意視)를 주신취점(主神聚點)에 모으고 지켜서 안정시키는 것이 중요하다.

수련이 정상적으로 잘 이루어지면, 어느 날부터 수련할 때 숨을 멈추고 정식(停息)으로 환주(桓周)를 시작하면 먹구름이 모이고 천둥 번개를 치듯이 환전에서 요란스러운 소리와 더불어 환주(桓周)가 순조롭게 돌아가지 않고 자갈길을 달구지가 굴러가듯이 요동(搖動)치며 불규칙하게 꿀렁꿀렁 움직이게 되는데, 이러한 징후(徵候)가 일어나면 몸 안의 사기(邪氣)가 사라지고 또 과도하게 쌓인 근육(筋肉)과 지방(脂肪) 등 불필요한 요소를 모두 틀어버리고 전신(全身)이 기화(氣化)하며 신선(神仙)의 골격(骨格)으로 바뀌기 시작한다.

그러므로 이 현상은 도(道)를 이루기 위해 필수적으로 겪어야 하는 통과 절차(通過節次)로서 한동안 지속이 된다. 수련자에 따라서 그 기간은 1개월 내지는 1년 여에 걸쳐서 지속하는 때도 있다.

이러한 격동(激動)의 순간을 지나면 성(性=性神)과 기(氣: 命精)가 차분하게 가라앉으며 수시(隨時)로 무아(無我)·무기(無機)·무식(無息) 현상이 일어나게 된다. 따라서 지금까지 몸의 기화(氣化) 단계를 마무리하고 성(性)을 닦아 깨달음에 이르는 한층 더 높은 차원(次元)의 수련에 접어들게 되는 것이다.

따라서 숨 고르기가 정상적으로 발전하면 들숨 10초 이상, 정식 16초 이상, 날숨 10초 이상 등 일식(一息)이 36초 이상으로 길어지게 된다. 그리고 마음(心)과 신(神) 그리고 몸(身)의 이완(弛緩)이 아무런 생각(思)을 하지 않아도 자연스럽게 스스로 이루어지도록 안정시켜 나가야 한다. 이 안정(安定)을 이루는 것이 정착돼야 수련을 원활하게 잘 수행할 수 있게 되는 것이다.

이즈음은 수련에 열중하면 나타나는 선조(先祖)나 선사(仙師)를 칭하는 환영(幻影)이 드문 일이지만 어느 날부터는 매일 같은 사람이 찾아와서 올바른 지도를 해주거나, 자신이 미처 몰랐던 수련 방법을 전수(傳授)해 주기도 하는데, 이러한 선사(仙師)님이 나타나면 한 번쯤 관심을 가져볼 필요도 있다. 이때는 수련자가 공력이 높아져 참다운 선사(眞仙師)님을 가리는 능력이 저절로 생겨나기 때문에 스스로 판단할 수 있게 되므로 걱정하지 않아도 된다.

이 단계는 수평회주, 하환주(下桓周), 상신용오름회주와 임독맥회주 3단계, 사지회주 그리고 전신용오름회주를 함께 수련하게 된다.

○ 수련 일수: 400일

○ 주신취점(主神聚點, 5혈): 하환전, 노궁혈, 전중혈, 중완혈, 회음혈

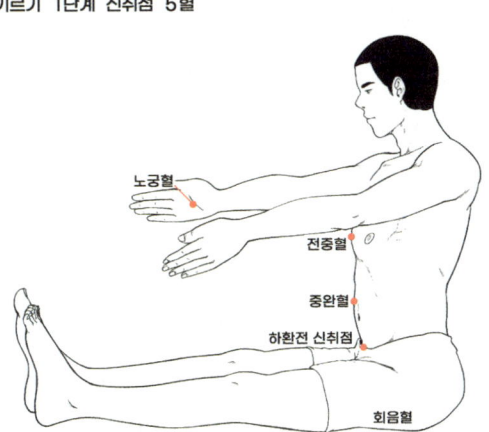

성기르기 1단계 신취점 5혈

○ 수련 효과: 이 단계는 수련이 숙련(熟煉)되어 안정(安定)되면서 숨 고르기를 스스로 조절할 수 있게 됨은 물론 모든 경락맥(經絡脈)이 열려서 기(氣)가 몸 안으로 드나드는 것을 느낄 수 있게 된다.

또 앞에서도 여러 차례 언급했듯이 기(氣)가 온몸으로 퍼지고 경락맥(經絡脈)이 열리는 것은 수련자가 억지로 애를 쓴다고 해서 이루어지는 것이 아니다. 이는 수련을 꾸준하게 정상적으로 쉼 없이 정성을 다함으로써 습관화(習慣化)되면 몸 안에 기(氣)가 쌓이게 되면서 자신도 모르는 사이에 스스로 자연스럽게 그렇게 열리게 되는 것이다.

이것을 이루는 것이 바로 무아(無我)의 무식(無息)을 이룰 수 있는 환경(環境)이 만들어지는 것이다. 따라서 무식 수련이 이루어지게 하려면, 단계적으로 경락맥이 열리면서 신취 능력(神聚能力)이 안정되어 졸듯이 때때로 몽롱(朦朧)하게 무아

(無我)에 들어 무식(無息)을 잠깐씩 이루게 되는데, 이러한 무위(無爲)의 수련이 초기에 일어나는 현상을 잘 기억하여 반복적으로 이루어지게 하면 수련이 끝난 후에 어렴풋이 알 수 있게 된다.

이 같은 무기(無機)가 일어나는 낌새를 숙지(熟知)하여 다음 수련 때에 그 기미(機微)가 나타나면 순응(順應)하여 무식(無息)에 들도록 해야 한다. 이러한 무위자연(無爲自然)의 무식(無息)이 이루어질 수 있는 것은 빛선도를 처음 시작할 때부터 평온(平穩)하게 꾸준히 수련을 지속하며 정성을 쏟아야만 비로소 무식(無息)을 이루어 연환(煉桓)을 완성(完成)하는 진환(眞桓)을 이룰 수 있게 되는 것이다.

이를 금단사백자(金丹四百字)에 '옥로(玉爐, 하환전)의 불이 따뜻해지면 상환전(上桓田)은 자색 노을이 된다(옥로화온온玉爐火溫溫, 정상비자하鼎上飛紫霞)'고 말한 것은 연환(煉桓)으로 성신(性神)을 길러서 완성하여 상환궁(上桓宮)이 황색으로 변한다는 것을 뜻한다. 이 성신(性神)은 마음의 뜻(心意)이나 생각(思念)의 신(神)이 아니다.

그러나 선천적인 연(鉛: 진토眞土= 원기元炁= 명신命神= 진명眞命)은 진수은(진홍眞汞= 원신元神= 성신性神= 진성眞性, 先天一炁)을 억제한다. 납(鉛=眞精= 陰)과 수은(汞= 眞性= 陽)이 진토(중앙, 무기토戊己土= 中桓宮)로 돌아가 진토(眞土, 中)의 금진연[擒眞鉛, 진정眞精), 진연제진홍(眞鉛制眞汞), 연홍귀진토(鉛汞歸眞土, 혼원일기混元一炁, 중환궁中桓宮)이다] 즉 선천일기(先天一炁, 三眞)는 후천적인 성·명·정(性命精)을 닦는 것(후천연성·명·정後天煉性命精)과 상호 작용(相互作用)하는 관계를 이루는 것이다. 또 '해(太陽. 陽)의 혼(魂)은 옥토끼(玉兎)의 기름이고, 달(月, 陰)의 넋은 금 까마귀(金烏)의 골수(骨髓)이다. 성·명·정의 음양이 화합하여 양신(陽神)을 이루면, 음양의 후가 일어나고 물러나면 솥(정鼎, 桓田) 가운데로 되돌아오고 변(化)하도록 작용하면 물이 넘친다(정精이 변하여 眞精이 된다). (일혼옥토지日魂玉兎脂, 월백금오수月魄金烏髓, 양래귀정중攘來歸鼎中, 화작일홍수化作

一泓水) 선천의 기(先天之炁)와 후천의 기(後天之氣)가 교류(화합)하여 모이면, 현주(玄珠, 금환金桓, 진성眞性, 混元一氣)가 되며, 약물은 현묘한 구멍에서 생기고 화후(열후)가 일어나면 노정(爐鼎, 환전)에 빛이 나타난다. 용호(龍虎, 음양陰陽)가 교류(화합)하여 모일 때, 보배 솥에서 현주(玄珠: 여기서는 도태道胎)가 태어난다(선후기교회이현주先後氣交會而玄珠, 약물생현규藥物生玄竅, 화후발양로火候發陽爐, 용호교회시龍虎交會時, 보정산현주寶鼎産玄珠)'라고 하였다.

그러나 이러한 현묘한 현상도 평소(平素)에 수련을 스트레칭 정도로 생각하고 대충대충 넘기는 사람은 영원토록 그 증험(證驗)을 맛볼 수가 없는 것이다. 만약(萬若)에 평소에 수련을 게을리하고도 무식(無息, 무위식無爲息)을 이루었다면, 그것은 아마도 상상(想像)이나 망상(妄想)으로 만들어지는 환상(幻想)이 만들어낸 환영(幻影)일 뿐일 따름이므로 심신(心神)을 크게 손상(損傷)할 수 있다.

그러므로 올바른 수련이 이루어지도록 하기 위해서는 먼저 심신(心身)의 이완(弛緩)과 신취(神聚)와 환주(桓周)가 순조롭게 잘 이루어져야 하며, 아울러 경락맥(經絡脈)이 모두 열려 전신(全身)의 기화(氣化)가 먼저 이루어져야 한다. 이 단계부터는 정공(靜功)을 시작한 후에 무식(無息)을 이루는 토대(土臺)를 마련하는 기본조건(基本條件)을 완성(完成)하기 때문이다. 이러한 징후(徵候)가 중요한 것은 무식(無息)이 이루어져야만 태어날 때 조상(祖上)으로부터 물려받은 선천의 기(先天之炁)를 진기(眞氣)로 다시 보충(補充)할 수 있게 되는 것이기 때문이다.

따라서 참(眞)으로 병들지 않는 건강을 유지할 수가 있게 된다. 또 무식(無息)으로 진기(眞氣)가 차오르면 상환전(上桓田)의 뇌(腦)를 밝게 성화(淨化)하므로 긍정적인 에너지가 발생하여 마음의 모든 욕망(慾望)과 사회적, 자연적인 불안감을 해소하여 무엇이든지 하면 된다는 의지(意志)를 갖게 된다.

빛선도 수련은 정기(精氣)를 이끄는 유위(有爲)의 수련으로 시작하게 되지만 정상적으로 수련이 잘 유지되면 모든 발전 과정(發展過程)이 자연적으로 스스로 변화·향상(變化向上)하여 어느 날부터 슬며시 저절로 무아(無我)에 들어 무위(無爲)의 내식(內息)이 이루어지는 무식(無息)을 이루게 되는 것이다. 이 점이 중요한 부분이다. 따라서 이러한 전문화 단계(專門化段階)로 접어들면 무식이 잠깐씩 이루어지는 경우가 많아지므로 이즈음에 그동안 자주 나타나던 선사(仙師)께서 한동안 뜸하다가 다시 나타나셔서 지금까지 잘 알지 못하던 수련법을 전수(傳授)해 주게 되는 것이다.

이것은 그동안 열심히 수련한 것에 감응(感應)하여 대대로 거쳐 온 선조님 중의 도인(道人)이 현상(現像)하여 후손(後孫)에게 관심(關心)을 보이는 것일 수도 있기 때문이다. 그러나 매일 다른 사람이 나타나면 이는 잡상(雜像)에 불과하므로 관심(關心)을 두어서는 안 된다. 이러한 잡상이 나타나는 것은 평소에 그 현상을 기대하기 때문에 일어나는 환영(幻影)이다. 특히 유의할 점은 숨 고르기가 안정적으로 길어지고, 무식(無息)이 이루어지는 것을 두려워하면 일어나지 않는다. 따라서 도(道)를 영원히 이룰 수 없게 되는 것이다.

○ **수련 자세**: 성 기르기 1단계(별첨 9)

나. 성 기르기(性養成) 2단계

성 기르기(性養成) 2단계의 숨 고르기도 심신(心身)을 고요하게 안정하여 의시(意視)는 신취점(神聚點)을 넌지시 비추며 시선(視線)이 흐트러지지 않도록 유의하여 들숨은 서서히 부드럽고 깊게 수평회주(水平回周)로 기(氣)를 모으고, 정식(停息)은 마음을 허령(虛靈)하게 비워서 순조로운 하환주(下桓周)를 하며, 날숨은 서서히 가늘고 길게 고른다.

이 단계는 몸 안의 모든 혈 자리를 개방(開放)하여 몸의 기(氣)와 자연의 기(氣)가 서로 통(通)하는 전문화(專門化)된 연환(煉桓)이 성숙(成熟)되는 단계이다. 이 단계에서는 바른 마음 자세로 심신(心神)을 비우고 몸의 긴장을 최대한 풀어서 신취점(神聚點)을 비추는 의시(意視)를 한뜻(一意)으로 하환전(下桓田)에 두고, 하환주

(下桓周)를 하며 몸의 기(氣)와 자연의 기(氣)를 서로 유통(流通)하는 중요한 혈 자리인 발바닥의 용천혈(湧泉穴)과 꼬리뼈의 장강(長强)혈, 중완혈 뒤쪽의 중추혈(中樞穴), 전중혈 뒤쪽의 신도혈(神道穴)과 양 어깨선 중앙 지점의 포황(胞肓)혈, 머리 정상(頂上) 뒤쪽의 백회혈(百會穴) 등 각 혈 자리를 환주(桓周)와 조화(調和)하여 잘 모으고 수련해야 한다.

그리고 신취점(神聚點)이 여러 지점으로 바뀌므로 주신취점(主神聚點)을 여유롭게 잘 의시(意視)하고, 분의(分意)의 빛돌이와 한마음 한뜻(一念)으로 순조롭게 잘 이루어지도록 유의하여 수련해야 한다. 특히 이 단계는 장강혈(長强穴)이 모두 열리게 하는 수련이므로 숨을 들이쉴 때 천기(天氣)가 임맥(任脈)을 따라서 타고 내려가 장강혈에서 독맥을 타고 위로 올라가는 것을 느낄 수 있게 된다.

장강혈은 척추 24마디 중에 아래로 끝마디의 꼬리뼈 끝부분이며, 이 수련이 정상적으로 이루어지면 장강혈(長强穴) 부근에 기(氣)가 들어오는 것이 처음 느낄 때는 한 줄로 느껴지지만, 점진적(漸進的)으로 숙련되면 세 갈래로 나뉘어 들어오는 것을 느낄 수 있게 된다. 이런 증험으로 장강혈 부위를 미려궁(尾閭宮)이라고 말하는 뜻을 알 수 있게 되는 것이기도 하다.

이 꼬리뼈 뭉치를 일반 선학에서는 미려궁(尾閭宮)이라 한다. 이 단계의 수련이 순조로워지면 각 혈점(穴點)으로 기(氣)가 드나드는 것이 겨울밤 방문 틈 사이로 찬바람이 스며들듯이 시원한 느낌을 감지하게 된다. 이는 온몸(全身)에 기(氣)가 통하는 공력(功力)이 이루어지는 증좌(證左)이다. 이때부터는 신취(神聚)가 안정되어 마음과 생각의 오감(五感) 칠정(七情)이 모두 가라앉아서 침 고요힘 속으로 스스로 젖어 들어 잠기게 된다. 그러므로 정공(靜功)을 시작할 때 곧바로 고요함이 정점(頂點)에 이르도록 노력해 나가는 것이 발전의 열쇠라고 할 수 있다.

이 단계는 수평회주, 하환주, 상신용오름회주, 임독맥회주 3단계, 사지회수, 선신용오름회주를 함께 수련한다.

○ 수련 일수: 300일
○ 주신취점(主神聚點 7혈): 하환전, 용천혈, 장강혈(長强穴), 중추혈, 신도혈, 포황혈, 백회혈(성 기르기 2단계 신취 그림 127)

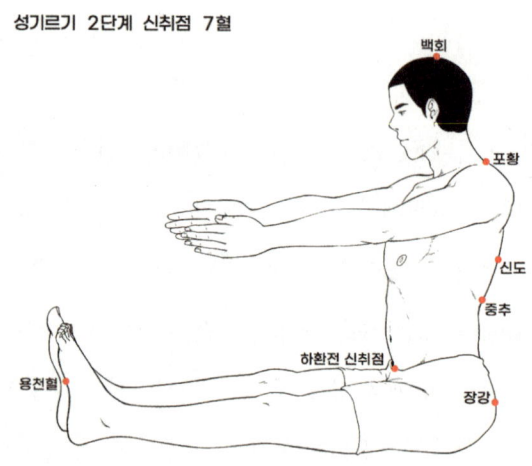

○ 수련 효과: 이 단계의 수련이 끝날 즈음에는 모든 혈 자리로 기(氣)가 유통되는 신기한 현상을 느낄 수 있으며, 그동안에 숨 고르기가 정상적으로 이루어졌다면 들숨 10초 이상, 정식 20초 이상, 날숨 10초 이상 등 일식이 40초 이상으로 향상되는 시기(時期)로서 모든 경락(經絡)으로 시원하게 기(氣)가 드나드는 것을 느낄 수 있으면 혈 자리가 정상적으로 잘 열리고 있는 것이므로 지금까지의 수련이 올바르게 잘 이루어졌다는 것을 알 수 있다. 실제로는 이와 같은 경지에 이르면 신체 표면(身體表面)의 모든 모공(毛孔)으로도 기(氣)가 드나들게 된다.

다만 수련자에 따라서 기감(氣感)을 느끼지 못하는 경우가 많으므로 억지로 기감을 느끼려고 노력하면 수련에 방해되므로 스스로 느껴질 때까지 수련에 열중해야 한다. 그리고 모공으로 기(氣)가 드나들 때는 무엇에 놀랐을 때와 같이 모공

(毛孔)이 소름 돋듯이 커진다. 이것이 바로 모든 혈맥(穴脈)이 통하여 몸 전체로 기화(氣化)가 이루어지고 있다는 증좌(證左)이고 또 전신(全身)에 기(氣)가 가득히 차오르는 것이기도 하다. 이 단계에서 고요함이 가라앉아 정착(定着)하면 도태(道胎)가 형성되는데, 이때는 도태가 연약(軟弱)하므로 잠깐씩 무아(無我)에 들어 무식(無息)이 이루어지기도 하지만 출신(出神)을 이루지는 못한다.

여기서 한 가지 더 알아 두어야 할 사항은 국내외(國內外)의 모든 선서(仙書)에는 정(精)을 닦아서 기(氣)로 변(化)하는 연정화기(煉精化氣)를 이루어 하출신(下出神)을 하고, 기(氣)를 닦아 신(神)으로 변(化)하는 연기화신(煉氣化神)으로 연신환허(煉神還虛)를 이룬다고 말하고 있다. 그러나 이러한 것은 빛선도를 수련하면 지금까지의 모든 수련 과정은 수련자의 몸 안의 삼환전(三桓田)에 기(氣)를 충만(充滿)하게 하고, 모든 경락(經絡)의 혈(穴)을 서로 통(通)하게 하여 기도(氣道)를 열고, 신취 능력(神聚能力)을 향상(向上)하는 수련으로서 이 모든 과정(全課程)이 내환(內桓)을 다지는 연환(煉桓) 과정일 따름이라는 것을 알 수 있다.

이다음 단계인 성 기르기 3단계부터는 순차적(順次的)으로 무아(無我)의 경지에 들어 출신(出神)을 이룰 수 있게 된다. 그러므로 성급하게 앞질러서 무엇을 이루겠다는 뜻을 염두(念頭)에 두고 수련하게 되면 다음 단계에서 이루어지는 신비(神祕)스러운 무위(無爲)의 선(仙)의 세계(世界)를 맛볼 수 없게 된다는 사실을 유의(有意)하기 바란다. 현대(現代)에 들어서 진대환주(眞大桓周)로 성통공완(性通功完)을 이루는 철인(哲人)을 찾아보기 어려운 것은 바로 이러한 의(意)가 흩어지는 잘못된 수련 방식 때문이라고 필자는 생각하고 있다.

○ 수련 자세: 성 기르기 2단계(별첨 10)

다. 성 기르기(性養成) 3단계

이 단계는 성(性)을 닦아서 삼관(三關)의 첫째 관문인 정관(精關)을 열어 무식

(無息)에 들어 하환전(下桓田)에 도태(道胎)를 잉태(孕胎)하여 무르익게 되면 하출신(下出神)으로 태어나기 이전의 정신세계(精神世界)인 허(虛)로 되돌아가는 환허(還虛)를 이루게 되는 수련 단계로서 이는 도(道)에 입문(入門)하는 첫 단계이다. 이 단계의 숨 고르기 요령은 앞 단계와 같으나, 그동안에 숨 고르기가 정상적으로 발전하였다면 최소한 들숨 10초 이상 정식 30초 이상 날숨 10초 이상 등 일식(一息)이 50초 이상으로 수련자의 능력에 따라서 많이 길어지게 된다.

특히 주의할 점은 신(神)은 양미간(兩眉間)의 명당혈(明堂穴) 뒤쪽을 의시(意視)가 벗어나지 않도록 신취점(神聚點)을 정확하게 무심한 듯 넌지시 잘 비추고 분의(分意)와 한뜻(一意)으로 하환주(下桓周)를 이끌어야 한다.

의시(意視)가 신취점(神聚點)을 벗어나면 잡상(雜想)이 많이 나타나게 된다. 그리고 분의(分意)는 하환전에서 그동안의 수련으로 몸에 밴 습관(習慣)에 따라 하환주(下桓周)를 반시계 방향(북동남서북, 하좌상우하)으로 순조롭게 잘 이끌어서 조식(調息)과 신취(神聚) 및 동작(動作)을 서로 조화(調和)하여 숙달(熟達)함으로써 기(氣)를 양생(養生)하여 차오르면 모든 상념(想念)이 모두 사라지고 마음이 고요하게 가라앉아서 자연히 기막(氣膜)이 형성되고, 그 안에서 무아(無我)의 무념무상(無念無想)으로 무위(無爲)의 내식(內息)을 이루는 참 숨 고르기인 무식(無息, 眞息)에 들어 정·성·명(精性命)의 신(神)과 기(氣)가 화합(化合)하여 혼연일체(渾然一體)를 이루어 고요함(정靜)이 그 끝에 닿아 진기(眞氣)가 충만(充滿)하면 자연히 스스로 움직이는 기미(機微, 낌새)가 나타나게 된다. 이것이 무기(無機)의 현상으로서 고요한 가운데 움직이는 정중동(靜中動)이며 정(靜)은 음(陰)이고 동(動)은 양(陽)이므로 음양이 조화(調和)를 이루게 되는데, 그 움직임이 무위(無爲)의 진하환주(眞下桓周)로 발전하게 되는 것이다.

이같이 환도(桓道)를 이루는 순환(循環)은 숨(息)이 길어지면(長), 신(神)이 고요하게(神靜) 가라앉고(深), 가라앉으면 안정(安定)되고, 안정하면 움직이고(動), 움직이면 돌아가고(桓周), 돌아가면 도태(道胎)가 자라고, 도태가 완성(完成)하면 출신(出神)하고, 출신하면 허로 되돌아가게(還虛) 된다. 이러한 순환 과정(循環過程)은 모든 감정(感情)과 마음의 상념(常念)과 사념(思念)의 의(意)가 스스로 심연(深淵) 속으로 가라앉아 고요함 속으로 스며들어 양신(陽神)이 순양(純陽)으로 변(變)하게 되면, 숨 고르기가 자연히 가늘고 깊어지면서 뜻(意)이 스르르 사라지고 하환전(下桓田)에 환한 밝은 빛이 나타나며 무아(無我)의 무념무상(無念無想)에 들게 되면 몸 밖으로 드나드는 숨이 사라지고, 기막(氣膜) 안에서 스스로 참 숨 고르기인 무식(無息)이 이루어지게 되는 것이다.

여기서 빛이 나타나는 사례를 살펴보자. 환전의 신을 지키는 신수환전(神守桓田) 수련으로 진기(眞氣, 양신陽神)가 일어날 때 빛이 나타나게 된다. 비대제륜(鼻對臍輪)[177]을 기본으로 하는 수련법에서는 시선(視線)을 코끝을 스쳐서 배꼽을 바라보는 수련이므로 하환전의 중앙이나 코끝에서 빛이 발생하고, 하환전을 의시(意視)하는 수련에서는 하환전의 중앙(신취점)에 빛이 생기고, 기막(氣膜)이 중환전까지 커졌을 때는 중환궁(中桓宮: 중완中脘혈과 중추中樞혈 사이)에 빛이 나타나며, 양미간(兩眉間)의 명당혈 뒤쪽에 의시(意視)를 비추는 수련에서는 본성(本性)의 빛인 성신(性神, 성광性光)이 자연스럽게 홀연(忽然)히 명당혈에서 나타나거나 삼환전(三桓田)에서 동시에 빛이 나타나서 중환궁(中桓宮: 전중膻中혈과 신도神道혈 사이)에서 합쳐지기도 한다.

따라서 빛이 나타나고 나면 수련이 무위(無爲)에 들고, 그때부터는 모든 수련이 저절로 스스로 이루어지게 되므로 제어(制御)하려는 뜻(意)을 품으면 도(道)는 허망(虛妄)하게 어이없이 허물어지게 되므로 이 점을 특히 유의해야 한다.

무식(無息)이 정상적으로 잘 이루어지면 몸 안에 진기(眞氣)가 차오르면서 정력

---

177) 비대제륜(鼻對臍輪): 시선(視線)을 코끝을 거쳐 배꼽 언저리를 바라보는 수련 자세.

(靜力)이 강하게 솟아오르는 것을 느끼게 되는데, 이를 절제(節制)하지 못하고 낭비(浪費)하면 무식(無息)을 다시는 이룰 수 없게 되므로 주의해야 한다. 이즈음에는 빛이나 상(相)이 나타나면 이를 무시(無視)하고 오로지 수련에만 열중(熱中)해야 한다. 이 빛이나 상(相)에 의념(意念)이나 시선(視線)이 따르게 되면 의(意)가 흩어져서 무식(無息)을 유지(維持)할 수 없게 되므로 특별히 주의가 필요하다. 그리고 하환전(下桓田)의 한가운데에 진기(眞氣)가 응집(凝集)되어 도태(道胎)를 이루면 자연히 현실적(現實的)으로는 아무 소리도 들리지 않고, 보이지도 않고, 느낄 수도 없게 된다. 옛 선인이 이르기를 이 진기(眞氣)를 얻으면, 몸이 가벼워지고 모든 경맥(經脈)이 조화(調和)하여 만병이 없어지고 오래 산다고 하였다.

그러나 이러한 현상은 무식(無息)이 이루어지면 의지적(意志的)으로 강약(強弱)을 조절한다든지 열후(熱候)나 환주(桓周) 또는 숨 고르기를 조절(調節)한다든지 하는 뜻(意)을 갖게 되면 무아(無我)에서 깨어나게 되므로 무식(無息)이 사라지게 되는 것이다. 이러한 것은 옛 선도서를 보고 배워서 수련하는 사람들은 꼭 알아두어야 할 직언(直言)이다.

이 단계부터는 수련이 완성되어 도(道)에 이르는 단계로 접어들게 되므로 더욱 더 정성(精誠)을 가다듬어서 수련에 전력(全力)해야 한다.

○ 하출신 현상(下出神 現狀): 하출신 현상(下出神 現狀)은 먼저 의시(意視)를 통하여 오롯이 양 눈썹 사이에 있는 미간(眉間)의 명당혈 뒤쪽을 무심한 듯 넌지시 느슨하게 비추며, 하환주(下桓周)를 하여 안정되면 모든 혈맥(穴脈)으로 기(氣)가 드나드는 것을 느낄 수 있게 된다. 이즈음에 수련이 정상적으로 이루어지면 심신(心神)의 고요함이 가라앉아 정점(頂點)에 이르는 입정(入靜, 入定)에 들게 되어, 숨 고르기가 스스로 가늘고 깊어지면서 서서히 무아(無我)의 무념무상(無念無想)에 젖어 들어 무식(無息)에 들어서 비로소 저절로 정(精) 위주의 수련이 이루어져 하환

전(下桓田)의 중앙인 관원혈과 요추(腰椎)의 양관혈 사이의 신취점(神聚點)에 양신(陽神)이 형성되어 도태(道胎)를 잉태(孕胎)하여 형성되기 시작한다.

어떤 선서(仙書)에는 이 같은 입정(入靜)에 드는 낌새가 느껴지면 기(氣)가 돌아가는 열후(熱候)를 하환전(下桓田)으로 거두어 가두는 봉고(封固=封爐)를 해야 무식(無息)에 들 수 있다고 말한다. 그러나 이 현상은 고요함이 가라앉아 스스로 무아(無我)의 무식(無息)에 들게 되는 것이므로 의식적(意識的)으로 그 기미(機微, 낌새)를 제어(制御)하려고 노력하면 오히려 무식을 이룰 수가 없게 된다는 것을 유념(有念)해야 한다.

이러한 선도(仙道)를 닦는 방법이 선종(仙宗)에 따라서 조금씩 괴리(乖離)가 나타나는 것은 선도서(仙道書)를 주역(註譯)하는 사람이 도(道)를 깨우쳤느냐 아니냐에 따라서 생기는 견해 차이(見解差異)일 따름이다. 더불어서 도태(道胎)가 생겨나면 잘 자라도록 꾸준한 정성을 쏟아야 정상적으로 발전하여 출신(出神)에 이르게 되는 것이다.

이처럼 출신(出神)이 일어나는 것은 정성을 다하는 수련으로 어렵고 힘든 도(道)를 터득하는 것이므로 이러한 현상이 일어나더라도 두려워하거나 당황(唐惶)하지 말고 그 상태를 고요한 가운데 흐트러지지 않도록 잘 유지하면서 순응(順應)하여 무식(無息)이 더 깊어져 무르익으면 신(神)이 몸 밖으로 나가게 되는데, 이 현상이 하환전에서 이루어지는 것을 하출신(下出神)이라 한다. 이 출신이 삼일신고에서 이르는 진정(眞精)을 이루는 것으로서 후덕(厚德)함도 박덕(薄德)함도 없는 하철(下哲)을 이루는 것이다.

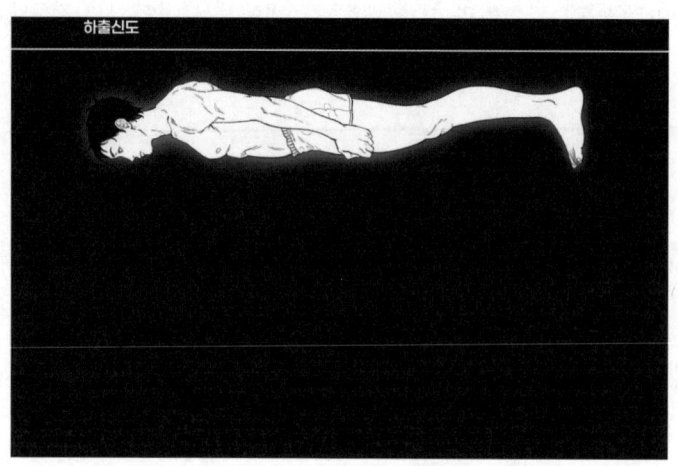

따라서 허(虛)를 유지(維持)하는 길을 스스로 익히고 깨달으면서 열어가는 과정이다. 이 단계가 성공적으로 이루어지면 정의 신(精之神)이 고요하게 가라앉아, 몽롱(朦朧)하게 무아(無我)에 잠기게 되는데, 이러한 무위자연(無爲自然)의 수련이 이루어져 환허(還虛) 즉 태어나기 이전의 허(虛)·무(無)로 돌아가게 되면, 첫 단계인 진정(眞精)을 이루는 하철(下哲)의 도(道)를 터득(攄得)하게 되는 것이다.

이 허(虛)는 출신(出神)을 이루어야 이르는 곳이지만, 사람은 태어나기 이전의 허(虛) 즉 무(無)에서 왔으므로 되돌아간다고 말하는 것이다. 그러한 이루어냄을 여동빈(呂洞賓) 조사(祖師)께서는 '의식을 끊지 않으면 신(神)이 살지 못하고, 마음을 공허하게 비우지 않으면 단(丹, 桓, 道胎)을 맺을 수 없다(식부단즉신불생識不斷則神不生, 심불공즉단불결心不空則丹不結)'고 하였다.

그러나 이러한 하출신(下出神)을 이루어도 이 신(神)은 도태(道胎)가 허약하여 완전한 출신(出神)을 이루지 못한다. 그러므로 수련에 더욱더 정성을 기울여서 도태(道胎)가 완전하게 숙성(熟成)하도록 노력을 기울여야 한다. 바꾸어 말하면 진기(眞氣)의 밀도(密度)를 더 높여야 한다는 뜻이다. 이에 대하여 옛 선인께서는 도태(道胎)가 형성되어 10개월간 태(胎)를 기르는 것을 시월양태(十月養胎)라 하였으며,

10개월이 지나 처음으로 출신(出神)을 이루는 것을 도태가 태어난다고 하여 아기가 태어나는 출태(出胎)로 비유하였으며, 또 이 태아(胎兒)는 연약(軟弱)하므로 삼 년 동안 젖을 먹여 영아(嬰兒)를 잘 키워 건강하게 성장(成長)시켜야 한다는 것을 삼년유포(三年乳哺)[178]라 하였다. 따라서 삼 년을 거치고 나면 완전한 성태(成胎)의 구실을 할 수 있게 된다고 한 것이다. 이는 하출신(下出神)을 이룬 후에 도태를 더 건강하게 양육(養育)하여 완전한 출신을 이룰 수 있도록 젖을 먹여 영아를 키운다는 뜻으로 태아(胎兒)의 생육 과정(生育過程)을 비유한 것이다.

그리고 시월 양태나 삼년유포에 쓰인 기간은 태아의 양육 기간을 상징적으로 비유한 것이며, 실제 수련에서는 그 소요 기간이 수련자의 체력(體力)과 공력(功力)에 따라서 제각기 다르게 나타나므로 염두에 둘 필요가 없이 오직 수련에만 정진(精進)해야 한다. 또 실제로는 이 삼년유포(三年乳哺)의 기간에 도태가 태어나서 성장하게 되는 것이 아니라 수련이 잘 이루어져서 도태가 건강하게 잘 응집되면 출신도 점차 명확(明確)하게 이루어지게 되고, 그 출신을 이룬 후에 보이는 기(氣)의 세계도 점차 선명(鮮明)해질 뿐만 아니라 활동 범위(活動範圍)도 더 넓어지게 되는 것이다. 또한, 이 도태(道胎)를 태아(胎兒)라 말하는 것은 역(易)의 괘(卦)에서 그 근원(根源)을 찾아볼 수 있는데, 역학(易學)에서는 감괘(坎卦 ☵) 가운데의 양(陽 ―)을 영아(嬰兒)라고 칭하고, 이괘(離卦 ☲)의 가운데 음(陰 --)을 차녀(姹女: 예쁜 소녀)로 칭하고 있다. 그러므로 빛선도를 닦아 단계별로 도(道)가 이루어지는 현상을 살펴보면 일응(一應)은 일리가 있다는 것을 알 수 있게 된다.

그리고 출신을 이룬 이후에 특히 주의할 섬은 이스음에는 선사(仙師)를 빙사하는 상(像)이 나타나서 수련을 방해하거나, 하늘의 선사(天師)라는 환영(幻影)이 나타나서 수련을 시험하는 경우가 발생하므로 어떠한 상(相)이 출현하더라도 절대로

---

178) 삼년유포(三年乳哺): 초출신을 이룬 후에 도태가 완전하게 자라서 상출신을 이룰 때까지 젖을 먹여 키운다는 뜻으로 도태가 성숙하는 기간이다.

의식하지 말고 수련 자세(姿勢)가 흐트러짐이 없도록 심신(心神)을 잘 가다듬어서 초연(超然)하게 잘 대처해야 하는 것이 원칙(原則)이다.

또, 하출신(下出神)을 이룬 후에 중환전인 중환궁(中桓宮, 강궁絳宮)까지 이르는 데는 약 1년 정도가 소요된다. 그러나 이 기간도 수련자에 따라서 다르므로 염두에 두지 말고 오로지 수련에 정진(精進)해야 한다.

이 단계는 수평회주, 하환주, 상신용오름회주, 임독맥회주 4단계, 사지회주, 전신용오름회주를 함께 수련한다.

○ **수련 일수**: 300일

○ **주신취점(主神聚點)**: 명당혈 뒤쪽 신취

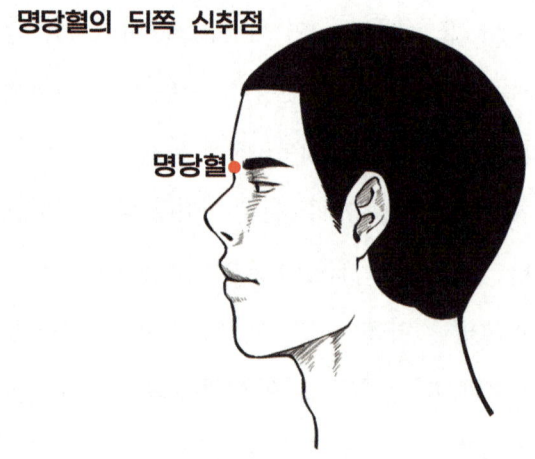

○ **수련 효과**: 이 단계는 모든 경락(經絡)을 열어서 천기(天氣)를 흡수하여 몸 안의 기(氣)와 융화(融和)하는 수련이다. 마음을 고요하게 가라앉혀서 평온(平穩)을 이루고 의시(意視)를 모으는 신취 능력(神聚能力)이 스스로 정착(定着)하여 안정을 이루는 시점(時點)이다.

그와 더불어서 수련 초기에는 무아(無我)에 들어 5분 이상 무식(無息)이 이루어지기도 한다. 이때가 되면 빛선도의 높은 경지에 접어든 것을 스스로 실감(實感)할 수 있게 된다. 따라서 신취(神聚)는 의시(意視)를 통하여 명당혈(明堂穴)의 뒤쪽을 비추는 시선(視線)이 안정되기 시작한다. 이 의시(意視)는 마음의 근원인 뜻(의意, 지志)으로 신취점(神聚點)을 비추어 보는 것이므로 무심한 듯 넌지시 비춰야 흔들리지 않는다.

또 이즈음에는 몸 전체(全身)가 기 체질(氣體質)로 바뀌는 기화(氣化)가 이루어져 선도 수련(仙道修煉)을 완성(完成)하여 도(道)에 입문(入門)하게 되는 시기이다. 따라서 도(道)를 이루기 시작하는 입문 과정(入門過程)이므로 고요함이 정착하여 수시(隨時)로 무아(無我)에 들어 무위(無爲)가 이루어져 도태(道胎)가 형성되는 기미(機微)가 나타나게 된다. 따라서 일차적으로 하환전(下桓田)에 무르익은 진기(眞氣)가 형성되는 것을 느끼게 되는데, 이 진기(眞氣)의 주변을 둘러싸는 형체 없는 보호막(保護膜)이 형성된다. 그 현상은 천체(天體)의 오존층(ozonelayer)이 지구의 대기권을 보호하듯이 진기(眞氣)를 보호(保護)하는 역할(役割)을 하는 것이다.

따라서 그 밀폐(密閉)된 기막(氣膜) 안의 공간(空間)을 자연스럽게 스스로 보호하는 기능(機能)을 한다. 이와 같은 기(氣)를 보호하는 막을 기막(氣膜)이라 하며, 이 기막은 자연적으로 저절로 스스로 기(氣)가 바깥으로 새어 나가거나 밖의 기(氣)가 들어오지 못하도록 완벽하게 보호해 준다.

그 기막 내부인 하환전의 하환궁(下桓宮)에 양광(陽光)의 둥근 빛이 환하게 나타나게 되며, 이 빛은 전기(電氣)의 음극(陰極)과 양극(陽極)이 닿아서 일어나는 전등(電燈)과 비슷하지만 흐르지 않는 정전기(靜電氣)이다. 따라서 이때부터 무식(無息)이 이루어져 진기(眞氣)가 응집(凝集)되어 도태(道胎)가 형성되는 것이다.

이러한 빛을 방관(傍觀)하며 안 본 듯이 수련에 집중하면 음과 양이 스스로 화합(和合)하여 빛이 서서히 잦아들면서 양기(陽氣)가 활성화되어 하환주(下桓周)의 공력(功力)을 완성하여 열후(熱候)가 적절하게 피어나 무위환주(無爲桓周)를 이루며 몽롱(朦朧)하게 무아지경(無我之境)의 늪 속으로 젖어 들어 무위자연(無爲自然)의 무식(無息)에 서서히 빠져들게 된다. 이러한 현상은 유위(有爲)의 인위적인 노력을 완성하여 마침내는 무위환주(無爲桓周)를 이루어 일어나는 현상으로서 단순하게 아무런 절차 없이 신(神)이 몸에서 빠져나가 깜깜한 칠흑허공(漆黑虛空)에 두둥실 떠 있게 되는 하출신(下出神)을 이루는 것이다. 이 출신 현상(出神現狀)이 처음으로 일어나는 것을 이른바 초출신(初出神)이라고 한다.

그러나 이러한 초출신(初出神)을 이루는 것이 말처럼 그리 쉬운 일은 아니다. 그리고 무작정(無酌定) 노력한다고 해서 이루어지는 것도 아니다. 그것은 먼저 빛선도 수련에 따르는 하늘마음과 같은 큰 덕을 품는 등의 모든 조건이 적절하게 완성되어야 성·명·정(性命精)이 화합(和合)하여 기(氣)거 신(神: 형이상의 신)으로 변(化)하기 때문이다. 즉 성·명·정(性命精)이 화합하지 않으면 출신(出神)을 이룰 수 없는 것이다.

그리고 이 초출신을 이루는 것이 도(道)에 입문(入門)하는 첫 관문(關門)을 여는 것이다. 이러한 출신이 일어날 때는 무협 영화(武俠映畫)에 흔히 등장하는 몸통이 허공에 뜨는 공중 부양(空中浮揚)한 것과 같은 느낌을 증험(證驗)하게 된다. 이 하출신을 실제로 이루어 보면 마치 자신의 몸통이 공중에 두둥실 떠 있는 것과 같이 느껴진다. 필자가 처음 이러한 출신을 증험(證驗)하였을 때는 몸이 공중에 부양한 것으로 착각(錯覺)하고 이를 확인하기 위하여 팔과 다리를 아래위로 흔들어 보았으나 바닥에 닿지를 않았었다. 그래서 몸이 공중 부양한 것으로 알았었다. 그러나 이러한 현상이 거듭되면서 알게 된 사실은 육신(肉身)이 아닌 정신(精神, 주171 참조)만이 몸을 벗어나서 공중에 높이 떠 있다는 것이다. 그 사실은 다음 단계의 중출신(中出神)을 이루고 난 후에야 명확히 알 수가 있었다.

이 하출신은 하환전(下桓田)의 정(精)을 위주로 정기(精氣)를 닦아 성(性)과 명

(命)의 기(氣)를 화합하여 정신(精神)으로 변(化)하는 진정(眞精)에 이르는 연정화진정(煉精化眞精)이라 하며 이를 이루면 정신(精神)이 출신(出神)하는 하출신(下出神)을 이루게 되는 것이다. 이 현상이 삼일신고(三一神誥)에서 이르는 삼진(三眞)의 첫 관문(關門)인 정신(精神)을 지켜서 진정(眞精)에 이르러 깨달음으로 후덕(厚德)함도 박덕(薄德)함도 없는 낮은 밝은 사람인 하철(下哲)이 되는 것이다. 이러한 하출신을 이루어야 비로소 진실(眞實)한 도(道)에 입문(入門)하게 되는 것이다.

환단빛선도는 이 하출신(下出神)을 이룬 때부터 철인(哲人)이라 칭(稱)하며, 육십갑자의 순서에 따라 선호(仙號)를 부여(附與)한다. 이 하출신(下出神)을 이루지 못하면 다음 단계의 중출신(中出神)과 상출신(上出神)은 영원히 이룰 수가 없다. 이 출신이 일어나기 전에는 미리 의식(意識)하거나 전혀 인지(認知)할 수 없으며, 어느 날 정성을 다하는 수련에 잠기어 있을 때 슬그머니 저절로 일어나게 되므로 그저 어리둥절하기만 할 따름이다. 그러나 이 하출신은 심신(心身)이 안정되어 평온(平穩)을 유지함으로써 기(氣)가 몸에 배어서 안정적으로 수련이 잘 이루어지도록 꾸준히 노력하여 무르익듯이 완성되어 급기야 나타나게 되는 무위(無爲)의 현상(現狀)인 것이다. 이러한 현상은 빛선도는 신(神)·기(氣)로 심신(心身)을 닦는 수련이므로 고무풍선에 바람을 불어 넣어서 부풀어 오르면 외부의 바람으로 두둥실 날아오를 수 있는 것과 같이 몸 안의 체세포(體細胞)에 진기(眞氣)가 모이면 그야말로 날아오를 듯이 가벼워지면서 하환전(下桓田)에 기막(氣膜)이 형성되어 무식(無息)에 들면 그 가운데 도태(道胎)를 잉태(孕胎)하게 된다. 따라서 하환전(下桓田)의 한가운데에 진기(眞氣)가 응집되면서 몸이 공중에 뜰 듯이 가벼워지는데, 이러한 도태(道胎)가 완성되면 자연의 기와 융화하여 신(神)이 몸 밖으로 나가서 공중(空中)으로 부양(浮揚)하여 허공(虛空)을 두둥실 떠다니게 되는 것이다. 처음에는 공중의 한곳에 머물러 있다가 점차 중출신(中出神), 상출신(上出神)으로 발전하게 되면 점점 멀리 움직이게 된다.

이를 옛 선인이 이르기를 '진기(眞氣)를 얻으면 몸이 가벼워지고 모든 경맥(經脈)이 조화(調和)하여 만병이 없어져 오래 산다'라고 하였다. 이때 주의할 점은 무식(無息)에서 벗어난 후에도 허(虛)에 집착하게 되면 허망(虛妄)한 망상(妄想)에 사로잡히게 되므로 특별한 주의가 필요하다. 이러한 현상은 옛 선도서를 보고 혼자 배워서 수련하는 사람들은 꼭 알아 두어야 할 사항이다. 그러나 이때 일어나는 하출신(下出神)은 완전한 출신이 아니므로 더욱더 열성껏 정성을 쏟아서 공력(功力)을 더 견고히 쌓아 나가도록 꾸준한 노력을 해야 한다. 이 출신(出神)을 이루는 것이 바로 태어나기 이전의 자신이 존재하지 않던 허(虛)로 되돌아가는 환허(還虛)를 이루는 것이다.

이처럼 무식(無息)이 일어나는 때를 선학 용어로는 '활자시(活子時)[179]'라 한다. 이 활자시(活子時)는 양기(陽氣, 眞氣)가 일어나는 시간으로 밤 11시에서 다음날 새벽 1시 사이를 말한다. 또 몸 안에서는 하환전(下桓田)을 이르지만 실제로는 수련 중에 하환전에 양기(陽氣)가 생겨나는 시간을 말한다. 그러므로 시간이 정해진 것은 아니다. 24시간 어느 때나 수련 중에 공력(功力)을 이루면 일어날 수 있는 현상이다.

이와 같은 양기(陽氣)가 생겨나는 현상(現狀)은 순수(純粹)한 양기(陽氣)가 활성화(活性化)되는 것을 말한다. 이를 이루면 몸 안에 약물이 생겨 나와 면역력(免疫力)이 향상되므로 있던 병(病)도 사라지고, 병이 몸 안으로 들어오지 못하게 되는 것이다. 이를 옛 선인(仙人)께서는 소약(小藥), 인선(人仙) 등 여러 이름으로 불렀다. 이 양기(陽氣)의 발동(發動)과 더불어 하출신(下出神) 현상이 일어나면 정신(精神)이 육신을 벗어나 칠흑 허공(漆黑虛空)에 두둥실 떠 있는 것을 증험(證驗)하게 되는데, 이는 자신(自身)의 정(精)의 신(神)으로서 자기(自己)의 신체(身體)와 똑같은 모양을 이룬다.

---

179) 활자시(活子時): 역학(易學)에서 자시(子時)에 양(陽)이 생겨난다고 하여 양이 생(生)하는 때에 양기(陽氣)를 채취할 수 있다는 뜻으로 생긴 비유적 논리이다. 하지만 실제 수련에서는 양기가 생기는 무기(無機)의 때란 무식(無息)이 일어나는 낌새이므로 꼭 자시에만 일어나는 현상이 아니다. 그러므로 어느 때이든지 연환(煉桓)이 무르익으면 그 시간에 구애 없이 일어날 수 있는 현상이다.

그런데 이 허공(虛空)에서는 아무리 살펴보아도 깜깜한 어둠 밖에는 아무것도 보이는 것도 들리는 것도 없다. 필자의 생각으로 이 현상은 아마도 우리 몸의 북쪽인 음(陰)에 해당하는 곳이 하환전(下桓田)으로서 이는 환역(桓易, 周易)의 음기(陰氣)이므로 물(水)을 뜻하는 감괘(坎卦☵)의 음(陰)의 가운데 있는 일양(一)이 양신(陽神)인 정신(精神)으로 변하여 출신(出神)한 것이기 때문에 음(陰)의 기운을 받아서 어둠만 나타나는 것으로 보인다. 이 현상을 유일명(劉一明) 진인(眞人)께서는 '성명(性命, 신기神氣)의 도(道)는 유위(有爲)의 작위(作爲)로 시작하게 되는데, 사람이 보기 어렵다. 급기야는 무위(無爲)에 이르러서야 많은 사람이 알기 시작한다(성명지도性命(神氣)之道, 시어유작인난견始於有作人難見, 급지무위중시지及至無爲衆始知)'라고 하였다. 또 여동빈(呂洞賓) 진인께서는 '하늘이 땅속(음陰)으로 들어간 경지(天入地中)'라 하였다.

이 하출신(下出神)은 유위(有爲)의 수련이 완성(完成)되어 무위(無爲)의 수련으로 발전(發展)함에 따라서 일어나는 현상을 말한다. 그러나 이 하환전(下桓田)에 생겨난 도태(道胎)는 아직 미숙(未熟)하여 출신(出神)을 이루더라도 완전하지 못한 것이다. 그러므로 수련자에 따라서 완전한 출신을 이루는 기간은 짧아질 수도 있고, 또 여러 가지 사정(事情)으로 인(因)하여 수련이 미흡(未洽)하게 되면 더 길어지기도 하고, 영원히 완성(完成)하지 못하게 되는 경우가 더 많이 발생하게 된다. 그 이유는 다 이루었다고 생각하여 수련을 게을리하는 것이 원인일 수도 있겠지만 더욱 중요한 것은 진정한 바른 마음을 깨닫지 못하였기 때문인 경우가 훨씬 더 큰 비중(比重)을 차지한다. 이 하출신(下出神)을 이룬 후에도 정신(精神)이 흐트러져서 잡념(雜念)이 스며들거나, 의시(意視)의 선(線)이 흐트러지거나, 소리나 충격(衝擊)으로 자극(刺戟)되면 안 되므로 그 가운데를 잘 지켜서 흔들리지 않도록 유의하여 순응(順應)해야 한다.

수련을 더 오래 계속하면 횟수(回數)가 거듭될수록 이 기막(氣膜)이 점차 커져서 중환전(中桓田)에서 무아(無我)의 무위자연(無爲自然) 수련이 스스로 이루어지게 되는데, 이를 이루어 중출신(中出神)을 거쳐 진기(眞氣)가 차올라서 상환전에 이르면 삼환전(三桓田)의 성·명·정(性命精)이 혼연일체(渾然一體)를 이루어서 모든 것을 잊어버리고 무아(無我)의 무념무상(無念無想)의 상태가 되어 자신의 의지(意志)와는 상관없이 저절로 삼환전(三桓田)을 모두 아우르는 진정(眞正)한 무위(無爲)의 진대환주(眞大桓周)로 발전(發展)하게 된다. 이때 특히 주의할 점은 미리 중·상환주를 하려는 뜻(意)을 가지고 억지로 넓히려고 애를 쓰면 절대로 안 된다는 것이다. 그러한 행위를 억지로 무리(無理)하면 울체(鬱滯)가 일어나거나 주화입마(走火入魔)에 들어 도(道)를 망(亡)치게 되기 때문이다.

○ **수련 자세**: 성 기르기 3단계(별첨 11)

※ 여기서 상고시대(上古時代) 임금님께서 도(道)를 터득(攄得)하시어 백성을 교화(敎化)하거나 권장(勸獎)한 사례를 살펴보고자 한다.

1) 환인철인(桓仁哲人 BC7197년경)

조대기(朝代記)에 이르기를 옛날에 환국(桓國)이 있었는데, 사람들은 부유하고 넉넉하였으며, 최초로 환인님께서 천산(중국 서부 天山山脈, 萬年雪山)에 거주하시면서 몸을 다스려 득도하시어 병 없이 오래 사시면서 하늘을 대신하여 교화하고 전쟁 없이 사람마다 힘써 부지런히 일하여 스스로 추위에 굶주림이 없게 하였다.

(조대기왈석유환국朝代記曰昔有桓國 중부차서언중부차서언초환인거간천산득도장생치신무병초桓仁居干天山得道長生治身無病 대천흥화사인대천흥화사인무병인개역작이근무병인개역작이근無兵人皆力作以勤無兵人皆力作以勤)

이 환인철인(桓仁哲人)께서는 환국(桓國)의 초대 황제이신 환인천황(桓因天皇)님의 아버지로서 기록상으로 인류 최초로 성통공완(性通功完)을 이룬 철인(哲人)이시며, 환단빛선도(桓檀빛仙道)의 최상위 조종(祖宗)님이시다. 전설(傳說)에는 환인천황(桓仁天皇)님으로 불리셨다.

- 《환국본기桓國本紀》 제2 등

2) 제1세 환국 환인황제 안파견 거발환
(桓國 桓因皇帝 安巴堅 居發桓 BC7197~3897)

오랜 세월이 지난 후에 환인(桓因)님께서 출현하시어 나라의 사람들이 황제로 추대하여 안파견(安巴堅) 또는 거발환(居發桓)이라 숭배(崇拜)하였다. 백성들은 안파견을 하늘을 계승한 아버지로 세우고 명하였다. 거발환은 천·지·인을 하나로 정하였다는 뜻이다.

이때부터 환인 황제 아홉 명이 나라를 나누어 다스리기 시작하였으니, 아홉 황제 육십사 백성이다. 생각건대, 삼신(三神)께서는 하늘에서 태어나 만물을 만드시고 환인(桓因)께서 사람을 가르쳐 바르게 세우시니 자연히 자손이 서로 이어져 현묘한 도(道)를 얻어 밝게 빛나는 이치로 세상을 이롭게 다스리시어 구이(九夷)의 모든 백성이 스스로 돌아와 따랐다.

이미 천지인 삼극(三極)이 있었고, 크고 둥근 하나(우주)가 만물의 원리로 아홉 환국(九 桓國, 九夷), 예악(禮樂)의 올바른 규범이 되었다. 어찌 예로부터 삼신께 제사하는 풍속이 없었겠는가! 하고 전해진다. 삼신(三神, 三極)을 후에 환국(桓國)이라 칭하니 환국 천제(桓國天帝)께서 거주하시는 나라다. 또 이르기를 삼신은 환국에 있었고, 먼저 나반(那般)[180]이 죽이 삼신(二神)이 되었으며, 그 산신이 영원한 생명(永生)의 근본이다. 그러므로 사람과 만물은 함께 출현하여 삼신이 되었고, 그 삼신은 한 근원의 조상이라 하였다.

---

180) 나반(那般): 인류의 조상이라 전해짐. (삼성기 하, 삼신오제본기)

(구이후유제환인자출위국인소애대왈안파견역칭거발환야久而後有帝桓仁(因)者出爲國人所愛戴曰安巴堅亦稱居發桓也, 개소위파 견내계천립부지명야蓋所謂安巴堅乃繼天立父之名也, 소위거발환천지인정일지호야所謂居發桓天地人定一之號也, 자시환인형제구인분국이치시위구황육십사민야自是桓仁(因)兄弟九人分國而治是爲九皇六十四民也, 절상삼신생천조물환인교인립의자시자손상전현묘득도광명리세기유천지인삼극대원일지위서물원의칙천하구환지예락개부재어삼신고제지속호전竊想三神生天造物桓仁(因)交人立義自是子孫相傳玄妙得道光明理世旣有天地人三極大圓一之爲庶物原義則天下九桓之禮樂豈不在於三神古祭之俗乎傳, 왈삼신지후칭위환국환국천제소거지방우왈삼신재환국지선나반사위삼신부삼신자영구생명지근본야曰三神之後稱爲桓國桓國天帝所居之邦又

曰三神在桓國之先那般死爲三神夫三神者永久生命之根本也, 고왈인물동출어삼신이삼신위일원지조야故曰人物同出於三神以三神爲一源之祖也)

－《삼신오제본기 제일三神五帝本紀 第一》

3) 제1세 신시배달국 환웅황제 안파견 거발환
(神市倍達國 桓雄皇帝 安巴堅 居發桓 BC3897~3893)

환웅께서 환국(桓國)의 마지막 환인 황제(桓因皇帝)님으로부터 천부인(天符印) 세 개를 받아 무리 3,000명을 이끌고 처음으로 태백산 신단수(神壇樹) 아래에 내려와 삼칠일(3.7일, 21일) 동안 하느님께 제사 지내며 마음을 닦는 공(功)을 드리시고 도(道)를 이루어 신선(神仙)이 되었으며, 천부경(天符經)·삼일신고(三一神誥), 삼백육십여사(三百六十餘事, 성경팔계(聖經八戒)로 백성을 교화하셨으며, 세상에 계시는 동안 널리 인간을 이롭게 하셨다.

(환웅천황桓雄天皇 솔도삼천초강우率徒三千初降于 태백산신단수하太白山神壇樹下 삼·칠일간三·七日間 천신제심수공득도이신선야天神祭心修功得道而神仙也

천부경天符經·三一神誥 삼백육십여사三一神誥 三百六十餘事 교화이민재세이화홍익인간敎化而民在世理化弘益人間)

- 《신시본기 등神市本紀 等》

4) 제1세 단군조선 왕검황제(檀君朝鮮王儉皇帝 BC2370~2277)

천제(天帝)께서 화신(化身: 하느님께서 백성을 구하기 위하여 사람의 몸으로 세상에 나타나심) 하시어 제왕(帝王)으로 모시니, 단군왕검님이시라, 신시(神市)의 옛 규범을 복원하여 도시를 설립하여 아사달(阿斯達)이라 하고, 국호(國號)를 조선(朝鮮)이라 하였다. 단군께서는 진실히 두 손 모아 좌정하시어 무위(無爲)에 들어 현묘한 세계의 도를 터득하시고, 신선으로 화(우화羽化)하시어 살아있는 동안에 모든 백성을 교화하셨다.

(천제화신이제天帝化身而帝, 시위단군왕검是爲檀君王儉, 복신시구규설도아사달개국호조선復神市舊規設都阿斯達開國號朝鮮, 단군단공무위좌정세계현묘득도접화檀君端拱無爲坐定世界玄妙得道接化, 화신선군생중이교화야化神仙群生衆而敎化也)

- 《삼성기전 상三聖紀全 上》, 《단군세기檀君世紀》

5) 제3세 단군 가륵황제(檀君 嘉勒皇帝 BC2182~2133)

사람들이 망(妄, 三妄)을 진(眞, 三眞)으로 되돌릴 줄 알게 하고자 3.7일에 모든 사람이 모여서 계(戒, 성경팔계)를 지켰다. 이에 나라의 신인(神人, 황제)의 훈(訓)인 종훈(倧訓: 종묘의 뜻을 받드는 가르침)이 있고, 국민에게는 전계(佺戒, 성경팔계)가 있어 우주(宇宙)의 순수(純粹)한 정기(精氣)가 시역에 퍼져 삼광(三光, 三桓: 삼환전)과 오정(五精, 몸 안의 모든 정기精氣)이 응결(회삼귀일會三歸一, 混元一氣)되어 뇌의 바다(腦海, 상환전上桓田)가 현묘(玄妙)하게 되시어 광명(光明)을 모두에게 베푸시었다. 이분은 거발환(居發桓)이시다. 이를 구환(九桓, 구이九夷)에게 누누 베푸시니 구환(九桓)이 스스로 돌아와 따르며 교화(敎化)되었다.

(인지반망즉진이삼칠계일회전인집계자人知返妄卽眞而三七計日會全人執戒自, 시조유종훈야유전계우주정기수종일역삼광오정응결뇌해현묘자득광명공제是朝有倧訓野有佺戒宇宙精氣粹鐘日域三光五精凝結腦海玄妙自得光明共濟, 시위거발환야시위거발환야是謂居發桓也, 시지구환구환지민함솔귀일우화施之九桓九桓之民咸率歸一于化)

- 《단군세기檀君世紀》

6) 제11세 단군 도해(檀君 道奚 BC1891~1834)

겨울 시월(十月)에 명(命)하시어 지극히 장엄하고 화려한 대시전(大始殿)을 건축하시고 환웅 천황님을 모시는 형상을 후세에 전하시었는데, 편안하시며 머리 위에는 광채가 번쩍이시니 태양과 같았다. 둥근 빛은 우주를 환하게 밝히며 신단수 아래에서 하늘 꽃(桓花) 위에 앉아 계시는 모습이 넓은 마음을 지닌 진일신(眞一神: 도를 이룬 하느님) 같았다.

천부인(天符印)의 크고 둥근 그림을 장대에 높이 걸고 신당(神堂)을 세워 거발환이라 하였다. 삼칠일에 걸쳐 계율(삼일신고, 聖經八戒)을 강론하시니 그 뜻이 바람을 타고 사해(四海, 온누리)에 퍼졌다.

그 뜻을 표시하는 글에 이르되, 하늘에는 현묘하고 고요하며 큰 것이 있는데 그것은 도(道)다. 이를 널리 알려야 하는 일이 삼진(三眞, 성·명·정)을 하나(진성眞性, 상철上哲, 혼원일기混元一氣, 무선악無善惡)로 이룸이다. 땅에는 쌓아서 크게 품은 것이 있는데 그것은 도(道)다. 이를 널리 알리는 일은 부지런히 하나(진명眞命, 중철中哲, 성·명·정합일性命精合一, 무청탁無淸濁)를 이룸이다. 사람에게는 크고 지적인 능력이 있는데, 그것은 도(道)다.

이를 널리 기리는 일은 하나(진정眞精, 하철下哲, 성·명·정합일性命精合一, 무후박無厚薄)로 화합이다. 그러므로 하느님께서 내려오셔서 성통하시어 빛을 환하게 밝히시고 세상에 계시는 동안에 이치로 널리 사람들을 이롭게 하시었다. 그리고 이 글을 돌에 새기시었다.

(동십월명건대시전극장려봉천제환웅冬十月命建大始殿極壯麗奉天帝桓雄, 유상이안지두상광채섬섬여대일遺像而安之頭上光彩閃閃如大日, 유원광조요우주좌단수지하환화지상여일진신유원심지有圓光照耀宇宙坐檀樹之下桓花之上如一眞神有圓心持, 천부인표게대원일지도어루전립호거발환天符印標揭大圓一之圖於樓殿立號居發桓, 삼일이계칠일이강풍동사해三日而戒七日而講風動四海, 기념표지문왈其念標之文曰, 천이현묵위대기도야보원기사야진일天以玄黙爲大其道也普圓其事也眞一, 지이축장위대기도야효원기사야근일地以蓄藏爲大其道也效圓其事也勤一, 인이지능위대기도야택원기사야협일人以知能爲大其道也擇圓其事也協一, 고일신강충성통광명재세리화홍익인간잉각지간석, 故一神降衷性通光明在世理化弘益人間仍刻之于石)

― 《단군세기檀君世紀》

7) 제33세 단군 감물황제(檀君 甘勿皇帝 BC819~795)

재위(在位) 24년에 삼성사(三聖祠)를 세우고 제(祭)를 올리시며, 큰 도(大道)는 깊고 넓어(연굉淵宏) 하나(宇宙)를 잡어 셋(天地人)을 포함하고(집일함삼執一含三), 사람의 한 몸(執一)에는 성·명·정(性命精, 함삼含三)이 있어, 셋(性命精)이 모여 하나(一氣)로 돌아가는 혼원일기(混元一氣)를 이루어 하늘의 계시(天戒: 천부경天符經, 삼일신고三一神誥, 聖經八戒)를 큰 가르침으로 영원 세세(永遠世世)토록 대를 이어 법(法)으로 삼았다.

(대도술연굉집일함삼회삼귀일大道術淵宏執一含三會三歸一, 대연전계녕세위법大演天戒永世爲法)

― 《단군세기檀君世紀》

8) 제47세 단군 고열가황제(古列加皇帝 BC295~237)

(황제께서) 너희 오가(五加)는 어진 사람(현인賢人)을 천거(薦擧)하라 하시고, 크게 옥문을 열어 사형수 이하 모든 포로를 방면하여 돌려보내시고, 다음날 왕위를 마침내 마무리하시고 입산수도하시어 신선이 되어 하늘에 오르셨다. 이에 오가(五加)가 함께 나라를 6년간 다스렸다.

(이오가택현이천爾五加擇賢以薦, 대개옥문방환사수이하제부로大開獄門放還死囚以下諸俘虜, 익일수엽위입산수도등선어翌日遂葉位入山修道登仙於, 시오가공치국사육년是五加共治國事六年)

-《단군세기檀君世紀》

4. 연성환허(煉性還虛)

가. 개요(槪要)

연성환허(煉性還虛) 수련은 그동안 숨 고르기가 정상적으로 잘 발전하였다면 들숨 12초 이상 정식 36초 이상 날숨 12초 이상 등 일식(一息)이 일분(一分) 이상으로 각자의 능력에 따라 많이 길어지게 된다.

먼저 가린 데 없이 마음을 허령(虛靈)하게 비워서 맑게 유지하고 신(神)을 양미간(兩眉間)의 명당혈(明堂穴) 뒤쪽에 모아서 지키며, 하환주(下桓周)가 자연스럽게 잘 이루어지도록 이끌어야 한다.

다만 이 단계부터는 특별한 사유가 없는 한 들숨 때, 용오름회주 이외의 빛돌이를 할 때는 리듬에 맞춰서 2초에 한 바퀴씩 회전시키는 수련이 안정되도록 노력하는 것이 중요하다. 그리고 지금부터는 고급 단계에 들어가게 되므로 원칙에 어굿나지 않는 수련 방법을 자신의 능력에 맞추어서 스스로 적응(適應)하는 능력을 키워야 하며, 하출신(下出神)을 이룬 후에 이 허(虛)를 잘 유지하기 위해서는 고요한 가운데 지속적(持續的)으로 마음을 텅 비워서 모든 것을 저절로 스스로 잊은 상태를 유지(維持)하게 되면, 성·명·정(性命精)의 기(氣)가 고요하게 가라앉아 정적(靜寂)에 잦아들고, 이 정적이 무르익어 고요함이 정착(定着)하여 안정되면 정점(頂點)에 이르러 성·명·정(性命精)이 서로 어우러져서 중환전(中桓田)까지 양신(陽神)의 진기(眞氣)가 차오르게 되어 중환궁(中桓宮: 이때는 중완혈과 중추혈 사이)에 환한 빛이 떠오르며 마침내 모든 의식(意識)이 사라지고 무념무상(無念無想)의 무아(無我)의 경지(境地)에 젖어 들어 한층 더 발전하게 되는 중요한 단계이다.

이러한 무식(無息)은 수련이 정상적으로 잘 이루어지게 되면 비로소 저절로 명(命) 위주의 수련이 이루어지면서 하·중환전(下·中桓田)을 아우르는 무위의 진중환주(眞中桓周)가 스스로 적절하게 이루어지게 되는데, 이러한 무위중환주(無爲中桓周)는 열후(熱候)를 일으켜서 저절로 순환(循環)하며 일어나는 현상이다.

이 현상이 명(命)을 위주로 명기(命氣)를 닦아 성(性)과 정(精)이 화합하여 명신(命神)으로 변(化)하여 진명(眞命)을 이루는 연명화진명(煉命化眞命)이다. 여기서 한 가지 유의할 점은 잊는다는 것인데, 이 '잊는다'라는 것은 모든 상(相)만 잊는 것이 아니라 수련하고 있는 사실조차도 잊어버리고, 심지어는 자기 자신의 존재(存在)마저 잊어버리게 되는 것을 말한다. 이 잊는다는 것도 인위적인 노력으로 억지로 이루어지는 것이 아니라 평소 수련할 때의 잊으려는 꾸준한 노력이 정성을 다하여 지속되면 단계적으로 발전을 거듭하면서 어느 날 슬며시 잊은 사실도 모르게 저절로(天然= 自然= 無爲) 모든 것이 사라지듯이 없어지고 망각(忘却)의 늪으로 스르르 빠져들게 되는 것이다.

다만, 자신(自身)이 살아오면서 보고 듣고 느낀 모든 기억(記憶)이나 쌓은 지식(知識) 등 어느 한 가지라도 잊지(忘) 않고, 의식(意識)으로 인식(認識)하면 무위

(無爲)에 들 수 없다. 그러나 이 잊는 현상도 실제로는 정신(精神)이 모두 사라져 없어지는 것이 아니라 잠재의식(潛在意識) 속으로 잠기어서 필요에 따라서 적절하게 스스로 조절되는 형이상(形而上)의 현상이다.

이 현상을 위백양(魏伯陽) 진인께서는 '잊지도 말며 억지로 애쓰지도 말라는 의미로 물망물조(物忘物照)'라 하였고, 연허자(煉虛子) 진인께서는 '모든 것을 잊은 듯 잊지 않은 상태인 약존약망(若存若忘)'[181]이라 하였다.

그러한 모든 현묘(玄妙)한 것들이 그 뿌리로 돌아가는 중묘귀근(衆妙歸根)[182]이라 하며, 고요가 정착하면 바로 무아(無我)의 무위(無爲)에 들게 되는 것이다. 따라서 무위(無爲)의 수련은 첫 단계부터 수련이 자연스럽게 잘 진행되어 하환전(下桓田)에서 유위(有爲)의 하환주(下桓周)로 생긴 기(氣)가 활성화되어 무위(無爲)로 변하여 진기(眞氣)가 차오르면 고요한 가운데 정적(靜寂)을 이루어 기막(氣膜)이 중환전(中桓周)까지 커지게 된다. 따라서 명기(命氣)를 닦아 명신(命神)으로 변(化)하는 진명(眞命)을 이루는 연명화진명(煉命化眞命)을 거쳐서 그다음에는 다시 육신(肉身)이 심연(深淵) 속으로 서서히 가라앉아 정적(靜寂) 속으로 가라앉으면서 상환전(上桓田)까지 기막(氣膜)이 확장되면 명당(明堂)혈의 뒤쪽에 환한 빛이 두둥실 나타나면서 성(性)을 위주로 성기(性氣)를 닦아 명(命)과 정(精)을 화합하여 성신(性神)으로 변(化)하는 진성(眞性)을 이루어 연성화진성(煉性化眞性)이 되면, 하·중·상환전을 모두 아우르는 삼환전(三桓田)의 기막(氣膜) 안에서 무위(無爲)로 대환주(大桓周)가 이루어지게 된다.

따라서 성·명·정(性命精)의 음(陰)과 양(陽)이 혼연일체(渾然一體)가 되어 혼원일기(混元一氣)를 이루어 상출신(上出神)을 하게 되면, 태허(太虛)로 되돌아가게 되

---

181) 약존약망(若存若忘): 반신반의한다는 뜻이지만, 연허자께서는 이를 '잊은 듯 잊지 않은 상태'로 해석하였다.
182) 중묘귀근(衆妙歸根): 이는 모든 현묘한 것이 뿌리로 돌아가 '잊는다'라는 뜻이며, 이에 대한 깊은 뜻은 도덕경 제16장을 참고하기를 바람.

는 것이다. 이 현상이 성(性)을 닦아 태허(太虛)로 되돌리는 연성환허(煉性還虛)이다. 이 상출신(上出神)이 삼일신고에서 이르는 바로 그 성통공완(性通功完)을 이루는 것이다.

　이러한 도(道)의 빛은 양신(陽神)으로 인(因)하여 각 환전(桓田)에 도태(道胎)가 형성(形成)될 때마다 나타나게 되는데, 이는 수련 기간에 따라서 정상적(正常的)으로 발전(發展)하면 처음에는 하환전(下桓田)의 하환궁(下桓宮) 그다음에는 하환전과 중환전(中桓田)을 아우르는 중환궁(中桓宮) 그리고 상환전(上桓田) 또는 삼환전(三桓田)를 모두 아우르는 삼환궁(三桓宮)에서 각각 빛이 나타나거나, 순차적(順次的)으로 빛이 나타나기도 하고, 삼환전의 빛이 중환전으로 모이게 된다.

　이 빛에 대하여 명 말(明末)의 내단가(內丹家) 오충허(伍冲虛) 진인(眞人)께서는 '본래 있던 그대로의 성(性)의 본체(本體)'라 했다. 그리고 이 빛은 수련 방법에 따라서 그 빛이 나타나는 지점이 조금씩 다르다. 따라서 하환전에서 중환전으로 중환전에서 상환전으로 기막(氣膜)이 커지면서 도태(道胎)가 형성되는 위치도 각각 달라진다.

　이러한 도태가 생겨나고 출신(出神)하는 것은 바로 빛선도를 이루어 완성(完成)한 결과이다. 이와 같은 출신은 수련할 때마다 반복적으로 계속하여 이루어지게 되는데, 이러한 출신을 이루면 그때마다 정신(精神)이 흐트러지지 않게 잘 가다듬어서 지극정성(至極精誠)을 다하여 더욱더 수련에 열중(熱中)하여 순응(順應)하면 도태(道胎)가 성숙(成熟)하여 단계적으로 발전을 이루게 되는 것이다.

○ **중출신 현상(中出神 現狀)**: 중출신 현상(中出神 現狀)은 하환전(下桓田)에서 처음으로 일어난 무식(無息)이 스스로 발전하여 하출신(下出神)을 이룬 후에 기막(氣膜)의 범위가 점차 커지면서 중환전(中桓田, 중환궁中桓宮, 중완과 중추 사이)까지 이르게 되어 2차적으로 중환궁에서 환한 빛이 나타나면서 무위(無爲)의 중환주

(中桓周)에 들게 되는 것이다. 그러면 하환전과 중환전를 연계한 기도(氣道)가 자연히 열리며, 기막(氣膜)이 저절로 커지게 되는데, 이는 중환주의 경로(經路)를 잇는 원을 그리는 기도(氣道)가 스스로 열리면서 형성되는 것이다. 이는 순전히 무식(無息)에 의해서 공력(功力)이 커짐에 따라 중환전으로 발전하게 되는 것이다.

따라서 자연히 중환주(中桓周)의 경로를 따라서 회음혈(會陰穴, 자子, 북)을 거쳐 좌측으로 → 둔부(臀部)의 환도(環跳)를 거쳐 수직으로 올라가 마지막 갈비뼈의 경문혈(京門穴, 묘卯, 동) → 그 위로 좌측 겨드랑이의 연액혈(淵腋穴)에서 우측으로 돌아서 좌측 유두(乳頭)와 양유두 중앙의 전중혈(膻中穴, 오午, 남) 그리고 우측 유두(乳頭)를 거쳐 → 우측 겨드랑이의 연액혈 → 아래로 경문혈(유酉, 서) → 그 아래의 우측 둔부(臀部)의 환도(環跳)를 거쳐 회음혈을 잇는 원을 그리는 중환주(中桓周)의 경로를 스스로 찾아서 진중환주(眞中桓周)가 이루어져 도태(道胎)를 완성하면 중환궁(中桓宮, 中桓田)에 섬광(閃光)이 나타나 환하게 밝히는 것이다.

그리고 무위(無爲)의 중환주로 중출신(中出神)을 이루었을 때는 칠흑 어둠이 차차 걷히면서 어슴푸레하게 여명(黎明)처럼 서서히 밝아지며 자신이 수련하는 모습을 안개 너머로 희미하게 내려다 볼 수 있게 된다. 이와 같은 경지(境地)에 이르면 선(仙)의 세계(世界, 사유의 세계)를 의시(意視)로 어렴풋이 볼 수 있게 되는 것이다.

이러한 현상에 대하여 예로부터 전해지는 기록상으로는 이 중환주(中桓周)에 대한 직접적인 용어는 없지만 실제로 수련으로 도(道)를 터득하면 기막(氣膜)이 중환전까지 발전하여 자연스레 무위(無爲)의 중환주가 스스로 이루어지게 되는 것이다.

이것이 명(命)을 위주로 명기(命氣)를 닦아 성(性)과 정(精)을 화합하여 명신(命神)으로 변(化)하는 진명(眞命)을 이루는 연명화진명(煉命化眞命)현상인 것이다. 따라서 진중환주(眞中桓周)를 완성하여 명신(命神)이 출신(出神) 하는 중출신(中出神)을 이루게 된다.

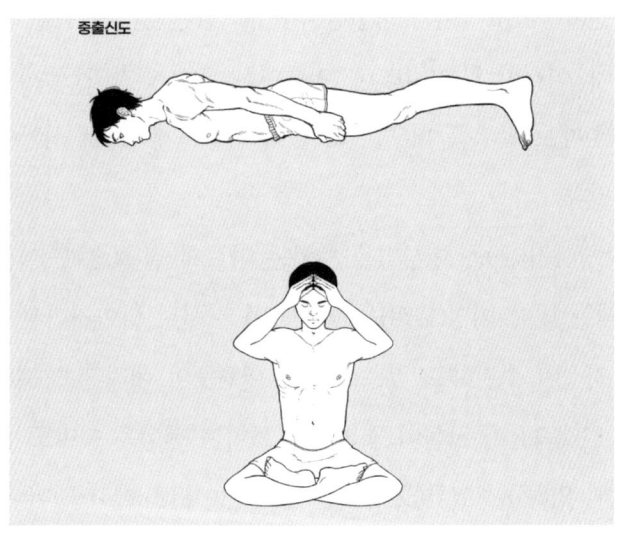

이처럼 중출신(中出神)을 이루면 삼일신고(三一神誥)의 맑음도 혼탁함도 없는(무청탁無淸濁) 진명(眞命)을 이루어 깨달아 중간 밝은 사람인 중철(中哲, 桓道人)이 되는 것이다. 이를 일반 선학(仙學)에서는 중약(中藥) 등을 이루었다고 하는 등 여러 가지 이름으로 불린 용어가 있는 것으로 보아 이와 같은 현상은 실제로 일어나고 있으나, 중주천(中周天)이라는 용어만 없었던 것으로 보인다.

특히 그중에서 중출신(中出神)을 이루어 완성되는 현상인 중철인(中哲人)을 일컫는데, 이와 같은 중환주(中桓周)가 일어나는 현상에 대한 명칭이 있는 것으로 보아 과거에도 선인들이 많이 증험(證驗)한 사례(事例)가 있었던 것으로 보인다.

그러나 이 현상에 대한 뚜렷한 명칭이 없는 것은 지구가 태양을 도는 것을 대주천(大周天)이라 하고 달이 지구를 도는 것을 소주천(小周天)이라 하였기 때문에 그 시대에는 조사(祖師)님의 가르침이 지엄(至嚴)하여 감히 거역할 수 없었으므로 그렇게 된 것으로 보인다.

이 경(經)에서는 이 현상이 중환주(中桓周)이며, 이를 이루어 일어나는 출신을 중출신(中出神)이라 명명(命名)하였다. 이 수련이 잘 이루어져 무르익으면 하환전(下

桓田)과 중환전(中桓田) 사이의 중환궁(中桓宮: 중완혈과 중추혈 사이)에 도태(道胎)가 생기는데, 이러한 환허(還虛)가 이루어진 후에 점차 안정이 깊어지게 되면, 하환주(下桓周) 때보다는 좀 더 발전되어 더욱더 구체적으로 상황이 전개되는 것을 증험하게 된다.

이때는 하출신(下出神)을 이루었을 때와는 다르게 칠흑(漆黑) 어둠이 서서히 걷히고 어슴푸레한 빛이 여명(黎明)을 밝히듯이 서서히 밝아지면서 안갯속같이 희미한 너머로 자신이 수련하고 있는 모습을 어렴풋이 내려다 볼 수 있게 되는 것이다. 이렇듯 안갯속같이 사물이 희미하게 보이는 현상은 아마도 몸통의 중앙 부분에서 음(陰)과 양(陽)이 교류(交流)하는 중환전(中桓田)에서 일어나는 현상이므로 음기(陰氣)와 양기(陽氣)가 함께 양신(陽神)으로 변하여 명신(命神)을 이루어 분출(噴出)하게 됨에 따라서 일어나는 현상인 것으로 보인다.

또 지구와 달은 본바탕이 오행상으로 음(陰)이지만 햇빛을 받는 부분은 양(陽)이요, 받지 않는 부분은 음(陰)이고 또 땅의 표면은 양이고 땅속은 음이므로 음양이 공존하는 것 등 만물은 음양으로 구성되어 있다. 따라서 이처럼 중출신(中出神)이 일어나면 하환전(下桓田)에서 출신이 일어났을 때와는 다르게 한자리에 머무르지 않고 허공(虛空)을 조금씩 서서히 움직이기도 하는데, 이러한 출신도 수련의 한 발전 과정이며, 완전한 출신은 아니다. 여기까지의 무위의 하환주(下桓周)나 중환주(中桓周)로 일어나는 출신에 대한 기록은 예로부터 전해지는 일반적인 선학(仙學)에서는 각각 소주천(小周天)과 대주천(大周天)으로만 구분하고 있다.

이러한 위의 두 가지 현상은 선대(先代)의 선인(仙人)께서 실제로 많이 겪었던 증험(曾驗)이 있었던 것이다. 옛 선도서를 보면 어떤 사람은 하출신(下出神)을 이룬 것으로 도(道)를 모두 이룬 것으로 알고 있는 선인(仙人)도 있었고, 또 어떤 선인은 중출신(中出神)을 이루고 대주천(大周天)을 이룬 것으로 잘못 알고 있는 예(例)도 있었다.

실제로는 중환주(中桓周)로 일어나는 무위(無爲)의 환주(桓周)를 일반 선학 용어로 표현하면 중주천(中周天)이라 할 수 있다. 이러한 두 가지 단계까지 나타나는 출신은 절대로 완성된 것이 아니라는 사실을 명백(明白)하게 알아야 한다. 그래야만 수련을 올바르게 발전시켜 나갈 수가 있기 때문이다. 그리고 환단빛선도는 하출신(下出神)이나 중출신(中出神)을 이루는 것은 완전한 출신인 무위의 대환주(大桓周)를 이루기 위한 절차상의 과정일 따름이다. 그러나 이 단계까지 발전한 것은 수련이 정상적으로 순조롭게 잘 이루지고 있는 현상이 나타난 결과이다.

○ 상출신 현상(上出神 現狀): 상출신 현상(上出神 現狀)은 중출신(中出神)을 이룬 후에 더욱더 정성(精誠)을 가다듬어서 수련에 열중하면 다다를 수 있다. 기막(氣膜)이 스스로 한 단계 더 확장되면서 상환전(上桓田, 상환궁上桓宮)까지 기막(氣膜)의 범위가 커지면서 전신(全身)에 진기(眞氣)가 차오르고 삼환전을 모두 아우르도록 형성된다. 그러면 몸의 오감(五感: 시시, 청聽, 후嗅, 미味, 촉觸)과 심칠규(心七竅, 七情: 희喜, 노怒, 우憂, 사思, 비悲, 공恐, 경驚)가 모두 가라앉고, 모든 구멍 즉 구규(九竅: 눈 코 입 귀 항문 생식기)와 인체의 모든 혈과 땀구멍까지 스스로 닫히고 심신(心神)이 모두 고요해지면 비로소 성(性) 위주의 수련이 저절로 이루어져서 환지문(桓智門)을 열어 무아(無我)의 삼환전무위자연(三桓田無爲自然)의 진대환주(眞大桓周)가 스스로 저절로 이루어지게 된다. 따라서 전중혈(膻中穴)과 신도혈(神道穴) 사이의 중환전(中桓田)에 진기(眞氣)가 응집(凝集)하는 도태(道胎)가 형성되고, 상환전(上桓田)인 명당혈(明堂穴)의 뒤쪽에 환한 빛이 나타나거나, 하환전과 상환전에서 빛이 동시에 나타나서 중환궁으로 모여서 빛을 밝히고, 급기야는 몸통 전체가 주황색의 빛을 환하게 밝히게 된다.

그리고 이 아홉 구멍(九竅)에 대하여 유일명(劉一明) 진인께서는 "사람의 아홉 구멍은 대개 사기(邪氣)를 받아들이는 곳이지만 아홉 구멍 가운데 귀·눈·입 세 곳이 사기(邪氣)를 받아들이는 요긴한 입구다. 귀가 소리를 들으면 정(情)이 흔들리고, 눈이 색(色= 색깔)을 보면 신(神)이 달리고, 입으로 말을 많이 하면 기(氣)가 흩어진다. 따라서 정·기·신(精·氣·神, 性·命·精)이 한번 어그러지면 전신(全身)이 쇠패(衰敗: 기력이 쇠약해져서 없어짐)하고 성명(性命)을 잃지(喪, 失) 않음이 없다(인신구규人身九竅, 개수사지처이皆受邪之處而, 구규지중九竅之中, 유이목구삼자惟耳目口三者, 위초사지요구爲招邪之要口, 이청성즉정요耳聽聲則精搖, 목시색즉신치目視色則神馳, 구다언즉기산口多言則氣散, 정기신일상즉精氣神一傷則, 전신쇠패全身衰敗, 성명미유불상자性命未有不喪者)"라고 하였다.

또 사람이 수시반청(收視返聽)[183]하고 말을 적게 하여 요긴한 입을 막고 뜻(意)이 허무(虛無)에 의지하면 안에서 망념(妄念: 수련 중에 일어나는 잡념)이 나타나지 않고 밖의 잡념(雜念)이 들어오지 않아서 정기신(精氣神, 性命精)의 세 가지 약(소, 중, 대藥)이 응결(凝結)하여 흩어지지 않는다(인능수시반청人能收視返聽, 희언폐기요구希言閉其要口, 위지허무委志虛無, 내념불출內念不出, 외념불입外念不入, 정기신삼품대약응결불산精氣神三品大藥凝結不散)고도 하였다.

몸 안에 기(氣)가 모두 차오르면 환지문(桓智門)이 열리고, 무식(無息)으로 성·명·정(性命精)이 화합하면 전신(全身)이 진기(眞氣)로 변하여 주황색의 빛을 찬란히 밝히게 되는 것이다. 이때 빛을 의식하지 말고 순응하여 이끌면 삼환전(三桓田)의 진기(眞氣)인 성·명·정(性命精)의 음양(陰陽)이 화합(和合)하여 혼연일체(渾然一體)가 되어 혼원일기(混元一氣)를 이루면 도태가 완성되어 상출신(上出神)을 이루게 된다. 이것이 바로 천부경(天符經)에서 말하는 시작도 끝도 없는 하나요, 새롭게 시작하는 삼극(三極: 天·地·人)이지만, 그 근본은 다함이 없는(무시무종일無始無終一, 석(신)삼극무진본析(新)三極無盡本) 하나인 삼극(三極, 태극)이 하나로 되돌

---

183) 수시반청(收視返聽): 시선(視線)을 몸 안으로 거두어 소리를 들음. 고요(정靜)하여 무아(無我)에 들면 몸 밖의 소리는 막히고 몸 안의 소리만 듣게 되는 것을 말함. 실제로는 무식(無息)에 들면 저절로 이루어진다.

아가는 회삼귀일(會三歸一, 무극無極)의 도(道)를 터득(攄得)하여 높은 철인(上哲)이 되는 것이다. 이를 명나라의 윤진인(尹眞人)께서는 '하늘보다 먼저 있은 한 기(一炁), 즉 선천일기(先天一炁: 태허太虛, 태일太一, 혼원일기混元一氣)'라 하였다.

위와 같은 현상은 중환전 무위(中桓田 無爲)의 중출신(中出神)으로부터 상출신(上出神)에 이르는 기간은 약 2년 정도가 소요된다. 따라서 이처럼 무위(無爲)의 대환주(大桓周)로 도태(道胎)가 완성되어 성신(性神)이 자신의 몸을 벗어나(이탈離脫) 분출(噴出)하는 완전한 상출신(上出神)을 이루기 위해서는 무식(無息)이 순조롭게 잘 유지되어 진대환주(眞大桓周)가 자연히 이루어질 수 있는 몸의 형태인 거북이 등이나 수레바퀴 모양으로 육신의 형태가 스스로 둥글게 변하여 숨 고르기가 저절로 가늘어지거나 길어져서 잔잔하게 깊어지면서 참 숨 고르기가 이루어져 몸 주위까지 기막(氣膜)이 커지면서 몸통 전체로 빛이 확산하여 주황색의 빛을 밝히면서 몽롱(朦朧)하게 무아(無我)에 젖어 들어 무념무상(無念無想)의 상태(狀態)가 되어 무위자연(無爲自然)의 대환주(大桓周)로 진기(眞氣)를 완성(完成)하여 상출신(上出神)을 하게 됨으로서 성통공완(性通功完)을 이루는 것이다.

이처럼 무식(無息)에 드는 것이 진조식(眞調息)이다. 이때 나타나는 빛은 나라를 밝히는 빛이요, 온 누리를 밝히는 것이 천황(天皇)의 빛이며, 성인(聖人)의 빛이다. 실제 수련을 통하여 그 변화를 증험하게 되면 여기서 말하는 무위(無爲)의 환주궤도(桓周軌道)가 하환전(下桓田)의 하환주(下桓周), 하환전과 중환전(中桓田)를 아우르는 중환주(中桓周), 삼환전(三桓田)을 모두 아우르는 대환주(大桓周)와 일치하는 현상이 나타나는 사실을 알 수 있게 된다. 이는 환주(桓周)가 단계적으로 실질적으로 일어나는 일련의 현상이다.

이 무위(無爲)의 수련이 중환전(中桓田)과 상환전(上桓田)으로 발전하는 것은 몸의 외부로 드나드는 숨이 없이 오로지 기막(氣膜) 안에서 일어나는 무식(無息)에 의해서만이 이루어지는 것이다. 이 현상은 수련의 공력(功力)이 깊어져서 스스로 저절로 이루어지는 것이므로 억지로 이루려고 애쓰면 도리어 이룰 수가 없다.

상출신은 의시(意視)를 명당혈의 뒤쪽에 비추고 분의(分意)로 하환주(下桓周)를 하게 되는데, 즉 신취(神聚)와 환주(桓周)가 한뜻(一意)으로 함께 이루어지더라도 이즈음에는 몸 안에 기(氣)가 가득히 차 있는 상태이므로 아무런 장애(障礙)가 없이 성(性)·명(命)·정(精)의 진기(眞氣)가 융화(融和)하는 상호 작용(相互作用)이 일어나서 진기(眞氣)가 몸 안에 충만(充滿)하게 된다. 이처럼 무식(無息)으로 중환전의 진기(眞氣)가 상환전까지 확장되어 온몸이 진기(眞氣)로 가득 차게 되면 눈썹 밑으로 돌던 빛이 자석(磁石)으로 쇠붙이를 빨아들이듯이 천곡혈(天谷穴)의 기(氣)까지 모두 화합하면, 진기(眞氣)가 전신(全身)에 꽉 차오르면서 하늘 문과 지혜의 문인 환지문(桓智門)을 함께 열어, 대환주(大桓周)의 기로(氣路)가 자연히 열리게 되는데, 그 경로(經路)는 회음혈에서 시작하여 좌측 둔부(臀部)의 환도(環跳)에서 수직으로 올라가 옆구리의 연액혈(淵腋穴) 마지막 갈비뼈의 경문(京門)을 거쳐 겨드랑이의 극천(極泉)혈과 그 위로 견정(肩井) → 귀 끝의 뒤쪽 천용(天容)을 지나서 왼쪽 눈썹 밑을 거쳐 양미간의 명당(明堂)을 지나 오른쪽 눈썹 밑을 돌아서 수직(垂直) 아래로 천용 → 견정 그리고 극천 → 연액, 경문을 따라 둔부(臀部)의 오른쪽 측면의 환도를 거쳐 회음혈에서 대환주(大桓周)가 연속으로 이루어지게 된다.

이러한 무위의 대환주가 일어나면 도태(道胎)가 무르익기 시작하고 황홀경에 들어 삼환전무위환주(三桓田無爲桓周)에 들어 상환전(上桓田)에서 하늘 물(桓水)이 꽃비로 쏟아져 내리면 몸 안의 삼망(三妄)인 악탁박(惡濁薄)이 모두 사라지고 상환전(上桓田)이 시원하게 맑아지면서 삼진(三眞)인 성·명·정(性命精)의 참진(眞)을 이루어 도태(道胎)를 완성하면 주황색의 빛을 환히 밝히며, 몸의 상부(上部)가 열리면서 성신(性神)이 형형색색의 빛무리가 되어 치솟으며 하늘 꽃을 흩뿌리듯이 화려하게 분출(噴出)하여 흩어지는 상출신(上出身)이 일어나는데, 이 꽃이 환화(桓花)로서 하늘 꽃이며, 이 현상이 처음으로 성통공완(性通功完)을 이루는 현상(現狀)이다.

이같이 성통공완(性通功完)이 이루어지면 신(神)의 빛이 하느님의 빛인 桓(환)으로 화(化)하여 온 누리에 지혜의 빛을 밝히게 되는 것이다.

 따라서 성(性)을 깨달아 지혜(智慧)의 문(門)도 함께 열리어 밝아지므로 격물치지(格物致知)를 깨우쳐 세상에 밝은 이치(理致)를 펼칠 수 있게 될 뿐만 아니라 성통(性通)을 이룬 사람 중에서 뛰어난 대성인(大聖人)이 출현할 수 있게 되는 것이다. 이 현상은 정신(精神)과 명신(命神)을 이룬 후에 마지막으로 성(性)을 위주로 성기(性氣)를 닦아서 명(命)과 정(精)을 화합하여 성신(性神)으로 변(化)하는 진성(眞性)이 되는 연성화진성(煉性化眞性)을 이루어 삼일신고(三一神誥)에서 이르는 깨달아 선함도 악함도 없는(무선악無善惡)의 높은 밝은 사람인 상철(上哲)이 되는 것이다.

 이때 일어나는 출신(出神)은 전신(全身)이 진기(眞氣)로 가득 차올라서 일어나는 성신(性神)의 출신(出神)으로서 상출신(上出神)이라 하는 것이다. 이 상출신(上出神)을 이루면 이르는 곳이 바로 천궁(天宮, 태허太虛)이다. 이 현상이 삼일신고(三一神誥)에서 이르는 삼진(三眞)의 진성(眞性)을 모두 이루는 성통공완(性通功完)을 이루는 것이다.

 또 이는 금환(金桓)으로 환약(桓藥)이라 일컫는 모든 병(病)을 물리칠 수 있는 면역력(免疫力)이 생기는 영적(靈的)인 영약(靈藥)이 생겨나 무병장생(無病長生)을 누릴(향유享有) 수 있게 되는 것이다. 이를 유일명(劉一明) 진인(眞人)께서는 '예로부터 진성(眞性)을 닦는 높은 성인(上聖, 상철上哲)은 유위(有爲)의 수련을 할 때는 총명(聰明)을 물리치고 지혜(智慧)를 쓰지 않으며, 밝음을 감추고 어둠을 기른다(고래수진상성故古來修眞上聖, 당유작지시當有作之時, 출총설지黜聰說智, 도명양회韜明養晦)'라고 하였다.

 이러한 도(道)를 이루는 단계적인 발전 현상을 일반 선학에서는 초출신(初出神)을 이룬 후에 완전한 상출신을 이룰 때까지 진기(眞氣)를 젖을 먹여 키우는 것을 삼년유포(三年乳哺)라 하지만, 이 기간도 수련자에 따라서 훨씬 더 빨리 이루기도

하고 더 늦게 이루어지기도 하며 아주 못 이루는 경우가 훨씬 더 많다. 하지만 대환주(大桓周)을 이루지 못하고 그 자리에 머무른다고 하더라도 건강을 유지하는 데는 더할 나위 없이 좋은 수련이므로 이를 염두에 둘 것 없이 오로지 수련에만 정진(精進)해야 하는 것이다.

여기서 수련자의 몸이 공중에 떠오르는 공중 부양(空中浮揚)에 대하여 유추(類推)해 보면 이렇듯 사람의 몸이 티끌 한 점 없는 진기(眞氣)로 그득 차오르면 진기(眞氣)가 몸의 안팎으로 차올라서 감싸게 되는데, 이 경지가 무르익어 천선(天仙)[184]의 경지에 이르면 사람의 몸이 한 방울의 공기같이 공중으로 두둥실 떠오를 수도 있겠다는 생각이 들기도 한다. 그러나 필자는 대환주(大桓周)를 수없이 많이 이루며 화창한 사유의 세계를 노닐었으나, 실제 육신(肉身)이 공중 부양하는 것은 증험할 수 없었다. 그 사유는 아마도 선천(先天)의 진기(眞氣)가 많이 소모(消耗)되어 기반(基盤)이 약화(弱化)된 상태에서 도(道)를 이루었기 때문으로 보인다.

또 이 금환(金桓)에 대하여 충허자(沖虛子, 오수양) 진인께서 말씀하시기를 '천선(天仙)의 대도(大道)는 금단(金丹＝金桓)으로 비유되고, 금단(金丹)의 근본은 약물(藥物)로 비유되니, 과연 어떤 물(物)이 약(藥)을 이루는 단(丹, 桓)으로 비유(比喩)되는가(충허자왈沖虛子曰, 천선대도유금단天仙大道喩金丹, 금단근본유약물金丹根本喩藥物, 과이하물유약단야果以何物喩藥丹也)!'라고 하셨다. 또 '외단(外丹, 外桓)을 연(煉)한다는 것은 흑연(黑鉛) 중에 진연백금(眞鉛白金)을 취해 연단(煉丹, 煉桓)으로 금단(金丹, 금환金桓)을 이루는 것이며, 이는 사람의 콩팥(신腎)의 물(수水) 가운데서 금(金)과 같은 진기(眞氣)를 취하여 단(丹, 桓)을 이루게 되므로 그 이름을 금단(金丹, 금환金桓)이라 한 것이다'라고도 하였다. 또 '안(內)으로는 금(金)과 같은 진기(眞氣)를 약(藥)으로 삼고, 원신본성(元神本性)으로 주(主)를 삼으니 금단

---

184) 천선(天仙): 깨달음이 최고 경지의 무위자연의 도를 이루어 천계를 넘나드는 높은 밝은 사람(상철上哲, 상선上仙, 상성上聖)을 일컫는다.

(金丹, 금환金桓)과 약물(藥物)이란 명칭을 함께 쓰게 된 것이다'라고 하였다.

　이러한 모든 현상은 오직 형이상(形而上)의 사유 세계(思惟世界)에 들게 되는 것이므로 못하는 일이 없게 되는 것이다. 그러므로 무위(無爲)에 들어 대환주(大桓周)가 이루어지는 경락맥(經絡脈)의 궤도(軌道)는 미리 정해져 있는 것이 아니라, 무아(無我)의 무위 수련(無爲修煉)에 들어 도태(道胎)를 잉태(孕胎)하는 과정(過程)에 자연히 나타나는 현상(現狀)을 후학(後學)들의 교육적(敎育的)인 이해(理解)를 돕기 위하여 나열해 놓은 것일 뿐이다. 이 태허(太虛)에 이르면 지극한 덕(至德)도 함께 이루어지므로 철인(哲人)이 되는 것이며, 그중에서 뛰어난 상철인(上哲人)이 대성(大聖)이 되는 것이다. 이것이 고요함의 그 끝에 이르러 허(虛)를 길러 무아(無我)의 무위자연(無爲自然)의 경지(境地)에 드는 것이다.

　위백양(魏伯陽) 진인께서는 이때의 도태를 성태(聖胎)라 하였다. 이러한 태허(太虛)를 이룬 후에 꾸준히 노력하면 강건(剛健)한 육신(肉身)으로 황홀한 삶을 살아갈 수 있게 되는 것이다. 이를 삼일신고(三一神誥)에서는 성통공완(性通功完)이라 하였고, 위백양(魏伯陽) 진인께서는 '황극(皇極: 하늘의 주재자)을 감동(感動)시킨다'라고 하였다.

　또 일반 선학(仙學)에서는 열후(熱候)가 반드시 자·묘·오·유(子·卯·午·酉: 각각 순서에 따라서 방위로는 북동남서, 오행으로는 수·목·화·금, 시간으로는 밤11~1시, 아침 5~7시, 낮 11~1시, 저녁 5~7시)로 밤낮 온종일 닦아야 한다고 가르치고 있다. 빛선도의 자·묘·오·유, 혈 자리는 자는 회음혈, 묘는 좌측 연액혈(淵腋穴), 오는 명당혈, 유는 우측 연액혈이 된다. 이것은 수련이 정상적으로 잘 이루어짐에 따라 무위(無爲)로 스스로 자연스럽게 이루어지는 현상으로 여기서 유념(有念)힐 사항은 무위의 수련에 잠기어 단계적으로 기막(氣膜)의 범위(範圍)가 커지는 것은 인위적(人爲的)인 노력으로 이루어지는 것이 아니라 하환전(下桓田)의 기본환주(基本桓周)가 무위(無爲)에 들었을 때부터 공력(功力)이 더해질수록 진기(眞氣)가 점차 더 차오르게 되면, 그 기(氣)의 응집 범위(凝集範圍)가 넓어지면서 이루어진 다는 사실을 항상(恒常) 기억하고 있어야 수련을 그르치는 일이 없다는 것을 다시 한번 더 강조(强調)하는 바이다.

이 변화의 과정은 첫 단계인 하환전(下桓田)에서 유위(有爲)의 연환(煉桓)으로 시작하게 되지만 하환전이 무위(無爲)에 들어 중환전과 상환전으로 발전하는 것은 유위의 노력으로 이루어지는 것이 아니라 오로지 무위(無爲)의 현상(現狀)에서 스스로 저절로 이루어진다는 사실을 꼭 기억해야 한다. 그러므로 하환주(下桓周)를 연(煉)하여 무위(無爲)를 이루지 못하면 중·대환주(大桓周)의 무위는 영원히 이룰 수가 없게 되는 것이다.

모든 빛선도 수련 과정에는 조식(調息)과 환주(桓周)로 인하여 열후(熱候)가 일어남으로써 그 공력(功力)을 점차 이루어 나가게 되는데, 이 열후를 옛 선인들은 무사(武士)와 같이 강하게 일어나는 것은 무화(武火), 선비처럼 조용하게 일어나는 것은 문화(文火)라 하였으며, 또 문·무화를 적절하게 써야 한다고 가르치고 있으나, 실제로는 심신(心神)을 고요히 가라앉혀서 숨(息)이 안정되면 스스로 문화(文火)가 유지되는 것이다.

따라서 심신(心神)을 언제나 변함없이 안정시키는 것이 매우 중요한 것이다. 그리고 인위적으로 환주(桓周)를 할 때는 심신(心身)이나 음양(陰陽)이 안정되지 않으면 급격(急擊)하게 열후가 일어날 수가 있고, 또 안정되거나 안정이 무르익어서 무위의 수련에 들었을 때는 적절하게 저절로 스스로 조절되어 순한 열후가 유지되는 것이므로 문화나 무화라는 것을 빛선도 수련 과정에서는 염두에 두고 애써 조절하려고 노력할 필요는 없는 것이다.

그 이유는 빛선도는 항상(恒常) 심신(心神)을 가라앉히고 숙정(肅靜)에 들어 수련하는 것이므로 애를 쓰면 도리어 정신(精神)이 흐트러져서 무위를 이룰 수 없기 때문이다. 그러므로 무위의 진대환주(眞大桓周)까지 수련이 발전한 후에 더욱더 정성을 다하여 정진하면 고요(靜)함이 정착(定着)하여 고정(固定)되면서 비로소 완전한 출신을 경험하게 된다.

또 이것을 대약(大藥), 상선(上仙), 상철(上哲), 금환(金桓), 상성(上聖) 등 많은 이름으로 불리고 있다. 이를 일반 선학에서는 대주천(大周天) 또는 금단(金丹)이라 하고, 불도(佛道)에서는 멸진정(滅盡定) 또는 해탈(解脫)이라고도 한다. 노자(老子)께서는 '무위에 이르게 되니, 무위에 이르면 못할 것이 없다(이지우무위以至于無爲, 무위이무불위無爲而無不爲)'고 하였다. 그것은 무위자연의 수련을 이루면 몸속에 배어 있던 삼망(三妄)의 사기(邪氣)가 청정수(淸淨水)로 씻어 내린 듯이 사라지고 진기(眞氣)가 차올라서 몸과 마음이 맑고 깨끗하게 씻기어 텅 빈 허(虛)에 들게 되는 것을 비유(比喩)한 것이다.

이처럼 빛선도를 이루어 몸 안에서 생기는 이 약(藥)은 우리가 일상적(日常的)으로 알고 있는 약(藥)과는 차원이 다른 것으로서 형체는 없지만 영묘(靈妙)한 효험(效驗)을 나타내는 영약(靈藥)이다. 이 약은 진약물(眞藥物)이라고도 하며, 단순히 병(病)을 낫게 하는 것만이 아니라 심신(心身)의 모든 병의 근원(根源)을 뿌리 뽑아 영원히 병들지 않게 하는 명약(名藥) 중의 명약이다. 이 금환(金桓, 桓藥)을 일반 선학에서는 현주(玄珠)라 하고, 불도(佛道)에서는 사리(舍利)라 한다.

이 경지(境地)에 이르면 온몸에 진기(眞氣)가 충만(充滿)하게 된다. 이처럼 단계별로 수련의 효과가 완성되어 진기(眞氣)가 형성(形成)되는 기미(機微)가 나타나는 이 현상을 잉태(孕胎)라고 말하는 것은 생리적(生理的)인 태아(胎兒)가 아닌 음기(陰氣)와 양기(陽氣)의 삼진(三眞) 즉 성(性)과 명(命) 그리고 정(精)이 화합(和合)하여 나타나는 삼진(三眞)의 진기(眞氣)가 응집(凝集)된 태아(胎兒)인 도태(道胎)가 생겨나는 것을 말하는 것이다. 이것을 혼원일기(混元一氣)라 하는 것이다. 이 현상이 바로 천부경(天符經)의 원리인 하나를 잡으면 셋을 포함하고, 셋이 모여 하나로 되돌아간다는 삼극일체(三極一體)의 원리(原理)인 성·명·정(性命精)이 화합하는 것이다.

또 천부경에는 하늘에는 음양(陰陽, 二)이 있고, 땅에도 음양이 있으며, 사람에게도 음양이 있다고 하여 음양이 화합(和合)하여 천지운행(天地運行)이 이루어짐과 천지만물(天地萬物)의 생성 변화(生成變化)를 나타내고 있다. 또 큰 삼극(大三極: 천지인, 성·명·정)의 기(氣)가 화합(和合)하여 삼극 합일(七: 三極合一, 혼원일기混元一氣, 무극無極)을 이루어 하늘 기틀인 천기(天機)를 돌린다. 그리고 삼극과 사계절이 돌아서 오칠(만물의 생성 변화, 천기 순환天機循環)을 잇는 고리를 이룬다고 하였다.

이를 노자(老子)께서는 '도는 일을 낳고, 일은 이를 낳고, 삼은 만물(萬物)을 낳는다. 만물은 음(陰)이 만들고 양(陽)을 품어서 충기(冲氣)[185]를 화합(和合)한다(도생일道生一, 일생이一生二, 삼생만물三生萬物, 만물부음이포양萬物負陰而抱陽, 충기이위화冲氣以爲和)'라고 하였다.

또 회남왕 유안(淮南王 劉安)[186]께서는 '도(道)는 허(虛)가 밝게 트여 생겨남으로 시작되고(도시생허확道始生虛霩), 천지의 정(精)을 이어받아 음양이 되며(천지지습정天地之襲精, 위음양爲陰陽), 음양의 정을 받아 사계절이 되고(음양지혜정陰陽之惠精, 위사시爲四時), 사계절(四季節)이 정(精)을 흩뿌려서 만물(萬物)이 되었다(사시지산정위만물四時之散精爲萬物)'라고 하였다.

그러므로 이는 곧 일신(一神, 天體, 太虛, 先天一炁)은 천부경의 첫 번째로 하늘은 하나로써 일극이며, 땅을 하나 더하여 이극이 되고, 사람을 하나 더하여 삼극이 된다(천일일天一一, 지일이地一二, 인일삼人一三)고 한 그것이다. 이 천·지·인 셋이 자연(自然)의 우주 만물(宇宙萬物), 사람의 성·명·정(性命精)으로 화합하여 하나(혼원일기, 무극)를 이룬다. 또 하나가 쌓여 열 가지로 늘어나지만, 삼극(천지인)으

---

185) 충기(冲氣): 음양이 화합(和合)하여 혼합(混合)된 기(氣)를 이른다.
186) 회남왕 유안(淮南王 劉安 BC 179~BC 122): 회남왕(淮南王)은 중국 한나라를 세운 유방의 손자이며, 수천 명의 짐객 방사(方士)들을 모아 《회남자(淮南子)》를 편찬하였다고 한다. (회남자)

로 변하는 데 다함이 없다(일적십거一積十鉅, 무궤화삼無匱化三)고 하였다.

즉 하나가 열 가지(천지만물)로 많아지지만, 천지인(天地人) 삼(三)이라는 것이다. 여기서 삼극일체(三極一體)의 원리(原理)가 이루어진 것이다. 이러한 삼극일체원리(三極一體原理)는 빛선도를 닦아서 삼진(三眞) 즉 진성(眞性)과 진명(眞命) 그리고 진정(眞精)이 혼연일체(渾然一體)가 되어 성통공완(性通功完)을 이루는 것을 말한다. 이 현상을 삼일신고(三一神誥)에서는 한마디로 진성(眞性)을 이룬다고 하였다. 또 이를 '태아가 연꽃을 타고 앉은 형상이 나타난다'라는 등 어떠한 형상이 보이는 것으로 형상화(形象化)하기도 한다.

그러나 이 무위(無爲)의 대환주(大桓周)가 일어나는 현상은 하환주(下桓周)나 중환주(中桓周)와 같이 특정 지점에 도태(道胎)가 모이는 것과는 차원(次元)이 다르게 이때의 도태(道胎)는 처음에는 중환궁(中桓宮)에서 발생(發生)하지만, 점차 자라서 전신(全身)을 모두 진기(眞氣)로 꽉 채우게 되는 것이다. 그리고 도태(道胎)가 그 어떤 형상으로 보인다고 하는 것은 평소에 수련자 자신이 나름대로 생각하고 있는 의념(意念) 속에 잠재(潛在)하고 있는 형상(形象)이 나타나는 상념(想念)의 결과물이라고 할 수 있으므로 수련자의 종교나 사고의 영향을 많이 받게 되는 것으로 보인다.

그러한 사념(思念)이 없이 몸과 정신과 마음이 허령(虛靈)한 상태의 청정(淸淨)한 마음으로 정신(精神)이 흔들림 없이 정성(精誠)을 다하여 열성으로 수련하게 되면 잡상(雜相)이 나타나지 않고 무위(無爲)에 들어 몸통 전체가 진기(眞氣)로만 차 있는 것으로 보이게 되는 것이다.

이 경지에 이르면 사람의 몸이 살(肉)과 뼈(骨)와 피(血)가 아닌 오롯이 진기(眞氣)가 유통(流通)되는 것만 보이므로 기(氣)가 생명의 원천(原泉)이라는 사실을 깨닫게 된다.

이런 현상을 옛 선인들은 연환(煉桓)으로 하환전(下桓田)의 화로(火爐, 桓田)에 불을 지피어 그 열후(熱候)가 솟아올라서 중환전(中桓田, 중환궁中桓宮)의 솥을 달구어 상환전(上桓田)으로 보내는 무위(無爲)의 진대환주(眞大桓周)가 이루어져 금액(金液)으로 흘러내린다고 하였다.

이러한 빛선도 수련의 완성이라고 할 수 있는 이 결과는 정(精)을 위주로 다스리는 하환주가 고요한 정적(靜寂)의 무위(無爲)에 들어 서서히 무아지경(無我之境)에 젖어 들면서 정신이 몽롱(朦朧)한 가운데 무념무상(無念無想)의 상태가 되어, 무식(無息)을 이룸으로써 진기(眞氣)가 몸 안에서 자연스럽게 스스로 돌아가는 현상(現狀)을 볼 수가 있다. 이 현상이 점차 발전하여 하출신(下出神)을 이루어 그 범위가 물이나 소리의 파동(波動)같이 기(氣)의 파동이 확산함으로써 진기(眞氣)가 자라나서 기막(氣膜)이 확장되면 일차적으로 중환전까지 확장되어 명(命)을 위주로 불리는 무위의 진중환주(眞中桓周)로 발전하여 중출신(中出神)을 이루고, 그 수련이 정상적으로 잘 이루어지면 더 나아가서 전신(全身)에 진기(眞氣)가 충만하게 되어 전신(全身)이 진기(眞氣)로 가득 차오르면, 무위(無爲)가 삼환전(三桓田)을 장악(掌握)하여 모두 열리면서 자연스럽게 진대환주(眞大桓周)로 발전하여 무위(無爲)의 대환주(大桓周)가 지속하여 이루어지게 된다.

이것이 무위(無爲)의 내식(內息)인 무식(無息)에서 일어나는 진대환주(眞大桓周)이다. 따라서 진대환주(眞大桓周)가 정상적으로 잘 이루어지면 수련자의 몸이 티끌 한 점 없는 유리병처럼 맑고 투명한 모양으로 변하여 그 속에서 붉은색의 기(氣)와 노란색의 기(氣)가 올챙이 형상으로 질서 정연(秩序整然)하게 투명(透明)한 몸통의 가장자리를 나란히 왼쪽에서 오른쪽으로 큰 원을 그리며 유유자적(悠悠自適)하듯이 주유(周遊)하는 모습을 의시(意視)를 통하여 볼 수 있게 되는데, 이것이 음양(陰陽)이 활동하는 태극(太極)이며, 이러한 음양(陰陽)의 활동이 진대환주(眞大桓周)이다.

그 상태가 소용돌이로 변하면서 음과 양이 어지럽게 뒤섞여 음양의 형체가 사라지고 한 덩어리로 뭉쳐서 성·명·정(性命精)이 화합(和合)하여 삼극일체(三極一體)의 혼원일기(混元一氣)를 이룬다. 이 혼원일기(混元一氣)가 도태(道胎)가 완성된 성태(成胎, 聖胎)이며 성태(成胎)가 무르익으면 성신(性神)이 된다. 이 성신(性神)이 분출(噴出)하는 상출신(上出神)을 이루어 급기야는 태허(太虛)로 되돌아가게 되는 것을 무극(無極)이라 한다. 이것이 도(道)의 완성에 이르는 성통공완(性通功完)이다.

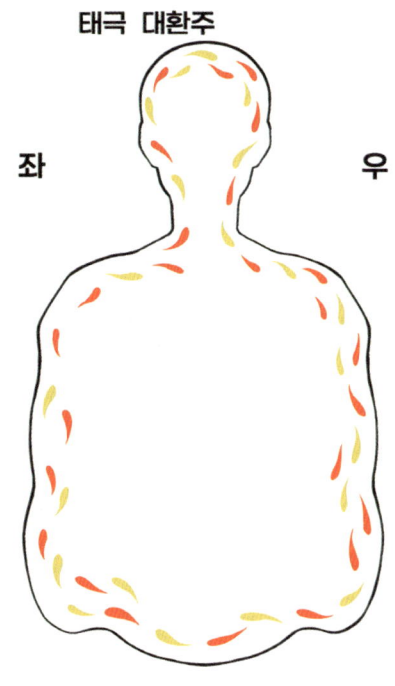

※ 투명한 유리병 같은 기막 안의 가장자리는 붉은 색의 양과 노란색의 음이 좌에서 우로 질서정연하게 스스로 환주함.

그러므로 천체(天體)의 무극(無極)은 음양(陰陽)으로 분리되기 이전의 선천일기(先天一氣) 또는 혼원일기(混元一氣)가 되어 허(虛)로 되돌린 상태를 말한다. 따라서 성·명·정(性命精)이 화합(和合)하여 혼원일기(混元一氣)를 이루어 상출신(上出神)으로 태허(太虛)로 되돌아가는 것을 포괄적으로 환허(還虛)라고 말하는 것이다.

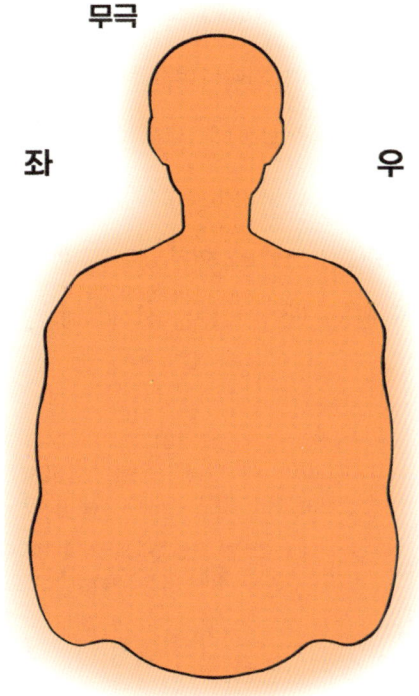

이처럼 빛선도를 터득(攄得)하면 천계(天界)가 생성(生成)되어 변화(變化)하는 과정을 사람이 빛선도 수련을 통하여 그 과정이 일어나는 하늘의 이치(천리天理)를 역순(逆順)으로 선명(鮮明)하게 체험(體驗)할 수가 있게 되는데, 이러한 증험(證驗)을 하고 나면 사람을 소우주(小宇宙)라 칭(稱)하는 이유(理由)를 알 수 있게 된다. 이를 유일명 진인께서는 "우주(宇宙)가 손(手)에 있고 만 가지 꽃(만화萬花)이 몸에서 생겨난다(우주재호수宇宙在乎手, 만화생호신萬花生乎身)"라고 하였다.

　따라서 이것이 하늘과 사람이 하나가 되는 천인합일원리(天人合一原理)[187]의 근원(根源)이 되는 것이다. 이러한 현상을 환허(還虛), 환환(還桓), 환단(還丹) 등의 다양한 용어로 이름하고 있다. 또 이 현상은 아라비아를 소재로 하는 영화(映畫) 속의 요술 항아리에서 요정(妖精)이 출현(出現)하듯이 유리병으로 변한 몸통의 상부(上部)가 열리면서 화려한 불꽃놀이를 하듯이 하늘 꽃(환화桓花)이 분출하여 반짝이며 사방으로 떨어져 흩어지는 환화락산(桓花落散)[188] 형상으로 나타나는데, 이는 상환전(上桓田)의 성신(性神)이 몸 밖으로 분출(噴出)하는 초상출신(初上出神)을 이루어 성신(性神, 진기眞氣)이 하늘 꽃으로 쏟아져 내리는 것이다.

　이렇게 쏟아져 나가는 상출신(上出神)을 처음 이루었을 때, 환화락산 현상(桓花落散現狀)이 일어나며, 성신(性神)이 자신과 같은 모양을 이루어 태허(太虛)의 칠흑허공(漆黑虛空)에 잠시 머물렀다가 천궁(天宮)이 차차 환하게 밝아지면서, 허공(虛空)을 떠다니며 주유(周遊)하게 되는데, 이런 현상이 바로 완전한 출신인 진상출신(眞上出神)을 이루었다고 말하는 것이다. 이를 이루는 것을 재상 을파소님은 '도(道)를 닦아서 높은 신선(神仙, 上仙)이 되는 가르침'을 참전의 계(參佺之戒)라

---

187) 천인합일원리(天人合一原理): 하늘은 마음이고 사람은 사물(事物)이니, 하늘은 도(道)가 되고 사람은 그릇(器)이 되며, 도와 그릇이 본디 하나였다. 하늘은 형이상(形而上)이고 사람은 형이하(形而下)로 나누므로 다르게 여긴다. 유일명 진인께서는 "천성(天性)은 사람이며 인심(人心)은 기심(機心)이니 하늘의 도(道)를 세워 인심을 안정시킨다"고 하셨다.

188) 환화락산(桓花落散): 하늘 꽃이 떨어져 흩어짐. 이 하늘 꽃은 초상출신을 이룰 때 진기가 분출하여 꽃 무리같이 떨어지는 사유 현상이다. 환화는 도를 터득해야 볼 수 있는 상고시대부터 전해지는 '하늘 꽃'이다.

한 것이다. 이 상출신(上出神)을 이루면 자기 자신의 몸속에 잠재(潛在)하고 있는 능력(能力)이 스스로 발현(發現)된다.

앞에서 말한 무위환주(無爲桓周)를 천체(天體)의 기류(氣流)에 비추어 보면, 천지자연(天地自然)에서는 양(陽)의 햇빛이 내리쪼이면 음(陰)인 물이 증발하여 기(氣)로 변하여 기류(氣流)가 생겨나서 상승(上昇)하여 대기권(大氣圈)의 상층(上層)으로 올라가고 또 상층에서 물(水)로 변하여 내려오는 순환을 하게 되는데, 이 기류(氣流)가 상승하여 상층에서 온도(溫度)가 내려가면 액체(液體)로 변하여 비나 눈 또는 이슬 등의 형상으로 흘러내리게 된다. 사람의 몸에서도 양(陽)의 성신(性神)으로 음(陰)인 하환전(下桓田)을 비추어 무식(無息)으로 무위(無爲)의 환주(桓周)가 일어나면 음과 양이 화합하여 열후(熱候)를 일으켜 기류가 흐르게 되는데, 그 기류가 발전하여 몸이 진기로 가득히 차면 몸 안에서 크게 회전하는 것이 무위자연(無爲自然)의 대환주(大桓周)이다.

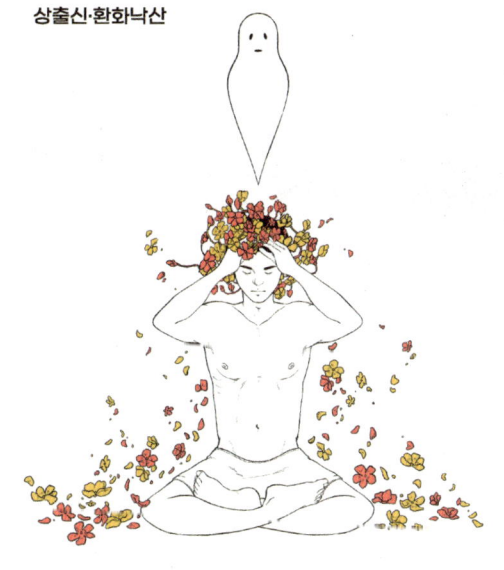

이러한 현상이 나타나면 앞에서 설명한 빨간색(양)과 노란색(음)의 올챙이 형상이 몸의 가장자리를 주유(周遊)하는 모습이 나타나는데, 그것이 상환전(上桓田)에 이르러서 감로(甘露)가 되어 침이나 빗발로 흘러내리게 된다. 이것이 감로수(甘露水), 진액(津液), 금액(金液) 환약(桓藥) 등 다양한 이름으로 불리는 것이다. 이렇듯 기류(氣流)가 주유(周遊)하는 무위환주(無爲桓周)를 진대환주(眞大桓周)라 하는 것이다. 이와 같은 환주(桓周)는 사람의 몸 안에서도 기류(氣流)가 항상 흐르지만, 기(氣)가 쇠잔(衰殘)하면 기류도 약해질 뿐만 아니라 순환(循環)을 멈추게 되므로 빛선도를 통하여 기류가 활성화하도록 노력하는 것이다.

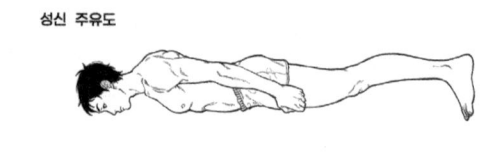

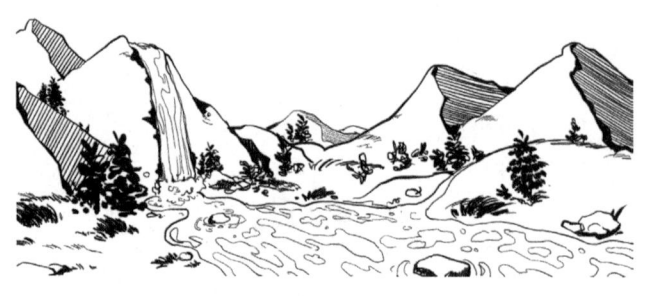

그리고 이러한 무위(無爲)의 기류(氣流)가 왕성(旺盛)하게 활동하는 상태(狀態)를 지속하여 혼원일기(混元一氣)를 이루고 마침내는 상출신(上出神)을 하면 생명(生命)도 건강하게 보전, 유지(保全維持)되는 것이다. 이처럼 성신(性神)을 잘 지켜서 안정되면, 자신의 몸 안에서 일어나는 기(氣)의 움직임을 보는 내관(內觀)은 눈(안眼, 목目)의 시선으로 보는 것이 아니라 대뇌(大腦)의 눈인 의시(意視, 심안心

眼, 혜안慧眼, 조규祖竅 등)로 보는 것이다. 이러한 허(虛)로 되돌리는 것에 대하여 동한(東漢)의 위백양(魏伯陽) 진인께서는 "(선천의) 건(乾)과 곤(坤)이 어울려 대약(大藥)인 (후천의) 감(坎, 음)과 이(離, 양)를 이루고, 이 넷이 혼원일체(混元一體)를 이루어 허·무(虛·無)로 되돌아가게 된다"라고 하였다.

이것은 후천의 감(坎, 음陰)과 이(離, 양陽)가 화합(和合)하여 원래(元來) 선천(先天)의 자리인 건(乾, 하늘, 양)과 곤(坤, 땅, 음)으로 돌아가서 화합하여 혼원일기(混元一氣)를 이루어 허(虛)로 되돌려 환허(還虛)를 이루는 현상을 말하는 것이다. 이 현상은 논리 전개(論理展開)를 위하여 구분하여 설명하였으나 실제로는 한 편의 영화를 보듯이 자연스럽게 역순(逆順)으로 스스로 진행되는 것이다. 그러므로 이를 이루기 위해서는 올바른 조식(調息)과 신취(神聚) 그리고 정확(正確)한 자세(姿勢)가 필요한 것이다. 따라서 수련이 무아(無我)의 무위(無爲)에 들게 되면 음식을 먹지 않아도 무식(無息)으로 진기(眞氣)를 취하여 삶이 유지(維持)되므로 벽곡(辟穀)을 할 수 있게 되고, 또 기막(氣膜)이 삼환전(三桓田)을 모두 아울러서 감싸게 되므로, 몸 밖으로 숨이 드나들지 않고 몸 안에서 모든 것이 이루어지게 되는 것이다.

여기서 한 단계 더 나아가면 몸통을 완전히 감싸는 기막(氣膜)이 형성되기도 한다. 이처럼 삼환전 무위(三桓田 無爲)의 무식(無息)이 이루어지면 그다음부터는 수련 때마다 계속하여 저절로 무위의 하환주(下桓周)가 이루어지면서 중환전(中桓田)을 거치지 않고 곧바로 진대환주(眞大桓周)가 이루어지게 된다. 이를 선법(禪法)에서는 돈법(頓法)[189]이라 하고 하·중·상환전을 단계적으로 거치면서 이루는 것을 점법(漸法)[190]이라 한다. 그러나 이처럼 십년공부를 이루어 삼환전무위자연(三桓田

---

189) 돈법(頓法): 이느 날 문득 깨달음을 말한다. 불교의 소승이나 대승에 이르는 차례를 거치지 않고 곧바로 대승의 오묘한 깊은 교리를 한 번에 깨달음에 이르는 돈오(頓悟)를 뜻한다. 선도는 중간 철자 없이 대원구기 이루어지는 것을 말하다.

190) 점법(漸法): 오랫동안 수도하여 모든 과정을 거쳐서 단계적으로 깨달음에 이르는 점수(漸修)를 말한다. 불도의 교리로 돈법에 대응되는 용어이며, 이 점돈(漸頓)은 불도에서는 앞에서 말한 것보다 더 크게 쓰이는 용어이다. 빛선도에서는 하·중·대환주를 순차적으로 이루는 것을 뜻한다.

無爲自然)의 무식(無息)을 이루어 진기(眞氣)를 얻었다 하더라도 이것을 지키는 것이 더 어렵다. 특히 정(精)을 남용(濫用)하거나 심히 놀라 혼비백산(魂飛魄散)하는 등 칠정(七情)이 요동하는 급작스러운 현상이 일어나거나, 몸이 쇠약해져서 진기(眞氣)가 일시에 몸에서 방출되거나 사라져 버리거나, 자만심(自慢心)이 커져서 수련을 게을리해도 날아가기 때문이다. 따라서 몸 안의 진기(眞氣)가 줄어들게 되면 십년공부가 허사(虛事)가 되고 만다.

이처럼 몸 안의 진기(眞氣)가 사라지면 초심으로 돌아가 하환전에서부터 다시 쌓아 올려야 되는 것이다. 그러므로 어렵게 얻은 진기(眞氣)를 꾸준히 잘 보존(保存)하기 위해서는 도(道)를 터득한 후에도 지속적(持續的)으로 정성(精誠)을 다하는 수련을 유지(維持)하여 진기(眞氣)가 쇠잔(衰殘)해지지 않도록 꾸준한 노력이 필요하다. 이 진기를 영원히 쇠잔하지 않도록 유지하면, 천선(天仙)이 되어 못하는 일이 없이 모든 일을 할 수 있게 되는 것이다.

이러한 현상을 도가(道家)에서는 '육신(肉身)도 양신(陽神)같이 자유자재(自由自在)로 활동(活動)할 수 있게 되는 것을 천선(天仙)'이라 하였다. 이 단계까지 공력(功力)이 완성되고 나면 그다음부터 수련할 때는 이미 모든 기문(氣門)이 다 열려 있는 상태(狀態)이므로 의식(意識)적인 유위(有爲)의 수련으로 시작하여 고요 속으로 잠기면 잠 속으로 빠져들듯이 곧바로 스스로 무위(無爲)에 들어 대환주(大桓周)가 이루어지게 된다.

이러한 무위(無爲)에 드는 경위를 장자(莊子) 잡편(雜篇) 경상초(庚桑楚)에는 '뜻(志)을 밝혀 일으키고, 그릇된 마음을 풀어라(철지지발徹志之勃, 해심지류解心之謬). 덕(德)을 덮는 것을 버리고(거덕지누去德之累), 도(道)를 막는 것을 통달(通達)하라(달도지새達道之塞)'라고 하였다. 또 귀(貴)·부(富)·현(顯: 권세)·엄(嚴: 위엄)·명(名: 명예)·이(利: 이익) 이 여섯 가지는 뜻을 일으키는 것이요(귀부현엄명이貴富顯嚴名利, 육자발지야六者勃志也), 또 용(容: 용모)·동(動: 행동)·색(色: 얼굴빛)·이

(理: 소통疏通)·기(氣: 기운)·의(意: 의지) 이 여섯은 마음을 그르치는 것이며(용동색리기의容動色理氣意, 6자류심야六者謬心也), 또 오(惡:증오심)·욕(欲: 욕망)·희(喜: 기쁨)·노(怒: 노함)·애(哀: 슬픔)·락(樂: 즐거움) 이 여섯 가지는 덕(德)을 덮고(오욕희로애락惡欲喜怒哀樂, 6자누덕야六者累德也), 또 거(去: 배반)·취(就: 따름)·취(取: 취함)·여(與: 베풂)·지(知: 분별)·능(能: 능력) 여섯 가지는 도를 막는 것(거취취여지능去就取與知能, 육자새도야六者塞道也)이라고 하였다. 이 넷의 여섯 가지가 가슴속을 어지럽히지 않아 바르면(차사육자此四六者, 불탕흉중즉정不盪胸中則正), (마음이) 바르고 고요해지며(정즉정正則靜), 고요하면 밝아지고(정즉명靜則明), 밝아지면 허(虛)에 이르고(명즉허明則虛), 고요함이 절정에 닿아서 허정(虛靜)을 이루면 무위에 들어(허즉무위虛靜則無爲) 못하는 것이 없게 되는 것이다(이무불위이而無不爲也). 이러한 무위자연(無爲自然)의 수련을 이루는 것은 누누이 말해 왔듯이 다시 한번 더 강조하자면, 이는 마음을 허령(虛靈)하게 비우고 사념(思念) 없이 수련에 전념(專念)함으로써 하환주(下桓周)로 쌓인 공력(功力)으로 무아(無我)의 무념무상(無念無想)에 들어 무위(無爲)의 수련이 이루어져 점차 발전하게 됨으로써 중환전을 거쳐서 삼환전을 모두 열어야지만 비로소 무위의 대환주(大桓周)로 발전(發展)할 수 있게 되는 것이다.

이 수련법은 구체적으로 문자화된 수련 방법이 전해지지 않고 선도(仙道)를 완전히 터득(攄得)한 수련 지도자가 수련자의 상태(狀態)를 파악(把握)하여 직접 절차에 따라서 지도하는, 즉 구두(口頭)로 전수(傳授)되는 그야말로 비법 중의 비법이라 할 수 있는 것이다. 그러나 이 경(經)에서는 무식(無息)이 일어나는 과정을 앞에서 살펴본 바와 같이 누누이 상세하게 기술(記述)하였으므로 잘 새기기를 바라는 바이다.

이 같은 성통공완(性通功完)이 불로장생(不老長生)한다는 영약(靈藥)인 금환(金桓)이요, 대약(大藥)인 것이다. 이는 옛 선인들께서 말씀하신 '대환주(大桓周)에서 모든 것이 이루어진다'고 말한 그 대환주(大桓周)인 것이다. 이와 같은 도(道)를 완성하는 출신의 증험(證驗)을 하고 나면 장자(莊子)께서 말씀하신 '생명은 기(氣)가 모여 이루어진 것이다'라고 하신 말씀과 노자(老子)께서 말씀하신 '기(氣)가 모이면 살고 기(氣)가 흩어지면 죽는다'라고 하신 말씀의 참뜻을 깨닫게 된다.

이 단계에서 특히 유의할 점은 이러한 일련의 과정이 기본적으로 올바른 마음가짐 등 수련 자세와 신(神)를 잘 지키고 관(觀)하여 정성(精誠)을 들여 수련하노라면 자연히 순차적(順次的)으로 발전하는 현상(現狀)인 것이다. 그러므로 이는 결코 인위적(人爲的)으로 억지로 노력한다고 해서 이루어지는 것이 아니라는 사실을 재차 강조하는 바이니, 유념(有念)하여 수련에 임해야 한다. 마음을 완전히 비우고 정성을 다하는 수련을 통하여 스스로 무식(無息)에 들어 무위(無爲)의 환주(桓周)가 이루어져야 급기야 공력(功力)을 쌓을 수 있게 되는 것이므로 의식적(意識的)인 유위환주(有爲桓周)가 자연스럽게 이루어지도록 정성을 기울여 꾸준하게 노력을 하는 것만이 도(道)를 이루는 유일(唯一)한 길인 것이다.

세상 만물(世上萬物)은 원래 무(無)의 허·공(虛·空)에서 생겨난 것이니, 이에 이르는 길은 심신(心身)과 오감(五感)을 고요하게 가라앉히고 신(神)을 한곳에 모아서 지키며 모든 것을 잊어버리고 하얗게 지우면 자연(自然)의 이치(理致)에 따라서 도(道)가 이루어지는 것이 바로 무식(無息)을 이루는 길을 스스로 찾아가는 것이다.

이는 천궁(天宮)에 이르는 관문(關門)인 환지문(桓智門)을 열어야 현묘(玄妙)하고 황홀(恍惚)한 경지(境地)가 이루어지는 것이다. 이것은 형이상(形而上)의 현상(現狀)으로서 삼일신고(三一神誥)의 천궁(天宮)에 이르는 관문(關門)인 성관(性關)을 열어서 성통공완(性通功完)을 이루는 것이다. 그러나 만약 이와 같은 환허(還虛)의 현상이 수련에 의하지 않고 일반 사람들이 허(虛)로 돌아간다는 것은 죽음에 이르는 것을 뜻한다. 그러므로 우리 민족은 옛적부터 천수(天壽)를 다하고 죽음에 이르면 환허(還虛)에 이르는 것에 비추어 "돌아가셨다"고 말하는 것이다.

그렇지만 도(道)를 터득하여 무식(無息)으로 허(虛) 즉 무극(無極)으로 돌아간다는 것은 살아있으면서 상선(上仙), 상철(上哲: 으뜸 철인), 진인(眞人), 상성(上聖), 지인(至人)[191] 등이 되어 자연(自然)과 동화(同和)하여 황홀(恍惚)한 삶을 여유롭게 누리며 유유자적(悠悠自適)하는 소요유(逍遙遊)[192]를 누릴 수 있게 되는 것이다. 이러한 진출신(眞出神)이 일어나면 사유 세계(思惟世界, 영적 세계靈的世界)의 온 누리가 밝고 화창하게 보이며, 하늘과 산·들을 자유자재(自由自在)로 노닐 수가 있게 된다. 산등성이를 발판 삼아 걸어갈 수도 있고, 구름을 타고 날 수도 있고, 구름이 없어도 날아가고, 먹지 않고 잠자지 않고도 잘 살아갈 수 있는 그야말로 천선(天仙)의 선계(仙界)에 살게 되는 것이다. 그리고 선계(仙界)의 형이상(形而上)의 사유(思惟)의 세계(世界)가 밝게 보이는 것은 성(性)을 위주로 길러서 상환전(上桓田)의 후천(後天)의 이괘(離卦 ☲)가 선천(先天)의 건괘(乾卦 ☰)인 순전한 양신(陽神)으로 변하여 출신(出神)하였기 때문이다. '이러한 천기(天機)를 누설(漏泄)하는 비기(祕機)를 밝히는 것이 하늘의 노여움(天罰)을 사게 되지 않을까?' 하는 두려움을 무릅쓰고 이렇듯 세세하게 문자로 밝히는 것은 위와 같은 수련이 단계적으로 발전하는 현상을 알지 못하여 정상적으로 이루어지고 있는 발전 현상(發展現狀)을 스스로 저지(沮止)하거나 중지(中止)하는 어리석음(우愚)을 범(犯)하지 않도록 하고자 함이다.

예를 들면 진기(眞氣)가 충만(充滿)하여 하환전(下桓田)에서 중환전(中桓田)·상환전(上桓田)을 거치며 범위가 넓어지는 무위환주 현상(無爲桓周現狀)이 일어나면서 몽롱(朦朧)하고 황홀(恍惚)한 상태(狀態)가 나타나면, 수련이 잘못되고 있는 것으로 착각하거나 두려움에서 스스로 그 흐름을 억제(抑制)하거나 수련을 중단(中斷)하는

---

191) 지인(至人): 뉴학(儒學)에서는 도덕이 극치에 다다른 사람을 일컫지만, 도가(道家)에서는 음양을 잘 운용하여 사철의 기후에 맞게 생활하고 세상 풍속을 떠나서 정(精)을 간직하고 신(神)을 온전하게 잘 시켜서 긴깅히게 오래 살며 천지 사이를 왕래하는 천선(天仙)·대성(大聖)과 같은 사람을 말한다.

192) 소요유(逍遙遊): 자연을 따라서 유유자적(悠悠自適)하면서 정신(精神), 의식(意識), 사유(思惟)를 자유로이 함.《장자(莊子)》내편 제1편 참조.

등의 잘못된 행위를 미연(未然)에 방지(防止)하기 위함인 것이다.

어떤 선사(仙師)는 상환전(上桓田)인 머리 쪽으로 의시(意視)가 올라가면 화(禍)를 입게 되므로 안 된다거나 숨 고르기가 길어지면 위험하다는 등 잘못된 수련 지도를 하는 사례가 빈번하게 일어나고 있다. 그뿐만이 아니라 이러한 사실을 몰라서 무식(無息)을 이루지 못하는 수련자가 그 수를 헤아릴 수 없이 많기 때문이다.

나. 수련 요령

이 장(章)부터는 수련이 안정되어 원활한 숨 고르기와 신취(神聚)가 이루어져 무위(無違)에 들어 단계적으로 도(道)를 이루며 발전하는 단계이므로 항상 정성을 다하는 수련으로, 의시(意視)는 명당혈의 뒤쪽에 두고 순조롭게 하환주(下桓周)를 해야 한다.

다만, 지금까지 정상적(正常的)으로 수련이 잘 이뤄졌다면 숨 고르기가 들숨 12초 이상, 정식 36초 이상, 날숨 12초 이상 등 1분 이상으로 능력에 따라서 많이 길어지게 된다. 그리고 무위(無爲)에 들면 자연스럽게 스스로 무식(無息)으로 기도(氣道)을 열어 저절로 환주(桓周)가 이루어지게 된다.

이를 이루기 위해서는 먼저 가린 데 없이 고요한 마음으로 허령(虛靈)하게 비워서 맑게 유지하고 신(神)을 양미간(兩眉間)의 명당혈 뒤쪽에 모아서 일각(一刻)의 어그러짐이 없이 순조로운 수련이 이루어지도록 정성을 다하여 무식(無息)을 완성하여 허(虛)에 들어야 한다. 그리고 연허(煉虛) 즉 허(虛)를 닦음이란 허(虛) 가운데서 성(性)을 기르는 연성(煉性)을 말한다. 연성(煉性)으로 허(虛)로 되돌아간 환허(還虛) 즉 태허(太虛)의 무극(無極)에 이르면 신(神)이 흩어지지 않게 잘 유지해야 한다.

이 연성(煉性)이 지속적으로 잘 이루어지면 하출신에 이어 중출신, 상출신으로 발전하게 된다.

이 단계에서는 수평회주, 하환주, 상신용오름회주, 임독맥회주 4·5단계, 사지회주, 전신용오름회주를 함께 수련하게 된다.

○ 주신취점(主神聚點): 명당혈(明堂穴)의 뒤쪽
○ 수련 일수: 진대환주(眞大桓周)가 이루어질 때까지
○ 수련 자세: 연성환허(별첨 12)
○ 수련 효과: 이처럼 하환주(下桓周)를 완성하여 단계적(段階的)으로 발전하면 무위자연(無爲自然)의 수련이 스스로 이루어지게 되므로, 의식(意識)은 점차 사라지고 무아(無我)의 무의식(無意識) 속으로 빠져들어 형성(形成)된 무위(無爲)의 수련으로 공력(功力)이 점차 커짐에 따라 진기(眞氣)가 차오르게 됨으로써 연성(煉性)을 완성하여 신체(身體)의 안팎으로 기막(氣膜)이 형성되어 급기야는 전신(全身)이 허허(虛虛)하게 텅 비고, 눈으로는 아무것도 보이지 않고, 귀로는 아무것도 들리지 않으며, 오감이 모두 닫히어 느낌도 사라지고 의식(意識)도 모두 없어지는 무아(無我)에 들어 무식(無息)으로 풍차(風車)가 스스로 돌고 돌아 허·공(虛·空)으로 되돌아가게 하는 중요한 수련법이다. 연공(煉功)에 따라 각 단계를 경유(經由)하면 어느 날 마침내는 일기(一氣)가 심연(深淵) 속으로 가라앉아 고요함이 정착(定着)하는 상태(狀態)가 길어지면서 상출신(上出神)을 이루게 됨에 따라 무극(無極)에 이르면 환약(桓藥)이라는 금환(金桓)을 이루어서 무병장수(無病長壽)하게 됨은 물론 평온한 삶을 누리게 된다.

이처럼 도(道)를 이루어 무아(無我)의 무위자연(無爲自然)의 무식(無息)에 들게 되면 어떤 현상이 일어나는지가 궁금할 것이다. 빛선도를 이루어 완전한 무위(無爲)의 대환주가 완성되어 위에서 설명한 바와 같은 진상출신(眞上出神)을 하면 숨(息)이 몸 밖으로 나오거나 몸 안으로 들어가는 것이 없이, 엄마의 배 속에서 태아가 숨 쉬듯이 평온(平穩)하게 시간 가는 줄 모르고 지내게 된다. 이러한 현상이 지속적(持續的)으로 유지(維持)될 수 있도록 수련에 정진(精進)하여 그 끝에 이르면 숨을 쉬고 있다는 사실조차 전혀 인식(認識)하지 못하는 안정된 무식(無息)을 이루어 낼 수 있게 된다. 이것이 바로 숨 고르기(調息)의 완성(完成)이자 도(道)를 이루는 것이다. 또한, 수련 자세가 다리를 쌍반좌(雙盤左)로 엮고 앉아 있거나, 물구나무서기(倒立)를 하거나, 그 어떤 자세를 취하고 있어도 아무런 장애(障碍)가 없이 이루어진다.

　이러한 현상을 옛 진인(眞人)께서는 하환전(下桓田)의 수기(水氣)가 꽃봉오리가 피어오르듯이 위쪽으로 퍼져 올라가서 상환전의 불(火, 이離)을 상징하는 화기(火氣)와 융화하여 진액(津液)으로 변하여 흘러내리면 하환전의 물(水)을 상징하는 정(精)과 만나 도태(道胎)를 잉태(孕胎)하여 키우게 되는 것이라 하였다. 이것이 진액(津液), 감로수(甘露水) 등 다양한 이름으로 불리고 있는데, 이러한 현상(現狀)을 성(性)·명(命)·정(精)이 화합(和合)하여 성통공완(性通功完)·진성(眞性)·상철(上哲)·금환(金桓)·대약(大藥) 등을 이루었다고 말하는 것이다. 이 현상이 대도(大道)를 이룬 것이며, 대도를 이루었다는 것은 자연의 도(自然之道)를 터득하여 성통공완(性通功完)으로 상선(上仙)이 되었다는 뜻이다.

　이와 같은 완전한 득도(得道)를 하는 데 필요한 요건 중에 제일 중요한 것이 바로 정(精)이 충만(充滿)해야 한다는 것이다. 사람의 형체(形體= 신身)에 생명(生命)을 불어넣어 지키는 것이 바로 정기(精氣)이며, 이 정(精)이 바로 사람의 몸을 지탱하게 하는 기반(基盤)이 되는 정력(精力, 원기元氣)인 것이다. 그러므로 정(精)이 약하면 도(道)를 터득할 수가 없다.

　한 예를 들면 기반(基盤)이 잘 다져진 토지(土地= 땅) 위에 집을 지으면 집이 안전하게 오래 보존되고, 비옥한 땅에서 좋은 곡식과 과실을 거둘 수 있는 것과 같다. 사람도 정력(精力)이 강건(强健)해야 건강(健康)한 아이를 낳을 수 있듯이, 도태(道胎)도 정(精)이 튼튼해야 건강한 태반(胎盤)을 형성할 수 있는 것이다. 정(精)이 빈약(貧弱)하면 모든 수행 과정이 제대로 되는 것이 아무것도 없다. 그런데 하물며 벽곡(辟穀)을 한답시고 굶고서야 어찌 원활한 수련을 할 수 있겠는가? 몸이 허약한 상태에서는 아무리 오랫동안 공(功)을 들여도 사상누각(沙上樓閣)에 불과하여 쌓아도, 쌓아도 곧바로 허물어지게 되는 것이다.

그래서 빛선도를 이루려면 젊어서 정(精)이 충만(充滿)할 때 노력하는 것이 목적을 제대로 이룰 수 있는 확률이 높아지는 것이다. 이 수련법은 불철주야(不撤晝夜)로 계속하여 수련하거나 면벽(面壁)을 하지 않아도 올바른 자세와 정성을 다하여 수련에 몰입(沒入)하면, 선계(仙界)에 알려진 하철(下哲, 소약小藥) 중철(中哲, 중약中藥) 상철(上哲, 대약大藥)을 순차적(順次的)으로 이룰 수가 있고, 더 나아가서 무극(無極)의 그 끝에 이르면 천선(天仙)이 될 수도 있는 것이기 때문이다.

천선(天仙)이 되면 시·공간(時·空間)에 구애받지 않고 활동할 수 있으며, 늙지도 않게 되는 것이다. 하지만, 빛선도를 닦아서 비록 신선(神仙)은 되지 못한다고 하더라도 필자와 같이 건강한 몸으로 노후(老後)를 세상에 이로움을 펼치고 즐기며 살 수 있는 정도(程度)의 도(道)는 누구나 무난히 이룰 수가 있는 것임으로 한번 시도해 보기를 바라는 마음이다.

여기서 필자가 체험한 증험(證驗)을 소개하면, 필자 즉 환도철인(桓道哲人)이 무식(無息)으로 하환전·중환전·상환전을 단계별로 거치면서 매일 수련을 할 때마다 무아(無我)의 무위자연(無爲自然) 현상이 일어나면서 진화, 발전(進化發展)하는 과정을 증험(證驗)하면서도 이것이 제대로 수련을 이루어 일어나는 결과(結果)인지 아니면 수련이 잘못되어 입마(入魔)에 들고 있는 것인지를 알 수가 없었다.

다만 자신의 몸 상태가 나빠지거나 불편하지 않았고, 그런 현묘(玄妙)한 현상(現狀)이 일어날 때는 몸이 없는 듯 가벼워지고 황홀하기 그지없었기 때문에 수련을 더 열심히 할 수 있었다. 하지만 그러한 현상에 대해 천사(天師: 필자의 사유 세계 스승)께서 다시 나타나기 전에는 출신을 이룬 경험이 있는 상의할 선사(仙師)가 없었기 때문에 그 궁금증을 풀기 위하여 옛적부터 전해지고 있는 이런저런 이름난 선도서(仙道書)를 구하여 읽어 본 후에야 이 현상이 수련이 제대로 잘 되어서 일어나는 무위자연(無爲自然)의 무식 현상(無息現狀)이라는 것을 알게 되었다. 그 후에 천사(天師)께서 다시 나타나시어 '이제 다 됐다'는 말씀을 해 주셨다.

그 이전에 이러한 의문(疑問)을 풀 길이 없는 그 마음은 그야말로 두렵고 꽉 막혀 답답하기가 이루 말을 할 수가 없었다. 이제 앞으로는 이 경(經)에서 그 궁금증이 해소(解消)되리라 믿어 의심치 않는다. 그 이외의 것에 대하여는 독자(讀者)가 직접 수련으로 그 현상(現狀)을 느낄 수가 있는 것이므로 수련자 모두가 스스로 노력하여 도(道)를 이루고 체험(體驗)하여 터득하기를 바라는 마음이다. 이 금환 현상(金桓現狀)에 대하여 위백양(魏伯陽) 진인께서는 "소약(小藥)을 굳게 가두고 지켜서 지극히 고요(靜)하게 되면 하환전(下桓田)에서 선천금성(先天金性)이 산출(産出)되어 나오는데, 이것을 다시 중환전(中桓田)을 거쳐서 상환전(上桓田)인 니환(泥丸)에 올려 선천의 진화(眞火)로 달구고 불리면 찬란하게 빛나는 금단(金丹=금환金桓)이 되고, 역시 하환전으로 보내어 굳게 봉(縫)하면 성태(聖胎, 도태道胎)가 이루어지고 노(爐)와 정(鼎)이 중환전으로 옮겨지며 성태(聖胎)가 중황(中黃)[193] 신실(神室)[194]에 자리 잡는다고 하였다. 이 무위(無爲)의 대환주(大桓周)로 중환궁(전중혈과 신도혈 사이)에 형성되는 도태를 선천금성(先天金性), 대약(大藥) 등으로 부르는데, 이것이 사람이 부모에게서 몸 받기 이전부터 있어 온 이른바 선천진일지기(先天眞一之炁)인 것이다"라고 하였다. 이 논리(論理)는 금환 현상(金桓現狀)을 연금술(鍊金術)에 비유(比喩)한 것이다.

또 주의할 점은 금환(金桓)을 이루는 단계에 이르면 도태(道胎)가 형성되는 것을 눈의 근원인 의시(意視)로 볼 수도 있는데, 이 도태가 어떤 형상으로 나타나는 것을 의식(意識)하거나 그것에 집착하면 안 된다는 것을 유념(有念)해야 한다.

---

193) 중황(中黃, 황정黃庭, 中桓宮): 선학 용어로 그 자리가 여러 곳이다. 양 눈썹 가운데의 명당혈, 삼환전의 각 중앙 지점, 전중혈과 신도혈 사이, 중완혈과 중추혈 사이 하환전의 중앙 그리고 몸 밖의 하늘·땅·사람의 중앙, 또 사람의 뇌, 심장 비장의 각 중앙 등을 가리킨다. 여기서는 삼환전의 각 중앙을 이른다.

194) 신실(神室): 삼환전의 각 중앙이 정설이며, 여러 가지 설이 있으나 여기서는 상·중·하환전의 각 중앙으로 성신(性神), 명신(命神), 정신(精神) 등 도태가 생기는 곳이며, 중황과 같은 의미로 쓰인다.

여기서 필자가 금환(金桓)을 이루고 지은 시(詩) 한 수를 소개하고자 한다.

금환(金桓)을 빚는 소리
(煉虛性通)

도의 끝자락이 무위자연(無爲自然)이라 했던가?
도의 풍차(風車)는 부질없는 힘을 버리는 것
무릇 심신(心身)을 닦는 연환(煉桓)이란?
새(鳥)들이 잠에서 깨어나기 이전의
안개가 조용히 가라앉은 호수에
생명을 잉태하는 징후의 낌새(機微)라!
투명한 유리병 속, 용과 호랑이의 울부짖음이(太極)
첫날밤 새색시처럼 다소곳이 가라앉아
정적(靜寂)의 심연(深淵) 속으로 잦아들어
적막(寂寞)함이 온 누리에 스미면
욕망(慾望)도 형체(形體)도 스르르 사라지고
내 몸 안팎의 경계(境界)가 사라지니
오색찬란한 빛무리가 하늘 꽃(桓花)을 흩뿌리고
성신(性神)이 허공(虛空)을 노니는구나!(太虛, 無極)
오호라!
환도(桓道)의 길은 모두 버리고 지우는 것이로세
아! 여기가 빛(光)도 상(相)도 좇지 말아야 이르는
금환(金桓)의 천상 낙원(天上樂園) 그 한가운데(戊己土)
무극(無極)의 선계(仙界)로구나!(性通功完)

※ 이 詩는 연허성통(煉虛性通) 수련으로 나타나는 성통공완 현상(性通功完現狀)을 표현한 것이다.

5. 연허성통(煉虛性通)

이 장(章)은 그동안에 정성을 다하는 노력으로 이룬 환허(還虛)를 지속적(持續的)으로 연마(煉磨)하여 도(道)를 최고(最高)의 경지(境地)에 이르게 하는 수련으로, 의시(意視)는 명당혈의 뒤쪽에 두고 순조롭게 하환주(下桓周)를 하는 것은 앞과 같다.

다만, 지금까지 정상적(正常的)으로 수련이 잘 이뤄졌다면 숨 고르기가 들숨 14초 이상, 정식 40초 이상, 날숨 14초 이상 등 1~2분 이상으로 능력에 따라서 많이 길어지게 된다. 그리고 무위(無爲)에 들면 자연스럽게 스스로 무식(無息)으로 기도(氣道)을 열어 저절로 환주(桓周)가 이루어지게 된다. 따라서 일식(一息)은 무식(無息)도 포함되므로 몇십 분은 물론 몇 시간, 며칠 이상에 달할 수도 있다.

이를 이루기 위해서는 먼저 가린 데 없이 고요한 마음으로 허령(虛靈)하게 비워서 맑게 유지하고 신(神)을 양미간(兩眉間)의 명당혈 뒤쪽에 모아서 순조로운 수련이 이루어지게 해야 한다. 이미 연성환허(煉性還虛)로 되돌아간 태허(太虛)인 무극(無極)의 그 끝에 닿으면 항상(恒常) 흩어지지 않게 잘 유지(維持)하여 변(變)하거나, 몸 안 즉 자신만의 형이상의 사유 세계(思惟世界)인 천상(天上)을 떠나거나, 사라지지 않게 하는 것으로서 이를 이루면 비로소 진정(眞正)한 대도(大道)를 완성하게 되는 것이다.

이러한 성통공완(性通功完)을 이루는 것이 한마디로 천선(天仙)이요, 그 천선을 이룸으로 말미암아 하느님께서 거(居)하시는 천궁(天宮)에서 영원한 쾌락을 누릴 수 있는 상철(上哲)이 되는 것이다. 이즈음에는 매일 수련을 시작하여 입정(入靜)에 들 때마다 성통공완(性通功完)을 이루게 되므로 이를 흔들림이 없이 잘 지키는 것이 허(虛)를 닦는 방법이다.

그러므로 여기서 말하는 천상(天上)은 환허(還虛)를 이룬 태허(太虛)의 무극(無極)으로서 바람이 일렁이면 선율(旋律: 음악 가락)이 흐르고, 이슬이 구르면 화음

(華音)을 빚어내는 형이상(形而上)의 무위(無爲)의 아름다운 대자연(大自然)의 한 가운데가 되는 것이다. 이 단계가 바로 무위(無爲)의 대환주(大桓周)를 이룬 후에 9년 면벽(面壁)을 치르고 나면 천선(天仙)이 된다는 그 수련 과정이다. 이 허(虛)를 지켜 무극(無極)에 이르는 성통공완(性通功完)으로 도(道)를 이루는 현상은 매일 수련을 시작할 때 정좌(靜坐)하여 명당혈(明堂穴)의 뒤쪽에 의시(意視)를 넌지시 비추면 진기(眞氣)가 형성되어 서서히 무르익으며 명당혈(明堂穴)에 환한 밝은 빛이 떠오르면서 모든 기(氣)를 빨아들이듯이 마지막으로 눈썹과 눈 사이에 있는 천곡혈(天谷穴)의 기(氣)까지 흡수하면 자연히 스스로 환지문(桓智門)을 열어 삼환전(三桓田)을 모두 아우르는 대환주(大桓周)를 완성(完成)함으로써 상출신(上出神)을 이루어 태허(太虛)로 되돌아가게 된다.

이 태허(太虛)에 이를 때는 이미 몸 안의 현로(玄路)가 모두 열려 있는 상태(狀態)이므로 하환주(下桓周)를 시작하자마자 단계적으로 거쳐야 하는 절차 없이 곧바로 진대환주(眞大桓周)가 이루어지게 되는 것이다. 이 태허

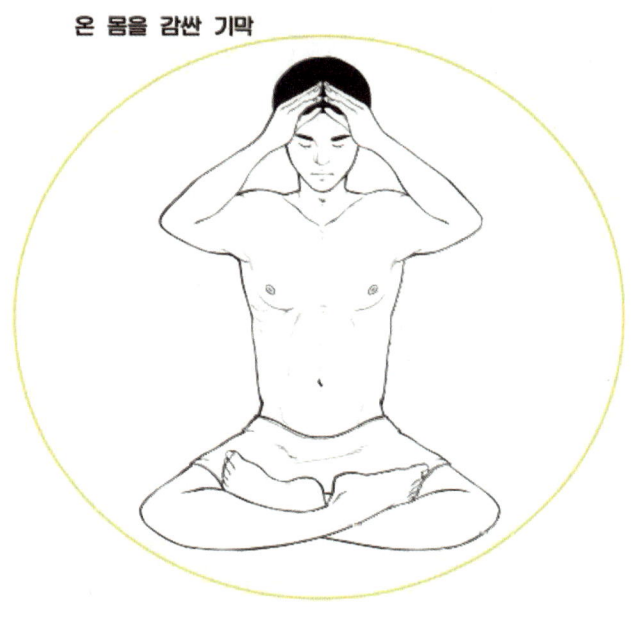

온 몸을 감싼 기막

(太虛)를 닦는 수련이 성숙(成熟)하여 몸 전체를 감싸는 기막(氣膜)이 형성되면 성통(性通)을 이룰 기미(機微)가 나타나게 되는 것이다.

이러한 현상이 일어날 때는 모든 것을 지우듯이 잊어버리고 오로지 의시(意視)

만이 명당혈 뒷면의 정중(正中)을 비추어 도태(道胎)가 완성되면, 몸통이 밝은 주황색의 빛을 환히 밝히게 되는 것이다. 이 과정에서 특히 유의할 점은 태허(太虛)를 지킨다는 것인데, 태허를 지키는 것은 성신(性神)을 지키는 것이므로 그 어떤 인위적인 노력으로 이루어지는 것이 아니라 그 상태(狀態)가 그대로 지속하도록 유지(維持)하는 것이다.

그러므로 그 상태를 유지(維持)하려는 노력도, 잊으려는 노력도 그 어떤 노력도 하면 안 되는 것이다. 자신(自身)의 의식(意識)으로 그러한 기미(機微)를 인지(認知)하면 도(道)는 그 즉시 무너져 버리고 만다. 이 현상(現狀)이 바로 성경팔계 102사에서 이르는 "(무위無爲의) 무극(無極)에 들어 원기(元氣: 무위無爲)가 털끝만치라도 끊어지는 것을 용납(容納)하면, 도(道)는 무너지고 만다"라고 말한 그것이다.

그러므로 저절로 스스로 이루어진 허(虛)가 유지되면 사람들이 가장 흠모하는 자기만의 이상형(理想型)의 세계(世界)인 무아(無我)의 사유(思惟)의 세계(世界)를 오래도록 유지(維持)할 수 있게 되는 것이다. 거기가 바로 하늘나라(天國)요, 선계(仙界)요, 영계(靈界)이며, 천궁낙원(天宮樂園)이요, 무릉도원(武陵桃源)인 것이다. 이 현상은 전혀 꾸밈이 없는 무이성적(無理性的)인 완전무결(完全無缺)하고 순수(純粹)한 형이상(形而上)의 사유 세계(思惟世界)이다.

인간의 정신세계가 3차원이라면 삼진(三眞) 중에 진정(眞精)의 하출신(下出神) 세계는 4차원이고, 진명(眞命)의 중출신(中出神) 세계는 5차원이요, 진성(眞性)의 상출신(上出神) 세계는 6차원이고, 면벽으로 천선(天仙)을 이루면 무한 차원(無限次元)의 정신세계(精神世界)에 드는 것이다. 이 상출신을 이루면 백맥(百脈)이 열리고 기막(氣膜)도 확장(擴張)되므로 면벽 수행(面壁修行)에 필요한 모든 요건을 갖추게 된다.

면벽 수련을 한다고 해서 모두가 천선(天仙)이 되는 것은 아니겠지만, 하늘 문(桓門)이 열릴 때, 지혜(智慧)의 문(門)도 함께 열리므로 건강은 물론 형이상의 현상을 이해하고 해득할 수 있는 지혜로운 능력도 함께 생기게 되므로 일반 사람의 능력을 훨씬 뛰어넘는 총명(聰明)함을 갖추게 될 뿐만 아니라 무엇보다도 건강한 삶을 유지할 수 있게 되는 것이다. 그러므로 높은 철인(上哲)이라 말하는 것이다. 그리고 무위(無爲)의 연허(煉虛)에 드는 순간부터 현세(現世)의 모든 것을 스스로 저절로 잊어버리게 된다. 허(虛)에 이른 사실조차도 잊어버리고 망각(忘却)의 늪에 빠져들듯 모든 것을 잊어버리고 선계(仙界)에 들게 되는 것이다.

　면벽 수련을 모두가 성공하여 천선(天仙)이 되는 것은 아니라 할지라도, 만에 한 사람이라도 이룰 수 있다면, 연허성통(煉虛性通)을 이룬 천선(天仙)의 세계는 무한 차원(無限次元)의 세계로 시·공간(時·空間)을 초월(超越)하여 현세(現世)와 천계(天界)를 두루 누빌 수 있고, 삶과 죽음도 초월(超越)하게 되는 것이다.

　이것이 곧 고요함의 끝에 닿아 허(虛)를 길러 무아(無我)의 무위자연(無爲自然)의 경지에 이르는 영적(靈的)인 천계(天界)에 드는 것이다. 따라서 수련자의 능력에 따라서 특이 공능(功能)이 발현하여 초능력(超能力)이 나타나고, 음식(飮食)을 먹지 않고, 무식(無息)만으로 진기(眞氣)를 취하여 황홀(恍惚)한 무아지경(無我之境)에서 진정한 행복을 누릴 수 있게 되는 것이다. 아울러서 면벽 수련이 성공적으로 이루어지면 환도(桓道)를 터득하여 천선(天仙)이 되는 것이다. 이 단계(段階)에서 수행을 완성하여 천신(天神)의 영(靈)과 인간(人間)의 혼영(魂靈)이 화합(和合)하여 무극(無極)의 사유세계(思惟世界)인 환도(桓道)를 터득(攄得)하게 되면 사유(思惟)의 세계에서뿐만 아니라 현실 세계(現實世界)에서도 먹지 않아도 배가 고픈지를 모르고, 몸 밖으로 드나드는 숨이 없어도 황홀하게 잘 살아갈 수 있는 등 수련자에 따라서 특이 공능이 발동하는 사람은 인간의 능력 밖의 초능력 행위가 가능하게 되는 것이다.

　이를 이루는 것을 연허성통(煉虛性通)이라 한다. 이것이 모든 수도(修道)하는 사람이 동경(憧憬)하는 이상형(理想型)의 세계(世界)로서 실제로 도(道)를 터득하면 이르는 하늘나라(天國)인 것이다. 하지만 이 태허(太虛)를 완전(完全)하게 이루는 것도 어려운 일이지만, 이 태허의 상태를 지속적(持續的)으로 보존, 유지(保存維持)하는 것은 더더욱 어려운 일이 아닐 수 없다. 그래서 면벽 9년(面壁九年)이라는 말이 있는 것이다.

이를 이루는 데는 한 티끌의 잡념이 생겨서도 안 되고, 한 올의 정신이 흐트러져도 안 되고, 숨 고르기가 흔들려서도 안 되고, 무위(無爲)의 수련을 해칠 만한 외부의 소리나 충격(衝擊)을 받아서도 안 되며, 도(道)를 이루었을 당시(當時)보다 기력(氣力)이 떨어져서도 안 되는 것이다. 그러므로 이와 같은 도(道)의 완성을 항상 유지할 수 있게 하기 위해서는 무엇보다도 생기(生氣)가 왕성(旺盛)한 시기(時期)인 10세 전후나 늦어도 20대 초반의 청소년(靑少年) 시기부터 이 길을 따르는 자는 살아생전(生前)에 연허성통(煉虛性通)을 이루어 천선(天仙)이 될 수 있을 것이다.

이 연허성통(煉虛性通)을 이루기 위해서는 무(無)의 경지를 벗어나 무(無)에 이른 사실조차도 인식(認識)하지 못하는 절대적(絶對的)인 무극(無極)의 그 끝에 이르러 참 숨 고르기(眞息)를 오래 유지할 수 있는 것이 곧 도(道)의 최고 경지(最高境地)를 완성(完成)하는 성통공완(性通功完)을 이루어 대성인(大聖人)이 될 수 있는 것이다. 이를 노자(老子)께서는 '곡신(谷神)[195]은 죽지 않는다. 이를 현빈(玄牝, 三關, 玄關)이라 한다(곡신불사시위현빈谷神不死是謂玄牝)'라고 하였다. 곡신(谷神=性神)의 근원(根源)은 크게는 천지자연(天地自然)의 우주(宇宙)가 생성(生成)되는 것을 비유하였고, 작게는 암컷이 잉태하고 생명을 출산하는 것을 이른다. 즉 무(無)에서 유(有)가 창조(創造)되는 이치(理致)를 말하는 것이다.

따라서 연허성통을 거쳐서 면벽(面壁)의 도(道)를 완성하면 빛선도의 최고 경지

---

195) 곡신(谷神): 곡(谷)은 허(虛)·무(無)이고, 신(神)은 영혼(靈魂)을 이른다. 선법(禪法)에서는 허령불매(虛靈不昧: 마음이 맑고 영묘하여 모든 것을 명찰明察)함이 근본(根本)이다. 이 곡신은 바로 허령(虛靈)한 성신(性神)이다.

인 천선(天仙, 大聖)을 이루게 되는 것이다. 이를 일반 선학에서는 인선(人仙)[196]·지선(地仙)·신선(神仙)·천선(天仙)으로 나누는데, 그 가운데서 천선(天仙)을 이른다. 예로부터 전해지는 바로는 천선은 현세(現世)와 선계(仙界) 즉 천계(天界=천궁天宮)를 수시로 넘나들 수 있다고 했다.

이 현상은 어쩌면 장자(莊子)께서 말씀하신 "마음이 아무런 얽매임이 없을 때 지인(至仁)은 속세(俗世)에 있으면서도 속(俗)을 초탈(超脫)하여 진정한 자유를 누릴 수 있는 유유자적(悠悠自適)하는 소요유(逍遙遊)"일 것으로 생각된다. 유일명(劉一明) 진인(眞人)께서는 이를 "성인(聖人)은 자연의 도(自然之道)를 어기지 아니하고, 그로 인(因)하여 제지(制止)하며, 하늘의 도(天之道)를 보고, 그 도(道)를 지켜 행하고 따른다. 후천(後天)의 가운데를 지켜 선천(先天)으로 되돌리며, 살기(殺機) 가운데서 생기(生機)를 훔치고, 오행(五行)을 바꾸어 전도(顚倒)하고 조화(造化)를 거스른다."고 하였다.

음(陰)은 양(陽)을 기르고 양(陽)은 음(陰)을 변화(變化)시키니, 양(陽)은 건강(健康)하고 음(陰)은 순(順)하므로 음양(陰陽)이 혼합한다. 구멍(叫竅)을 관찰하여 그 연유로 신기(神器)[197]=환전, 노정爐鼎)로 말미암아 지극(至極)한 고요(靜)에 든다.

또 강한 힘을 막으면 자연(自然)의 유무(有無)가 일치(一致)하고, 모든 공력은 음양이 서로 이기는 술(術)을 환하게 밝혀서 상(象)이 밖으로 분명하게 드러난다고 했다. 이는 우리가 아는 술(術)이 아니라 음양을 훔치고 조화를 벗기는 술수라 했다. 또 선기(璇璣)[198]: 우주의 자·공전, 무위환주無爲桓周, 유위환주有爲)를 돌리고

---

196) 인선(人仙): 양신(陽神)을 닦아서 도(道)를 이루면 그 이룸에 따라서 인선(人仙), 지선(地仙), 신선(神仙), 천선(天仙)의 네 종류의 신선(神仙)이 된다. 인선은 인간으로서 신선같이 살고, 지선은 땅 위에서 살면서 육신통이 모두 밝아지고 물 위를 평지같이 걷는 등 초인간적으로 되고, 신선은 땅 위는 물론 산등성이를 걷고 하늘을 주유할 수 있으며, 천선은 천계를 마음대로 드나들 수 있다고 한다.

197) 신기(神器): 신(神)은 형상도 없고 방위도 없으며, 신의 그릇은 합하여 이룬다. 형상이 없어 힙히여지는 것을 신기(神器)라 한다.

198) 선기(璇璣): 혼천의(渾天儀)를 선기(璇璣)라고도 하며, 천체의 회전을 말한다. 북두칠성의 둘째 별과 셋째 별의 이름이다. 선도적으로는 신(神)과 기(氣)가 몸 안에서 경락맥을 따라서 순환하는 환주(桓周)를 선기(璇璣)라 한다.

생사(生死)를 벗어나는 술(術)이라 했다. 옛적에 황제는 이를 닦아 용을 타고 하늘에 오르고, 장량(張良)[199]·갈홍(葛洪)·허손(許遜)[200]은 이를 닦아 범인(凡人)을 초월(超越)하여 성인(聖人)이 되었다(성인불위聖人不違, 자연지도自然之道, 인이제지因而制之, 관천도집천행종觀天道執天行從, 후천중반선천後天中返先天, 재살기중도생기在殺機中盜生機, 전도오행顚倒五行, 역시조화역시조화逆施造化, 이음양양以陰養陽, 이양화음以陽化陰, 양건음순陽健陰順, 음양혼합陰陽混合, 유신기이입지정由神器而入至靜, 유면강이저由勉强而抵, 자연유무일치自然有無一致, 공력실화功力悉化, 음양상승지술陰陽相勝之術, 소소호昭昭乎, 진어색 상지외의進於色象之外矣, 요지차술要知此術, 비심상지술非尋常之術, 내절음양內竊陰陽, 탈조화지술脫造化之術, 내전선기乃轉璇璣, 탈생사지술脫生死之術, 석황제수지昔黃帝修之, 이승용상천而乘龍上天, 장갈허수지張葛許修之, 이초범입성而超凡入聖).

또 다른 옛 선인(古仙人)의 선례(先例)를 보면 중국 소림사(小林寺)[201]의 달마 대사(達磨大師)[202]께서는 동굴(洞窟)에서 9년간이나 음식(飮食)을 먹지 않고 오로지 진기(眞氣)로만 생명을 유지하며 벽곡수도(辟穀修道)를 하였다고 한다. 이처럼 대사께서는 벽을 마주 대하고 수련에 전념하는 면벽(面壁)의 도(道)를 닦았으나 천선(天仙)에는 이르지 못하고 지선(地仙)에 머물렀다고 한다. 또 그 시대에는 도(道)를 닦는다는 핑계로 아무런 일도 하지 않고 토굴이나 산사(山寺)에서 정좌 수련(靜坐修煉)하는 사람들이 너무 많아서 생산성(生産性)을 크게 저해(沮害)하였으므로 이를 비판하였고, 이를 삼갈 것을 권고(勸告)하는 행정 지침(行政指針)을 내리기도 하였다고 한다.

---

199) 장량(張良): 한나라(BC 206~서기 9) 고조(高祖 BC 206~BC 195)의 신하.
200) 허손(許遜 239?~374): 진(晋)시대 인물로 도인(道人)이다.
201) 소림사(少林寺, 샤오린사): 중국 허난성 쑹산에 있는 사찰 이름이다.
202) 달마(達摩)·달마대사: 남천축(南天竺, 남인도) 사람이며, 남북조(南 北朝, 420~589) 시대의 선승(禪僧)의 이름이다.

옛적에도 그러하였지만 생존 경쟁(生存競爭)이 치열(熾烈)한 오늘날에는 더욱더 수도(修道)에 전념한다는 것은 불가능에 가까운 일일 것이다. 그러나 이를 기대하는 일부의 사람들이 단순히 도(道)를 닦는다며 면벽(面壁)을 한답시고 음식을 먹지 않는다면 영양실조가 되거나, 굶어 죽게 될 것이다. 이와 같은 면벽 수련은 인위적(人爲的)이 아닌 무식(無息)에 드는 형이상(形而上)의 경지에 이르러야 비로소 진기(眞氣)로 생명을 유지하며 면벽 수도(面壁修道)를 할 수 있게 되는 것이다. 그러므로 도(道)를 완성하지 못한 수행자가 음식을 먹지 않고 면벽 수련을 한다는 것은 우리가 평소에 며칠씩 먹지 않으면 정신이 몽롱해지면서 음식을 먹을 생각도 없는 등 여타의 잡생각을 할 여지가 없이 차분히 가라앉아 잠만 자게 되는 것처럼 쉽게 무아(無我)에 들 수 있을 것으로 잘못 알고 이 같은 방법을 택하는 것으로 보인다. 이러한 방법은 쉽게 도(道)를 터득하려는 조급한 욕심(慾心)에서 나타나는 어리석기 짝이 없는 무모(無謀)한 짓일 뿐만 아니라, 도(道)를 이루기 전에 요절(夭折)할 수가 있는 아주 잘못된 행위다. 하지만 정상적으로 도(道)를 이룬다면 선(仙)의 세계에서 무슨 일이든지 상상(想像) 속의 모든 일을 할 수가 있게 되는 것이다.

빛선도 수련은 모든 분야가 태어나기 이전의 원래의 자리로 되돌아가게 하는 환허(還虛)를 이루는 수련법이다. 이 단계는 영적(靈的)인 품성(品性)으로 현로(玄路)를 개척(開拓)하여 통(通)함으로써 선천(先天)의 빛을 찾아 돌이켜 비추는 회광반조(回光返照)의 수련이라고 일반 선학에서 말하고 있다. 이 수련은 마음을 고요하게 다스리 신(神)을 가라앉히고 대뇌(大腦)의 선천(先天)의 혈(穴)인 의시(意視)를 통하여 명당혈(明堂穴)의 뒤쪽에 모으고 염력(念力)을 길러서 의시(意視)로 원상(原象)의 빛을 찾아 비추게 되면 뜻하는 문자를 떠올려 빛을 밝힐 수도 있고, 물건(物件)을 의념(意念)으로 자신이 원하는 곳으로 옮길 수도 있는 등 그야말로 범사를 초월(超越)할 수 있게 되는 것이다.

그러나 이러한 특이 공능은 수련자 모두에게 일어나는 현상은 아니며 선천적으로 어떤 기운을 부여받아 태어난 사람만이 이룰 수 있게 되는 것으로 보인다. 그러므로 부질없이 특이 공능을 기대하고 수련하지 말고 건강을 보전한다는 단순한 마음으로 수련하는 것이 실속 있는 공력(功力)을 이룰 수 있을 것이다.

이 단계도 수평회주, 하환주, 상신용오름회주, 임독맥회주 5단계, 사지회주, 전신용오름회주를 함께 수련하게 된다.

○ **주신취점(主神聚點)**: 명당혈(明堂穴)의 뒤쪽(背面)
○ **수련 일수**: 9년 이상 환도를 이루어 천선을 이룰 때까지
○ **수련 효과**: 도(道)를 완성(完成)하여 성통공완(性通功完)

위의 것들을 이루면 기본적(基本的)으로 선계를 유유자적(悠悠自適)할 수 있고, 나아가 천선(天仙)이 되면 현세(現世)와 천계(天界)를 자유자재(自由自在)로 왕래(往來)할 수 있다고 하였다.

처음에는 환허(還虛)의 상태(狀態)가 지속(持續)되면서 허(虛)의 세계(世界)를 밝히고 염력(念力)으로 글씨를 써서 밝힐 수 있는 수련자가 나타나고 점차 발전(發展)시키면 글씨체가 입체형(立體形)으로 빛을 발하게 할 수 있게 된다. 또 의념(意念)으로 물건을 원하는 곳으로 옮길 수도 있겠으나, 이러한 특이 공능(特異功能)을 이루는 것은 이론(理論)과 같이 그리 쉬운 일은 아니므로 실패(失敗)를 거듭하면서 꾸준한 노력으로 성공(成功)에 이르면 의념(意念)의 그 끝에 이르는 완성(完成)을 이루는 염력(念力)이 모든 상(相)을 볼 수 있는 능력이 나타나기도 하고 또 보통 사람을 뛰어넘는 육신통(六神通)의 한 가지 이상을 실현(實現)할 수 있는 능력도 생길 수 있다. 천기(天氣)도 미리 알 수 있는 현상 등의 여러 가지 현상이 수련자의 노력 여하에 따라서 나타나기도 한다.

이 단계가 정상적(正常的)으로 발전하면 모든 감각 기관(感覺器官)이 통(通)하여 불도(佛道)에서 이르는 육신통(六神通)이 단계적으로 열리는 수련으로서, 벽(壁)

너머에 있는 사물(事物)을 투시(透視)할 수 있게 될 뿐 아니라 전생(前生)과 미래(未來)도 볼 수 있게 되는 등의 초고도(超高度)의 심신(心神) 수련이다.

옛 선도서에 따르면 연허합도(煉虛合道)라는 수련 단계가 있었다고 한다. 그 단계는 천선(天仙)이 되는 수련 과정으로서 옛적에 수련을 이어받을 인재(人材)가 없어서 전수(傳授)되지 못하였다고 전해진다. 일설에 따르면 지금도 당나라의 여동빈(呂洞賓) 진인(眞人)께서는 후계자가 될 인재(人材)를 찾아다닌다고 한다. 이 말은 이 단계가 그토록 이루기가 어려운 것이므로 배가(倍加)의 노력이 필요하다는 뜻으로 해석된다.

이 연허성통(煉虛性通)을 이루면 바로 그 빛선도 수련의 최고의 경지인 천선(天仙)을 이룰 수 있게 되는 것이다. 그래서 면벽(面壁)과 같은 고난도(高難度)의 수련 방법으로 완전(完全)한 부동(不動)의 연공(煉功)을 쌓아 몸 안에서 떠나지 않게 하는 온전한 진기(眞氣)를 영원토록 보전(保全)할 수 있게 하는 지속적인 노력이 필요한 것이다. 이와 같은 도(道)를 이루고 나면 천계(天界)의 천변만화(千變萬化) 현상(現狀)을 한눈에 모두 볼 수 있을 뿐만 아니라 홍익인간(弘益人間)의 이념(理念)을 실천(實踐)할 수 있는 격물치지(格物致知)의 지혜(知慧)가 모두 열리고 마음이 후덕(厚德)하게 덕성(德性)이 쌓여 베풀게 되는 등 사람들에게 이로움을 펼칠 수 있는 천선(天仙= 대성大聖)이 되는 것이다.

이 천선(天仙)을 많은 사람이 신선(神仙)과 혼동(混同)하여 사용하고 있으나, 실제로는 위에서 설명한 바와 같이 다르다. 다만 모르면 모든 것이 다 똑같아 보이는 것과 같은 이치(理致)일 뿐이다. 이 천선(天仙)을 이루는 것은 하늘마음(天心)과 같은 큰 덕(大德)을 품은 바른 마음이 정착돼야 가능하기 때문이다.

그러나 옛적이나 지금이나 이 신선에 대한 논란이 끊이지 않고 계속하여 일어나고 있지만, 이 세상을 스쳐 지나간 모든 철인·성인·진인·도인들께서 신선의 존재를 부정하지 않는 것은 목표가 있어야 사람들이 맑고 바르게 살아가려고 노력하기 때문은 아닐까 하는 현실적인 생각이 들기도 하지만 이것은 허상(虛像)이나 환상(幻相)이 아니라 도(道)를 이루어야 가능한 실상(實相)이라는 것은 무아(無我)의 무식(無息)에 들어 상출신(上出神)을 체험(體驗)하게 되면 우리가 책을 통하여 읽거나 들은 모든 이야기를 자신의 사유의 세계에서는 그토록 신비(神祕)하게 느껴지는 모든 현상(現狀)을 실제(實際)로 쉽게 체험할 수 있다는 것을 알 수가 있게 되기 때문이다.

이를 우리 민족의 경전인 삼일신고(三一神誥) 천궁 훈에는 "하늘에는 하느님이 거(居)하시는 천궁(天宮)이 있어, 오직 (선도를 닦아) 참 본성을 깨달아 통하여(성통공완性通功完) 도(道)를 이룬 사람만이 그곳에서 영원한 쾌락을 누리리라(천신국天神國유천궁有天宮일신유거一神攸居유성통공완자惟性通功完者조영득쾌락朝永得快樂)!"고 하였다.

이처럼 성통공완이 이루어지면 과거, 현재, 미래(過去 現在 未來)의 모든 것을 비추어 볼 수 있게 되고, 선계(仙界)의 사유(思惟)의 세계에서 일어나는 모든 일을 현실 세계(現實世界)에서도 실현(實現)할 수 있는 초고도(超高度)의 심신(心神) 수련이다. 이를 황정경(黃庭經)에서는 벽곡(辟穀)을 하고 음양(陰陽)의 기(氣)로 배를 불리면 땅의 문이 닫히고 하늘의 문이 열릴 것이다. 어찌 평지에서 천선(天仙)이 되어 하늘로 오르지 못하겠는가?

○ 수련 자세 : 연허성통(별첨 13)

VII.

결론(結論)

Ⅶ. 결론(結論)

환단빛선도(桓檀빛仙道)는 조상님의 정신(精神)과 지혜(智慧)가 배인 소중한 수련법이자 후손(後孫)들이 열심히 배우고 익혀서 길이길이 자손만대(子孫萬代)를 이어나가야 할 소중한 문화유산(文化遺産)이므로 모두가 합심하여 계승, 발전(繼承發展)시켜 나가야 할 것이다.

빛선도는 꾸준한 노력과 정성으로 자기 자신의 내면을 탐구하여 그 능력을 형이상(形而上)의 이상 세계(理想世界)에 이르게 하는 몸과 마음을 닦아서 품성(品性)과 지식(知識)을 높이는 수양(修養)이므로 무엇보다도 하늘마음과 같은 크고 넓은 후덕(厚德)한 마음가짐으로 수련에 임하는 자세가 무엇보다도 중요하다 하겠다.

그러므로 오감(五感)과 칠정(七情) 등 마음이 동요(動搖)하는 모든 감정(感情)을 가라앉히고 뜻(意)을 지우듯이 까맣게 지워서 잊어버리고 허령(虛靈)하게 비워서 기(氣)가 드나드는 것을 놓치지 말고 신(神)을 모아서 환주(桓周)와 더불어 부드럽게 이끌어서 자신의 숨을 인위적으로 조절(調節)할 수 있는 달인(達人)이 되면, 그 다음부터는 환지문(桓智門)을 열어 연허성통(煉虛性通)을 달성(達成)하여 성(性)을 깨달아 성통(性通)을 이루는 환도학(桓道學)이므로 조급하게 서두르지 말고 서서히 꾸준하게 수련하여 생활화함으로서 모두가 사리에 밝고 뛰어나며 명철(名哲)한 철인(哲人)이 되어 국가와 사회 발전에 이바지해야 할 것이다.

이 시대에 무엇보다도 절실하게 필요한 것이 나라를 부강(富强)하게 발전 향상(發展向上)시켜야 하는 것이므로 미래(未來)를 대비(對備)하는 데 국력(國力)과 국민(國民)의 지혜(智慧)를 모아야 할 것이다. 국제 사회에 나가서는 함성으로 부르짖어서 무엇을 하나라도 이룰 수 있는 것이 없다. 나라가 부강(富强)하고 기술력

(技術力)이 앞서야 세계의 시장(市場)이 하나로 변한 무한 경쟁 시대(無限競爭時代)을 이끌어 열방이 스스로 뜻을 같이하고 따르게 될 것이다. 따라서 국가가 발전하기 위해서는 올바르고 우수(優秀)한 인재(人才)가 많이 배출(輩出)되어야 하지만, 이는 후천의 제도 학문(制度學文)을 익히는 것만으로 탁월(卓越)한 인재(人才)를 발굴할 수 없는 것이다. 성(性)을 깨우쳐 도(道)를 터득(攄得)하여야만 형이하(形而下)와 형이상(形而上)을 모두 깨우쳐서 비로소 범인을 뛰어넘는 훌륭한 인재가 나타날 수 있게 되는 것이다.

본고(本稿)를 마무리하면서 이 막중한 임무를 그 많은 석학(碩學)과 이름난 종교인들을 제쳐두고 모든 면에서 부족한 필자에게 맡겼을지 생각해 보았다. 그 이유는 종교적으로 치우치거나 현대 지식(現代智識)에 얽매이지 않으리라고 보았기 때문은 아닐까 하는 생각이 들기도 한다.

아무튼, 많은 사람이 도(道)를 터득하여 덕(德)을 베풀며, 아름답고 건강한 여생을 보낼 수 있기를 바라는 마음이다. 모두(冒頭)에서 필자가 본경(本經)은 종교가 아니라고 부인했지만, 국민의 5% 이상이 빛선도를 익히면 민족의 지주 정신(支柱精神)으로 자리 잡아 스스로 믿고 따르게 될 것이다.

◆ 별첨

(별첨 1) 임맥(任脈)

■13 임맥-25혈 (별첨1)

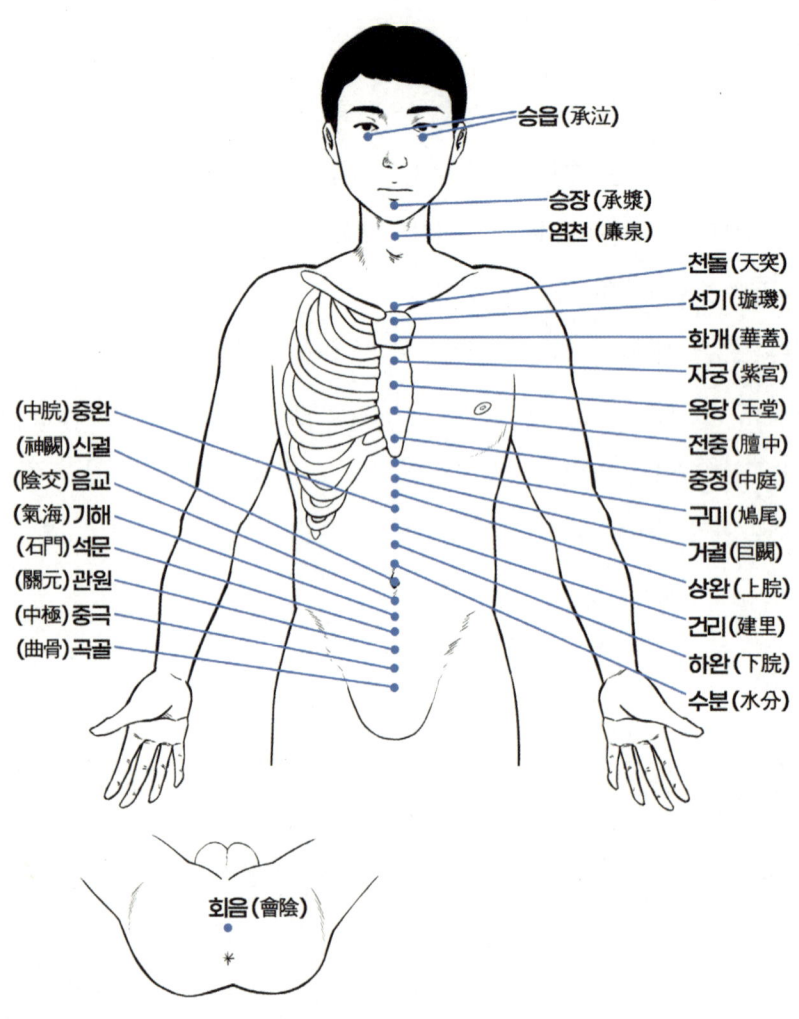

(별첨 2) 독맥(督脈)

■14 독맥-31혈 (별첨1)

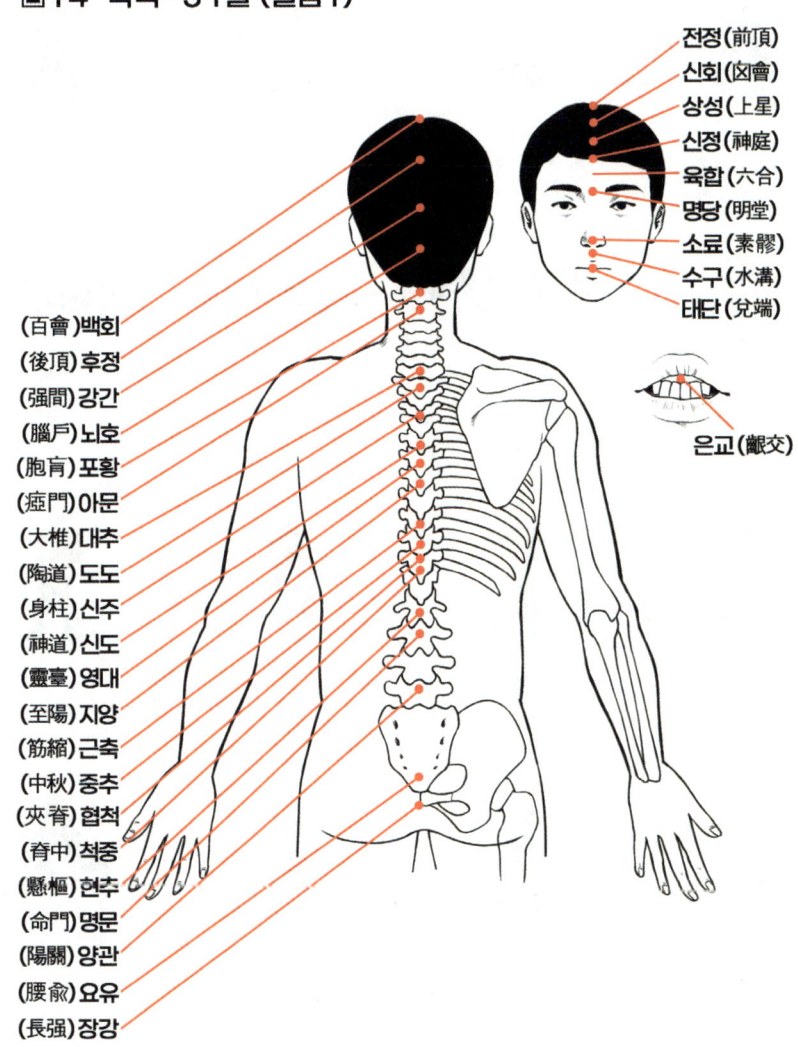

(별첨 3) 정 다스리기 1단계

신취점: 하환전

준비 자세	1 상신용오름회주	2 임독맥 1단계	3 편반좌
	발등꿇기		
4 발끝 꿇기	5 와세1	6 와세2	7 전신용오름회주
	양손 합지 관원혈	양손 끝 머리 측면	양손 끝 합지 머리위
8 서좌	9	10	11
12 손 관원혈	13 손 양관혈	14 양발 들고	15 삼지도립
안정세			

(별첨 4) 정 다스리기 2단계

신취점: 하환전

준비 자세	1 상신용오름회주	2 임독맥 1단계	3 서좌
	발등꿇기		
4 발끝 꿇기	5 와세1	6 와세2	7 전신용오름회주
	양손 합지 관원혈	양손 끝 머리 측면	양손 끝 합지 머리위
8 서좌2	9	10	11 양손 관원혈
12 손 양관혈	13 양손 세우고	14 손바닥 어깨	15 삼지도립
안정세			

(별첨 5) 정 다스리기 3단계

신취점: 하환전

준비 자세	1 상신용오름회주	2 임독맥 2단계	3 서좌
	발등꿇기		
4 발끝 꿇기	5 와세1	6 와세2	7 와세
8 서좌2	9 양손 세우고	10 수평 원형	11 승우세 관원혈
12 손 양관혈	13 손바닥 어깨	14 전신용오름회주	15 삼지도립
안정세			

(별첨 6) 명 불리기 1단계

신취점: 하환전

준비 자세	1 상신용오름회주	2 임독맥 2단계	3 정좌세(편반좌)
	발등꿇기		
4 발끝 꿇기	5 와세1	6	7
8 서좌	9 양발 들고	10	11
12	13 사지회주	14 전신용오름회주	15 삼지도립
안정세			

(별첨 7) 명 불리기 2단계

신취점: 하환전

준비 자세	1 상신용오름회주	2 임독맥 2단계	3 정좌세(편반좌)
	발등꿇기		
4 발끝 꿇기	5 와세	6	7
8 서좌	9 양발 들고	10	11
12	13 와영세	14 전신용오름회주	15 삼지도립
안정세			

(별첨 8) 명 불리기 3단계

신취점: 하환전

준비 자세	1 상신용오름회주	2 임독맥 2단계	3 정좌세(쌍반좌)
	발등꿇기		
4 발끝 꿇기	5 와세	6	7
8 서좌	9 양발 들고	10	11
12	13 사지회주	14 전신용오름회주	15 삼지도립
안정세			

(별첨 9) 성 기르기 1단계

준비 자세	1 상신용오름회주	2 임독맥 2단계	3 정좌세
하환전	하환전	하환전	전중혈
4 편반좌	5 손바닥 어깨	6 양손 펼쳐	7 정좌세
전중혈	노궁혈	노궁혈	중완혈
8 편반좌	9	10	11
중완혈	하환전	하환전	하환전
12	13 사지회주	14 전신용오름회주	15 삼지도립
회음혈	하환전	하환전	하환전
안정세			
하환전			

(별첨 10) 성 기르기 2단계

준비 자세	1 상신용오름회주	2 임독맥 2단계	3 정좌세
하환전	하환전	하환전	하환전
4 용천혈	5 부궤자	6 각첨궤좌	7 중추혈
	장강혈	장강혈	
8 신도혈	9 포황혈	10 백회혈	11 하환전
12 하환전	13 사지회주	14 전신용오름회주	15 삼지도립
	하환전	하환전	하환전
안정세			
하환전			

(별첨 11) 성 기르기 3단계

신취점: 명당혈 뒷면

준비 자세	1 상신용오름회주	2 임독맥 2단계	3 하박도립
4 정좌세	5	6	7
	"	"	"
8	9	10	11
"	"	"	"
12	13	14 사지회주	15 전신용오름회주
"	"		
안정세			

(별첨 12) 연성환허

신취점: 명당혈 뒷면

준비 자세	1 상신용오름회주	2 임독맥 4단계	3 임독맥 5단계
4 하박도립	5 정좌세	6	7
		〃	〃
8	9	10	11
〃	〃	〃	〃
12	13	14 사지회주	15 전신용오름회주
〃	〃		
안정세			

(별첨 13) 연허성통

신취점: 명당혈 뒷면

준비 자세	1 상신용오름회주	2 임독맥 5단계	3 하박도립
4 정좌세	5	6	7
		〃	〃
8	9	10	11
〃	〃	〃	〃
12	13	14 사지회주	15 전신용오름회주
〃	〃		
안정세			

◆ 색인 목록(索引目錄)

1. 주서(註書)의 주어(主語)를 위주로 수록하여 찾아보기 쉽게 하였다.
2. 중복되는 용어는 쪽수를 부서하였다.
3. 한글과 한자를 병기(倂記)하였다.

[ㄱ]

갈홍葛洪 26 339 478

감·식·촉感·息·觸 139 141 160

강공强功 48 63 65 69 70

강궁絳宮 82 426

강련强煉 48 63 69 70 77 179 248 249 255 298 299 300 318 319

격물치지格物致知 153 407 408 481

격암유록格菴遺錄 29 30 33 35

경락經絡 50 66 75 88 91 109 110 111 117 120 121 122 145 169 246 258 262 277 280 283 411 413 415 418 419 426

경맥經脈 91 110 111 115 117 118 120 121 122 280 283 291 430

경혈經穴 91 92 111 299 320

계연수桂延壽 25 104

곡신谷神 86 476

곡신불사谷神不死 86 476

공공共工 25

공법功法 76 79 128 248 249 252 253 255

공자孔子 42 98 99 106 338

곽여郭輿 24

관원혈關元穴 64 80 91 148 184 185 232 233 265 384 389 390 393 423

광성자廣成子 24

구칠仇柒 24

궁을인弓乙人 34

권극중權克中 108

귀근복명歸根復命 228

규원사화揆園史話 24

금궤요략金匱要略 126

금단사백자金丹四百字 388 414

금촉禁觸 87 93 138 141 142 143 161 200 223 241 252 382 385
금환金桓 65 95 261 294 415 449 450 451 453 463 467 468 470 471
기감氣感 79 418
기경팔맥奇經八脈 91 92 111 115 122 146
기돌이氣周 48
기막氣膜 62 73 85 88 89 90 123 149 168 193 195 196 241 243 247 258 259 260 286 288 289 290 291 294 420 421 427 429 431 440 441 442 445 447 451 456 457 461 467 473 474
기문氣門 77 116 462
기미機微 72 87 125 138 264 284 399 410 414 420 423 427 453 473 474
기 받기(氣受) 329
기백 천사岐伯天師 52 57 164 244
기해혈氣海穴 80 89 91 149 184 185 232 241 284
기혈氣穴 110 117 245 246 256 271 276 299 389 392 394
기혈氣血 69, 87, 91, 109, 115, 121, 263, 340 341
길흉회린吉凶悔吝 98

【ㄴ】

나반那般 433 434
난랑비 서문鸞郎碑序文 38
남사고南師古 30 32
낭유학稂莠學 39
내공內功 61 70
내련內煉 48 55 61 70 71 75 300 304 343 407
내식內息 48 62 73 83 192 193 416 420 456
내환內桓 48 55 61 70 419
노스트라다무스 33
노자老子 43 45 86 106 124 127 136 140 144 195 256 289 392 453 454 464 476

【ㄷ】

단군 가륵황제檀君嘉勒皇帝 435
단군 감물황제檀君甘勿皇帝 437

단군 도해檀君道奚 436
단군성조시대檀君聖朝時代 9 30 34 128 152
단군왕검 황제檀君王儉皇帝 23 24 99 199 435
달마達摩 225 478
담시선인昙始仙人 24
대덕大德 41 50 156 157 481
대변경大辯經 93 188 235 383
대세大世 24
대약大藥 63 90 260 294 446 453 461 463 468 469 470
대우주大宇宙 88 97 107
대정大定 196
대주천大周天 48 90 288 294 443 444 453
대학大學 104 337
대효大撓 25
대환주大桓周 48 75 81 88 121 227 234 235 247 271 287 292 294 440 451 445 447 448 450 452 455 459 462 463 464 467 470 473
도연명陶淵明 37

도인導引 48 69 125 126 127
도쿠가와 이에야스(덕천가강德川家康) 108 109
도태道胎 31 55 74 81 90 95 125 158 228 234 242 259 287 289 290 291 293 415 419 420 421 422 423 424 425 427 429 431 441 442 447 448 451 453 455 457 468 470 474
도홍경陶弘景 192
독맥督脈 91 92 115 119 246 248 269 270 271 272 273 275 286 287 330 389 393 417 489
돈법頓法 461
동이東夷 23 27 28 34 104 105 106
동풍東風 32

[ㄹ]

라빈드라나드 타고르 33
락맥絡脈 91 111 117 119 120 122 146 256 280 283

[ㅁ]

마魔 230

마시馬蒔 43

막부 시대幕府時代 109

맹자孟子 106 144 289

면벽面壁 8 90 469 473 474 475 476 478 479 481

명관命關 257 400

명기命氣 79 94 143 234 236 241 242 243 395 398 404 439 440 442

명 불리기(명단성命煅成) 49 71 88 124 143 183 234 241 246 249 257 280 284 383 395 396 398 401 402 403 405

명신命神 63 68 79 93 94 95 138 234 235 236 241 242 259 261 292 395 398 404 406 407 414 439 440 442 444 449

명심견성明心見性 244

명유明由 24

모든 의식全意識 123 188 189 439

목욕沐浴 288

몽夢 221

무극無極 40 43 51 96 135 150 155 156 198 201 207 228 243 260 263 410 447 454 457 465 466 467 471 472 473 474 475 476

무기無機 72 73 125 138 139 264 284 412 414 420

무련武煉 48 63 69 70 77 179 248 249 255 298 300 339 340 357

무선악無善惡 140 159 436 449

무식無息 7 48 52 55 62 67 72 73 74 75 76 81 83 85 88 89 90 95 100 124 126 138 139 153 168 190 191 192 193 194 196 204 223 227 228 229 230 238 241 243 244 245 247 258 259 260 262 263 286 287 289 290 291 292 337 357 404 407 409 410 412 413 414 415 416 419 420 421 422 423 427 428 429 430 439 441 442 446 447 448 456 459 461 462 463 464

465 466 467 469 472 475 479 482

무아無我 38 40 52 55 67 68 73 76 78 82 83 90 124 137 144 190 193 194 223 226 227 230 231 238 241 243 245 247 253 258 259 260 289 291 292 294 404 409 410 412 413 416 419 420 421 422 423 424 427 428 432 439 440 445 451 456 461 463 467 469 474 475 479 482

무위無爲 50 52 72 73 74 75 78 81 83 85 88 89 90 121 122 123 124 136 138 139 146 168 181 186 190 191 193 195 227 230 231 234 238 239 244 245 247 258 259 262 263 264 265 268 277 284 288 289 291 293 407 410 414 416 419 420 421 427 429 431 432 435 439 440 441 442 445 447 451 452 455 456 459 460 461 462 463 464 466 467 470 472 473 475 476

무위자연無爲自然 74 90 124 127 136 137 146 147 150 155 156 190 193 198 223 229 238 260 287 289 293 294 407 409 410 414 424 428 432 445 447 451 459 461 463 467 469 471 475

부위환주無爲桓周 73 88 89 90 124 156 223 246 286 287 290 291 428 448 459 460 465 477

무의식無意識 73 82 147 189 197 253 409 467

무청탁無淸濁 140 159 436

무후박無厚薄 141 159 290

묵가墨家 45

문박씨文朴氏 24

문왕文王 98 99

물계자勿稽子 24

물망물조物忘物照 440

미려궁尾閭宮 82 417

[ㅂ]

박제상朴堤上 228

반굴세半屈勢 303

반본환원反本還元 228

반우굴세半右屈勢 313 315 316 359

360 363 365 368 369 370 371
반정화뇌返精和腦 235
반좌굴세半左屈勢 314 315 316 359
360 363 368 369 370 371
배달민족倍達民族 23 35
벤자민 프랭클린Benjamin Franklin
165
벽곡辟穀 261 461 468 478 482
보덕寶德 24
복희씨伏羲氏 98 104
분의分意 67 245 258 263 387
417 420 448
비대제륜鼻對臍輪 421
빛日·光·陽 245
빛돌이神周 30 47 48 55 61 65
67 70 75 77 81 83 88 121 122
145 148 149 153 169 226 231
245 246 262 263 264 265 276
277 280 283 284 288 400 417
438
빛선도 구령 133 134

【ㅅ】

사기邪氣 49 53 60 70 86 87 120
145 147 165 167 186 188 215
245 271 279 280 282 286 340
356 377 412 445 446 453
사유 세계思惟世界 37 38 40 68 90
91 136 153 231 260 451 465
469 472 474
삼관三關 72 93 188 195 232 233
235 271 383 419
삼극三極 50 51 135 136 142 155
156 198 433 434 446 454
삼극일체 원리三極一體原理 30 135
142
삼년유포三年乳哺 55 425 449
삼망三妄 40 82 84 93 137 141
142 143 147 160 161 188 196
200 223 252 258 337 382 406
448 453
삼수의 진三受之眞 252
삼일신고三一神誥 20 26 27 28 42
65 79 84 87 92 93 97 103 104
127 136 137 139 142 152 154 157
198 199 200 225 227 232 235
236 237 241 242 252 260 262
292 349 385 423 429 434 437

441 443 449 451 455 464 482

삼진三眞 31 42 62 63 68 72 76
84 93 136 138 140 141 142
143 151 159 160 161 188 195
238 239 242 252 357 382 283
395 414 429 435 436 448 449
453 455 474

삼황내문三皇內文 26

상相 65 189 228 229 230 257
259 397 398 402 403 404 422
425 439 471 480

상서尙書 49

상신용오름회주(上身龍乘回周) 277
278 280 283 356 400 402 404
412 417 426 466 480

상철上哲 45 63 90 159 236 260
261 262 294 357 436 449 453
465 468 469 472

상환궁上桓宮 62 80 82 125 184
232 234 406 414 445

상환전上桓田 62 78 81 82 85 125
149 169 184 193 222 232 234
237 240 243 247 259 287 289
290 292 294 323 342 373 414

415 432 435 440 441 445 447
448 452 456 458 460 465 466
468 469 470

새사일賽四一 32

서경書經 49

선기璇璣 115 477

선법禪法 225 461

선천 8괘先天八卦 31 98

선천의 기先天之炁 94 231 238
267 289 294 407 415

선·청·후善·淸·厚 72 93 239

선학仙學 72 231 261 288 292
294 394 443 444 451

선학禪學 72 225

성경팔계聖經八戒 20 21 22 27 34
35 66 68 73 103 104 127 138
152 154 197 198 200 201 215
221 222 224 235 252 256 263
339 349 434 435 474

성관性關 258 408 464

성기性氣 80 93 94 236 242 243
407 440 449

성 기르기(성양성性養成) 71 88 122
124 143 234 242 249 258 288

383 406 408 409 411 416 418 419 432

성령聖靈 200 201 205 207 209 211 213 216 218

성·명·정性·命·精 42 48 49 50 51 52 62 64 68 71 72 73 85 92 93 94 124 135 136 137 138 139 140 142 143 147 149 153 155 159 184 188 195 203 223 227 232 235 237 239 240 242 244 245 255 259 285 286 287 382 383 395 399 404 406 407 414 428 432 436 437 439 440 446 448 453 454 457

성신性神 48 63 64 66 68 72 80 93 94 95 137 138 234 235 236 242 243 244 258 260 406 407 414 421 440 447 448 449 457 458 459 460 471 474

성통공완性通功完 20 22 28 31 34 38 42 49 66 68 90 95 97 126 134 136 139 140 142 143 144 153 154 158 161 162 199 200 201 221 222 252 261 262 268 294 382 390 407 410 419 432 441 447 448 449 451 455 457 463 464 468 471 472 473 476 480 482

세 관문(三關門) 64 68 93 232 235 383 388 394 400 408

소림사少林寺 478

소약小藥 62 260 289 430 469 470

소요유逍遙遊 465 477

소우주小宇宙 88 107 458

소주천小周天 89 271 443 444

소학小學 65

수공收功 77

수사修士 23

수시반청收視返聽 446

수심연성修心煉性 28 244

수지手至 181 363

수측手側 361

수평회주(水平回周) 146 149 246 263 265 266 267 268 269 277 278 279 280 281 282 290 356 377 393 394 396 398 400 401 402 403 404 411 412 416 417

426 466 480

숙정肅靜 70 78 149 202 225 242 243 249 253 452

순련順煉 63 67 70 255 298 300 304 330 339 340 346 357

숨息 64 148 191 193 194 195 344 390 420 452

승승繩繩 44

시목柿木 30 32

신궐혈神闕穴 81 89 91 284 399

신기神器 477 478

신기쌍수神氣雙修 51 62 71 137 222 235 252

신단목神壇木 30

신단수神壇樹 22 434 436

신도사상神道思想 98

신도설교神道說教 98

신밝도 22 28 34 222

신선神仙 21 37 82 105 218 221 223 261 412 434 435 438 458 469 477 481

신선도神仙道 22 34 222

신수환전神守桓田 58 62 77 195 421

신시배달시대神市倍達時代 34 35 152 200

신실神室 470

신취神聚 46 48 62 65 67 68 71 77 78 123 145 147 150 153 163 167 171 174 187 204 207 255 257 263 298 386 396 399 400 402 403 415 417 420 426 427 448 461 466

신취점神聚點 67 68 77 149 152 171 174 179 185 186 187 188 191 195 222 244 245 246 247 258 265 266 267 280 281 283 285 289 290 302 304 318 340 341 342 343 344 345 346 347 348 349 383 384 386 387 389 391 393 396 398 399 400 401 403 404 411 416 417 420 423 427

심기신心氣身 42 49 137 139 141 160 235 252 382

심칠규心七竅 86 167

십승론十勝論 30 31

십익十翼 27 42 98 99

쌍반좌雙盤左 62 175 176 468

[ㅇ]

악탁박惡濁薄 42 137 139 160 252 382 406 448

안정형安定形 317

안파견安巴堅 22 433 434

안호상安浩相 104

압기壓氣 92 146

약존약망若存若忘 440

양관혈陽關穴 64 80 92 148 184 185 233 241 265 279 389 390 393 423

양성연명록養性延命錄 192

양생술養生術 163

양신陽神 30 31 68 94 95 186 395 407 410 414 421 423 431 439 441 444 462 465

양태養胎 424 425

여동빈呂洞賓 240 245 431 481

역경易經 97 108

연력煉力 79

연명화진명煉命化眞命 62 236 242 261 398 439 440 442

연성화진성煉性化眞性 62 236 242 261 407 440 449

연성환허煉性還虛 49 62 71 122 249 258 383 438 441 467 472

연정화진정煉精化眞精 62 233 237 241 261 387 429

연허성통煉虛性通 49 62 71 122 249 262 383 471 472 475 476 481 482 486

연허자煉虛子 45 440

연환煉桓 48 61 69 70 94 121 122 124 149 188 222 225 231 232 240 255 258 262 275 386 388 406 407 414 416 419 452 455 471

열후熱候 50 55 63 75 103 146 169 227 238 239 248 271 286 287 288 289 384 387 396 422 423 428 439 451 452 456 459

염제신농炎帝神農 105

영계靈界 91 144 474

영랑永郞 24

오가五加 157 438

오관五官 46 408 409

오수양伍守陽 286 450

오욕五慾 86 166 167 188 224 228

오장육부五臟六腑 58 91 92 101 110 111 115 204

오존층ozonelayer 85 149 427

오진편천유悟眞篇闡幽 255

오행의 다섯 가지 기원설 99 100

와련臥煉 76 276

와식臥息 48

왕통(王統) 104

외련外煉 62 70

외환外桓 62 70 450

용춘 125

용오름회주龍乘回周 122 146 149 174 246 263 277 278 280 281 282 283 342 438

우뇌右腦 39 40

운급칠첨雲笈七籤 126

원시반본原始反本 228

위백양魏伯陽 26 95 108 440 451 461 470

유가儒家 45 127 244

유일명劉一明 150 431 445 449 458 477

유일신唯一神 35 159 222

유화양柳華陽 74

육신통六神通 96 223 262 477 480

윤진인尹眞人 294 447

은교혈齦交穴 92 116 270 273 274 275

을파소乙巴素 20 21 23 458

음부경陰符經 26 29 150

음양陰陽 26 30 31 32 40 43 48 50 51 53 55 83 87 92 100 107 110 120 121 122 124 132 135 136 137 140 164 190 198 227 228 237 243 258 301 410 415 444 446 452 454 456 457 477 482

음양오행陰陽五行 59 80 87 97 98 99 100 103 109 123 242 290

이기理氣 107 203

이도순李道純 135

인도 사상人道思想 99

인선人仙 430 477

일반 강련一般强煉 318

임독맥회주任督脈回周 246 269 271 272 274 275 330 389 391 394

400 402 404 412 417 426 466 480

임맥任脈 91 115 119 269 271 330 417 488

임아상任雅相 139 161 199 221

입련立煉 48 62 76

입정入靜 52 58 78 168 422 423 472

입정入定 78 168 242 386 422

[ㅈ]

자부 선생紫府先生 24 26

자사자子思子 338

장개빈張介賓 52 59 233

장군방張君房 126

장량張良 478

장생구시長生久視 22 48 49 241 385

장유교蔣維喬 76

장자莊子 52 53 124 140 144 191 245 462 464 465 477

장자양張紫陽 388 409

장중경張仲景 126

전굴 날개(전굴익前屈翼) 312 367

전신용오름회주(전신용승회주全身龍乘回周) 179 277 281 283 377 400 402 404 412 466

전(단)중혈膻中穴 81 91 184 259 271 293 442 445

점법漸法 461

정경正經 65 91 115 120

정공靜功 48 59 61 69 70 71 76 148 171 179 180 181 182 183 225 247 248 249 255 268 280 283 284 291 292 299 300 304 317 318 319 330 358 381 382 383 415 417

정관精關 186 195 256 289 388 394 419

정기正氣 48 49 58 65 83 120 165 202

정기精氣 49 53 79 94 138 233 237 239 240 241 242 243 244 385 387 395 415 428 435 436 468

정 다스리기(정리성精理成) 49 71 88 121 124 141 233 240 241 246 249 256 257 265 275 383

384 385 388 389 391 393 395 396 406

정련靜煉 70 75

정렴鄭磏 85

정성精誠 54 59 147 149 162 163 165 168 187 194 197 201 202 204 221 224 228 229 230 244 252 253 257 259 285 300 305 339 343 346 357 383 384 388 389 397 398 400 402 404 409 410 422 441 445 455 462 464

정식停息 62 65 73 77 127 149 153 190 226 246 247 264 265 274 276 279 280 282 283 396 398 401 403 411 416

정신精神 47 49 51 62 63 64 67 68 71 79 83 94 103 138 143 148 163 165 167 174 185 186 188 189 191 201 204 225 227 233 235 236 237 241 242 246 253 258 259 261 280 283 289 300 304 327 336 337 340 341 342 343 345 346 357 377 384

386 387 388 389 390 395 406 407 428 429 430 431 440 441 449 452 455

정좌靜坐 48 174 189 372 473 478

정좌세定坐勢 175

조대기朝代記 24 432

조식調息 48 51 55 59 63 64 69 71 74 75 76 92 125 141 142 143 145 148 150 153 161 163 187 188 192 193 200 222 223 226 227 244 252 265 300 301 302 318 322 333 339 343 344 346 357 372 373 378 382 388 396 402 403 406 407 420 452 461 468

조식보정調息保精 22 241 385

조여적趙汝籍 22

조의선인皂衣仙人 23

족삼리 3리 321

족오리 5리 321

존심양성存心養性 244

좌선 坐仙 48

종기宗氣 84

종리권鍾離權 25
주기主氣 84
주사朱砂 388
주역周易 27 103 105 106 108 337 431
주운양朱雲陽 95 198 254 255 383
주원육朱元育 95 383 409
주자朱子 65 339
주화走火 78 169
주화입마走火入魔 168 169 432
중묘귀근衆妙歸根 440
중약中藥 62 89 260 292 443 469
중용中庸 82 142 221 338 384 385
중용의 도中庸之道 385
중지中指 113 175 180 185 342 343 345 347 349 351 364 365
중철中哲 42 63 89 97 236 260 292 436 443 469
중충혈中衝穴 113 182 185 276 305 306 307 308 309 310 311 312 322 341 342 345 347 348 352 363 376
중화中和 82 142 221 338 384 385
중환궁中桓宮 62 79 80 81 82 184 228 232 234 259 291 293 338 406 414 421 426 439 441 442 444 455 456 470
중환전中桓田 62 81 85 89 149 184 222 232 234 236 237 240 247 259 261 289 290 291 292 294 421 426 432 439 441 442 444 445 447 448 452 456 461 463 465 469 470
중환주中桓周 48 62 75 81 88 89 90 227 234 246 247 292 293 439 441 442 443 444 445 447 456
중황中黃 338 470
증자曾子 337
지기地氣 31 84
지감止感 84 93 141 142 143 153 161 188 200 223 225 242 252 259 263 348 382 390
지덕至德 451
지성至誠 134 204 224
지인至人 261 465

지혜의 문智慧之門 140 223 448
진기眞氣 28 47 49 62 69 72 73
75 76 83 85 89 94 95 107
125 143 147 149 165 188 189
229 230 234 238 239 243 244
245 260 261 268 286 289 290
291 292 293 294 388 399 407
415 420 421 422 427 429 430
432 439 440 445 446 447 448
449 450 451 453 455 456 458
461 462 465 467 473 475 478
479 481
진대환주眞大桓周 62 90 95 237
246 247 259 263 292 293 294
419 432 445 447 452 456 460
461 467
진명眞命 31 62 68 72 76 79 94
136 138 140 142 143 159 161
236 238 239 241 242 252 382
395 398 404 414 436 439 440
442 455 474
진식眞息 48 55 62 74 476
진성眞性 22 31 42 55 62 63 68
72 76 80 94 125 136 138 140
142 143 159 161 162 188 221
236 238 239 242 243 252 256
258 261 262 382 406 407 414
415 436 440 449 455 468 474
진정眞精 31 62 68 72 76 79 94
136 138 140 141 142 143 159
161 237 238 239 241 242 252
256 261 357 382 385 387 414
423 424 429 436 455 474
진중환주眞中桓周 62 89 90 246
259 263 291 293 439 442 456
진하환주眞下桓周 62 89 90 246
247 259 263 285 288 289 291
420
진환주眞桓周 75 83 88 247 285
짐새鴆鳥 212
집일함삼 회삼귀일執一含三 會三歸一
237 437

[ㅊ]

참동계參同契 26 108
참전계參佺戒 20 21 23 35 152
154 198 200 224 252
창힐倉頡 25

천기天氣 40 70 84 97 103 123 138 145 146 186 189 190 240 246 259 266 267 272 277 330 340 384 398 401 403 405 417 426 480

천도 사상天道思想 98

천부경天符經 20 22 27 28 30 34 35 50 103 104 127 135 136 144 152 154 156 197 198 222 252 255 338 339 349 434 437 446 453 454

천선天仙 90 144 222 223 262 268 450 462 465 469 472 473 474 475 476 477 478 480 481 482

천신天神 35 200 211 434 475

천왕랑天王郎 23

천인합일 원리天人合一原理 458

철인(哲人) 26 28 30 31 34 35 36 42 50 63 97 107 134 141 142 154 156 159 161 200 240 244 245 419 429 432 451 486

첩지疊指 176 177 318 372 390

청하자青霞子 71

청학집青鶴集 22 24 25

최당崔讜 24

최치원崔致遠 20 24 38

최한기崔漢綺 39

충기冲氣 454

취기聚氣 48 61 66 67 71 83 88 92 145 146 147 150 153 163 171 195 207 231 263 339 391 396 399 400 402

취진성정聚津成精 94 124 240

췌마학揣摩學 39

칠정七情 53 86 93 148 162 166 167 188 202 224 244 253 417 462 486

칠회제신七回祭神 25

〔ㅋ〕

괘효사卦爻辭 97 99

〔ㅌ〕

탁기濁氣 87

태극太極 40 43 50 52 70 81 86 87 96 97 100 107 122 132 135 136 155 198 203 228 243 260 446 456

태극이 무극太極而無極 243

태돈혈太敦穴 114 340

태두혈(太頭穴) 299 324 325 343 345 347 373 374 375

태식胎息 48 62 74 197

태허太虛 55 90 97 207 221 227 228 231 235 243 260 261 262 410 440 441 447 449 451 457 458 466 472 473 474 476

태호복희太皥伏羲 22

토고납신吐古納新 86

[ㅍ]

파라데나 막스웰 165

편반좌片盤坐 62 176

편향증험片餉證驗 69 86 256 391

포박자抱朴子 26 339

포황혈胞肓穴 92 271 301 353

풍산風山 26

[ㅎ]

하늘 문桓門 28 139 140 158 223 392 448 474

하체 운동下體運動 312 355

하환궁下桓宮 62 79 80 184 186 232 406 427 441

하환전下桓田 55 62 64 69 70 75 80 81 85 86 89 92 121 123 125 146 147 148 149 167 170 174 177 184 185 186 187 190 191 192 193 194 195 196 223 227 231 232 233 234 240 241 243 246 247 248 254 256 258 259 261 265 266 267 280 281 284 285 287 288 289 290 291 305 317 318 319 320 328 329 348 356 372 377 384 388 389 390 391 392 393 394 395 396 398 399 400 401 402 403 404 413 414 416 418 420 421 422 423 427 428 429 430 431 440 441 442 443 444 445 447 451 452 455 459 462 465 468 469 470

하환주下桓周 48 75 80 88 89 121 167 185 222 227 233 247 258 263 264 269 283 284 285 286 288 290 291 292 293 396

398 399 400 401 402 403 404
411 412 416 417 420 422 426
427 438 440 444 447 448 452
455 456 461 463 466 467 472
473 480
학문 공부學文工夫 21 200 408
한유한韓惟漢 24
허령虛靈 69 147 148 149 162
174 188 189 203 222 225 226
228 257 298 336 384 388 398
401 403 409 411 416 438 455
463 466 472 486
허손許遜 478
허정虛靜 188 191 463
허준許浚 57
헌원軒轅 25 105
현관일규玄關一竅 86
현로玄路 186 254 382 473 479
현빈玄牝 86 87 392 394 476
현빈일규玄牝一竅 86 87 195 256 392
현빈의 문玄牝之門 140 195 289
협척혈夾脊穴 92 270
혼돈으로부터의 질서 54

혼연일체渾然一體 44 51 52 73 75
85 137 190 225 227 236 244
245 255 259 260 289 399 404
432 440 446 455
혼원일기混元一氣 42 51 52 136
138 155 156 201 228 236 237
239 243 244 255 259 289 384
399 407 414 436 437 446 447
453 454 457 460 461
홀황惚恍 44
홍익인간弘益人間 21 23 25 34 41
152 154 200 435 437 481
화광혼속和光混俗 45
화랑도花郞徒 23
화타華佗 57 126
환국桓國 22 33 154 432 433
434
환단고기桓檀古記 25 100 138
139
환도 철인桓道哲人 97 252 469
환련桓煉 48 54 59 61 69 70 71
125 134 163 231 255 290 357
384
환약桓藥 63 449 460 467

환열桓熱 63 75 222 238 248 271

환웅 천황桓雄天皇 21 22 30 42 48 104 105 154 199 434

환웅치우 천황桓雄蚩尤天皇 24

환인시대桓因時代 23 34 35 152

환인 천황桓因天皇 22 30 139 154 432

환인 철인桓仁哲人 22 23 24 30 432

환인 황제桓因皇帝 433 434

환주열후桓周熱候 75 248 286

환지문桓智門 139 140 234 243 259 293 445 446 448 464 473 486

환학桓學 73

환화락산桓花落散 458

환환還桓 63 71 458

활공活功 48 59 61 63 69 70 71 75 171 179 225 248 255 298 299 300 302 303 340 341 343 346 349 357 358

활사시活子時 430

황극黃極 31

황극皇極 451

황정黃庭 80 470

황정경黃庭經 386 482

황제내경黃帝內經 43 52 59 103 110

황제헌원黃帝軒轅 26 105

회남왕淮南王 454

후천의 기後天之氣 76 94 231 238 239 241 289 294 406 407 415

후천 팔괘後天八卦 31 98 288

편집 후기

먼저 선학(仙學)을 전해주신 상고사서(上古史書)와 고대의 선조님과 진인, 도사, 선인님 그리고 선학 관련 학자님 또 고대 선도 서적(古代仙道書籍)을 알기 쉽게 해역(解譯)하신 학자님들과 역경(易經)과 경락(經絡)을 이해할 수 있도록 이론과 학설을 정리하여 문헌을 남기신 선생님들께 깊이 감사드립니다.

작자 미상의 환단고기(桓檀古記)와 발해국 원적원의 감 임아상 대부님의 삼일신고 주 역본(三一神誥 註譯本) 및 단군예절교훈성경 8리, 366사(桓雄·檀君禮節教訓聖經八理三百六十六事) 필사본(筆寫本)을 저본(底本)으로 하였습니다.

불초(不肖)한 소생(小生)이 기록상으로 순수한 우리 민족의 선도서를 처음으로 창안(創案)하는 것이므로 원고(原稿)를 집필(執筆)하면서 많은 어려움이 있었습니다. 이 책의 본론(本論)은 앞에서 언급한 바와 같이 영적(靈的)인 영감(靈感)으로 쓰게 되었으므로 그 소요 기간(所要期間)이 불과 두어 달 만에 쉽게 250여 쪽의 초고(草稿)를 완성(完成)하였으나, 그 이론(理論)을 입증하기 위하여 옛 선인님들께서 가르쳐 주신 근원(根源)을 찾아서 논리(論理)를 뒷받침하는 데 10년여의 많은 기간이 소요되었습니다.

그러나 저자는 여건을 보더라도 빛을 널리 밝힐 수는 없는 형편이므로 빛을 밝힐 인재(人才)를 양성하는 초석(礎石)을 다지고자 할 따름입니다. 다만, 선조님께서 예언록(豫言錄)에 밝히신 바 현시대(現時代)가 우리나라에 천운(天運)이 도래(到來)하는 시기(時期)로 전(傳)하고 있으므로 국민에게 우리 민족의 위대함을 알림으로서 민족정신을 통합하여 다시금 국력을 중흥하는 데 선도의 중요성을 알리며 학생들의 이해를 돕고자 원문을 인용하였으므로 일일이 찾아뵙고 양해(諒解)를 구(求)하는 것이 도리(道理)겠으나, 소재를 알 수 없으므로 부득이 사전에 양해를 구하지 못하여 아쉽습니다.

이 원고는 첫째는 민족의 위상(位相)을 더 높이고 두 번째로는 상고사(上古史)를 일궈내신 선조님들의 얼을 본받아 부국안민(富國安民)을 도모(圖謀)하고 국력을 신장(伸張)하는 데 필요한 훌륭한 인재(人材)를 양성(養成)하는 토대(土臺)를 마련하고자 하는 충정(忠情)임을 널리 헤아리시고 관대히 해량(海諒)하여 주실 것을 간곡히 부탁드립니다.

그동안 본고(本稿)를 집필하는 데 많은 어려움과 우여곡절(迂餘曲折)이 있었지만, 옛 선인님들께서 진정한 도인(道人)은 입산수도(入山修道)하는 것보다 세속(世俗)과 부대끼며 이루는 도(道)가 진정(眞正)한 큰 도(大道)를 이루는 것이라고 하신 말씀을 위로(慰勞)로 삼으며 수도(修道)하는 마음으로 이 빛선도 진경(仙道眞經)을 집필(執筆)하여 감히 세상에 내어놓는 것입니다.

끝으로 하루빨리 우리 민족의 미래를 이끌 훌륭한 철인(哲人)께서 출현하시어 온 누리에 지혜의 빛을 밝히게 되기를 기대하는 바입니다. 못내 아쉽고 안타까운 것은 우리 민족의 빛나던 상고사가 아득히 먼 얘기로 점점 더 멀어지고 잊히는 것입니다. 이 소고(小稿)를 통(通)하여 동방의 등불로 찬란히 빛났던 옛 문화를 되새기는 불씨가 되어 새로운 희망을 밝히는 계기(契機)가 되었으면 하는 바람입니다.

따라서 빛신도 수련장이 우리 민족의 지주 정신(支柱精神)이 되도록 이끌고 모든 국민이 빛선도를 익혀 우리 민족이 지구촌의 최후를 지키기를 바랍니다. 또, 이 원고에 나타나는 바와 같이 우리 민족이 오랜 옛적부터 숭배해온 하느님(天神)은 인간을 지선(至善)으로 이끌어 살아 있는 동안 세상에 밝은 이치를 펼치도록 교화(敎化)하는 것이었으므로 현대인이 바라는 참다운 신(神)이 아닐까 하는 생각도 듭니다.

　따라서 현대의 모든 사람들이 갈망하는 참다운 신(神)의 주체가 되기를 바라면서 필자는 앞으로 빛선도 교육 사업, 빛선도 확대 보급, 선도 사적 탐사 발굴(仙道史蹟探査發掘), 장학 사업, 저소득 청소년 무료 지도 등을 실천하고자 합니다. 감사합니다.

2021년 3월 23일

수원시 팔달구 우만동 491-2 天惠房에서 脫稿하며
삼가 환도철인(桓道哲人) 권의석 올림.

※ 이 출판물과 관련된 내용과 사진, 삽화 등은 타인이 임의로 사용할 수 없으며, 무단 복제 복사 인용 전제할 경우에는 법에 저촉될 수 있습니다.

[부록]

참고 문헌(參考文獻)

1. 천부경(天符經)

가. 천부경(天符經): 천지 만물의 창조 변화의 원리를 밝힌 81자로 된 세계 최초의 우리 민족 경전. 「환단고기桓檀古記」, 「태백일사太白逸史」, 「소도경전본훈蘇塗經典本訓」 등을 통하여 전래

나. 심정서(心正書): 천부경(天符經)·삼일신고(三一神誥)·성경팔계(聖經八戒)와 정기신(精氣神)과의 관계/ 편역 저자 정송/ 1992. 4. 10/ 도서출판 유림 발행

2. 삼일신고(三一神誥)

가. 삼일신고: 일신강충(一神降衷), 성통광명(性通光明), 재세이화(在世理化), 홍익인간(弘益人間)의 원리를 밝힌 총 366자의 경전이자 우리 민족의 3대 경전 중의 하나. 삼일신고 발해국 원적원의 감 임아상 주역/ 1962년 3월 14일 등록

나. 삼일신고: 계연수(桂延壽) 선생님께서 편찬하신 환단고기에 수록됨. 펴낸 이 미상

다. 심정서(心正書): 천부경(天符經)·삼일신고(三一神誥)·참전계(參佺戒)와 정기신(精氣神)과의 관계/ 편역 저자 정송/ 1992. 4. 10/ 도서출판 유림 발행

3. 성경팔계(聖經八戒, 참전계參佺戒)

단군예절교훈성경8리366사(檀君禮節敎訓聖經八理) 三百六十六事): 권선정(미상) 박노철(미상) 선생님 공역(共譯), 필사본(筆寫本) 1965년 편찬

4. 황제내경

중국 땅에서 가장 오래된 전국 시대 의학서(醫學書). 한의학박사 이경우(李慶雨) 선생님 편주(編注)·역해(譯解)/ 1999. 6. 15/ 여강 출판사 발행

5. 황제내경운기해석(黃帝內徑運氣解釋)

   해역 백윤기(白允基)/ 1980. 6. 20/ 고문사 발행

6. 음부경(陰符經)

   선도적 병법서(兵法書). /편역 유정수(柳定秀, 1960 강원도 원주 태생) 선생님께서 역주함/ 2001. 5. 15/ 여강출판사 발행

7. 조선상고사(朝鮮上古史)

   신채호(申采浩) 선생님의 상고사/ 주역 진경환(陳鏡煥)선생님/ 1982. 7. 20/ 인물연구소 발행

8. 삼국유사(三國遺事)

   저자 일연(一然)스님/ 옮긴이 김원중 박사님/ 2002. 9. 5./ ㈜을유문화사 발행

9. 삼국사기(三國史記)

   저자 김부식(金富軾) 선생님/ 옮긴이 이강래(李康來) 박사님/ 1998. 5. 1/ ㈜도서출판 한길사 발행

10. 환단고기(桓檀古記)

    가. 인경(仁卿) 계연수(桂延壽) 선생님께서 신시 개천(神市開天) 5808년, 광무(光武) 15년(1911년) 묘향산(妙香山) 단굴암(檀窟庵)에서 지어 편찬하신 상고사서. 펴낸 이 미상

    나. 임승국 선생님 번역 주해/ 1986. 5. 10/ 정신세계사 발행

11. 도덕경(道德經)·노자(老子)

    노자(老子)의 도(道)를 정리한 책/ 역해 노태준(盧台俊)/ 1984. 3. 15/ 홍신문화사 발행

12. 장자(莊子)

   편역 김달진 선생님(金達鎭) 등/ 1981. 7. 1/ 고려원출판 발행

13. 대학(大學)

   사서(四書: 대학, 중용, 논어, 맹자)의 하나/ 1993. 7. 15/ 삼성문화사 발행

14. 중용(中庸)

   자사(子思)님께서 지으신 성선관(性善觀)/ 1993. 7. 15/ 삼성문화사 발행

15. 상서(尙書)·서경(書經)

   주역 남만성 선생님(南晩星)/ 1869. 8. 30/ 현암사 발행

   주역 김관식 선생님(金冠植)/ 1993. 7. 15/ 홍신문화사, 삼성문화사 발행

16. 부도지(符都誌)

   신라시대의 충신 박제상(朴堤上 363~419?) 선생님께서 지으신 상고 역사서(上古歷史書)/ 번역 주해 김은수 선생님/ 2002. 1. 2/ ㈜한문화멀티미디어 발행

17. 화랑세기(花郞世紀)

   김대문(金大問) 선생님/ 역주해(譯註解) 이종욱 박사님/ 1996. 6. 20/ 조합공동체 소나무 발행

18. 금단사백자(金丹四百字)

   북송시대 장자양(張紫陽)·자양진인(紫陽眞人)의 금단비결(金丹祕訣).

19. 소학(小學)

   송(宋)나라 때 주자(朱子, 주희朱熹) 선생님께서 편찬한 책 이름/ 역해 정일옥 선생님/ 2003. 1. 30/ 청문각 발행

20. 중화집(中和集)

이도순(李道純) 도사님께서 지으신 선도서(仙道書)/ 해역 박용철 선생님/ 2017. 10. 25/ 파라북스 발행

21. 용호비결(龍虎祕訣)

조선 중기(朝鮮中期)의 북창 정렴(北窓 鄭磏) 선생님께서 지으신 선도서(仙道書)/ 풀어쓴 이 수바마니 서해진/ 2001. 5. 12/ 도서출판 바나리 발행

22. 격암유록(格菴遺錄)

남사고(南師古) 선생님께서 지은 예언서/ 강덕영 선생님 해역/ 1998. 11. 8/ 도서출판 동반인 발행

23. 주석 선불합종(註釋 仙佛合宗)

오수양(伍守陽, 오충허伍沖虛)조사님께서 지음/ 석원태(昔原台) 선생님 주석/ 2013. 11. 30/ 서림문화사 발행

24. 청학집(靑鶴集)

저자 조여적(趙汝籍) 선생님/ 이석호 선생님 역주 해제/ 1990. 6. 10/ 명문당

25. 천선정리(天仙正理)

쓴 사람 오충허(伍沖虛) 조사님/ 옮긴이 허천우(許天佑, 1953 경북 문경 생) 선생님/ 1994. 12. 20/ 여강출판사 발행

26. 성명규지(性命圭旨)

저자 명나라 도인 윤 진인(생몰 미상)님의 수제자가 스승의 뜻을 풀어쓴 내단술(內丹術)/ 풀어 옮긴이 이윤희(李允熙) 선생님 주역/ 2005. 7. 20/ 도서출판 한울 발행

27. 규원사화(揆園史話)

북애(北崖)/ 옮긴이 민영순/ 2008. 4. 29/ 도서출판 다운샘 발행

28. 참동계천유(參同契闡幽)

저자는 주운양 조사님 주역 선도서/ 역주 이윤희(李允熙)/ 1989. 8. 19/ 여강출판사 발행

29. 혜명경(慧命經)

저자 유화양(柳華陽) 조사님/ 옮긴이 이윤희(李允熙) 선생님/ 2005. 7. 20/ 도서출판 한울 발행

30. 태을금화종지(太乙金華宗旨)

여동빈(呂洞賓) 도사(道士) 님의 선도서(仙道書)/ 공역 이윤희(李允熙) 선생님 ·고성훈(高聖勳) 선생님/ 1992/ 여강출판사 발행

31. 기측체의(氣測體義 9권 5책)

혜강(惠岡) 최한기(崔漢綺) 선생님께서 지으신 기철학(氣哲學)/ 고전 국역 총서 201, 202/ 1979. 12. 30/ 재단법인민족문화추진회, 민족문화문고간행회 발행

32. 조선도교사(朝鮮道敎史)

저자 이능화(李能和) 거사님/ 역자 이종은(李鐘殷)선생님/ 1985. 2. 5/ 보성문화사 발행

33. 배달·동이는 동아 문화의 발상지

상고사서/ 지은이 안호상 박사님/ 1971년 초판 출간 이후 4차례에 걸쳐 거듭 출판됨/ 한부리·북캠프 발행

34. 혼돈으로부터의 질서

　　일리아 프리고진, 이사벨 스텐저스 지음/ 신국조 선생님 옮김/ 1988. 11. 25/ 정음사 발행

35. 수도전지(受渡全指)

　　연허자(煉虛子) 선생님께서 지으신 선도서임/ 편역자 금선학회/ 1996. 7. 10/ 여강출판사 발행

36. 뇌내혁명(腦內革命)

　　하루야마 시게오 박사님 저/ 박해순 선생님 역/ 상·하 2권/ 1996. 12. 5/ 사람과책 발행

37. 경락의 실체

　　저자 박석련(朴錫璉) 교수님/ 1997. 10. 2/ 태학사 발행

38. 심리로 풀어쓴 주역(周易)

　　저자 이규환 교수님/ 2005. 12. 27/ 도서출판 미토 발행